全国 系列"十三 材

供药学、药物制剂、临床药学、制药工程、中药学、医药营销及相关专业使用

生物药剂学与
药物动力学

主　编　余敬谋　黄建耿

副主编　辛洪亮　温预关　李钦青　吴彩胜

编　者　（按姓氏笔画排序）

王　纠　广东药科大学

王　梅　新疆医科大学

王　晶　陕西中医药大学

王彩虹　温州医科大学

左　岚　中国医科大学

叶威良　空军军医大学

李钦青　山西中医药大学

李瑞娟　内蒙古医科大学

吴彩胜　厦门大学

余敬谋　九江学院

辛洪亮　南京医科大学

沈　松　江苏大学

张丽芳　九江学院

赵　瑛　华中科技大学

黄建耿　华中科技大学

温预关　广州医科大学附属脑科医院

谢宝刚　南昌大学

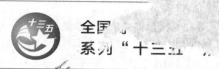

U0166023

华中科技大学出版社
http://www.hustp.com
中国·武汉

内 容 简 介

本书为全国高等院校药学类创新型系列"十三五"规划教材。

本书共分为十七章。前六章为生物药剂学,介绍了药物吸收、分布、代谢、排泄的基本规律,阐述了药物的剂型因素、机体生物因素与药物效应之间的关系。第七章至第十二章主要介绍药物动力学的基本原理和参数的计算。第十三章至第十六章主要介绍了药物动力学在新药研究和临床合理用药中的应用。第十七章介绍了药物动力学研究领域的新进展。此外,附录中收录了常用药物动力学符号注释、拉普拉斯变换。

本书供全国高等院校药学、药物制剂、临床药学等相关专业使用,也可作为临床医师和医药生产、科研单位研究人员的参考书,还可作为执业药师资格考试和硕士研究生入学考试的复习参考书。

图书在版编目(CIP)数据

生物药剂学与药物动力学/余敬谋,黄建耿主编.—武汉:华中科技大学出版社,2019.8(2025.1重印)
全国高等院校药学类创新型系列"十三五"规划教材
ISBN 978-7-5680-5524-6

Ⅰ.①生… Ⅱ.①余… ②黄… Ⅲ.①生物药剂学-高等学校-教材 ②药物代谢动力学-高等学校-教材 Ⅳ.①R945 ②R969.1

中国版本图书馆 CIP 数据核字(2019)第 170522 号

生物药剂学与药物动力学　　　　　　　　　　　　　　　　余敬谋　黄建耿　主编
Shengwu Yaojixue yu Yaowu Donglixue

策划编辑:汪婷美
责任编辑:曾奇峰　丁　平
封面设计:原色设计
责任校对:李　琴
责任监印:周治超
出版发行:华中科技大学出版社(中国·武汉)　　　电话:(027)81321913
　　　　　武汉市东湖新技术开发区华工科技园　　　邮编:430223
录　排:华中科技大学惠友文印中心
印　刷:武汉市籍缘印刷厂
开　本:880mm×1230mm　1/16
印　张:22.75
字　数:632千字
版　次:2025年1月第1版第4次印刷
定　价:69.80元

全国高等院校药学类创新型系列"十三五"规划教材

编委会

丛书顾问 朱依谆 澳门科技大学　　李校堃 温州医科大学

委　员（按姓氏笔画排序）

网络增值服务使用说明

欢迎使用华中科技大学出版社医学资源服务网yixue.hustp.com

1.教师使用流程

（1）登录网址：http://yixue.hustp.com（注册时请选择教师用户）

注册 → 登录 → 完善个人信息 → 等待审核

（2）审核通过后，您可以在网站使用以下功能：

管理学生

建立课程　　　　　　　　　　布置作业

下载教学　　　　　　**教师**　　　　查询学生学习
资源　　　　　　　　　　　　　　记录等

2.学员使用流程

建议学员在PC端完成注册、登录、完善个人信息的操作。

（1）　PC端学员操作步骤

①登录网址：http://yixue.hustp.com（注册时请选择普通用户）

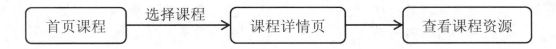

注册 → 登录 → 完善个人信息

②查看课程资源

如有学习码，请在个人中心-学习码验证中先验证，再进行操作。

首页课程 →（选择课程）→ 课程详情页 → 查看课程资源

（2）　手机端扫码操作步骤

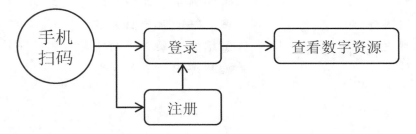

手机扫码 → 登录 → 查看数字资源
　　　　　 ↑
　　　　 注册

总序

Zongxu

　　教育部《关于加快建设高水平本科教育 全面提高人才培养能力的意见》（"新时代高教 40 条"）文件强调要深化教学改革，坚持以学生发展为中心，通过教学改革促进学习革命，构建线上线下相结合的教学模式，对我国高等药学教育和药学专业人才的培养提出了更高的目标和要求。我国高等药学类专业教育进入了一个新的时期，对教学、产业、技术融合发展的要求越来越高，强调进一步推动人才培养，实现面向世界、面向未来的创新型人才培养。

　　为了更好地适应新形势下人才培养的需求，按照《中国教育现代化 2035》《中医药发展战略规划纲要（2016—2030 年）》以及党的十九大报告等文件精神要求，进一步出版高质量教材，加强教材建设，充分发挥教材在提高人才培养质量中的基础性作用，培养合格的药学专业人才和具有可持续发展能力的高素质技能型复合人才。在充分调研和分析论证的基础上，我们组织了全国 70 余所高等医药院校的近 300 位老师编写了这套全国高等院校药学类创新型系列"十三五"规划教材，并得到了参编院校的大力支持。

　　本套教材充分反映了各院校的教学改革成果和研究成果，教材编写体例和内容均有所创新，在编写过程中重点突出以下特点。

　　（1）服务教学，明确学习目标，标识内容重难点。进一步熟悉教材相关专业培养目标和人才规格，明晰课程教学目标及要求，规避教与学中无法抓住重要知识点的弊端。

　　（2）案例引导，强调理论与实际相结合，增强学生自主学习和深入思考的能力。进一步了解本课程学习领域的典型工作任务，科学设置章节，实现案例引导，增强自主学习和深入思考的能力。

　　（3）强调实用，适应就业、执业药师资格考试以及考研的需求。进一步转变教育观念，在教学内容上追求与时俱进，理论和实践紧密结合。

　　（4）纸数融合，激发兴趣，提高学习效率。建立"互联网＋"思维的教材编写理念，构建信息量丰富、学习手段灵活、学习方式多元的立体化教材，通过纸数融合提高学生个性化学习和课堂的利用率。

　　（5）定位准确，与时俱进。与国际接轨，紧跟药学类专业人才培养，体现当代教育。

　　（6）版式精美，品质优良。

　　本套教材得到了专家和领导的大力支持与高度关注，适应当下药学专业学生的文化基础和学习特点,并努力提高教材的趣味性、可读性和简约性。我们衷心希望这套教材能在相关课程的教学中发挥积极作用,并得到读者的青睐;我们也相信这套教材在使用过程中,通过教学实践的检验和实际问题的解决,能不断得到改进、完善和提高。

全国高等院校药学类创新型系列"十三五"规划教材
编写委员会

前言

Qianyan

生物药剂学与药物动力学作为药学分支学科,研究药物及其制剂在机体的吸收、分布、代谢、排泄过程,阐明药物的剂型因素、机体生物因素与药物效应三者之间的相互关系,以及药物体内过程的动态变化规律。它对于药物制剂的合理设计、药品质量评价与控制、临床合理用药、新药的研究与开发等都有非常重要的理论与实践意义,现已成为医药院校药学类专业的重要专业课程。

本教材采用案例导入、在线阅读,以及配套编写 PowerPoint 的模式,突出信息化教学要求,兼顾学生与教师的"易学易教"原则。通过案例导入、知识链接引导教学,丰富教师的教学内容,提高学生主动学习的兴趣和学习效率,将基本原理应用到实际工作中。另外,课程的学习目标、本章小结、能力检测、在线答题等模块可以巩固课堂学习的知识要点。

本教材由十七章组成,前六章为生物药剂学,介绍了药物吸收、分布、代谢、排泄的基本规律,阐述了药物的剂型因素、机体生物因素与药物效应之间的关系,还介绍了药物递送系统的设计及其体内过程。第七章至第十二章主要介绍药物动力学的基本原理,详细阐述了药物动力学的理论与相关参数的计算。第十三章至第十六章在生物药剂学与药物动力学的基本原理基础上,主要介绍药物动力学在新药研究和临床合理用药中的应用,对生物利用度和生物等效性进行了具体阐述,并单独设一章介绍药物动力学研究的常用软件。第十七章介绍了药物动力学研究领域的新进展。此外,附录中收录了常用药物动力学符号注释、拉普拉斯变换,供读者参考。

本教材第一章由余敬谋编写,第二章由辛洪亮编写,第三章由左岚编写,第四章由李钦青编写,第五章由王梅编写,第六章由李瑞娟编写,第七章由赵瑛编写,第八章由谢宝刚编写,第九章由王晶编写,第十章由叶威良编写,第十一章由沈松编写,第十二章由王彩虹编写,第十三章由张丽芳编写,第十四章由王纠、温预关编写,第十五章由吴彩胜编写,第十六章由温预关编写,第十七章由黄建耿编写,附录部分由余敬谋编写。

本教材供全国高等院校药学、药物制剂、临床药学等相关专业使用,也可作为临床医师和医药生产、科研单位研究人员的参考书,还可作为执业药师资格考试和硕士研究生入学考试的复习参考书。

本教材在编写过程中得到了各编委所在院校领导的大力支持;教材中引用了诸多药学研究工作者的有价值的成果,限于体例原因未能一一标注,上海中医药大学郑青山教授、北京创腾科技有限公司梁武工程师在编写药物动力学研究的常用软件内容中给予了大量帮助,在此一并表示感谢。本书在编写过程中参考了已出版的高等院校教材和有关著作,从中借鉴了许多有益的内容,在此向相关作者和出版单位表示感谢。本教材的出版得到了华中科技大学出版社领导和责任编辑的大力支持与帮助,也表示衷心感谢。

由于编者编写水平有限,书中难免有疏漏或者不妥之处,敬请各位专家和读者批评指正。

编　者

目录
Mulu

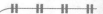

第一章　生物药剂学概述

 学习目标 ▍···

1. 掌握生物药剂学概念、剂型因素与生物因素的含义。
2. 熟悉生物药剂学的研究内容。
3. 了解生物药剂学的发展与研究方法。

本章 PPT

随着药物化学和药剂学的发展,人们对药物的质量与疗效的关系有了新的认识。药物的疗效不单纯取决于药物的化学结构,药物的质量也不再局限于药物的理化性质、制剂因素,而应考虑药物体内过程的生物因素。1961 年 Wagner 提出了生物药剂学这一概念,总结了影响药物制剂疗效的因素,并且从生物药剂学角度出发,建立了更合理的药物质量评价方法,更好地保证临床用药的安全性和有效性。因此,生物药剂学在新药开发与临床合理用药方面具有重要指导作用。

知识链接

临床上发现,不同厂家生产的同一制剂,甚至同一厂家生产的不同批号的同一药品,都有可能产生不同的疗效。如澳大利亚曾报道抗癫痫药苯妥英钠胶囊中毒事件,是生产厂家将处方中的辅料硫酸钙改为乳糖,导致药物的吸收增加,进而使苯妥英钠血药浓度超过了安全浓度引起中毒。

一、生物药剂学的基本概念

生物药剂学(biopharmaceutics)是研究药物及其剂型在体内的吸收、分布、代谢与排泄过程,阐明药物的剂型因素、机体生物因素和药物效应三者之间相互关系的学科。生物药剂学中的药物效应是指药物作用的结果,是机体对药物作用的反映。研究生物药剂学的目的是正确评价药物制剂质量,设计合理的剂型、处方及生产工艺,为临床合理用药提供科学依据,使药物发挥最佳的治疗作用,确保用药的有效性和安全性。

生物药剂学着重研究药物的体内过程及其影响因素,不同剂型或给药途径可产生不同的体内过程(图 1-1)。

吸收(absorption)是药物从用药部位进入体循环的过程。药物进入体循环后向各组织、器官或者体液转运的过程称为分布(distribution)。药物在吸收过程或进入体循环后,受肠道菌群或体内酶系统的作用,结构发生转变的过程称为代谢(metabolism)或生物转化(biotransformation)。药物和(或)其代谢产物排出体外的过程称为排泄(excretion)。其中,药物的吸收、分布和排泄过程统称为转运(transport),此时药物的化学结构没有变化,只有分布部位的改变。分布、代谢和排泄过程称为处置(disposition)。代谢与排泄过程药物被清除,

NOTE

1

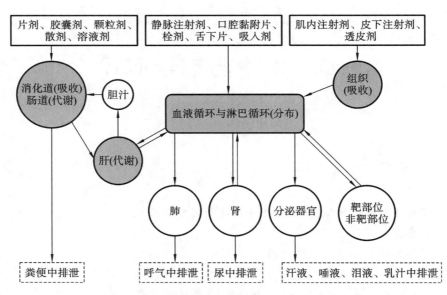

图 1-1　不同剂型的药物体内过程

合称为消除（elimination）。

药物的体内过程决定药物在血液和靶部位的浓度，进而影响疗效。药物的吸收过程决定药物进入体循环的速度与量，分布过程影响药物是否能及时到达与疾病相关的组织和器官，代谢与排泄过程关系到药物在体内存在的时间。生物药剂学研究各种剂型给药后药物体内过程的规律及影响体内过程的因素。

案例导入 1-1

利什曼病是由利什曼虫引起的一种原虫性疾病，典型的症状包括不规则发热、肝脾大、全血减少。临床上通常应用五价锑剂如葡萄糖酸锑钠或甲基葡萄糖胺锑治疗，但是五价锑剂毒性大，可引起心肌炎和肾炎，将其制成脂质体后，用药量减少，毒性降低，疗效得到提高。

问题：为什么将药物制成脂质体后可提高疗效，降低不良反应？

二、剂型因素与生物因素

生物药剂学研究的剂型因素不仅指注射剂、片剂、胶囊剂、丸剂、透皮剂等各种剂型，而广义地包括与剂型有关的各种因素，主要包括以下因素。

（1）药物的某些化学性质，如药物的不同盐、酯、络合物或者衍生物，即药物存在的化学形式及其化学稳定性等。

（2）药物的某些物理性质，如粒子大小、晶型、晶癖、溶解度、溶出速率等。

（3）药物的剂型及用药方法。

（4）制剂处方中辅料的性质与用量，药物的配伍及相互作用。

（5）制剂的制备工艺过程、操作条件、储存条件等。

剂型因素在很大程度上对药物的疗效产生影响。给药途径相同而剂型不同，有时会有不同的血药浓度水平，从而表现出疗效和安全性的差异。例如，抗癫痫药物丙戊酸钠的普通片剂与缓释片剂在体内具有不同的药物动力学过程，它们的达峰时间、峰浓度不同，体内有效血药浓度维持的时间也不同，临床上可以根据需要选择不同的剂型，以达到期望的疗效。

生物药剂学研究的生物因素主要包括如下几点。

NOTE

案例导入 1-1
解析

1. 种属差异 如犬、兔、猴、鼠等不同的实验动物与人的差异。

2. 种族差异 同一种生物体在不同地理区域、生活环境和生活习惯等条件下形成的差异,如不同人种之间的种族差异。

3. 性别差异 动物的雌雄、人的男女差异。

4. 年龄差异 新生儿、婴儿、青壮年和老年人的生理功能存在的差异。

5. 生理和病理条件的差异 生理因素(如妊娠)及各种疾病引起的病理因素(如肝肾功能不全)能引起药物体内过程的差异。

6. 遗传因素 人体内参与药物代谢的各种酶的活性可能存在很大的个体差异等。

生物因素通过影响药物体内过程引起药物效应强度的变化。如肝脏对药物的代谢以及肾脏对药物的排泄能力均可能随年龄增长而降低;老年人若使用主要经肝脏代谢灭活的药物或主要经肾脏排泄的药物,血药浓度可能会升高,容易产生药物中毒。

三、生物药剂学的研究内容

在生物药剂学的发展过程中,人们逐渐摒弃"化学结构决定药效"的狭隘观念,注重药物质量的体内评价,开展药物体内过程及其影响因素研究。生物药剂学在保证药物质量、新药开发和临床合理用药等方面显示出重要作用,其研究工作主要有以下几个方面。

1. 研究药物的理化性质对体内转运过程的影响 药物在体内的转运特征和药物的化学结构与物理性质有关。药物的生物活性亦受物理性质的影响,如粒径、晶型、晶癖可能会影响溶解度或溶出速率,进而影响药物在体内的吸收。药物的晶型不同时,多晶型自由能之间的差异和分子间的作用力不同往往导致溶解度存在差异,可造成药物溶出度和生物利用度的不同,从而影响药物在体内的吸收过程,继而使药物效应产生差异。例如,利福平的晶型有Ⅰ型、Ⅱ型、SV 型和无定型,受试者进行血药浓度和尿药排出量的试验结果表明,利福平Ⅰ型、Ⅱ型结晶的溶出度及生物利用度稳定,而 SV 型则仅为前两者的 1/3 左右。因而,研究药物的物理性质是制剂处方前研究的重要内容。

难溶性药物溶出度小,往往会影响药物的吸收,改善它们的溶出度是生物药剂学的任务之一。例如,灰黄霉素为难溶性药物,普通片剂溶出度小,药效差。采用微粉化减小粒径,制成微粉片后其溶出度提高,30~80 h 内吸收 44.3%,药效增加;采用 PEG6000 为载体,药物/载体比为 0.1~0.2 制成固体分散物,然后制成滴丸,在人体内 2 h 几乎完全吸收,吸收量比微粉片提高一倍。通过研究药物的理化性质与体内转运的关系,可合理指导制剂处方的设计。

2. 研究剂型、制剂处方和制剂工艺对药物体内过程的影响 同一药物的不同剂型可能产生不同的药理作用,同一剂型的不同制剂也会出现疗效的差异。研究制剂处方和制剂工艺对药物体内过程的影响是生物药剂学研究的主要内容。固体制剂的处方和工艺会影响药物溶出速率,测定固体制剂的溶出度能间接反映药物在体内的吸收速度。用 PEG6000 为载体制备灰黄霉素固体分散体,载体用量越多(如 60%、80%、90%),药物溶出速率越快;PEG6000 含量为60% 时,灰黄霉素用量高达 40%,其溶出速率远比微粉快,比原粉及其制剂(普通片剂、胶囊)更快。研究各种剂型因素对药物体外溶出速率的影响可为合理制药提供科学依据。

3. 根据机体的生理功能设计缓、控释制剂 根据胃肠道各段的 pH 值、药物在肠道的转运时间、胃肠道中的酶与细菌对药物及辅料的作用,设计胃肠道定时、定位给药系统。如根据胃内容物比重设计胃内漂浮制剂。为了延长药物在胃肠道滞留的时间,根据黏膜性质设计生物黏附制剂。利用胃和小肠吸收部位的 pH 值差异,设计 pH 值敏感定位释药制剂,如普萘洛尔控释片。结肠的 pH 值为 6.5~7.5,其中的细菌能产生独特的可降解一些高分子材料的酶,利用 pH 值敏感的高分子材料或采用可降解高分子材料作载体使药物在结肠定位释放。

4. 研究微粒给药系统在血液循环中的命运 微粒给药系统进入循环后,容易被网状内皮系统(reticuloendothelial system,RES)识别、血浆蛋白吸附或者酶降解,当被具有吞噬功能的细胞吞噬后,其不能到达靶器官产生药效。靶向给药是改变微粒给药系统在体内的自然分布,避免巨噬细胞的摄取。微粒表面的亲水性、亲脂性与表面电荷影响粒子在体内的分布;用具有特殊亲和力的载体如叶酸、透明质酸、转铁蛋白,可将药物定向输送到靶器官发挥作用。例如,用聚乙二醇、吐温 80 或者泊洛沙姆等修饰脂质体,制得长循环脂质体或隐形脂质体(stealth liposomes),可降低网状内皮系统的吞噬作用,提高脂质体对特殊靶组织的选择性。药物在靶器官、靶细胞、靶向亚细胞器的特异性定位分布是生物药剂学的新研究领域。

5. 研究新的给药途径与给药方法 传统剂型与给药方法已经不能满足现代临床药物治疗的需要,黏膜给药与经皮给药等新的给药途径与方法正在迅速发展。开发新的给药途径与方法,需要对药物体内过程的影响因素进行详细的研究。例如:鼻腔给药要研究鼻黏膜中酶对药物的降解作用、药物或辅料对鼻黏膜纤毛运动的毒性作用;经皮给药需研究皮肤角质层的成分对药物转运的影响,以及采用各种化学或物理方法增加皮肤对药物的通透性。

6. 研究生物药剂学的研究方法 药物在生物体内的各个过程需要相应的生物药剂学研究方法。给药途径与给药方法不同,药物制剂的生物药剂学的评价方法也有不同。例如,利用体外溶出速率测定方法研究体内吸收的相关性,通过溶出度测定装置的改进、溶出介质等条件的控制,反映药物在胃肠道中的溶出变化。

依据营养学原理设计的动态胃模型、人体胃模拟器可以体外模拟胃 pH 值的变化、酶消化、胃混合、剪切力速率和强度、胃蠕动和胃排空,预测药物在胃部的行为及体外预测结果与体内药物动力学过程之间的相关性。此外,建立模拟体内吸收的体外模型(如 Caco-2 细胞模型、MDCK-MDR1 细胞模型等)研究药物的小肠吸收,研究通过药物的理化参数预测机体的吸收。另外,建立模拟体内吸收的体外实验方法,如鼻腔给药、口腔黏膜给药、经皮给药等实验方法,已有很多研究试图用体外实验或动物实验反映人体内的药物吸收。

四、生物药剂学与相关学科的关系

生物药剂学作为药剂学的一门分支学科,它与工业药剂学、物理药剂学有密切的关系。药剂学中新剂型的开发需要生物药剂学研究作为指导。生物药剂学研究为处方筛选、工艺设计及保证制剂质量提供依据,药剂学中新剂型与新技术的研究和发展推动了生物药剂学理论和方法的完善和升华。

生物药剂学与医药学中其他一些学科,如药理学、临床药理学、生物化学等有密切的联系,在内容上互相渗透、互相补充,共同研究药物及其他生理有效物质与机体的关系。药理学主要研究药物对机体的作用与机制;临床药理学主要研究药物的疗效、体内转运与规律、毒副作用、药物之间的相互作用及其机制;生物化学在药学的研究侧重于药物对机体复杂的生化过程;生物药剂学主要研究药理上已证明有效的药物制成某种剂型时,以某种途径给药后的体内吸收、分布、代谢和排泄过程,从而评价制剂的质量。生物药剂学研究需要有生理学、人体解剖学、药物分析和药物化学等知识作为基础。生物药剂学与药物动力学密切相关。药物动力学是借助动力学的原理和数学处理的方法,研究药物体内过程的量变规律,为生物药剂学提供理论基础与研究手段,探究药物及其制剂在体内过程的内在关系。

五、生物药剂学的新进展

生物药剂学在新药的开发、药物质量研究与临床应用中发挥越来越大的作用,药物的合理使用、新剂型与新型给药方法研究极大地推动了生物药剂学的发展,让生物药剂学的新理论和内容更加完善与新颖。

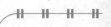

（一）生物药剂学分类系统

许多药物缺乏合适的生物药剂学性质，如溶解度小和通过黏膜的渗透性差，导致口服生物利用度低，难以进入临床研究。根据药物的体外溶解度和通过肠壁的膜渗透性，将药物分成四类，即溶解度大渗透性好（Ⅰ类）、溶解度小渗透性好（Ⅱ类）、溶解度大渗透性差（Ⅲ类）和溶解度小渗透性差（Ⅳ类），形成生物药剂学分类系统（biopharmaceutics classification system，BCS），预测药物在体内、外的相关性，用于指导制剂研究。为提高分类系统的准确性，用药物代谢程度部分或者完全替代 BCS 中的渗透性标准，形成了一种生物药剂学药物处置分类系统（biopharmaceutics drug disposition classification system，BDDCS），可以弥补 BCS 分类标准不易准确区分难溶性的Ⅱ类和Ⅳ类药物的缺点。

（二）药物的吸收预测

药物通过吸收过程到达体循环，然后分布到作用部位发挥作用。化合物的理化性质会影响其在体液中的溶解度、对生物膜的渗透性以及药物转运体之间的相互作用。预测药物吸收的常用参数是药物在正辛醇和水中的分配系数的对数值（lgP 值），该参数适用于同系物或结构差异不大的类似物。

Lipinski 等提出了成药五规则（rule of five，RO5），即当化合物的理化参数满足下列任意两项时，化合物呈现较差的吸收性质：相对分子质量大于 500、氢键给体数大于 5、氢键受体数大于 10、计算得到的 lgP 值大于 5.0。Veber 等建议在此基础上增加一些参数，例如动力学分子极化表面积大于 140 Å^2、氢键供体数和给体数的总和大于 12、可旋转的连接键数小于 10 等，可以提高该规则的预测性。

类药性的定量评估（quantitative estimate of drug-likeness，QED）是一种基于对已经市场销售的药物的理化性质进行计算，从而对化合物的类药性进行定量评估的方法。通过对化合物的相对分子质量、油/水分配系数、动力学分子极化表面积、可旋转连接键数目、芳香环数、警示结构数、氢键供体数和氢键给体数 8 个重要特性进行考察，判断化合物与市场药物是否匹配。

（三）分子生物药剂学

分子生物药剂学（molecular biopharmaceutics）是在分子生物学、细胞生物学、材料学等学科基础上发展起来的一门新兴分支学科。分子生物药剂学是从分子和细胞水平研究剂型因素对药物作用的影响。药剂学侧重于应用物理学、化学和生物学研究药物的剂型设计和制备；分子生物药剂学侧重从分子和细胞水平解释制剂特性和药物处置过程，研究剂型因素对药物作用的影响。随着基因转染等分子机制的深入研究和影像学技术的高效应用，微粒制剂克服生物屏障、进入细胞器的转运机制逐渐阐明，为基因给药系统的设计提供了合理的依据。分子生物药剂学的主要研究内容包括以下几点：①阐明药物或给药系统与生物体分子的相互作用和影响；②在细胞和分子水平，研究药物或给药系统对吸收、分布、代谢和排泄的影响；③评价药物和给药系统在生物体中的靶向作用机制；④设计、制备、评价药物给药的新策略、新方法和新剂型；⑤建立分子生物药剂学研究方法。

1. 药物的细胞内靶向与胞内动力学　药物作用的靶点通常是蛋白质、核酸、酶和受体等功能性分子，这些分子通常分布在细胞中，因此需要设计靶向递药系统将药物转运到靶器官、靶组织、靶细胞，甚至特定的细胞器。一般地，细胞内靶向递药系统需要完成以下三个过程：①递药系统通过配体-受体介导、抗原抗体的结合、阴阳离子吸附等机制，靶向到达作用的细胞膜；②以内吞、融合、扩散、磷脂交换等途径穿透细胞膜到达胞质；③递药系统释放药物于各种细胞器。药物靶向的细胞器主要有线粒体、高尔基体等。通过剂型设计使递药系统在细胞内靶向与调控药物在细胞内的动力学过程是分子生物药剂学研究的主要内容之一。

2. 药物与生物膜和生物大分子的相互作用　生物膜的大分子及特殊膜转运体显著影响药物的体内过程。阐明药物与转运体的相互作用机制，可为剂型与制剂的设计提供理论依据。例如，肠细胞膜上存在多种转运体，它们在营养物质、内源性化合物及药物吸收过程中有重要的作用。研究表明，二肽和三肽类药物对肽转运体的亲和力与其口服吸收率呈线性关系，也会增加肾小管的重吸收而延缓排泄，可用于小分子肽类药物的筛选。药物在体液中与生物大分子的相互作用会影响药物在体内的处置，研究这些分子作用机制有助于有效地设计制剂，提高药物的疗效。

3. 递药系统的组成对药物在生物体内转运的影响　递药系统的组成是靶向制剂的基础，其成分、结构和特性决定靶向效率。脂质体中组成成分质和量的差异可引起基因的分子构型发生变化，因此不同脂质体介导的基因转染效率具有很大差异。例如，阳离子聚合物聚乙烯亚胺（PEI）的分子形状，分子中伯氨基、仲氨基、叔氨基的比例对聚乙烯亚胺纳米粒基因的转染效率和毒性都有影响。多糖作为抗肿瘤药物载体时，药物在肿瘤组织的分布取决于多糖的分子大小和递药系统表面电荷的性质。

4. 基因给药　基因传递系统（gene delivery system）是基因治疗疾病的核心技术。基因给药过程中需要克服细胞外和细胞内的屏障。首先，基因传递系统在体液内环境中稳定与具有细胞靶向性。其次，基因传输到靶部位后，具有高水溶性、电负性的核酸大分子要跨过同样带负电但具有脂质双分子层结构的细胞膜，即细胞膜屏障。载体与核酸形成的复合物在内吞作用下进入细胞的内体或溶酶体，使复合物最大限度地从内体中释放出来，保证药物不被溶酶体酶降解，是基因给药成功的关键之一。另外，已释放出的 DNA 还要完成从胞质到核孔的转运，到达细胞核内才能实现目的基因的表达。

基因给药中的非病毒类载体主要是微粒给药系统，即脂质体、纳米粒、聚合物胶束等。分子生物药剂学主要研究载体材料的种类与组成，以期实现递送系统能够降低血清和调理素对基因的影响、减少网状内皮系统的吞噬，延长血液循环中的停留时间，提高细胞膜的亲和性和靶细胞摄取效率，避免内体的吞噬和减少溶酶体的降解，增加细胞核的摄取，从而为高效、安全的载体设计提供合理依据。

六、生物药剂学研究中的新技术和新方法

1. 细胞模型与药物转运　细胞模型方法是近年来研究药物吸收的重要方法。药物开发与研究过程中应用合理的细胞模型可以预测候选药物的渗透性，研究药物的转运途径和代谢，研究主动转运过程中药物结构与活性之间的关系。细胞模型方法所需的药物量少，实验的温度和 pH 值等环境条件可控性好，能获得药物通过生物膜的转运机制等信息。

（1）Caco-2 细胞模型：Caco-2 细胞来源于人结肠癌细胞，同源性好、重复性好、应用范围广，可用于细胞摄取、跨膜转运过程及其转运机制研究，还可用于研究药物在细胞中的代谢。在 Caco-2 细胞上，用不同 pH 值的转运介质进行药物转运研究，比较不同 pH 值下药物渗透系数的大小，可确定药物肠吸收的最佳肠腔 pH 值及药物的有效吸收部位，也可作为筛选吸收促进剂的体外细胞模型。但是，Caco-2 细胞无黏液层，细胞高度紧密连接，使测得的药物渗透性可能低于人体实际值。Caco-2 细胞与 HT29-MTX 细胞共培养可以避免单纯 Caco-2 细胞无黏液层的缺点。HT29-MTX 细胞连接相对较松，且与高表达 P-gp 的 Caco-2 细胞相比，HT29-MTX 细胞不表达 P-gp，因此两者共培养的细胞模型适用于经细胞旁路途径或被 P-gp 转运的药物吸收的预测。

（2）MDCK-MDR1 细胞模型：MDCK-MDR1 细胞模型是用人类的 *MDR*1 基因稳定转染 MDCK（Madin-Darby canine kidney）细胞建立的细胞系。与 Caco-2 细胞相比，MDCK-MDR1 细胞培养周期短，P-gp 在细胞单层的顶侧面分布显著，可用于药物透过血脑屏障的快速筛选，

还可用于模拟肠道吸收的辅助手段。MDCK-MDR1 细胞只表达 P-gp,不能精确模拟小肠环境。

(3) M 细胞模型:M 细胞培养模型是一种共培养体系,通过将 Caco-2 细胞与小鼠派氏淋巴结细胞(PPL)或人 Raji B 细胞进行共培养,诱导分化出形态和功能特征与 M 细胞类似的细胞。M 细胞模型不仅有肠上皮细胞,也有 M 样细胞,能更好地模拟肠道内环境。M 细胞能够特异性地摄取生物大分子和抗原物质,并转运到其下面的固有层。因此,M 细胞模型也是研究生物大分子药物及疫苗口服吸收和转运的较理想模型。

2. 人工生物膜技术 生物膜对药物的透过性是药物能否通过生物膜转运的关键因素。药物的油/水分配系数常用于预测药物在生物体内的转运情况,但不能准确反映药物与双层磷脂生物膜的相互作用,因此人工生物膜的建立、类生物膜的发展具有重要的意义。平行人工膜渗透分析(parallel artificial membrane permeation assay,PAMPA)可替代细胞模型用于药物的膜渗透性研究,但是 PAMPA 只能模拟单层细胞膜。双层人工膜渗透分析(double artificial membrane permeation assay,DAMPA)可以用于模拟双层细胞膜,它具有一个细胞隔室,隔室的两边是人工膜,人工膜的外侧各有一个腔室分别代表顶侧和基底侧。DAMPA 可替代 Caco-2 细胞单层膜,用于评价药物在人体小肠的渗透性。

3. 生物和物理学实验技术 近代生物技术和物理学实验技术的结合和相互渗透为生物药剂学进入细胞与分子水平的研究开辟了新的道路。

(1) 电子显微技术:透射电子显微技术和激光共聚焦显微技术能直观地观察亚细胞的构造,可用来研究递药系统或者制剂中的药物与靶细胞的相互作用。激光捕获显微切割是不破坏组织结构,直接从冰冻或石蜡包埋组织切片中获取目标细胞的工艺,通常用于从组织中精准地分离单一细胞,在显微镜下快速、准确获取所需要的单一细胞与细胞群,从而解决组织中细胞异质性问题。

(2) 分子影像技术:应用影像学手段对生物体进行细胞和分子水平的定性和定量研究,可实现对机体生理、病理变化的实时、无创、动态连续的成像。该技术包括分子探针和分子成像两大部分。分子探针为分子影像技术中的示踪剂,含有分子探针的药物传递系统与特定部位结合后,通过高分辨率的成像系统可以检测到这些信号,从而反映药物分子或基因的信息。

分子成像技术包括正电子发射断层成像(positron emission tomography,PET)、单电子发射计算机断层成像(single photon emission computed tomography,SPECT)、磁共振成像(magnetic resonance imaging,MRI)及高强聚焦超声技术等。利用 PET 技术能够无创伤地、动态地、定量地显像正电子标记的放射性药物在活体动物体内的分布;MRI 具有全身同步成像的技术潜力,可获得三维解剖结构、生理、病理、代谢、血液灌注等信息,大大提高了研究效率、研究结果的准确性和有效性。

(3) 微透析(microdialysis,MD)技术:微透析技术是由早期神经生化实验室中的灌流取样技术发展和延伸而来的一项新技术。它以透析原理作为基础,灌注埋在器官或者组织中的微透析探针,在非平衡条件下器官或者组织中待测药物顺浓度梯度扩散进入透析液,从而达到在体取样的目的。微透析可以在不同器官、不同组织或者同一器官不同部位进行取样,揭示药物的体内过程、作用机制和靶向性。微透析技术无须处死动物和制备组织匀浆,并可连续跟踪体内多种化合物量随时间的变化,样品可不经预处理直接用于测定。目前,微透析技术已经发展至四联探针技术,它是在麻醉动物体内同时插入四根探针,根据需要检测四种不同组织或者同一组织四个不同部位的药物分布和代谢动力学变化。微透析技术在生物药剂学最早主要用于研究药物向脑组织的分布和转运。脑微透析法在测定药物向脑组织的分布和转运时相比其他方法具有明显优点,组织损伤小,可在麻醉或清醒的生物体内长时间连续动态取样,采样量小,特别适用于深部组织和重要器官的活体生化研究。

能力检测
参考答案

在线答题

本章小结

掌握生物药剂学、吸收、分布、代谢、排泄等概念,生物药剂学的剂型因素、生物因素。熟悉生物药剂学的研究内容及其在新药研究中的作用。

能力检测

简答题

1. 什么是生物药剂学?
2. 同一药物制成不同的制剂,其药理作用不同,请列举 2 个例子并说明。

参 考 文 献

[1] Wagner J G. Biopharmaceutics-absorption aspects[J]. Journal of Pharmaceutical Sciences,1961,50(5):359-387.

[2] 刘建平.生物药剂学与药物动力学[M].5 版.北京:人民卫生出版社,2016.

[3] L.夏盖尔,吴幼玲,余炳灼.应用生物药剂学与药物动力学[M].李安良,吴艳芬,译.北京:化学工业出版社,2006.

[4] 陆彬.药物新剂型与新技术[M].2 版.北京:人民卫生出版社,2005.

[5] Torchilin V P. Fluorescence microscopy to follow the targeting of liposomes and micelles to cells and their intracellular fate[J]. Advanced Drug Delivery Reviews,2005,57(1):95-109.

[6] Liu J J,Li M H,Luo Z,et al. Design of nanocarriers based on complex biological barriers in vivo for tumor therapy[J]. Nano Today,2017,15:56-90.

[7] Wu C Y,Benet L Z. Predicting drug disposition via application of BCS:transport/absorption/elimination interplay and development of a biopharmaceutics drug disposition classification system[J]. Pharmaceutical Research,2005,22(1):11-23.

[8] Lipinski C A,Lombardo F,Dominy B W,et al. Experimental and computational approaches to estimate solubility and permeability in drug discovery and development settings[J]. Advanced Drug Delivery Reviews,2001,46(1-3):3-26.

[9] Yuan H,Chen C Y,Chai G H,et al. Improved transport and absorption through gastrointestinal tract by PEGylated solid lipid nanoparticles[J]. Molecular Pharmaceutics,2013,10(5):1865-1873.

[10] 胡林,童焕,丁茹,等.Caco-2 细胞单层模型中水飞蓟宾吸收机制研究[J].中国药科大学学报,2018,49(2):202-208.

[11] 刘瑶,曾苏.MDCK-MDR1 细胞模型及其在药物透过研究中的应用进展[J].药学学报,2008,43(6):559-564.

[12] 董冉冉,王萌,刘志东,等.微透析技术在中药成分体内分析研究中的应用[J].中草药,2015,46(20):3117-3124.

(余敬谋)

NOTE

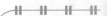

第二章 口服药物的吸收

本章 PPT

学习目标

1. 掌握药物的膜转运途径与机制以及影响药物胃肠道吸收的主要因素。
2. 熟悉药物转运体对药物吸收的影响以及胃肠道的生理解剖特征。
3. 了解药物的生物药剂学分类,口服药物的吸收研究方法。

药物经口服后在胃肠道吸收是临床上最常见的给药途径。药物跨越胃肠道(包括胃、小肠、大肠)上皮细胞进入血液中,随后由循环系统分布到机体各组织器官而发挥疗效。所以,口服给药的胃肠道吸收是药物在体内产生作用的重要前提。掌握药物胃肠道吸收的机制及影响因素,对口服药物的开发设计与临床用药指导具有重要的参考价值。

 案例导入

患者,男,75岁,因高血压长期口服硝苯地平缓释片(30 mg),每日 1 次,血压控制良好。近期自认为血压控制稳定,可以减量服药,所以将硝苯地平缓释片掰成两半,每天服用半片。服药后血压保持在 139/98 mmHg,但 2 h 后血压骤升至 170/110 mmHg,并伴有头痛、眩晕等症状。到医院就诊后,临床药师叮嘱其严格按照医嘱剂量,不得分割药片,继续原方案治疗,患者血压控制平稳;并教育患者硝苯地平缓释片掰开后会加快硝苯地平在胃肠道的释放,吸收增加,所以即使剂量减半了,仍可以使血压在短时间维持正常。2 h 后,当体内药物下降到最小有效浓度后,血压骤升。

第一节 药物的膜转运

除某些病毒外,绝大多数生物体具有生物膜。生物膜不仅是细胞膜,还包括线粒体膜、内质网膜、核膜等细胞器膜系统。物质通过生物膜(或细胞膜)的现象称为膜转运(membrane transport)。膜转运是重要的生命现象之一,在药物的体内吸收、分布及排泄过程中起着十分重要的作用。

一、生物膜的结构与性质

真核细胞的质膜(细胞膜)与各种亚细胞器的膜统称为生物膜,它不仅把细胞内容物和细胞微环境分隔开来,也是细胞与外界进行物质交换的门户。体内药物的转运都要通过这种具有复杂分子结构与生理功能的生物膜。

(一)生物膜结构

生物膜呈双分子层结构,厚 5~9 nm,主要由脂质、蛋白质和少量糖类组成。脂质主要包

📎 NOTE

括磷脂、糖脂和胆固醇三种类型,胆固醇含量一般不超过膜脂质总量的 1/3,其功能是提高脂质分子层的稳定性,调节双分子层的流动性,降低水溶性物质的渗透性。

生物膜的结构形态多种多样,取决于膜中物质分子的排列形式。1972 年,Singer 和 Nicolson 提出生物膜液态镶嵌模型(图 2-1)。该模型认为生物膜为脂质双分子层,是由磷脂与结构蛋白相聚集形成球形蛋白和脂质的二维排列的液态的流体膜。流动的脂质双分子层构成生物膜的连续主体,蛋白质分子以不同的方式和不同的深度嵌入脂质双分子层中。生物膜上含有少量糖类,主要是寡糖和多糖链,这些糖链绝大多数存在于膜的外表侧,它们以共价键的形式与膜内脂质或蛋白质结合,形成糖脂和糖蛋白。在细胞膜的质膜侧存在细胞骨架丝,胞外侧有胞外基质纤维。

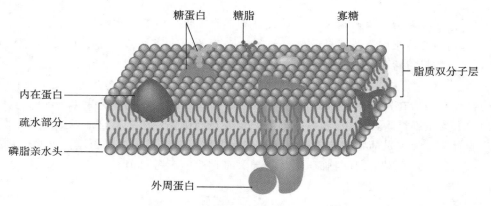

图 2-1　生物膜液态镶嵌模型示意图

（二）生物膜性质

1. 流动性　构成膜的磷脂分子可以进行可逆的无序和有序相变。因此,分子层是液态的,具有流动性。一般来说,磷脂分子中脂肪酸链不饱和程度越大,脂质的相变温度越低,其流动性也越大,但双分子层中的胆固醇可增加膜脂质分子的有序性。此外,膜中蛋白质也可发生侧向扩散运动和旋转运动。

2. 不对称性　膜的脂类、蛋白质以及糖类物质分布不对称。根据蛋白质在脂质双分子层的位置不同,膜中蛋白质可分为以非共价键结合于脂质双分子层表面的外周蛋白（peripheral protein）和贯穿整个脂质双分子层的内在蛋白（integral protein）。其中,内在蛋白占膜蛋白总量的 70%～80%。膜外的蛋白质和脂类大部分以糖蛋白和糖脂的形式存在。

3. 半透性　膜具有半透性,某些药物能顺利通过,另一些药物则不能通过。由于膜的液体脂质结构特征,脂溶性药物容易通过,脂溶性很小的药物难以通过。镶嵌在膜内的蛋白质具有不同的结构和功能,能与药物可逆性结合,起到药物载体转运的作用。小分子水溶性药物可经含水小孔吸收。

（三）药物膜转运的途径

1. 细胞通道转运（transcellular pathway transport）　细胞通道转运是指药物借助其脂溶性或膜内蛋白的载体（如转运体、离子通道、受体等）作用,穿过细胞而被吸收的过程,是脂溶性药物及一些经主动机制吸收的药物的转运通道。该途径是多数药物吸收的主要途径。

2. 细胞旁路通道转运（paracellular pathway transport）　细胞旁路通道转运又称细胞间途径,是指一些水溶性小分子物质经过细胞间连接处的微孔进入体循环的过程。

二、药物的膜转运机制

生物膜具有复杂的结构和生理功能,所以药物的膜转运机制也比较复杂,大体上可分为被动转运（passive transport）、主动转运（active transport）和膜动转运（membrane mobile transport）三种机制。如果以转运是否需要载体参与可分为载体介导的转运（carrier mediated transport）和非载体介导的转运（non-carrier mediated transport）。通常低相对分子质量、高脂溶性的药物较易通过脂质双分子层，而高分子和水溶性药物较难通过脂质双分子层，所以需要借助专属性转运蛋白（如转运体、离子通道、受体等）介导或者膜动转运来实现药物的跨膜转运。药物膜转运的特点见表 2-1。

表 2-1　药物膜转运机制及特点

膜转运机制	转运形式	载体参与	能量消耗	膜变形
被动转运	单纯扩散	无	不需要	无
	易化扩散	有	不需要	无
主动转运	原发性主动转运	有	需要	无
	继发性主动转运	有	需要	无
膜动转运	胞饮作用	无	需要	有
	吞噬作用	无	需要	有

（一）被动转运

被动转运（passive transport）是指在生物膜两侧的药物存在浓度差或电位差时，药物从高浓度一侧向低浓度一侧转运的过程，包括不需要载体参与的单纯扩散（simple diffusion）和需要载体参与的易化扩散（facilitated diffusion）。

1. 单纯扩散　单纯扩散（simple diffusion）是指药物以浓度梯度势能差为驱动力，由高浓度侧向低浓度侧的跨膜转运过程。其包括跨细胞脂质途径、膜孔途径和亲水通道途径。

跨细胞脂质途径是药物单纯扩散的最主要途径，也是大多数药物在胃肠道吸收的主要途径。由于生物膜为脂质双分子层，小分子非解离型的脂溶性药物可溶于液态脂质膜中，因而更容易透过生物膜。单纯扩散属于一级速率过程，服从 Fick's 扩散定律。

$$dC/dt = DAk(C_{GI} - C)/h \tag{2-1}$$

式中，dC/dt 为扩散速率，D 为扩散系数，A 为扩散表面积，k 为油/水分配系数，h 为膜厚度，C_{GI} 为胃肠道中的药物浓度，C 为血药浓度。

当药物口服后，胃肠道中的药物浓度大于血中的药物浓度，则 C 可以忽略不计；在给予某一药物于某一个体的吸收过程中，其 D、A、h、k 都为定值，可用透过系数 P 来表示，即 $P = DAk/h$，则式（2-1）可简化为

$$dC/dt = PC_{GI} \tag{2-2}$$

即药物的扩散速度等于透过系数与胃肠道中药物浓度的乘积。

膜孔途径是药物通过细胞间隙微孔按照单纯扩散机制转运的过程，是单纯扩散的另一种形式。在胃肠道上皮细胞膜上有 $0.4 \sim 0.8$ nm 直径大小的微孔，这些贯穿细胞膜且充满水的微孔是水溶性小分子药物的吸收途径。分子小于微孔的药物吸收快，如水、乙醇、尿素、糖类等。大分子药物或与蛋白质结合的药物不能通过含水微孔吸收。此外，离子所带电荷对膜孔途径也有影响。由于细胞间隙只占整个上皮表面积的极小比例，所以经该途径吸收的药物极其有限。

亲水通道途径是指药物借助生物膜上通道蛋白形成的亲水通道按照单纯扩散机制转运的过程，包括水通道和离子通道两条途径。

单纯扩散的特点：①顺浓度梯度转运，即药物从高浓度侧向低浓度侧转运；②不消耗能量，扩散过程与细胞代谢无关，转运效率不受代谢抑制剂和温度的影响；③药物联合使用时，各种

NOTE

药物的转运速率互不影响,与其单独存在时相同;④扩散速率与生物膜两侧浓度差成正比;⑤不需要载体参与,所以不存在转运饱和现象和同类物竞争性抑制现象,也无部位特异性。

2. 易化扩散 易化扩散(facilitated diffusion)又称为促进扩散,是指某些物质在膜载体的帮助下,由高浓度侧向低浓度侧扩散的过程。有些药物虽然水溶性不好,脂溶性也较差,但仍有较好的透膜吸收,因此推测这种形式的药物转运可能是在生物膜结构中的某些特殊蛋白的帮助下完成的。一般认为,易化扩散的转运机制是生物膜上的载体蛋白在膜外侧与药物结合,通过蛋白质的自动旋转或变构将药物转入膜内。

易化扩散属于被动转运范畴,顺浓度差进行转运,也不需要消耗能量,但是需要载体参与。易化扩散与单纯扩散的区别:①易化扩散具有结构特异性。一种载体蛋白只能转运某种特殊结构的物质,例如,在同样的浓度梯度下,右旋葡萄糖的跨膜通量明显大于左旋葡萄糖,这是因为载体蛋白易与右旋葡萄糖结合。②易化扩散具有饱和性。载体蛋白的数量或与药物结合的部位数有一定的限度,药物浓度超过该限度时就会出现饱和现象。③易化扩散具有竞争性。结构类似物往往会产生竞争作用,一种物质的易化扩散作用会被另一种物质所抑制。④易化扩散效率高,速度快。虽然易化扩散顺浓度梯度扩散,不消耗能量,但其转运速率比单纯扩散快得多。某些大极性的药物由于易化扩散,其转运速率很快,如葡萄糖进入红细胞的过程就属于易化扩散。

(二) 主动转运

主动转运(active transport)是指药物在生物膜上载体蛋白介导下,从低浓度侧向高浓度侧转运的过程。主动转运与易化扩散一样都需要载体参与,所以都属于载体介导的膜转运过程。主动转运是生命活动重要的转运方式,生物体内一些必需物质如 K^+、Na^+、I^-、单糖、氨基酸、水溶性维生素以及一些有机弱酸、弱碱等弱电解质的离子型都是以主动转运方式跨过生物膜。转运速率可用米氏(Michaelis-Menten)方程进行描述。

$$\frac{-\mathrm{d}C}{-\mathrm{d}t} = \frac{V_{\mathrm{m}}C}{K_{\mathrm{m}} + C} \tag{2-3}$$

主动转运的特点:①逆浓度梯度转运;②需要消耗机体能量;③需要载体参与,载体蛋白通常对药物有高度的选择性;④转运速率及转运量与载体的量及其活性有关,当药物浓度较低时,载体的量及活性相对较高,药物转运速率快,当药物浓度较高时,载体趋于饱和,药物转运速率慢,甚至转运饱和;⑤结构类似物能产生竞争性抑制作用,相似物竞争载体结合位点,影响药物的转运和吸收;⑥细胞代谢抑制剂(如 2-硝基苯酚、氟化物)可显著抑制细胞代谢而影响主动转运过程;⑦有结构特异性和部位特异性,如维生素 B_2 和胆酸的主动转运仅在小肠的上端进行,而维生素 B_{12} 在回肠末端吸收。

常见的主动转运可以分为原发性主动转运(primary active transport)和继发性主动转运(secondary active transport)。

1. 原发性主动转运 原发性主动转运(primary active transport)即直接利用高能磷酸化合物 ATP 分解成 ADP 释放出来的游离自由能来转运物质。在这种转运方式中,载体本身为非对称性结构,具有与 ATP 结合的专属性结构域。它将酶反应(ATP 分解为 ADP＋Pi)与离子转运相结合,通过转运载体的构象改变来单向转运离子。小肠上皮细胞及肾小管上皮细胞基底侧膜存在的 Na^+-K^+-ATP 酶以及后文将提到的 P-gp 及 MRP2 等外排转运体介导的药物转运,都是经典的原发性主动转运。

2. 继发性主动转运 继发性主动转运(secondary active transport)是不直接利用 ATP 分解产生的能量,而是以原发性主动转运产生的离子形成的电化学势能差为驱动力,由载体蛋白介导第二种物质的跨膜转运。这种转运方式是通过与原发性主动转运的转运离子相耦合,间接利用细胞代谢产生的能量进行的转运。它是最普遍的主动转运方式。在这种转运方式中，如果作为驱动力的离子与被转运的药物按同一方向转运，则称为协同转运（co-transport 或 symport）。如小肠上皮细胞 H^+/寡肽转运体（PEPT）协同转运促进二肽、三肽类物质以及 β-内酰胺抗生素等的胃肠道吸收。如果作为驱动力的离子与被转运的药物按相反方向转运，则称为交换转运（exchange transport），也称逆转运（antiport）、对向转运（counter transport）。如 Na^+/H^+ 交换泵、二羧酸/有机阴离子对向转运体的转运都属于交换转运。

（三）膜动转运

膜动转运（membrane mobile transport）是指通过细胞膜的主动变形将药物摄入细胞内或从细胞内释放到细胞外的转运过程。该转运过程与生物膜的流动性特征密切相关。膜动转运按照转运方向可以分为入胞作用（endocytosis）和出胞作用（exocytosis）。

1. 入胞作用 药物借助与细胞膜上某些蛋白质的特殊亲和力附着于细胞膜上，通过细胞膜的凹陷进入细胞内而形成小泡（vesicle），包裹药物的小泡逐渐与细胞膜表面断离，从而将药物摄取进入胞内的过程，称为入胞作用（endocytosis）（图 2-2）。摄入的药物为液体物质时称为胞饮（pinocytosis）；摄取的药物为固体颗粒时称为吞噬（phagocytosis）。入胞作用对一般的药物转运并不是非常重要，但是一些大分子药物或微粒制剂可以通过入胞作用进行转运，如蛋白质、多肽、脂溶性维生素、重金属、纳米晶等。入胞作用具有部位特异性，如蛋白质和脂肪颗粒在小肠下端吸收较为明显，这对蛋白质、多肽药物口服制剂的开发具有重要指导意义。

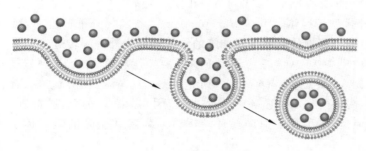

图 2-2 入胞作用示意图

2. 出胞作用 与入胞作用的方向相反，某些细胞内源性大分子物质通过形成小泡从细胞内部迁移到细胞膜内表面，通过小泡膜与细胞膜融合，将该物质排出到细胞外的转运过程，称为出胞作用（exocytosis）（图 2-3）。胰岛细胞分泌胰岛素的过程就是经典的出胞作用。

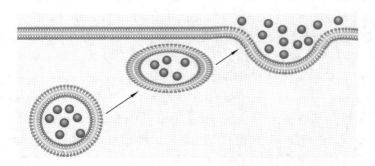

图 2-3 出胞作用示意图

总体来说，药物的跨膜转运是一个非常复杂的过程。药物跨膜转运的方式取决于药物本身的理化性质、吸收部位的生理和病理特征。药物的转运可能采取单一机制，也可以多种形式进行。

NOTE

三、药物转运体

机体的肠道、肝脏、肾脏、大脑等重要器官均存在一类镶嵌型膜蛋白,能够识别并转运其生理学或内源性底物,具有这种功能的膜蛋白称为转运体(transporters),又称膜转运体(membrane transporters)。如葡萄糖转运体、寡肽转运体、核苷酸转运体等。转运体是组织细胞营养供给与维持机体内环境平衡稳定的重要载体。当药物的化学结构与转运体的底物结构相似时,转运体也可以作为药物膜转运载体,此时,转运药物的转运体被称为药物转运体(drug transporters)。

药物转运体决定了某些药物向靶器官、靶组织和靶细胞及非靶部位的分配命运,所以对解析药物的有效性和安全性具有非常重要的意义,对高效低毒的靶向药物递送系统的设计提供了重要的参考。

(一) 药物转运体的分类

可以根据下面四种不同的方式对药物转运体进行分类。

(1) 根据药物膜转运的机制,药物转运体可以分为被动转运体(passive transporters)和主动转运体(active transporters)。被动转运体也称为易化转运体(facilitated transporters),它介导药物分子顺浓度梯度进行跨膜转运,不需要消耗能量。主动转运体是介导药物分子逆浓度梯度进行跨膜转运,需要消耗细胞代谢能量。

(2) 根据介导药物跨膜转运方向的不同,药物转运体可分为摄取型转运体(uptake transporters)与外排型转运体(efflux transporters)。将药物分子转运进入细胞内的转运体称为摄取型转运体,而将药物从胞内泵出细胞的转运体称为外排型转运体。

(3) 根据体内药物动力学行为的不同,药物转运体可分为吸收型转运体(absorptive transporters)和分泌型转运体(secretory transporters)。将药物转运进入体循环的转运体称为吸收型转运体,而将药物从体循环中转运进入胆汁、尿液或肠道管腔排泄器官的转运体称为分泌型转运体。但是,将药物从血液循环转运进入大脑和胎儿的转运体仍然属于吸收型转运体。

(4) 人类基因组织术语委员会根据基因代码的不同,将药物转运体分为原发型主动转运的 ATP-结合盒转运体(ATP-binding cassette transporters,ABC 转运体)与易化扩散型或继发主动转运型的可溶性载体转运体(solute carrier transporters,SLC 转运体)。

ABC 转运体上因发现 ATP 结合域而得名。最常见的 ABC 转运体有多药耐药蛋白(multidrug resistance protein,MDRP)、多药耐药相关蛋白(multidrug resistance-associated protein,MRP)和乳腺癌耐药蛋白(breast cancer resistance protein,BCRP)等。

SLC 转运体无 ATP 结合域,主要依靠化学势能差为驱动力进行转运。SLC 转运体是一个包括 48 个家族、362 个基因的超大群体。目前大多数药物转运体属于 SLC 转运体家族成员。典型的 SLC 转运体主要包括有机阴离子转运体(organic anion transporters,OAT)、有机阳离子转运体(organic cation transporters,OCT)、寡肽转运体(peptide transporters,PEPT)、钠离子依赖性继发性主动转运体(sodium-dependent secondary active transporters,即钠葡萄糖转运体(SGLT))、钠离子非依赖性易化扩散转运体(sodium-independent facilitated diffusion transporters,即葡萄糖转运体(GLUT))以及一元羧酸转运体(monocarboxylate transporters,MCT)等。

(二) 常见的药物转运体

1. 摄取型转运体

(1) 寡肽转运体(peptide transporters,PEPT):PEPT 是最早被发现,也是研究比较深入的转运体。一般将 PEPT 分为两类，一类定位于上皮细胞的顶侧，另一类则定位于上皮细胞的基底侧，两者协同完成寡肽从腔道侧到血液侧跨上皮细胞的全过程。PEPT1 含有 708 个氨基酸，表达于小肠上皮细胞顶侧膜，为低亲和力、高容量药物载体。PEPT1 具有广泛的底物，包括二肽和三肽。在临床治疗药物中，PEPT1 对很多含有肽类似结构的药物，如 β-内酰胺类抗生素、抑氨肽酶素、血管紧张素转换酶抑制剂、凝血酶抑制剂、肾素抑制剂等的口服吸收具有重要作用。此外，药物接枝在 L-氨基酸残基上就有可能成为 PEPT1 底物。如盐酸米多君是连接了甘氨酸的前体药物，由于甘氨酸结构的存在，其容易被 PEPT1 作为底物识别，因此吸收效率较高，其口服生物利用度高达 93%。这说明除自身多肽结构外，药物分子还可通过修饰连接上氨基酸基团被 PEPT1 识别，从而提高药物在胃肠道的吸收效率。这对提高口服药物生物利用度具有很好的借鉴作用。

PEPT2 由 729 个氨基酸组成，主要表达于肾脏，位于近曲小管 S3 段上皮细胞的刷状缘侧，在小肠没有分布，属于高亲和力、低容量的转运体。其以 H^+ 为驱动力，参与肽类与拟肽类药物（如抗病毒药物恩替卡韦）的肾小管重吸收。

（2）葡萄糖转运体（glucose transporters）：碳水化合物的最终消化产物大多经葡萄糖转运体介导其在小肠吸收。葡萄糖转运体有两个不同的转运家族，即 SGLT 和 GLUT。GLUT1/2/3/5、SGLT1/3/4/6 在肠道中均有表达。SGLT 一般位于肠道刷状缘侧，而 GLUT 一般位于肠道基底侧膜。利用 SGLT1 的高转运能力、底物专属性和高亲和性，可将其作为靶点来提高药物生物利用度。如：将槲皮素修饰成槲皮素-4′-β-葡萄糖苷，使它成为 SGLT1 的底物，从而促进槲皮素的口服吸收；将载药聚合物纳米粒表面用 2-脱氧-D-葡萄糖修饰成 GLUT 的底物，通过识别脑毛细血管内皮细胞上表达的 GLUT，提高药物的脑组织分布。

（3）有机阴离子转运体（organic anion transporters，OAT）：OAT 为 Na^+ 非依赖性易化扩散转运体，最早从大鼠体内分离出来，在肾脏与小肠中均有表达。OAT 转运体家族相对分子质量为 80 000～90 000，氨基酸残基数量为 643～722，由 12 个跨膜多肽链构成。与临床用药关系较密切的有 OAT 家族中的 OAT1 和 OAT3。OAT1 的底物非常广泛，包括甾体抗炎药（水杨酸盐、吲哚美辛等）、抗生素（青霉素、头孢霉素、四环素等）、抗病毒药物（阿昔洛韦、齐多夫定等）、利尿药、抗肿瘤药等。OAT1 的底物也包括许多内源性物质，如 cAMP 和多种神经递质的代谢产物。由于 OAT 的底物广泛，在临床上使用 OAT 底物药物时，应注意底物药物间的竞争性抑制。如非索非那定与氟伐他汀同时口服时，会使两者的血药浓度比单用时增大或减小，从而导致达不到治疗目的或出现中毒反应。

（4）有机阳离子转运体（organic cation transporters，OCT）：OCT 家族的转运体在肝脏、肾脏和肠道中均有表达，它的底物主要包括许多阳离子药物、外源性物质、维生素和各种内源性物质。临床上约有 40% 的常用药物在体内会转化为有机阳离子，所以 OCT 在临床药物治疗中非常重要。OCT 家族包括 OCT1、OCT2、OCT3 和新型有机阳离子转运体（novel organic cation transporters，OCTN）1、OCTN2 和 OCTN3。OCT 各个亚型在体内的分布各有特点。OCT1 和 OCT2 主要分布在肝脏和肾脏，其中 OCT2 是有机阳离子化合物肾脏排泄的重要转运体，底物包括二甲双胍、西咪替丁、金刚烷胺等。OCT3 在人体骨骼肌、肝脏、胎盘和肾脏组织中均有表达。OCTN1 主要分布于肾脏、胎盘、肠道、骨骼肌和肺部，底物包括维拉帕米和四乙胺等。OCTN2 主要表达于肾脏、肠道、附睾、胰腺及脑，底物有丙戊酸、头孢类抗生素和螺内酯等。在人类睾丸细胞中检测到 OCTN3 高度表达，但其底物除了卡尼汀外鲜有报道。

2. 外排型转运体 除了前面所述摄取型转运体，某些与其转运方向相反的外排型转运体（大多属于 ABC 转运体）与药物临床治疗也密切相关。外排型转运体不仅广泛分布于小肠、肝、肾、血脑屏障、胎盘屏障等部位，还在肿瘤细胞膜上过度表达，参与肿瘤化疗的多药耐药（multidrug resistance，MDR）产生。外排型转运体不仅直接参与药物的体内 ADME 过程，而

NOTE

15

且由于其底物广泛,具有饱和性、竞争抑制性或诱导上调性等性能,在临床联合用药时,可能因为药物相互作用(drug-drug interaction,DDI)而引起药物治疗作用下降或产生毒副作用。此外,抑制靶部位的外排型转运体作用已成为提高药物靶向作用的一种重要策略。比如,通过抑制小肠外排蛋白功能,可以提高某些药物的口服生物利用度;通过抑制血脑屏障上外排蛋白的作用,可以提高某些外排底物的脑组织渗透量。

(1) P-糖蛋白(P-glucose protein,P-gp):P-gp 又称多药耐药蛋白 1(multidrug resistance protein 1,MDRP1),在人体内由多药耐药基因 *MDR*1 编码,是一种 ATP 依赖性膜转运体,属于 ABC 转运体超家族。人类 P-gp 是一种相对分子质量为 170 000 的多肽,包含 1 280 个氨基酸,由 2 个同源性片段以及 1 个链接区组成。P-gp 在人体内分布广泛,大脑、胎盘、小肠、肺、皮肤、血液-睾丸屏障等组织器官中均有分布,参与药物在体内的吸收、分布、代谢和排泄过程,防止机体对有害物质的吸收和介导体内物质输出,从而保护人体组织和器官,维持其生理稳态。由于与药物摄取的膜转运方向相反,其结果是导致药物的转运量减少,从而降低药物的治疗效果。

P-gp 底物广泛,能识别并外排转运化学结构与药理作用差异很大的亲脂性药物、长链阳离子药物或中性药物,包括免疫抑制剂(如环孢素 A)、长春花生物碱(如长春新碱)、抗生素(如格帕沙星、环丙沙星、诺氟沙星等)和抗肿瘤药物(如多柔比星、柔红霉素、紫杉醇等)、糖皮质激素(如地塞米松、氢化可的松等)。P-gp 的底物、诱导剂或抑制剂在临床上广泛使用,在使用有关药物时应该注意 DDI。如:服用 P-gp 的诱导剂利福平后,利福平对 P-gp 的诱导作用使伊维菌素的吸收减少,从而降低了伊维菌素的生物利用度;洛伐他汀对 P-gp 的抑制作用显著提高了尼卡地平的 AUC,使尼卡地平的生物利用度提高。近年来,新的 P-gp 抑制剂不断涌现,如 HM30181 与紫杉醇合用使紫杉醇的口服生物利用度大大提高。

(2) 多药耐药相关蛋白(multidrug resistance-associated protein,MRP):MRP 是 ABC 转运体家族中重要的一员。MRP 有很多亚型,现已发现 12 个成员(MRP1—12),目前研究比较深入的是 MRP1、MRP2。MRP1 分布于体内几乎所有组织,且位于细胞的底侧膜上。这表明 MRP1 可以将细胞内的底物外排到细胞外,从而降低胞内药物浓度。MRP1 可以转运多种不同底物,包括药物、重金属离子、机体代谢毒物、谷胱甘肽和葡糖醛酸等。MRP2 的分布比较独特,它位于组织器官细胞的顶侧膜,多分布于肾近端小管、肠道、胎盘及血脑屏障,在人小肠上段表达量较高而在结肠端表达量很低。MRP2 与 MRP1 底物具有同源性,包括抗肿瘤药物、抗生素、葡糖醛酸苷、硫酸盐结合物、谷胱甘肽及胆红素等。MK571 和丙磺舒是 MRP2 经典的抑制剂。此外,MRP2 在肾癌、肺癌、胃癌、大肠癌、卵巢癌、乳腺癌及肝癌组织中高表达,因此 MRP2 转运体的外排作用也是肿瘤细胞产生多药耐药的原因之一。

(3) 乳腺癌相关蛋白(breast cancer resistance protein,BCRP):BCRP 由 655 个氨基酸组成,相对分子质量为 72 000。BCRP 于 1998 年在人的乳腺癌细胞株中被首次发现,是 ABC 转运体超家族的成员之一。后经研究发现,BCRP 不仅在乳腺癌细胞中高表达,在肝脏小管膜、胎盘、乳腺小管、结肠和小肠上皮均有较高的表达。BCRP 需要通过二硫键结合成同源二聚体才能发挥药物转运功能,当二聚体的形成被阻断时即可阻碍其介导的多药耐药。BCRP 的底物主要是柔红霉素、甲氨蝶呤、米托蒽醌等抗癌药物。其抑制剂主要包括甲磺酸伊马替尼、环孢素 A、新生霉素等。

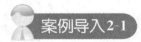 案例导入2-1

患者,男,60 岁,2 年前进行了肾移植手术,术后采用环孢素 A(CsA)+泼尼松+硫唑嘌呤方案进行抗排斥反应治疗,患者术后一直定期监测 CsA 的血药水平,均较平稳。近期患者因

NOTE

厌食、恶心、呕吐入院。查 CsA 的血药水平为 305 ng/mL，血肌酐为 190 mol/L。患者前一周监测的 CsA 的血药水平为 154 ng/mL。经询问病史发现该患者 2 天前因腹泻自行服用诺氟沙星胶囊 2 天。叮嘱患者停用诺氟沙星，并进行补液对症处理。2 天后患者症状消失，各项指标下降至正常水平。

　　问题：请对该病例进行分析。

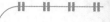

案例导入 2-1
解析

第二节　影响口服药物吸收的因素

一、胃肠道的结构与功能

（一）胃

　　胃向上以贲门连接食管，向下以幽门连接十二指肠，控制着内容物向肠管转运。胃腺每天分泌约 2 L，pH 值为 1～3 的胃液。虽然胃黏膜表面有许多皱襞，但由于缺乏绒毛，吸收面积有限，除一些弱酸性药物有较好吸收外，大多数药物吸收较差。口服制剂崩解、分散和溶解过程主要在胃内进行。

（二）小肠

　　小肠由十二指肠、空肠和回肠组成，全长 2～3 m，占整个胃肠道长度的 60% 以上。由于胆汁和胰液流经十二指肠，小肠液 pH 值较胃液有所升高。

　　小肠黏膜面上分布有许多环状皱襞，并拥有大量指状突起的绒毛。绒毛是小肠黏膜表面的基本组成部分，长度为 0.5～1.5 mm，内含丰富的血管、毛细血管以及乳糜淋巴管，是物质吸收的主要部位（图 2-4）。绒毛的表面覆盖着一层柱状上皮细胞，其顶端细胞膜的突起称为微绒毛，微绒毛上的细胞膜厚约 10 nm，上皮细胞面向黏膜侧的膜称为顶侧膜。面向质膜（或血液）侧的膜称为基底膜，细胞两侧膜称为侧细胞膜。相邻细胞之间充满间隙液，其细胞顶侧膜处相连，构成紧密连接，这是细胞旁路通道的转运屏障（图 2-5）。

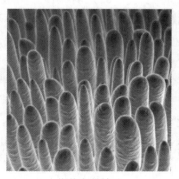

指状突起绒毛

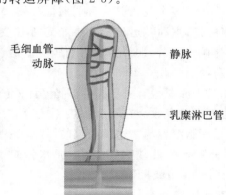

毛细血管　静脉
动脉
乳糜淋巴管

图 2-4　小肠绒毛示意图

　　微绒毛等结构的存在大大增加了小肠的吸收面积，约达 200 m²，因此小肠是药物的主要吸收部位，是药物主动转运吸收的特异性部位。小肠液的 pH 值为 5～7.5，是弱碱性药物吸收的最佳环境。药物通过微绒毛后进入毛细血管或淋巴管吸收。但绒毛中的血流速度比淋巴液快 500～1 000 倍，所以药物主要经毛细血管吸收。此外，微粒给药系统在小肠的吸收主要是经过派伊尔结中的 M 细胞吞噬，随着淋巴转运进入血液循环。

NOTE

17

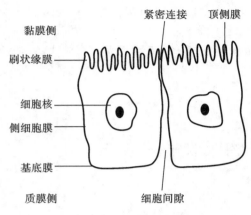

图 2-5　小肠微绒毛示意图

（三）大肠

大肠由盲肠、结肠和直肠组成。由于大肠黏膜上缺乏绒毛，故其有效吸收表面积比小肠小得多，对药物的吸收不起主要作用。除直肠给药和结肠定位给药外，只有一些吸收很慢的药物在通过胃与小肠未被吸收时，大肠才呈现药物吸收功能。

结肠是特殊的给药部位，是治疗结肠疾病的作用部位，多肽类药物可以结肠作为口服的吸收部位。利用结肠含有厌氧菌、物质通过的速度较慢、pH 值（7.5～8.0）在整个肠道中最高等特性，可以开发结肠定位给药系统。

二、生理因素

胃肠道生理环境的变化对口服药物吸收会产生较大的影响。掌握和熟悉各种影响药物吸收的生理因素，对药物的剂型设计、制剂的制备、生物利用度的提高和使用安全性有重要指导意义。

（一）消化系统因素

1. 胃肠液的 pH 值　吸收部位的 pH 值对很多药物，尤其是有机弱酸或弱碱类药物的吸收至关重要，其不同的酸、碱性环境也可能对某些药物的稳定性产生影响。大多数药物的吸收属于被动转运，非离子型的脂溶性药物较易通过细胞膜，而分子型和离子型药物之间相互转化的比例是由药物的 pK_a 值和所在部位的 pH 值决定的。

不同部位的胃肠液 pH 值不同。胃液 pH 值为 0.9～5.0，十二指肠液 pH 值为 4～6，空肠和回肠液 pH 值为 6～7，大肠液 pH 值为 7～8。空腹时胃液 pH 值为 0.9～1.5，正常饮食或进水后 pH 值提高至 3.0～5.0。胃液偏酸性，有利于弱酸性药物的吸收。

胃液到达十二指肠后，受胰腺分泌的胰液（pH 7.6～8.2）中的碳酸氢根离子中和，肠液的 pH 值升高。小肠自身分泌液是一种弱碱性液体，pH 值约为 7.6，是弱碱性药物最佳的吸收部位。需要指出的是，主动转运的药物在特定部位受载体或酶系统作用吸收，因此不受胃肠道 pH 值变化的影响。此外，胆汁中含有的胆酸盐是一种表面活性剂，能增加难溶性药物的溶解度，提高这类药物的吸收速率和程度。

胃肠道黏膜表面覆盖有一层黏性多糖-蛋白质复合物，有利于药物的吸附、吸收，但某些药物可与其结合而影响吸收。在复合物表面还存在一层厚度约为 400 nm 的不流动水层，也称非搅拌水层，是高脂溶性药物透膜吸收的屏障。因此，在制剂中加入适量的表面活性剂可促进高脂溶性药物的吸收。此外，有研究认为，水分的吸收对药物跨膜转运有促进作用，被称为溶媒牵引效应（solvent drag effect）。

2. 胃排空和胃空速率

（1）胃排空：胃内容物从胃幽门排入十二指肠的过程称为胃排空。物质进入胃约 5 min 后，胃能以 3 次/分的频率蠕动，将胃内容物向幽门方向推进，每次可将少量胃内容物排入十二指肠。胃蠕动起到了分散和搅拌作用，使药物与胃黏膜充分接触，有利于胃中药物的吸收，同时将内容物向十二指肠方向推进。

（2）胃空速率：胃空速率（gastric emptying rate）是指胃排空的快慢。胃空速率对药物在胃肠道中的吸收有一定影响。胃空速率慢，药物在胃中停留时间延长，与胃黏膜接触机会和面积增大，主要在胃中吸收的弱酸性药物吸收会增加。由于小肠表面积大，大多数药物的主要吸收部位在小肠,故胃排空加快可使药物到达小肠部位所需的时间缩短,有利于药物吸收,产生药效的时间也加快。

胃空速率决定了药物到达肠道的速度,对药物的起效快慢、药效强弱及持续时间有显著的影响。对于需立即产生作用的药物(如止泻药),胃空速率减慢会影响药效的及时发挥。少数在特定部位吸收的药物,胃空速率快,吸收反而较差,如维生素 B_2 在十二指肠主动吸收,胃空速率快时,大量的维生素 B_2 同时到达吸收部位,吸收达到饱和,因而只有小部分药物被吸收。若饭后服用,胃空速率变缓,维生素 B_2 连续不断缓慢地通过十二指肠,主动转运不会产生饱和,使吸收增多。对于一些会被胃酸或酶降解的药物,胃排空减慢将增加药物的降解程度。

影响胃空速率的因素较多,包括如下几点:①胃内容物的体积、渗透压和稠度:服药时饮用大量水可促进胃排空而有利于药物的吸收,因为增加饮水量时,胃内容物体积增大和渗透压降低,加快了胃空速率。②空腹和饱腹情况:一般空腹的胃空速率较饱腹大。③食物的组成:食物的组成可影响胃排空,糖类的胃排空时间较蛋白质短,蛋白质又较脂肪短,混合食物的胃排空通常需要 4~6 h。④酸碱度:一般酸使胃液的酸度增加而降低胃空速率。⑤药物的影响:抗胆碱药、抗组胺药、镇痛药、麻醉药等都可使胃空速率下降。⑥疾病因素:有些疾病可以降低胃空速率,如帕金森病、偏头痛、胃溃疡和糖尿病等,而有些疾病可以增高胃空速率,如甲状腺功能亢进症、疱疹样皮炎等。⑦其他因素:如年龄、体位和运动情况等。

3. 肠道运动 小肠的固有运动分为节律性分节运动、蠕动运动和黏膜与绒毛的运动三种。小肠的固有运动可促进固体制剂进一步崩解、分散,使之与肠分泌液充分混合,增加药物与肠表面上皮的接触面积,有利于难溶性药物的吸收。一般所给药物与吸收部位的接触时间越长,药物吸收越好。从十二指肠、空肠到回肠,内容物通过的速度依次减慢。

一些药物可影响肠内容物的运行速率而干扰其他药物的吸收。如阿托品、溴丙胺太林等能减慢胃空速率与肠内容物的运行速率,从而增加药物的吸收;甲氧氯普胺可促进胃排空且增加肠内容物运行速率,减少药物在胃肠道内的滞留时间,从而减少药物的吸收。肠内容物运行速率还受生理、病理因素的影响,如随消化液的分泌、甲状腺分泌减少而降低,随痢疾、低血糖等疾病而增加,此外,妊娠期间肠内容物运行速率也降低。

4. 食物的影响 食物不仅能改变胃空速率而影响吸收,而且能通过其他多种因素对药物的吸收产生不同程度、不同性质的影响。除了延缓或减少药物的吸收外,食物也可能促进药物的吸收或不影响吸收。

(1)延缓或减少药物的吸收:食物除了可改变胃空速率而影响吸收外,还能消耗胃肠内水分,使胃肠黏液减少,固体制剂的崩解、药物的溶出变慢,从而延缓药物的吸收。食物的存在还可增加胃肠道内容物的黏度,使药物的扩散速率减慢而影响吸收。

(2)促进药物的吸收:脂肪类食物具有促进胆汁分泌的作用,而胆汁中的胆酸离子具有表面活性作用,可增加难溶性药物的溶解度而促进其吸收。食物减缓胃排空可延长溶出较慢的药物在胃内滞留的时间,增加药物的胃吸收,但减少药物的肠内吸收。有部位特异性吸收的药物可因食物减慢胃空速率而增加吸收。如维生素 B_2 主要在十二指肠主动吸收,禁食后与非禁食后服用维生素 B_2 的肾排泄率分别为 22% 和 40%。

5. 胃肠道代谢作用的影响 胃肠道黏膜内存在各种消化酶和肠道菌群产生的酶,这些代谢酶使得某些药物尚未被吸收就可能在胃肠道内发生代谢反应(水解反应、结合反应等),如阿司匹林的脱乙酰化、水杨酰胺与葡糖醛酸的结合、左旋多巴的脱羧反应等。其中大分子药物,如蛋白质、多肽类药物极易被酶解而失去药理活性。肠道代谢可在肠腔进行,也可在肠壁发生,既可在细胞内产生,也可在细胞外进行(图 2-6)。药物的胃肠道代谢也是一种首过效应,通常药物滞留时间越长,代谢反应越易发生,对药物疗效有一定甚至很大的影响。

NOTE

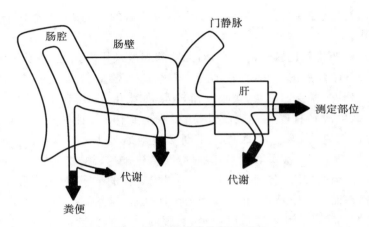

图 2-6　药物首过代谢示意图

（二）循环系统因素

1. 胃肠血流速率　药物在胃肠道内透膜转运后，大部分被血流迅速带走到全身各部位。对于脂溶性较小的药物，其透膜速率小于血流速率，透膜是吸收的限速过程。对于高脂溶性药物和膜孔转运药物，其透膜速率大于血流速率，血流不能及时带走透膜后的药物，血流是吸收的限速过程，血流下降，吸收部位运走药物的能力降低，不能维持漏槽状态，药物吸收降低。

2. 肝首过效应　大部分胃肠道上皮细胞吸收的药物经肝门静脉进入体循环，然后随循环系统转运到机体各部位。药物进入体循环前，在肝药酶作用下降解或失活，使得进入体循环的量减少的现象称为肝首过代谢或肝首过效应（liver first pass effect）。肝首过效应越大，被代谢的药物越多，其血药浓度也越小，药效明显降低。

3. 肝肠循环　肝肠循环（enterohepatic cycle）是指经胆汁排入肠道的药物在肠道中被重新吸收，经门静脉又返回肝脏的现象。肝肠循环主要发生在经胆汁排泄的药物中，有些药物的Ⅱ相代谢产物经胆汁排入肠道后，在肠道细菌酶作用下水解释放出脂溶性较强的原形药物，会再次吸收形成肝肠循环，如氯霉素在肝内与葡糖醛酸结合，水溶性增高，分泌入胆汁排入肠道，水解释放出原形药物又被肠道吸收入肝脏。洋地黄毒苷、吗啡、地西泮等药物具有显著的肝肠循环现象。合并应用抗菌药物可抑制肠道细菌，降低某些药物的肝肠循环作用。

4. 胃肠淋巴循环　药物从胃肠道向淋巴系统转运也是药物吸收的途径之一。但是淋巴液的流速比血流慢得多，为血流的 1/1 000～1/500。淋巴液由肠淋巴管、胸导管排出后直接经左锁骨下静脉进入全身循环，不经过肝脏。因此，经淋巴系统吸收的药物不受肝脏的首过效应影响。通常，药物在胃肠道中的吸收主要通过毛细血管向循环系统转运，淋巴系统的转运几乎可忽略，但它对大分子药物的吸收起重要作用。大分子药物从上皮细胞中排出后，穿过基底膜进入结缔组织间隙，毛细血管被一层不间断的基底膜遮蔽，这些物质透过基底膜的能力差，进入毛细血管的速度慢；淋巴管没有基底膜，加上肠组织不断蠕动及绒毛运动，使毛细淋巴管的内皮细胞不时分离，大分子物质就容易进入毛细淋巴管。脂肪能加速淋巴液流动，使药物淋巴系统的转运量增加。淋巴系统转运对在肝中易受代谢的药物的吸收及一些抗癌药的定向淋巴系统吸收和转运有重要的临床意义。此外，胃肠道淋巴循环对微粒递药系统的口服吸收起着重要的作用。相比小分子药物，微粒递药系统尺寸大得多，很难透过基底膜通过毛细血管进入血液循环，但可以被 M 细胞（microfold cell，微褶细胞）摄取，然后转运至派伊尔结（payer's patches，PP），被 PP 内的巨噬细胞吞噬后，随淋巴液经淋巴循环进入血液循环。

（三）疾病因素

疾病对药物吸收的影响机制比较复杂，主要是造成生理功能紊乱而影响药物的吸收。疾病引起的胃肠道 pH 值等内环境的改变会干扰药物吸收。胃肠道疾病引起的胃肠道 pH 值改变能影响药物从剂型中溶出，干扰药物的吸收。例如，胃癌患者的胃液 pH 值往往升高，50% 的患者胃液的 pH 值为 3～7。胃酸分泌长期减少的贫血患者用铁剂及西咪替丁治疗时，吸收缓慢。腹泻时肠内容物快速通过小肠而降低药物的吸收，或改变小肠绒毛生理功能干扰吸收。例如：在乳糖与盐类物质诱发的腹泻者体内，缓释剂型中的异烟肼、磺胺异噁唑及阿司匹林的吸收减少；因 X 射线疗法引起的慢性腹泻的患者体内，地高辛的吸收减少；在患脂肪痢的患者体内苯氧基甲基青霉素的吸收率降低。除了胃肠道疾病外的其他系统疾病也可能对药物的胃肠道吸收产生影响，比如：甲状腺功能不足的儿童维生素 B_2 的吸收增加；而甲状腺功能亢进的儿童则减低。因为在甲状腺功能不足时，肠的转运速率往往降低，使维生素 B_2 在小肠的吸收部位滞留的时间延长，从而吸收较完全。但甲状腺功能亢进者，肠的转运速率增加，因而减少维生素 B_2 的吸收。

三、药物理化性质

药物进入体内的过程存在药物与机体的相互作用，因此药物的理化性质与药物在胃肠道内的吸收密切相关，对药物的胃肠道吸收有不同程度的影响，这些性质包括药物的解离度、脂溶性、溶出速率、相对分子质量等。

（一）解离度与脂溶性

1. 解离度 对弱酸或弱碱性药物而言，由于受到胃肠道内 pH 值的影响，药物以未解离型（分子型）和解离型两种形式存在，两者所占比例由药物的解离常数 pK_a 值和吸收部位 pH 值所决定。胃肠道上皮细胞膜为类脂膜，它是药物吸收的屏障。通常脂溶性较大的未解离的分子容易通过，而解离后的离子不易透过，难以吸收。胃肠道内已溶解药物的吸收会受未解离型药物的比例和未解离型药物脂溶性大小的影响。药物的吸收取决于药物在胃肠道中的解离状态和油/水分配系数的学说被称为 pH-分配假说（pH-partition hypothesis）。

胃肠液中未解离型与解离型药物浓度之比是药物解离常数 pK_a 值与胃肠道 pH 值的函数，其关系可用 Henderson-Hasselbalch 方程式来表达：

弱酸性药物： $$pK_a - pH = \lg(C_u/C_i) \qquad (2\text{-}4)$$

弱碱性药物： $$pK_a - pH = \lg(C_i/C_u) \qquad (2\text{-}5)$$

式中 C_u、C_i 分别为未解离型和解离型药物的浓度。从式(2-4)、式(2-5)可知，无论是弱酸性还是弱碱性药物，当 pK_a 值与 pH 值相等（$pK_a = pH$）时，解离型药物和未解离型药物各占 50%，当 pH 值变动一个单位值时，未解离型与解离型药物的比例随之变动 10 倍。当弱酸性药物的 pK_a 值大于胃肠道 pH 值时（通常是弱酸性药物在胃中），未解离型药物占有较大比例。而弱碱性药物的 pK_a 值大于胃肠道 pH 值时（通常是弱碱性药物在小肠中），其解离型药物所占比例较高，随着小肠从上到下 pH 值的逐渐增高，吸收量增加。例如，某弱酸性药物的 pK_a 值为 4.4，胃液的 pH 值为 1.4，其在胃中解离型与未解离型的比例计算如下：

$$4.4 - 1.4 = \lg(C_u/C_i)$$

则有 $$C_u/C_i = 1\,000$$

由结果可知，该药物在胃中的解离型占总分子的比例为 1：1 001，几乎全部的药物在胃中呈分子型，故易被胃吸收。当该药物经吸收进入血液循环时，血液的 pH 值为 7.4，在血中解离型与未解离型药物的比例计算如下：

$$4.4 - 7.4 = \lg(C_u/C_i)$$

则有 $$C_u/C_i = 0.001$$

由结果可知，该药在血液中未解离型占总分子比例为 1：1001，几乎全部的药物在血液中

NOTE

被解离成离子状态。当这个化合物在达到转运平衡,胃中和血液中不再存在浓度差,膜两侧的分子型药物浓度都为1时,胃中药物总浓度为1.001,而血液中的药物总浓度为1001。

又如,弱碱性药物西咪替丁的 $pK_a=6.8$,在胃中:$6.8-1.0=\lg(C_i/C_u)$,则有 $C_i/C_u=6.3\times10^5$。在小肠中:$6.8-6.0=\lg(C_i/C_u)$,则有 $C_i/C_u=6.3$。即弱碱性药物西咪替丁在胃中的未解离型只有十万分之一,药物不能被胃吸收;进入小肠后,随着 pH 值的升高,未解离型比例增大,西咪替丁在小肠的吸收比胃好得多。

除了强碱性药物外,用实验方法直接测定得有机弱酸性药物和弱碱性药物的胃内吸收与 pH-分配假说相吻合,但主要在小肠吸收的药物,其吸收不一定服从 pH-分配假说理论。通常药物在小肠中的吸收比 pH-分配假说预测的值要高很多,其原因如下:①小肠吸收表面微环境 pH 值比肠内 pH 值低。近年来有人用微电极测定空肠 pH 值约为 5.3,比一般认为的 pH 7 要小很多,导致弱酸性药物在小肠的实际吸收水平比按 pH-分配假说计算的大。如水杨酸 pK_a 值为 3.0,在小肠也有吸收。②小肠吸收表面积大:某些弱碱性药物在小肠内的未解离型比例虽然小于解离型比例,但由于小肠有丰富的血流和较大的吸收表面积,未解离型药物能够快速透膜吸收入血,解离型药物不断形成分子型,保持着解离-未解离的动态平衡,使药物能够较快地吸收。

解离型药物虽不能通过生物膜吸收,但可以通过生物膜含水小孔通道吸收,尽管该吸收通道作用不强,但也是解离型药物吸收的重要途径。

2. 脂溶性和相对分子质量 胃肠道上皮细胞膜为类脂膜,而细胞外为水性环境。因此,药物分子要通过被动转运进入细胞,需要具有合适的亲水性和亲脂性。对弱电解质药物而言,即使药物以 100% 的未解离型存在,如果脂溶性不强,也不可能获得有效的吸收,只有脂溶性较大的未解离型药物才容易通过生物膜吸收。评价药物脂溶性大小的参数是油/水分配系数($K_{o/w}$)。例如,巴比妥类药物的胃吸收与 pK_a 值及油/水分配系数有关(表 2-2),其脂溶性的大小对吸收起重要的作用。

表 2-2 巴比妥类药物的油/水分配系数及其在大鼠胃中的吸收

巴比妥类药物	pK_a 值	相对分子质量	$K_{o/w}$(氯仿/水)	吸收率/(%)
巴比妥	7.90	184.19	0.72	6.2
苯巴比妥	7.41	232.23	4.44	12.6
戊巴比妥	8.11	226.27	24.10	17.6
异戊巴比妥	7.49	226.27	33.80	17.7
环己巴比妥	8.34	236.26	129.00	24.1
硫喷妥	7.45	240.34	321.00	37.8

通常药物的 $K_{o/w}$ 大,说明该药物的脂溶性较好,吸收率也大,但 $K_{o/w}$ 与药物的吸收率不成简单的比例关系。脂溶性太强的药物因难以从类脂膜中游离入水溶性体液中,故其药物吸收率下降。同时,药物的相对分子质量也与吸收相关,相同脂溶性的药物,其相对分子质量越小越易穿透生物膜。药物的相对分子质量、脂溶性与膜渗透性之间的关系见图 2-7。

对于主动吸收的药物,其吸收是由载体或酶作用实现的,因此主动转运药物的吸收与药物脂溶性不相关。通过细胞旁路转运吸收的药物,脂溶性大小也与其吸收没有直接相关性。

(二)溶出速率

溶出速率(dissolution rate)是指在一定溶出条件下,单位时间药物溶解的量。口服固体药物制剂后,药物在胃肠道内经历崩解、分散、溶出过程才可通过上皮细胞膜吸收。崩解是水溶性药物吸收的限速过程。对难溶性药物而言,溶出是其吸收的限速过程。在这种情况下,药

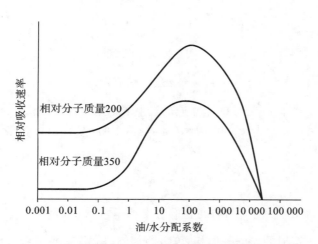

图 2-7 药物脂溶性、相对分子质量与膜渗透性的关系

物在胃肠道内的溶出速率直接影响药物的起效时间、药效强度和作用持续时间,因此提高药物的溶出速率能够显著改善其胃肠吸收。

药物的溶出过程发生在固体药物与液体溶媒接触的界面上,当药物与溶剂间的吸引力大于固体药物粒子间的内聚力时,药物溶解于介质,并在固-液界面之间形成溶解层,称之为扩散层或静流层(图 2-8)。其溶出速率取决于药物在溶剂中的溶解度和药物从溶出界面进入总体介质中的速度。因此,溶出由固-液界面上药物溶解、扩散的速度所控制。

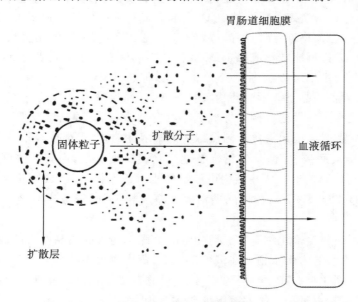

图 2-8 药物溶出原理示意图

药物在扩散层中的饱和浓度 C_s 与总体介质浓度 C 形成浓度差。由于浓度差 $C_s - C > 0$,溶解的药物不断向总体介质中扩散,其溶出速率可用 Noyes-Whitney 方程描述。

$$\frac{dC}{dt} = \frac{DS}{h}(C_s - C) \tag{2-6}$$

式(2-6)中, $\frac{dC}{dt}$ 为药物的溶出速率, D 为溶解药物的扩散系数, S 为固体药物的表面积, h 为扩散层厚度, C_s 为药物在液体介质中的溶解度, C 为 t 时刻药物在胃肠液或溶出介质中的浓度。

由于特定药物在固定的溶出条件下,其 D 和 h 为一定值,可用该药的特定的溶出速率常

数 k 来表达，即 $k = \dfrac{D}{h}$。

式(2-6)可简化为

$$\frac{\mathrm{d}C}{\mathrm{d}t} = kS(C_s - C) \tag{2-7}$$

式(2-7)中，$C_s - C$ 为扩散层与总体介质的药物浓度差。在胃肠道中，溶出的药物不断透膜吸收入血，形成漏槽状态。与 C_s 值相比，C 值是很小的，即 C 值可忽略不计，则式(2-7)进一步简化为

$$\frac{\mathrm{d}C}{\mathrm{d}t} = kSC_s \tag{2-8}$$

从式(2-8)可知，溶出速率 $\left(\dfrac{\mathrm{d}C}{\mathrm{d}t}\right)$ 与药物的溶出速率常数 k、固体药物颗粒的表面积 S 和药物溶解度 C_s 成正比。增加药物的表面积、改善药物的溶解度可增大药物的溶出速率。

药物的溶解度与溶出速率直接相关，当药物在扩散层中的溶解度 C_s 增大时，扩散层与总体介质可形成较大的浓度差，则药物溶出速率加快。

弱酸或弱碱性化合物的溶解度与 pH 值的关系密切，因此，同一药物在胃肠道不同部位的溶出速率是不同的。在胃液中弱碱性药物的溶出速率最大，而弱酸性药物的溶出速率随 pH 值上升而逐渐增大。

药物的溶解度与药物的晶型密切相关。化学结构相同的药物，由于结晶条件不同，可得到数种晶格排列不同的晶型。各种晶型在物理性质上有所差别，具有多晶型的药物常有不同的红外光谱、密度、熔点、溶解度。由于溶解度不同，各晶型之间的溶出速率也不同。一般稳定型的晶体溶解度小、溶出速率慢；无定型晶体溶解时不必克服晶格能，溶出最快，但其在储存过程中甚至在到达体内后都可能转化成稳定型；亚稳定型晶体介于上述两者之间，具有较高的溶解度和溶出速率。亚稳定型可以逐渐转变为稳定型，但这种转变速率比较缓慢，在常温下较稳定，有利于制剂的制备。晶型能影响药物吸收速率，进而反映到药理活性上，因此在药物制剂原料的选择上要注意这一性能。例如棕榈氯霉素有 A、B、C 三种晶型及无定型。其中 B 型和无定型有效，而 A 型及 C 型无效。棕榈氯霉素是难溶性药物，很难被胃肠道吸收，却可以被胃肠道酶水解成氯霉素而吸收，但是这种水解速率受溶解度支配，而其溶解度又主要依赖于晶型。A 型熔点较高(91~93 ℃)，其结构中酯键的水解速率慢，会造成吸收不良而丧失药理活性。B 型熔点较低(86~87 ℃)，这种晶型水解速率较快，能够释放出有效的氯霉素而被机体吸收。

药物的溶解度还与溶剂化物有关。药物含有溶媒而构成的结晶称为溶剂化物。溶剂为水的称为水合物，不含水的为无水物。在多数情况下，药物在水中的溶解度和溶解速率为水合物＜无水物＜有机溶剂化物。在原料药生产时，将药物制成无水物或有机溶剂化物，有利于溶出和吸收。例如，氨苄青霉素无水物的溶解度比水合物大，在 30 ℃时无水物和三水合物的溶解度分别为 12 mg/mL 和 8 mg/mL，分别口服 250 mg 氨苄青霉素无水物与三水合物混悬液后，前者的血药浓度较高。氨茶碱、咖啡因、苯巴比妥的无水物也比其水合物溶解快。

难溶性药物的溶出与其粒子大小也有一定关系。相同质量的药物粉末，其表面积随粉末粒子直径的减小而增加。一般情况下，药物粒子越小，其与体液的接触面积越大，药物的溶出速率增大，吸收也加快。例如，以不同粒径的非那西丁混悬液给志愿者服用后得到不同的血药浓度(图 2-9)。因此，为达到增加某些难溶性药物的溶出速率和吸收的目的，可采用微粉化(即在 5 μm 以下)的技术，如研磨、机械粉碎、气流粉碎和制成固体分散体等。

药物的溶出速率并不是随着粒径的减小而无限增大，而是存在临界粒径(critical particle size，CPS)，所谓临界粒径是指不影响药物吸收的最大粒径。服用某药物一组不同粒径的微粒

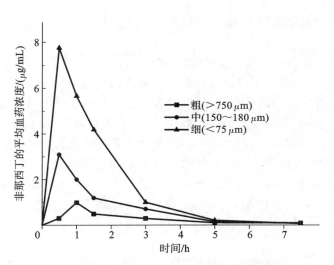

图 2-9 非那西丁颗粒大小与血药浓度的关系

后,将所产生的血药浓度对时间作图所得的曲线与服用同一药物水溶液的药时曲线比较,与药物水溶液药时曲线相似的这一组不同粒径药物的最大粒径就是该药的临界粒径。药物粒径大于临界粒径时,粒径会显著影响其血药浓度。

四、剂型与制剂因素

(一)剂型对药物吸收的影响

药物的剂型对药物的吸收及生物利用度有很大的影响。不同药物的剂型决定了不同的给药途径和吸收途径,导致药物吸收的速率与程度的差异。口服制剂给药后,吸收需经过肝脏,其中一部分药物受到肝药物代谢酶的代谢,再进入体循环,而经口腔黏膜吸收的药物不经肝脏直接进入体循环。不同口服剂型,药物的溶出速率不同,其吸收的速率与程度相差很大,这种差异必然会影响药物的起效时间、作用强度、作用持续时间、不良反应等。少数药物由于剂型不同,作用目的也不一样,如硫酸镁口服溶液剂可作泻药,因其可形成高渗透压而阻止肠内水分的吸收,扩张肠道,刺激肠壁,促进肠蠕动;而硫酸镁注射剂则用于治疗惊厥、子痫等。

不同剂型药物的吸收和生物利用度取决于其释放药物的速率与数量。一般认为,口服剂型生物利用度高低的顺序为溶液剂>混悬剂>颗粒剂>胶囊剂>片剂>包衣片。

1. 液体制剂

(1)溶液剂:溶液型药物是以分子或离子状态分散在介质中,所以口服溶液剂的吸收是口服剂型中最快且较完全的,生物利用度高。影响溶液中药物吸收的因素有溶液的黏度、渗透压、增溶作用、络合物的形成及药物稳定性等。增加溶液的黏度会延缓药物的扩散,减慢药物的吸收。所以,一些高分子物质如纤维素类衍生物、天然树胶、PEG 类等可以用于增加溶液的黏度,减缓药物的吸收。但是,对于主动转运吸收的药物,黏度的增加可以延长药物在吸收部位的滞留时间而有利于吸收。采用混合溶剂时,加入增溶剂或助溶剂有利于药物的溶解。服用这类制剂后,由于胃肠内容物的稀释或胃酸的影响,药物可能会析出,从而影响药物的吸收。药物在能与水混溶的非水溶剂中,吸收比固体制剂快;在非水或与水不相混溶溶剂中,如植物油中,其吸收的速率和程度比制成水溶液差,因为口服药物油溶液的吸收受药物从油相转到水相中速率的影响。

(2)乳剂:口服乳剂生物利用度较高。如果乳剂的黏度不是限制吸收的主要因素,则乳剂吸收较混悬剂快;如果油相可以被消化吸收,则乳剂的吸收速率又可进一步增快。乳剂中的油脂可促进胆汁的分泌,油脂性药物可通过淋巴系统转运,这些作用都有助于药物的吸收。

O/W 型乳剂中的油相有很大的表面积,能提高油相中药物在胃肠道中的分配速率,有利于药物的溶解吸收。

(3) 混悬剂:混悬剂在吸收前,药物颗粒必须溶解,溶解过程是否为吸收的限速过程取决于药物的溶解度和溶出速率。影响混悬剂中药物吸收的因素较溶液剂多,如混悬剂中的粒子大小、晶型、附加剂、分散溶媒的种类、黏度以及各组分间的相互作用等因素都可影响其生物利用度。混悬剂中的药物是难溶于水的固体颗粒,粒径的大小对其吸收影响很大。水性混悬剂中药物的吸收主要取决于药物的溶出速率、油/水分配系数以及药物在胃肠道中的分散性。水性混悬剂中的难溶性药物的吸收虽然比其水溶液慢,但较其他固体制剂快。有的药物的油性混悬剂在胃肠道有较好的吸收。多晶型药物的混悬剂在储存过程中,如果发生晶型转变和粒径变大,可能导致生物利用度降低。另外,分散溶媒和附加剂也会改变混悬剂中药物的吸收特性。

2. 固体制剂

(1) 散剂:散剂的比表面积大,易分散,服用后可不经崩解和分散过程,所以吸收较其他固体口服制剂快,生物利用度较高。散剂的粒子大小、溶出速率、药物与其他成分间发生的相互作用等都可能影响散剂中药物的吸收。如稀释剂能够帮助药物分散,但有些可能会吸附药物而使药物不能很快溶解吸收。散剂的储存条件也会对药物吸收产生影响。由于散剂的比表面积大,其吸湿性、风化性也较显著,散剂吸湿后会发生物理化学变化,如湿润性降低、失去流动性、结块、变色、分解等。

(2) 胶囊剂:由于胶囊剂制备时不需加压力,其服用后在胃中崩解快。囊壳破裂后,药物颗粒可迅速分散,故药物的释放快,吸收较好。明胶胶囊壳对药物的溶出有阻碍作用,通常有 $10\sim20$ min 的滞后现象,除需要快速起效的药物外,对大多数药物并不重要。药物颗粒的大小、晶型、湿润性、分散状态、附加剂的选择、药物与附加剂间的相互作用等剂型因素都会影响胶囊剂的吸收。

(3) 片剂:片剂是广泛应用的剂型之一。片剂在胃肠道中经历崩解、分散和溶出的全过程。片剂充分崩解,分散成包含辅料的细颗粒,且细颗粒进一步崩解、分散,药物溶解后才能被机体吸收(图 2-10)。影响片剂中药物吸收的因素很多,除生物因素外,还有药物的颗粒大小、晶型、pK_a 值、脂溶性,片剂的崩解度、溶出度、处方组成、制备工艺和储存条件等因素。

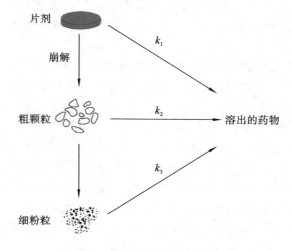

图 2-10 药物从片剂中溶出示意图

图 2-10 中 k_1 指片剂与胃肠液接触后,药物的溶出速率常数。由于片剂表面积有限,k_1 是极小的,除极易溶于水的药物外,片剂表面直接溶于胃肠液的药物量极少,对难溶性药物而言,

NOTE

k_1 可忽略不计。k_2 表示片剂崩解成粗颗粒后药物的溶出速率常数,粗颗粒的表面积增加,溶出速率增大。k_3 为粗颗粒分散成细粉粒后粉粒的溶出速率常数,粉粒的表面积较大,能与胃肠液充分混合,吸收表面积增大,药物溶出速率最快。一般而言,药物特别是难溶性药物的溶出速率常数的大小顺序是 $k_3 \gg k_2 \gg k_1$。所以,改善片剂的崩解和分散速率可加快药物的溶出,提高药物的吸收率。

(二)制剂辅料对药物吸收的影响

为增强主药的均匀性、有效性和稳定性,往往在制剂中添加各种辅料。许多辅料对制剂的吸收可能会有影响,无生理活性的辅料几乎不存在。不同厂家制备的同一种药物制剂,由于其辅料组成不同,制剂的体外质量和口服生物利用度可有较大的差异。因此,在进行药品一致性评价时,需要特别注意同一辅料不同型号、不同厂家之间的差异。比如过去认为乳糖无活性,后来发现,它能够加速苯妥英钠的吸收,延缓戊巴比妥钠的吸收,对螺内酯能够产生吸附而使其释放不完全,影响异烟肼疗效的发挥。因此,辅料的选用不仅要考虑主药物理化学性质的稳定及美观廉价,同时也应评价其是否影响药物的生物利用度。

1. 表面活性剂 表面活性剂广泛应用于许多制剂中,往往会对药物的吸收产生影响。低浓度的表面活性剂能增加体液对吸附有空气的疏水性药物粒子表面的湿润性,从而增加溶出速率。通常难溶性药物疏水性都很强,与体液接触时有效表面积小,若加入适量的表面活性剂,能使固体药物与胃肠液的接触角变小,增大有效表面积,增加药物的湿润性,从而使药物的溶出速率和吸收增加。如在非那西丁中加入 0.1% 的聚山梨酯 80 后,血药浓度明显升高(图2-11)。此外,表面活性剂也有溶解胃肠道上皮细胞膜脂质的作用,从而改变上皮细胞膜的渗透性,使本来被动转运难以吸收的药物吸收增加。如棕榈氯霉素中加入聚山梨酯 80 能够增高其血药浓度,从而提高疗效。需要说明的是,当制剂中表面活性剂的用量超过其临界胶束浓度后,会形成胶束,起增溶作用,如果药物不能快速从胶束中释放,反而降低药物的吸收。如在不同浓度(0.005%、0.01%、0.05%、0.1%和1%)聚山梨酯 80 对四环素吸收的比较研究中,当聚山梨酯 80 浓度为 0.01% 时,四环素吸收最佳,此时该浓度接近临界胶束浓度,表面张力最小,形成的胶束粒径小但增加了四环素的溶解度;当聚山梨酯 80 的浓度继续增加时,四环素的吸收反而下降,这可能是因胶束中的药物重新分配到溶液中的速率减慢所致。此外,表面活性剂与某些药物相互作用能够形成复合物,其溶解度、分子大小、扩散速率、油/水分配系数等与原游离药物不同,故能够增强或降低药物对生物膜的渗透性。

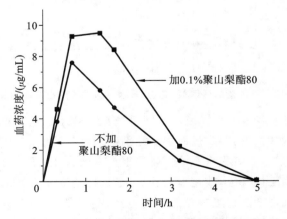

图 2-11 聚山梨酯 80 对非那西丁吸收的影响

2. 增稠剂 许多药物溶液及混悬剂中常加入一些增稠剂来改善制剂的流变学性质。通常制剂的黏度会影响药物的吸收,药物的溶出度和扩散速率与黏度成反比。一般而言,溶液黏度增加会减缓胃空速率,或减缓药物分子到达吸收表面的扩散速率等。如果混悬液中药物的吸收受溶出速率限制,此时增加制剂的黏度将干扰药物的吸收。例如,给大鼠分别灌胃水杨酸钠溶液和含2%甲基纤维素的水杨酸钠溶液,比较药物在血浆中和脑中出现的速度,前者较后者快;苯巴比妥钠溶液中的蔗糖浓度增加时,大鼠服用后可延长麻醉的诱导期,因为随着蔗糖浓度的增大,药物分子在胃中的扩散速率减慢,同时又因胃空速率与黏度成反比,这两个因素都导致药物胃肠吸收速率的减慢,从而延缓了药物的吸收。

3. 稀释剂　对于难溶性、小剂量药物,稀释剂的选择很重要。若稀释剂为不溶性物质而又有较强的吸附作用,则被吸附的药物很难释放出来,其生物利用度会显著降低,如三硅酸镁和碳酸镁能吸附抗胆碱药物阿托品等。将亲水性分散剂加到疏水性药物中有较好的分散作用,能够减少粉末与液体接触时的结块现象,使药物有合适的有效比表面积,有利于药物的吸收。

4. 黏合剂　片剂制粒过程中常常加入黏合剂以增加颗粒之间的黏合能力,便于制粒,但过量的黏合剂能延缓片剂的崩解。选用黏合剂的品种不同,对药物的崩解和溶出的影响也不一样。淀粉浆是常用的黏合剂之一,当淀粉混悬液加热时,淀粉浆虽然可胶凝,但不太完全。与其他黏合剂相比,淀粉浆对崩解的影响较小。

5. 崩解剂　片剂中加入崩解剂的主要目的是消除因黏合剂或由于加压而形成的结合力而使片剂崩解,崩解剂的品种和用量会对药物的溶出产生影响。淀粉是常用的崩解剂,将五种淀粉(玉米淀粉、马铃薯淀粉、米淀粉、葛粉、可压性淀粉)分别与水杨酸钠制成片剂,测其溶出速率,可压性淀粉制粒的片剂溶出速率最快,其他依次为马铃薯淀粉、玉米淀粉、葛粉、米淀粉。若用不同量的淀粉作为崩解剂制备水杨酸钠片,其溶出速率也不相同,加入25%淀粉者溶出最快、溶出量最大,8%淀粉者次之,4%淀粉者最慢(图2-12)。

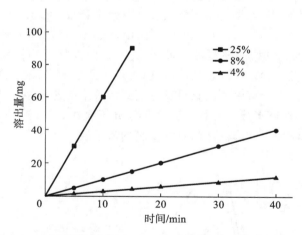

图2-12　不同量的崩解剂(淀粉)与水杨酸钠片溶出速率的关系

6. 润滑剂　润滑剂大多为疏水性或水不溶性物质。疏水性润滑剂可使药物与溶媒接触不良,溶出介质不易透入片剂的孔隙,进而影响片剂的崩解与溶出。硬脂酸镁与滑石粉为常用的润滑剂,前者具有疏水性,后者为水不溶性物质但具有亲水性。度米芬含片用硬脂酸镁作润滑剂时,最低抑菌浓度为1:3 860,改用滑石粉后,最低抑菌浓度为1:100 000,抑菌强度提高约26倍。因为疏水性润滑剂起包裹颗粒的作用,药物溶出量低,而亲水性的润滑剂能够促进药物与胃肠液的接触,使集结的颗粒分散到胃肠液中,进而使药物溶出量大幅度增加。

(三)辅料与药物相互作用对药物吸收的影响

在制剂中,药物与辅料可能产生各种相互作用,包括络合作用、吸附作用、固体分散作用和包合作用等。这些相互作用可能增加或减少药物的吸收。

1. 络合作用　药物分子络合物由弱的氢键结合，如果该络合物在体液中能够溶解，则说明两个部分间的作用是可逆的。药物络合物的性质，如溶解度、分子大小、扩散性以及油/水分配系数，可能与原来的药物有很大的差别。药物络合物中被络合的药物通常是以不能被吸收的形式存在的，使未络合药物浓度降低。例如，含二价或三价的金属离子（如 Ca^{2+}、Mg^{2+}、Fe^{3+}、Al^{3+} 等）的化合物与四环素类抗生素或喹诺酮类抗生素（如诺氟沙星）同时服用时，在胃肠道形成难以溶解的络合物，使抗生素在胃肠道的吸收受阻，在体内达不到有效抗菌浓度。药物与络合物间的平衡式如下：

$$药物＋络合物 \Longleftrightarrow 药物络合物$$

药物与络合物相互作用的程度用稳定常数 K_s 表示，如为 1∶1 络合，则有：

$$K_s = \frac{[药物络合物]}{[药物][络合物]} \tag{2-9}$$

络合作用对吸收的影响取决于 K_s 的大小。一般情况，K_s 小对药物的吸收影响很小，因为络合作用是可逆的，吸收带走了游离的药物，上述平衡式向左移动；若是吸收很差的药物，又形成不能被吸收的络合物，则络合作用对药物的吸收影响较显著。另外，药物制剂服用后，胃肠液对络合物的稀释作用常会使其解离，所以制剂中络合物的形成对吸收的影响可能不大。制剂中广泛使用大分子化合物如树胶、纤维素衍生物、高相对分子质量的多元醇类及非离子型表面活性剂等，它们与药物间的络合作用一般是可逆反应，故而对药物的吸收影响较小。

2. 吸附作用　吸附作用分为物理吸附和化学吸附。物理吸附是指从溶液中将药物分子除去并转移到"活性"固体表面，溶液中药物与被吸附药物间常存在平衡关系。如果吸附是不可逆的，表明药物与"活性"固体表面存在很强的键合作用，则为化学吸附，化学吸附无疑对药物吸收有显著影响。水溶性聚合物是水性混悬剂中常用的助悬剂，除了具有提高液体介质黏度的作用外，聚合物在固体粒子表面的吸附对于混悬剂的絮凝和稳定也有重要作用。许多辅料具有"活性"固体表面或吸附剂的作用，因而可能会影响药物的吸收。若吸附物的解离趋势大，可能不影响药物的吸收，有的可能只影响药物吸收的快慢，而不影响药物吸收的总量；吸附解离趋势小的吸附剂（如活性炭）对某些药物有很强的吸附作用，可使药物的生物利用度降低。活性炭能够吸附多种药物，如抗生素、激素类、生物碱类等。药物与白陶土制剂同时服用，则药物的吸收会减少，相应的血药浓度也会降低。

3. 固体分散作用　如果药物与载体两固体以一定比例混合，共熔后快速冷却可以完全融合，药物以超细粒形式分散于载体中形成固体分散体。固体分散作用既可加快药物的溶出，也能延缓药物的释放，依赖于所使用载体材料的性质。如果药物以分子状态、高能状态、胶体状态、微晶状态分散于水溶性载体中，可构成一种均匀的高度分散体系，从而增加难溶性药物的溶出速率和吸收速率。用疏水性、肠溶性或脂质类材料为载体制备固体分散体，由于载体材料的阻滞作用，能不同程度地延缓药物释放，因为这些载体材料能形成可容纳药物分子的网状骨架结构，被分散在骨架内的药物分子或微晶必须通过网状结构慢速扩散而溶出，使整个释放过程减慢，药物的吸收受释放过程控制而变得缓慢。

4. 包合作用　药物分子包嵌于另一种物质分子的空穴结构内的过程称为包合作用。包合物的形成可视为药物与包合材料产生了相互作用的结果。包合物由主分子和客分子两部分组成。主分子为具有一定空穴结构的药用材料，小分子药物作为客分子被包合在主分子内，形成分子囊。常用的主分子材料为 β-环糊精（β-CYD），脂溶性药物的疏水键与 β-CYD 空穴中疏水键相互作用，极性药物分子与 β-CYD 的羟基形成氢键结合，形成水溶性较大的包合物。药物被包合后，药物的溶解度、溶出速率可得到改善，使药物的吸收增大。如诺氟沙星难溶于水，口服生物利用度为 40% 左右，将其制成 β-环糊精包合物胶囊剂后相对生物利用度提高

 NOTE

到 141%。

（四）制剂工艺对药物吸收的影响

1. 混合与制粒　混合方法不同也易引起药物溶出速率的差异，尤其是对于小剂量的药物影响更明显。粉体性质（如粒子的粒径、形态、密度等）、混合方式、混合时间、操作条件及设备等都会影响混合效果。如用溶媒分散法将剂量小的药物配成溶液再与辅料混合，比将药物直接与辅料混合分散的均匀度好得多，亦有利于药物的溶出。据报道，华法林的干粉直接与辅料混合压制的片剂与将华法林溶于乙醇再与辅料混合制成的片剂相比，后者的溶出速率快得多。制粒方法不同，不仅所得颗粒的形状、大小、密度和强度不同，而且其崩解度、溶出度也可能有很大差别，药物疗效会受到影响。比如制粒时崩解剂的加入方法（内加法、外加法、内外加法）对片剂的崩解和溶出的影响就不一样，从而影响片剂的胃肠道吸收。

2. 压片　压片是在压力下把颗粒状或粉末状药物压实的过程。压力的大小影响片剂的孔隙率，进而影响片剂的崩解与药物的溶出。一般情况下，压力增大，片剂的孔隙率减小，硬度变大，比表面积变小，崩解时间延长，溶出速率减小。如在苯巴比妥片的研究中，随着压力变大，片剂硬度增加，药物的溶出变慢。但是比表面积并不都是随压力增大而减小，有的药物片剂随着压力增大，溶出速率增大，这是因为压力增大到一定范围时，由于挤压而使颗粒破粒，比表面积增大，虽然密度也增加，但药物的崩解和溶出都加快；如果压力继续增大，则其比表面积就会减小，颗粒间产生了不可逆的塑性变形，变形的颗粒借助分子间力、静电力等而紧密结合成坚实的片剂，则该片剂具有高度的致密性，液体不易透入片剂内部，使其崩解成颗粒的现象不易发生。另外，压片的压力并不是对所有药物的片剂都会产生明显的影响，如在 450～910 kg 的压力范围内压制的阿司匹林片、水杨酸片及两药等摩尔混合物的片剂，压力对它们的释放度几乎没有影响。

压力与溶出速率的关系与原料及辅料有关。塑性较强的物料受压时易产生塑性变形，可压性好，压制的片剂硬度亦比较大。反之，弹性较强的物料受压时易产生弹性变形，可压性差，解除压力后，由于弹性复原，可使压制的片剂硬度降低甚至破裂。例如，用磷酸氢钙压片时，压力在一定的范围内，片剂的比表面积随压力增大而逐渐增大，溶出速率加快；而用微晶纤维素压片时，压力增大，溶出速率减小。因为微晶纤维素受压时粒子结合即发生塑性形变，压力增大，孔隙率及比表面积减小，溶出速率降低。对乙酰氨基酚片用 5% 交联聚乙烯吡咯烷酮作崩解剂时，随着压力的增大，药物溶出速率减小，而用羧甲基淀粉钠为崩解剂时，压力对溶出速率的影响并不大。

3. 包衣　包衣制剂中的药物在被吸收前，首先是包衣层的溶解。包衣材料的性质、包衣液组成、包衣层厚度等与包衣相关的因素可影响包衣制剂的溶出行为，进而影响药物吸收的快慢及血药浓度的高低。

许多包衣材料为离子型聚合物，受胃肠道内盐类及 pH 值的影响很大，尤其是肠溶衣材料。一些肠溶片的疗效与胃肠道 pH 值及片剂在胃中的滞留时间有关，因此肠溶制剂个体间的血药浓度差异较大，甚至同一个体不同时期服用，其血药浓度也有变化。如服用阿司匹林肠溶片和溶液剂，溶液剂的血药浓度波动比肠溶片要小得多。另外，肠溶片的肠溶衣层厚度也会影响肠溶片的崩解度，进而影响其药物吸收。例如，用不同厚度的邻苯二甲酸醋酸纤维素包衣的奎宁片，其崩解时间随包衣层厚度的增加而延长。

包衣片中药物的溶出速率也与包衣材料有关。例如，阿司匹林素片和几种包衣材料对阿司匹林体外溶出的影响结果显示，素片的溶出速率最大，用乙基纤维素和蜡包衣的片剂溶出速率均减小，并且溶出速率随包衣液浓度增大而减小。

增塑剂和着色剂有时会影响水溶性薄膜衣的性质而干扰吸收。增塑剂与薄膜衣材料虽然有相容性、不易挥发,但有时能够增强衣膜的黏合能力而影响溶出。

包衣制剂储存过久也会影响药物的体内释放,一般情况下,高湿度的储存环境会使溶出速率减慢。例如糖衣片在高湿环境中易发生软化、溶化和黏结而影响药物的溶出速率。

（五）储存条件对药物吸收的影响

药物制剂储存的时间、温度、湿度等条件会影响药物的吸收。首先,储存过程可能会引起多晶型药物制剂发生晶型转换。混悬剂中的药物多为无定型和亚稳定型,在储存过程中可能缓慢转变成稳定型,从而减缓药物吸收。其次,制剂储存可能引起药物崩解和溶出发生改变而影响吸收。如胶囊储存时环境的相对湿度和温度对胶囊的崩解具有很大的影响,从而影响药物溶出与吸收。

第三节　口服药物吸收与制剂设计

一、生物药剂学分类系统基本理论

大量研究表明,影响口服药物吸收的主要因素为药物透膜能力和胃肠道环境下的溶解度或溶出度。据此,美国密西根大学的 Amidon 等在 1995 年首次提出了生物药剂学分类系统(biopharmaceutics classification system,BCS)的概念。BCS 现已成为世界药品管理的一个非常重要的工具。

（一）BCS 分类依据

美国食品药品监督管理局(FDA)提出了口服药物按 BCS 分类管理,依据药物溶解度和肠道渗透性的高低,对药物进行科学分类。BCS 依据溶解度和渗透性将药物分为四类:Ⅰ类为高溶解性/高渗透性药物,Ⅱ类为低溶解性/高渗透性药物,Ⅲ类为高溶解性/低渗透性药物,Ⅳ类为低溶解性/低渗透性药物。使用 BCS 对药物进行分类时,必须根据药物的剂量、溶解度和渗透性。FDA 对药物的剂量、溶解度和渗透性的分类标准如下所示。

1. 剂量　在 BCS 中,剂量是 WHO 推荐的最大剂量(以 mg 计)。这个剂量可能和一些国家处方规范信息中推荐的剂量不同,也有可能与制药厂商提供的剂量不符。如阿司匹林,WHO 规定的单剂量给药范围为 100~500 mg,但在德国处方资料中最大剂量为 1 000 mg。

2. 溶解度　将剂量(mg)除以溶解度(mg/mL)得到的比值与 FDA 标准(250 mL)相比,即可判断药物的溶解性能。高溶解性的药物是指在 37 ℃、pH 1.0~7.5 的范围内,剂量/溶解度值小于 250 mL 的药物,否则即为低溶解性药物。值得注意的是,研究药物在 37 ℃、pH 1.0~7.5的整个溶解度数据非常重要。某些药物只有在该 pH 值范围内某个 pH 值下的溶解度,没有完整的 pH 值范围内的溶解度数据。

3. 渗透性　高渗透性药物是指在没有证据说明药物在胃肠道不稳定的情况下,在胃肠道吸收达到 90% 以上的药物,否则即为低渗透性药物。FDA 推荐使用的药物渗透性测定方法有质量平衡法、绝对生物利用度法以及人体肠道灌流法。如通过人体药动学研究可根据质量平衡原理确定吸收程度(如尿液中药物的回收率＞90% 或由代谢物的量换算成原形药物量＞90%),或与静脉给药相比绝对生物利用度＞90%,均可判断该药物为高渗透性药物。

在药物渗透性分类研究中,常用模型药物做比较。用于体内、外吸收研究的有关模型药物见表 2-3。

NOTE

表 2-3　用于药物渗透性分类研究的几种模型药物

药物	渗透性类别	评价
α-甲基多巴	低	氨基酸转运模型药物
安替比林	高	渗透性标志物
阿替洛尔	低	细胞旁路转运模型药物
甘露醇	高或低	渗透性由高到低的边缘模型药物
美托洛尔	高或低	渗透性由高到低的边缘模型药物
PEG400～4 000	低	体内研究不被吸收的模型药物
维拉帕米	高	体外研究中 P-gp 药泵作用的阳性模型药物

（二）分类系统与有关参数的关系

BCS 可用 3 个参数来描述药物吸收特征：吸收数（absorption number，An）、剂量数（dose number，Do）和溶出数（dissolution number，Dn）。对这 3 个参数进行综合分析，可判断药物被吸收的可能性，也可计算出药物的吸收分数 F 值，这对药物在 BCS 中的类别划分、药物改造或制剂设计，以及提高药物吸收方面均有重要指导意义。

1. 吸收数（An）　吸收数是预测口服药物吸收的基本变量，是反映药物在胃肠道中渗透性高低的函数，与药物的有效渗透率、肠道半径和药物在肠道内的滞留时间有关，用下式表示：

$$An = \frac{P_{eff}}{R} \times T_{si} = \frac{T_{si}}{T_{abs}}$$ （2-10）

式中 P_{eff} 为有效渗透率，R 为肠道半径，T_{si} 为药物在肠道中的滞留时间，T_{abs} 为肠道内药物的吸收时间。对某一个体而言，R 为一定值，则 P_{eff} 及 T_{si} 决定了 An 的大小。An 也可视为 T_{si} 与 T_{abs} 的比值。通常高渗透性药物有较大的 An。

若药物的溶出和剂量不限制药物的口服吸收（如溶液剂），则药物的吸收分数与吸收数呈以下指数关系：

$$F = 1 - e^{-2An}$$ （2-11）

当某药物 An 为 1.15 时，药物口服最大吸收分数约为 90%；当 An<1.15 时，药物口服最大吸收分数小于 90%，提示该药物的渗透性不高；当 An>1.15 时，药物口服最大吸收分数大于 90%，提示该药物的渗透性高，药物接近完全吸收。

2. 剂量数（Do）　剂量数是反映药物溶解度与口服吸收关系的参数，是药物溶解性能的函数，可用下式计算：

$$Do = \frac{M/V_0}{C_s}$$ （2-12）

式中 M 为药物剂量，V_0 为溶解药物所需的体液体积，通常设为胃的初始容量（250 mL），C_s 为药物的溶解度。由上式可知，Do 等于一定剂量的药物在 250 mL 体液中形成的浓度与该药物溶解度的比值。当 Do≤1 时，表明指定剂量药物在胃的初始容量中溶解性能好，而 Do>1 时，说明指定剂量药物在胃的初始容量中溶解性能差。药物的 C_s 越大，Do 越小。如果某一药物极易溶解且剂量又很小，则 Do 并不重要。通常情况下，服用相同剂量药物，以同时饮用较多水时的吸收为佳。

如果吸收过程不受溶出的限制（如混悬剂），F 值可用下式计算：

$$F = \frac{6An}{Do}$$ （2-13）

式（2-13）表明吸收分数与 An 和 Do 相关。若 Do 较小或 An 较大，小肠末端不会有粒子存在,吸收较好。如果 Do 较大,部分粒子可能依然存在于小肠中而未被吸收。从上式可知,随着 Do 的减小,F 值增大,但药物并不一定能达到最大吸收,因为 F 值还受 An 的限制。

3. 溶出数(Dn) 溶出数是反映药物从制剂中释放的速率的函数,是评价药物吸收的重要参数,受剂型因素影响,并与吸收分数 F 密切相关。用下式表示:

$$\mathrm{Dn} = \frac{7D}{r^6} \cdot \frac{C_s}{\rho} \cdot T_{si} = \frac{T_{si}}{T_{diss}} \tag{2-14}$$

式中 D 为扩散系数,r 为初始药物粒子半径,C_s 为药物的溶解度,ρ 为药物的密度,T_{si} 为药物在肠道中的滞留时间,T_{diss} 表示药物的溶出时间。Dn 等于药物在胃肠道的滞留时间与溶出时间的比值。Dn 越小,表示药物溶出越慢。

根据上述 3 个参数的计算公式可知,较高的渗透性、较小的粒子、较大的溶解度、较低的剂量、饮用较多的水以及延长药物在胃肠道的滞留时间等都可增加药物的吸收。表 2-4 列举了一些代表性药物的 Do、Dn 等参数。

表 2-4　一些代表性药物的有关计算参数

药物	剂量/mg	C_s^{min}	V_{sol}/mL	Do	Dn
吡罗昔康	20	0.007	2.857	11.4	0.15
格列本脲	20	<0.100	133	>0.80	0.78
西咪替丁	800	6.000	556	0.53	129
氢氯噻嗪	500	0.786	636	2.54	17.0
地高辛	0.5	0.024	20.8	0.08	0.52
灰黄霉素	500	0.015	33 333	133	0.32
卡马西平	200	0.260	769	3.08	5.61

注:C_s^{min} 为体内 pH 值(1～7.5)和体温环境中最小的生理溶解度;V_{sol} 为在最小生理溶解度条件下,完全溶解所给剂量所需的体液体积;Do 为剂量数,即 $Do = 剂量/(V_0 \times C_s^{min})$;$V_0$ 表示胃的初始容积,计为 250 mL;Dn 为溶出数,$r = 25\ \mu m$,$D = 5 \times 10^{-6}\ cm^2/s$,$\rho = 1.2\ mg/cm^3$,$T_{si} = 180\ min$。

4. F 值与 An、Do、Dn 的关系 大多数难溶于水的药物由于高脂溶性特征而具有较大的 An,但由于受 Dn 和 Do 影响,吸收分数 F 值会有很大变化。通常 An 和 Dn 较大或 Do 较小时,F 值较高;若 Dn 和 Do 均很小,溶出限制药物吸收,而当两者均很大时,Do 控制药物的吸收。

5. 分类系统与 Do、Dn、An 的关系 BCS 用 3 个参数描绘药物渗透性、溶解度和溶出速率,BCS 与药物的 Do、Dn、An 之间的关系见表 2-5。

表 2-5　BCS 各类别与 Do、Dn、An 的对应关系

类别	Do	Dn	An
I	低*	高**	高
II	低*	低	高
	高	低	高
III	低*	高**	低
IV	低*	低	低
	高	低	低

注:* 高溶解性药物;** 药物溶出快的制剂。

二、BCS 与口服药物制剂设计

BCS 是根据影响药物吸收的两个重要参数溶解度和渗透性,将药物进行分类管理。根

NOTE

据 BCS 指导，可以知道药物在胃肠道吸收的限速过程，因此在对不同类型药物进行制剂研究时，可合理设计剂型或制剂，有针对性地解决影响药物吸收的关键问题，有效提高其生物利用度。

（一）Ⅰ类药物的制剂设计

Ⅰ类药物的溶解度和渗透性均较大，药物的吸收通常很好，进一步改善其溶解度对药物的吸收影响不大。一般认为餐后胃平均保留（排空）T_{50} 是 15～20 min。因此，当此类药物 15 min 能在 0.1 mol/L 盐酸中溶出 85% 以上时，则认为药物体内吸收速率与程度不再依赖胃空速率。这种情况下，只要处方中没有显著影响药物吸收的辅料，通常无生物利用度问题，易于制成口服制剂。延长药物在胃肠道内的滞留时间（胃肠道黏附剂），减少药物在胃肠道中的代谢或降解（定位释药制剂、包衣、加入代谢酶抑制剂），可进一步提高药物的生物利用度。

（二）Ⅱ类药物的制剂设计

Ⅱ类药物的溶解度较低，药物在胃肠道溶出缓慢，所以药物的溶出是药物口服吸收的限速过程。影响Ⅱ类药物吸收的理化因素有药物的溶解度、晶型、溶媒化物、粒子大小等。增加药物溶解度和加快药物溶出速率均可有效地提高该类药物的口服吸收。另外，Ⅱ类药物虽然肠道渗透性良好，但药物的疏水性限制其透过黏膜表面的不流动水层，延缓药物在绒毛间的扩散，从而影响药物的跨膜吸收。为提高Ⅱ类药物的生物利用度，通常采取以下方法。

1. 制成可溶性盐类 将难溶性弱酸性药物制成碱金属盐、弱碱性药物制成强酸盐后，它们的溶解度往往会大幅度提高，吸收增强。例如，为了提高甲苯磺丁脲的口服吸收，将其制备成钠盐，结果显示其在 0.1 mol/L 盐酸中的溶出速率提高了近 2 000 倍，有效提高了其降血糖作用。

2. 选择合适的晶型和溶媒化物 药物的多晶型现象非常普遍，目前临床药物大约 1/3 具有多晶型。不同晶型的晶胞内分子的空间构型、构象与排列不同，使药物溶解度存在差异，导致不同制剂体内溶出速率不同，直接影响药物的生物利用度。因此，在制剂开发时应选择药物溶解度大、溶出快的晶型。除结晶型以外，药物还往往以无定型的形式存在。一般情况下，无定型药物溶解时不需要克服结晶能，所以比结晶型容易溶解，溶出较快，在疗效上作用强度也会不同。例如，在酸性条件下无定型新生霉素溶出速率比结晶型快 10 倍，由于两者溶出速率不同，口服结晶型新生霉素无效而无定型有显著活性。

3. 加入适量表面活性剂 表面活性剂通过润湿、增溶、乳化等作用加快药物在胃肠道的溶出，促进药物吸收。肠道黏膜黏液层可降低溶液的表面张力，有利于加快药物在黏膜黏液层和绒毛间的扩散。当表面活性剂的浓度达到临界胶束浓度（CMC）以上时，可形成胶束增加药物的溶解度。但胶束中的药物必须重新分配到溶液中，转变成游离药物才可能被吸收，若这种分配是迅速的，则药物吸收不会受到影响，反之，药物吸收速率变慢。此外，高浓度的表面活性剂也会使细胞膜溶解，使部分膜蛋白变性或以薄层包围在细胞膜周围，使药物吸收增加，如加入聚山梨酯 80 后非那西丁的吸收增加，但长期大量使用可能造成肠黏膜的损伤。因此，表面活性剂的用量应适当。

4. 用亲水性包合材料制成包合物 用环糊精及其水溶性衍生物如葡萄糖-β-环糊精、羟丙基-β-环糊精、甲基-β-环糊精等作为包合材料包合大小适宜的疏水性物质或其疏水性基团，形成单分子包合物，可显著提高某些难溶性药物的溶解度，促进药物吸收。目前已有多种环糊精及其水溶性衍生物包合的药品如氯霉素、伊曲康唑、吡罗昔康、尼美舒利等上市。如Ⅱ类药物伊曲康唑的 C_s 约为 1 ng/mL，每日剂量为 100～400 mg。当药物以普通胶囊口服给药时，人体吸收可忽略不计。用 2-羟丙基-β-环糊精进行包合后，溶解度增至 10 mg/mL，口服生物利用度可达 55%。

NOTE

5. 增加药物的比表面积 较小的药物颗粒有较大的比表面积,减小药物粒径使药物与胃肠液的接触面大幅度增加,药物溶出大大加快。增加药物的比表面积对提高脂溶性药物的吸收有显著意义,而对水溶性药物的吸收影响较小。通常采用微粉化技术等来增加药物的比表面积。难溶性药物也可选用比表面积相对较大的剂型(如混悬剂、乳剂、分散片等)改善药物的吸收。

除上述方法增加药物的比表面积外,还可通过固体分散、自微乳化和纳米技术提高Ⅱ类药物的溶出和吸收。

固体分散技术:将药物以微晶、胶态、无定型或分子状态高度分散在适宜的载体材料中,以加快难溶性药物的溶出速率,提高药物生物利用度。

自微乳化技术:自微乳化药物给药系统(self-microemulsifying drug delivery system, SMEDDS)和自乳化药物给药系统(SEDDS)是由药物、油相、表面活性剂、辅助表面活性剂所组成的口服固体或液体剂型,主要特征为在体内可在胃肠道蠕动促使下自发形成粒径为纳米级(100 nm以下)或微米级(5 μm以下)的O/W型乳剂。如Ⅱ类药物环孢素A的溶解度约为7.3 μg/mL,德国Sandoz公司首次上市的制剂为微乳山地明,1994年又上市了第二代Sandimum Neoral(新山地明)自微乳化软胶囊,将微乳粒径减小到100 nm以下,药物的吸收得到进一步改善,平均达峰时间t_{max}提前1 h,平均峰浓度C_{max}提高59%,平均生物利用度提高29%。

纳米技术:将药物通过纳米结晶、研磨粉碎等技术制成纳米混悬液,或将药物溶解吸附包裹于高分子材料中制成纳米球、纳米囊、纳米脂质体、纳米胶束等。以纳米级的粒子作为药物载体较普通制剂具有粒径小、比表面积大和吸附能力强等特性,有利于药物吸收。例如,Zhang等用冷冻干燥法制备的拓扑替康反相脂质体纳米制剂的C_{max}和$AUC_{0\to\infty}$在大鼠体内分别是市售制剂的1.61倍和1.57倍,显著提高了药物的口服生物利用度。

6. 延长药物在胃肠道内的滞留时间 根据BCS中溶出数Dn的公式,通过将药物制成生物黏附制剂或胃内滞留制剂延长药物在体内的溶出时间,有利于提高水溶性药物的吸收。例如,在相同实验条件下,家兔对吡罗昔康胃内漂浮聚碳酸酯微球的生物利用度是普通微球的3.4倍。

7. 抑制外排转运及药物肠壁代谢 P-gp和CYP3A酶在肠壁中的表达位置接近,这两种膜功能蛋白对口服药物吸收的影响有协同作用,P-gp的作用可降低药物的跨细胞膜转运,同时延长药物与CYP3A酶的接触,从而增加药物被肠壁CYP3A酶代谢的机会,减少药物透过生物膜。通过克服药物在肠道上皮细胞膜的主动外排作用和(或)降低药物在肠道的代谢作用,可提高口服吸收弱的药物的生物利用度。如卡维地洛可抑制P-gp作用,从而使P-gp和CYP3A酶底物药物环孢素A的口服生物利用度从33%提升到70%。

(三)Ⅲ类药物的制剂设计

Ⅲ类药物渗透性较低,药物的跨膜转运是药物吸收的限速过程。影响Ⅲ类口服药物透膜的主要因素有相对分子质量、极性、特殊转运载体参与等。如要提高该类药物的吸收,可采用以下方法。

1. 加入透膜/吸收促进剂 通常大分子、极性药物很难透过生物膜,可使用一些特异或非特异性的增强胃肠道透过性的物质来促进药物的透膜。这类物质被称为透过促进剂(permeation enhancer)或吸收促进剂(absorption enhancer)。生物膜的类脂结构限制低脂溶性药物的透过,紧密连接处则阻碍水溶性药物的通过。在制剂中加入吸收促进剂可改善上述特征,促进药物吸收。常见的口服吸收促进剂见表2-6。

表 2-6　药物常见口服吸收促进剂一览表

类别	物质
胆酸盐	胆酸钠、脱氧胆酸钠、牛胆酸钠、甘氨胆酸钠
脂肪酸	癸酸钠、油酸
环糊精	羟丙基-β-环糊精、二甲基-β-环糊精
甘油酯	植物油、中链甘油酯、磷脂、聚氧乙烯甘油酯
水杨酸盐	水杨酸钠、甲氧水杨酸钠
螯合剂	EDTA、皂角苷
维生素	维生素 D 及其衍生物
氨基酸衍生物	N-环乙酰亮氨酸
酰基肉碱类	棕榈酰肉碱
可溶胀性聚合物	淀粉、壳聚糖、卡波姆
表面活性剂	聚氧乙烯烷醚、聚氧乙烯烷酯、聚山梨酯、二辛基磺基琥珀酸钠、十二烷基硫酸钠、十二烷基麦芽糖苷
其他	柠檬酸、CO_2 泡腾剂、NO 供体、胡椒碱

吸收促进剂可以通过促进药物跨细胞膜途径和细胞旁路途径吸收两种机制来增加药物的胃肠道吸收。

(1) 促进跨细胞膜途径吸收机制：①改变黏液的流变学性质：促进剂可降低黏液的黏度和弹性。一些螯合剂如皂角苷能与黏液中的 Ca^{2+}、Mg^{2+} 反应而改变黏液的黏度,从而提高药物的渗透性。②提高膜的流动性：微绒毛膜是药物吸收的主要物理障碍,吸收促进剂与其发生作用,形成膜的无序,增加膜的流动性而提高药物的渗透性。如低熔点脂肪酸和短碳链脂肪酸钠能引起膜的无序,增加药物的吸收。③膜成分的溶解作用：表面活性剂可促使膜成分溶解而增加药物的吸收。如胆酸盐具有较强的溶解磷脂的能力,低浓度的胆酸盐可穿过、插入脂质双分子层,高浓度时可使双分子层破碎,形成混合胶束,甚至造成肠壁的破坏,使药物渗透性增强。④与膜蛋白的相互作用：吸收促进剂可作用于膜内蛋白区,引起蛋白的变性甚至析出,也可能引起蛋白螺环的延伸和展开,使细胞间的空隙增大,由此开放了极性通道。

(2) 促进细胞旁路转运机制：①溶解通过能力的增加：细胞旁路的水吸收是药物在该通道吸收的动力,促进此作用有助于药物的通过。葡萄糖和氨基酸增强胰岛素扩散是激活了活性钠的转运,加速了水通道的吸收能力所致。②肌动蛋白和肌球蛋白环的收缩：葡萄糖、氨基酸还可引发紧密连接处的肌动蛋白、肌球蛋白环的收缩,导致该部位空间扩展而渗透性增加。此外,细胞外 Ca^{2+} 的螯合作用、上皮细胞 ATP 的消耗、对磷脂酶 C 介导的紧密连接物的调节及 NO 对紧密连接处的膨胀作用等都与细胞旁路吸收有关。

2. 制成前体药物　将低渗透性药物进行结构改造提高药物的脂溶性或设计成肠道特殊转运体的底物,可提升药物的透膜性能。Ⅲ类药物阿昔洛韦和更昔洛韦的肠道渗透性差,其与肠道寡肽转运体(PEPT1)的亲和力低,口服吸收差。伐昔洛韦和缬更昔洛韦分别是阿昔洛韦和更昔洛韦的 L-缬氨酸酯,其肠道内通透性可比原药增加 3~10 倍。

3. 制成微粒给药系统　将药物载入微粒给药系统如脂质体、纳米乳、纳米粒、脂质囊泡等,除通过减小药物粒径、增加与胃肠道黏膜接触面积提高药物吸收外,还可通过小肠上皮细胞的一些特定组织(如派伊尔结)、通路(如甘油硬脂酸通路)等增加药物吸收。Ⅲ类药物阿昔洛韦用胆固醇-司盘 60-磷酸鲸蜡酯(65：60：5)制成脂质囊泡后给予家兔,其口服生物利用度是游离型药物的 2.55 倍。

4. 延长药物在胃肠道的滞留时间 已知延长药物在胃肠道内的滞留时间可提高吸收数 An,进而增加药物的吸收分数,因此可通过制备生物黏附制剂或胃内滞留制剂提高低渗透性药物的吸收。如阿昔洛韦主要在十二指肠和空肠吸收,口服生物利用度为 $10\% \sim 20\%$。Dhaliwal 等采用硫代壳聚糖制备了胃内生物黏附微球,SD 大鼠口服给药后药物在十二指肠和空肠的吸收时间可达 8 h,生物黏附微球中药物生物利用度是阿昔洛韦溶液剂的 4 倍。

（四）Ⅳ类药物的制剂设计

Ⅳ类药物的溶解度和渗透性均较低,药物的溶出和透膜性都可能是药物吸收的限速过程,对于该类药物通常采用非口服途径给药。但改善药物溶解度和（或）渗透性也能一定程度地改善药物口服吸收。

三、BCS 的其他应用

（一）基于 BCS 的新药研究生物豁免原则

BCS 建立了一种生物等效性评价的新模式,已成为世界范围内药品管理的一个越来越重要的工具。生物等效性评价是连接药品制剂学特征和临床性质的关键步骤,以保证仿制药品与原研药品质量的一致性。用体外溶出实验取代人体体内试验是基于 BCS 科学原理对某些药物实施生物等效性豁免（或免除）管理原则,这既避免健康志愿者对药品不必要的服用,又可减少仿制口服速释产品的研发成本或缩短研究周期,基于此,FDA 在 2000 年颁布了《依据生物药剂学分类系统对口服速释型固体制剂采用免做人体生物利用度和生物等效性试验》的指导原则。根据这一原则,FDA 已实施对Ⅰ类药物速释固体制剂 BA/BE 体内试验的生物豁免。对于Ⅱ类药物,若已有明确的体内外溶出相关性,也可考虑免除生物等效性研究。对于Ⅲ类药物,在不考虑胃排空影响的前提下,如果这类固体制剂在体外实验生理 pH 值下能迅速溶出,并且制剂中不含有能改变药物肠道渗透性的成分和（或）赋形剂,则药物的生物等效性也可通过体外实验来代替。Ⅳ类药物由于很难建立体内外相关性,所以未列入生物豁免范畴。

（二）体内外相关性预测

体内外相关性（in vitro-in vivo correlation,IVIVC）是指药物制剂的生物学特征与药物制剂的理化特征之间的相关关系。建立和评价 IVIVC 的主要目的是依据体外特性（如体外释放特性）预测体内药代参数,并有可能通过检验不同制剂的体外特性研究来替代体内生物等效性试验,与基本 BCS 的生物豁免相似。

Ⅰ类药物在胃中易溶出但药物主要在小肠吸收,因此胃排空是溶出药物吸收的限速步骤,即当药物胃排空比溶出快时,存在体内外相关性,反之则无。Ⅱ类药物由于溶出是吸收的限速过程,所以通过合理的体外溶出实验一般可建立良好的 IVIVC。Ⅲ类药物由于吸收过程中特殊载体可能参与转运,而目前的体外溶出实验未包含相关内容,所以较难得到良好的体内外相关性。Ⅳ类药物的溶解度和渗透性均较低,体内影响药物吸收的因素更复杂,一般无法预测其体内外相关性。

（三）预测食物与药物的相互作用

食物对药物吸收的影响非常复杂,如延缓药物胃排空、刺激胆汁分泌、改变胃肠道 pH 值、改变药物肠腔代谢、与药物在化学上发生相互作用。BCS 为预测食物对药物吸收的影响提供了可能。

案例导入2-2

经研究,某药物的普通片剂的生物利用度只有 5%,与食物一同服用后,其生物利用度可

NOTE

案例导入 2-2
解析

以提高近一倍。

问题:请分析影响该药物口服生物利用度的因素及改善方法。

第四节 口服药物吸收的研究方法与技术

一、制剂学研究方法

(一)崩解时限检查法

崩解系指固体制剂在检查时限内全部崩解或溶散成碎粒的过程。固体制剂的崩解是药物从固体制剂中释放和吸收的前提,特别是难溶性药物的固体制剂在崩解成碎粒后,其有效表面积增加,有利于药物的溶解和释放。制剂崩解的快慢及崩解后颗粒的大小均有可能影响药物疗效。但固体制剂的崩解度不能完全反映其内在质量,亦不能反映药物在体内的吸收和呈现药效的情况,更不能反映药物之间及药物与赋形剂之间的相互作用。崩解试验具体方法按照《中华人民共和国药典》(简称《中国药典》)2015 年版四部通则 0921"崩解时限检查法"进行。除另有规定外,凡规定检查溶出度、释放度或分散均匀性的制剂,不必进行崩解时限检查。

(二)溶出度法

溶出度是指在规定溶出介质中,片剂或胶囊剂等固体制剂中药物溶出的速率和程度。对固体药物制剂而言,溶出是影响吸收的重要因素。某些难溶性药物不易从制剂中释放、溶出,则该药物制剂的生物利用度很低。对于药理作用强烈、安全指数很小的药物,如果制剂溶出速率太快,则极易发生不良反应甚至中毒。可见,固体制剂的溶出速率能够在一定程度上反映药物的吸收情况,可以作为考察固体制剂内在质量的指标。对于具有缓控释作用的制剂,通常用释放速率来描述药物从制剂中释药的速率。

《中国药典》2015 年版四部通则 0931 规定的"溶出度与释放度测定方法"有第一法(转篮法)、第二法(桨法)、第三法(小杯法)、第四法(桨碟法)和第五法(转筒法)。溶出介质有人工胃液、人工肠液、蒸馏水等,有时还需加入适量的表面活性剂、有机溶剂等。最好用同一批介质,以保证溶出结果一致。在仿制药质量与疗效一致性评价中,需要测定水、pH 1.0、醋酸缓冲液(pH 4.0~4.5)和磷酸盐缓冲液(pH 6.8)四种条件的溶出行为。

在固体制剂溶出度研究中,常每隔一定时间取样一次,测定一系列时间的药物溶出百分率,对实验数据进行处理,求算若干溶出度参数,其目的如下:①由体外实验求出若干参数,用以描述药物制剂在体外溶出或释放的规律;②以体外若干参数为指标,比较不同原料(粒度、晶型等的不同)、处方、工艺过程、剂型等对制剂质量的影响;③寻找与体内参数密切相关的体外参数,作为制剂质量的控制标准。

固体制剂溶出曲线常见图形见图 2-13。

对于这种溶出曲线,可以通过下列几种数学模型求算特征参数。

1. 单指数模型 药物累积溶出百分率与时间的关系符合单指数方程:

$$y = y_\infty(1 - e^{-kt}) \tag{2-15}$$

式中 y 为 t 时间的累积溶出百分率,y_∞ 为药物溶出的最大量,通常等于或接近 100%,t 为时间,将式(2-15)整理后取对数得如下公式:

$$\lg(y_\infty - y) = \lg y_\infty - \frac{kt}{2.303} \tag{2-16}$$

以 $\lg(y_\infty - y)$ 对 t 作图得一直线,用一元线性回归可求出拟合直线的斜率,用斜率可求 k

NOTE

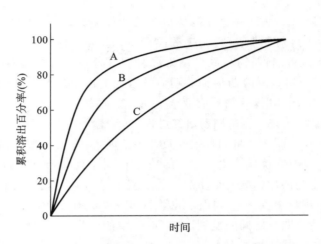

图 2-13　三种不同片剂（A、B、C）累积溶出百分率示意图

值。k 值的大小反映溶出速率的快慢，k 值越大，溶出越快。

2. Higuchi 方程　由 Higuchi 在 1961—1963 年提出，药物从固体骨架剂型中的释放遵循单位面积的释放量与时间的平方根成正比的规律，可分为以下两种情况。

对均一骨架型固体制剂，单位面积药物的释放量 Q 与时间 t 的关系如下：

$$Q = \left[D(2A - C_s)C_s t \right]^{\frac{1}{2}} \tag{2-17}$$

式中 D 为药物在均一骨架型制剂中的扩散系数，A 为单位体积骨架型制剂中药物的含量，C_s 为药物在骨架型制剂中的溶解度。该公式适用于逐步受溶蚀而释放药物到周围介质中的均一骨架型制剂。

在非均一多孔性骨架型固体制剂中，单位面积药物的释放量 Q 与时间 t 的关系如下：

$$Q = \left[\frac{D\varepsilon}{\tau}(2A - \varepsilon C_s)C_s t \right]^{\frac{1}{2}} \tag{2-18}$$

式中 D 为药物在骨架型制剂中的扩散系数，τ 为毛细管系统的曲折性因素（≌3），A 为单位体积骨架型制剂中总药物量，C_s 为药物在骨架型制剂中的溶解度，ε 为骨架孔隙率。该公式适用于多孔性骨架型制剂，因此，公式中增加了孔隙率和曲折性两个参数。

假若药物释放时呈近稳定状态，药物的颗粒远小于骨架本身，此时 $A \gg C_s$，则 D 值可看作是恒定的。药物在释放过程中，其外部体液中的药物随之被吸收，即形成了完全漏槽状态。若药物与骨架间无相互作用，则上述两个方程可简化如下：

$$Q = K_H t^{\frac{1}{2}} \tag{2-19}$$

式中 K_H 称为 Higuchi 系数。

Higuchi 方程常应用于缓释制剂或微球、微囊等制剂的释药计算。应用 Higuchi 方程处理数据的步骤如下：①通过实验数据计算各时间点相应的累积释药量；②确定各释药量相应的时间平方根值；③将释药量对时间平方根值作图，若为一直线，即说明该组数据可以用 Higuchi 方程处理，可以由该方程的斜率求得 K_H 值。

3. Ritger-Peppas 模型　该模型是 20 世纪 80 年代由 Ritger 和 Peppas 两位科学家总结出来的，其公式如下：

$$\frac{M_t}{M_\infty} = kt^n \tag{2-20}$$

式中 $\dfrac{M_t}{M_\infty}$ 为药物在某一时间的累积释放百分率，t 为释放时间；k 为常数，该常数随不同药物或不同处方以及不同释放条件而变化，该常数的大小是表示释放速率大小的重要参数；n 为

　NOTE

释放参数,为 Ritger-Peppas 方程中表示释放机制的特征参数,与制剂的骨架的形状有关。对于圆柱形制剂,当 $n<0.45$ 时,服从 Fick 扩散;当 $n>0.89$ 时,为骨架溶蚀机制;当 $0.45\leqslant n\leqslant 0.89$ 时,为非 Fick 扩散机制,药物释放机制为混合型,即药物释放为药物的扩散和骨架溶蚀双重机制。此外,n 值也可以反映药物释放动力学方面的情况,当 $n>0.66$ 时,药物即以零级动力学释放为主,而当 $n=1$ 时,药物释放完全呈现零级动力学。

4. 溶出曲线相似性比较 在仿制药研究过程中,常需比较受试制剂与参比制剂的药物溶出或释放性质。比如在仿制药质量和疗效一致性评价时,首先要考察仿制药与原研药之间的溶出行为是否一致。只有在确保溶出"一致"的情况下,才有可能疗效一致。需要指出的是,所谓溶出"一致",不一定是溶出曲线完全重叠。为了更好地描述溶出"一致",Moore 和 Flanner 提出了一种非模型依赖数学方法——用变异因子(difference factor,f_1)与相似因子(similarity factor,f_2)定量评价溶出曲线之间的差别。f_1 和 f_2 值的计算公式如下:

$$f_1 = \left\{ \frac{\sum\limits_{t=1}^{n} |\overline{R_t} - \overline{T_t}|}{\sum\limits_{t=1}^{n} \overline{R_t}} \right\} \times 100 \qquad (2\text{-}21)$$

$$f_2 = 50\lg\left\{ \left[1 + \frac{1}{n}\sum\limits_{t=1}^{n} W_t(\overline{R_t} - \overline{T_t})^2\right]^{-0.5} \times 100 \right\} \qquad (2\text{-}22)$$

式中 n 为取样点数目,$\overline{R_t}$ 和 $\overline{T_t}$ 分别为在 t 时间点的参比制剂与受试制剂平均累积溶出百分率,式(2-21)中用绝对值是为了保证这些时间点的溶出度之差的正负变异不能被抵消。当各时间点的 $\overline{R_t}$ 和 $\overline{T_t}$ 差值的总和等于 0 时,f_1 值为 0;当 $\overline{R_t}$ 和 $\overline{T_t}$ 的差值增大时,f_1 值也成比例增大。如果 f_1 值落在 0～15 之间,且 R_t 和 T_t 在任何时间点溶出度的平均误差不超过 15%,则表明两种制剂的溶出度相似或相同。

相似因子 f_2 与两条溶出曲线任一时间点平均溶出度的方差成反比,注重具有较大溶出度差值的时间点。由于 f_2 对评价两条溶出曲线中较大差异值的时间点具有更高的灵敏性,有助于确保产品特性的相似性。因此,f_2 方法已被 FDA 和 CFDA 采纳,用于评价制剂条件变更前后溶出或释放特性的相似性。f_2 值是将 R 和 T 在每一时间点溶出度均值的变异方差乘以权重系数求和后,再进行相应的计算及对数转换得到的。当无法确定不同时间点的权重系数时,W_t 可设为 1。从式(2-22)可知,当两溶出曲线完全相同时,f_2 值为 100;当所有时间点平均累积溶出百分率的差值均为 10% 时,f_2 值为 50,其他差异的 f_2 值见表 2-7。

表 2-7 具有不同平均差时参比制剂和受试制剂溶出曲线之间的 f_2 值

平均差	2%	5%	10%	15%	20%
f_2 值	83	65	50	41	36

用相似因子方法判断溶出曲线相似性的标准为 f_2 值在 50～100 之间。此外,进行溶出试验及数据处理时还应满足以下条件:①每条溶出曲线至少采用 12 个剂量单位(如片剂 12 片,胶囊 12 粒)进行测定;②除 0 时外,第 1 个时间点溶出结果的变异系数不得超过 20%,第 2 个时间点至最后 1 个时间点溶出结果的变异系数应小于 10%,方可采用溶出度的均值;③两个产品(如受试制剂与参比制剂、变更前后、两种压力等)应在同样的条件下进行试验(如需采用相同的仪器,尽可能在同一天进行),两条曲线的时间点设置应当一致,至少应有 3 个点(如对于速释制剂,可选择 15 min、30 min、45 min、60 min;对于缓释制剂,可选择 1 h、2 h、3 h、5 h 和 8 h);④保证药物溶出 90% 以上或达到溶出平台;⑤计算 f_2 值时只能有 1 个时间点药物溶出达到 85% 以上。如果制剂 15 min 内药物溶出达到 85% 以上,则不必进行溶出曲线比较。

例如:某企业在进行替米沙坦片(40 mg)一致性评价时,分别制备了两种不同的处方 A 和处方 B 片剂,并与原研同规格的参比制剂替米沙坦片进行溶出比较。3 种制剂的平均累积溶出百分率见表 2-8,试用 f_2 方法比较受试制剂与参比制剂的溶出特性是否相似。

表 2-8　两种受试制剂与参比制剂的平均累积溶出百分率

时间/min	5	10	15	30	45	60
参比制剂/(%)	24	40	54	69	89	99
受试制剂 A/(%)	31	54	70	81	92	95
受试制剂 B/(%)	25	43	58	70	90	97

根据 f_2 方法的条件,选择前 5 个时间点按式(2-22)计算处方 A、B 与参比制剂的 f_2 值。其中,处方 A 的 $f_{2(A)}$ 值:

$$\frac{1}{5}\sum_{t=1}^{5}(\overline{R_t}-\overline{T_{t(A)}})^2 = \frac{1}{5}[(24-31)^2+(40-54)^2+(54-70)^2+(69-81)^2$$
$$+(89-92)^2]=130.8$$
$$f_{2(A)}=50\lg[(1+130.8)^{-0.5}\times100]=47.0$$

处方 B 的 $f_{2(B)}$ 值:

$$\frac{1}{5}\sum_{t=1}^{5}(\overline{R_t}-\overline{T_{t(B)}})^2 = \frac{1}{5}[(24-25)^2+(40-43)^2+(54-58)^2+(69-70)^2$$
$$+(89-90)^2]=5.6$$
$$f_{2(B)}=50\lg[(1+5.6)^{-0.5}\times100]=79.5$$

由计算结果可知,处方 A 与参比制剂平均溶出度的 $f_{2(A)}=47.0$($\leqslant50$),而处方 B 与参比制剂的平均溶出度的 $f_{2(B)}=79.5$(在 $50\sim100$ 范围内),表明处方 B 与参比制剂的溶出情况相似,而处方 A 具有与参比制剂不同的溶出特性。

该法同时可用于处方筛选中影响因素大小的评价,特别是缓、控释制剂的释药行为受处方组成、制备工艺等影响因素较大,通过测试各处方组成的平均累积释药百分率,计算各自的 f_2 值,可判断不同处方对药物释放的影响程度,从而筛选出符合临床需要的制剂处方。

二、药物在细胞模型中吸收的研究方法

随着分子药剂学的发展,细胞模型筛选在药物研究中的应用迅速扩展,特别是在药物的跨膜吸收研究中应用广泛,已经建立了多种研究药物吸收的细胞模型。

(一)Caco-2 细胞模型

Caco-2 细胞系(Caco-2 cell line)来源于人类结肠癌,在普通的培养条件下就可以在有孔的多聚碳酸酯膜上自发分化为肠上皮细胞单层,因此可以模拟体内小肠上皮细胞层。Caco-2 细胞具有与小肠上皮细胞相同的细胞极性和紧密连接,一些存在于小肠上皮细胞的主动转运系统,如糖类、氨基酸、二肽、胆酸及维生素 B_{12} 内源性因子的主动转运载体在 Caco-2 细胞都有表达。存在于小肠细胞刷状缘的酶,如氨肽酶、碱性磷酸酶、蔗糖酶及谷氨酰转肽酶也同样存在于 Caco-2 细胞;Ⅰ 相代谢酶 CYP1A1 及 Ⅱ 相代谢酶谷胱甘肽-S-转移酶,β-葡糖醛酸糖苷酶及磺基转移酶在该细胞系统均有表达。因此,Caco-2 单层细胞体外吸收模型可模拟小肠上皮细胞吸收转运的过程,广泛应用于新药开发、药物肠吸收机制的研究等(图 2-14)。

Caco-2 细胞具有三个限制药物吸收的因素,即不流动水层、细胞间紧密连接和细胞膜。通过对 Caco-2 细胞单层的形态学特征,碱性磷酸酶、葡糖醛酸糖苷酶等活性测定以及荧光黄、^{14}C 菊粉、甘露醇等物质在 Caco-2 细胞层上的渗透性研究表明,生长在覆有胶原蛋白的聚碳酸酯薄膜上的 Caco-2 细胞可以作为小肠上皮细胞模型研究药物跨膜转运。该方法作为药

NOTE

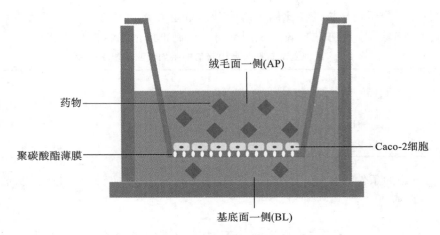

图 2-14 Caco-2 细胞模型示意图

物吸收研究的一种快速筛选工具,可在细胞水平上提供药物透过小肠黏膜的吸收、分布、代谢、转运以及毒性的综合信息。实验前可通过显微镜观察细胞形态学特点,培养过程中通过定期测定跨上皮细胞膜电阻(TEER)、甘露醇的通透量等指标对 Caco-2 细胞模型进行完整性评价。

该模型主要应用于以下几个方面:①研究药物结构与吸收转运的关系。通过研究化学结构对小肠吸收的影响,可促进有效口服药物的发现。②快速评价药物的口服吸收。Li 等通过 Caco-2 细胞单层模型评估盐酸小檗碱的水包油纳米乳液系统,发现盐酸小檗碱的肠渗透性显著增加,并且通过多药物外排泵 P-糖蛋白显著降低流出,改善了其稳定性,口服生物利用度提高。③研究辅料以及剂型对吸收的影响。Saha 等在 Caco-2 细胞中研究了水溶性辅料作为载体对水难溶性药物吸收的影响。结果发现,水溶性的辅料增加了难溶性药物的浓度,但并不增加所有药物的吸收,提示必须根据促进溶解效果和膜转运的机制来筛选合适的辅料。④研究口服药物的吸收转运机制。Wu 等利用人 Caco-2 细胞单层模型研究中药制剂通脉配方中活性成分的肠渗透性,即穿过肠刷状缘的转运能力,以预测吸收机制。实验发现,糖苷配基化合物可能是配方中真正的活性成分。⑤确定药物在肠腔吸收的最适 pH 值。采用 Caco-2 细胞模型,比较不同 pH 值下药物渗透系数的大小,可确定药物吸收的最佳 pH 值及有效吸收部位。

由于 Caco-2 细胞能高度表达 P-糖蛋白(P-gp),因此,许多研究者都利用 Caco-2 细胞模型来研究 P-gp 对药物肠道吸收的影响。通过计算外排率(efflux ratio,ER)来评价 Caco-2 细胞单层膜上高度表达的 P-gp 药泵的抑制作用。一般 ER 值＞2,则认为药物的转运受到 P-gp 的调节。加入抑制剂后,ER 值越小,药物外排作用越小,说明抑制 P-gp 的作用强度就越大,以此标准来评价对 P-gp 作用的抑制程度,可以根据以下公式计算 ER 值:

$$ER = \frac{P_{app(BL \to AP)}}{P_{app(AP \to BL)}} \qquad (2-23)$$

式中,$P_{app(BL \to AP)}$ 为 BL→AP 方向转运的表观渗透系数,$P_{app(AP \to BL)}$ 为 AP→BL 方向转运的表观渗透系数。

但是 Caco-2 细胞模型尚存在一些不足:①细胞培养时间过长(大约需要 21 天)。研究人员使用 BioCoat 体外细胞培养系统来培养 Caco-2 细胞,模拟 Caco-2 细胞的体内生长环境,使细胞快速分化为体外自动化模型,单层分化细胞 3～5 天即可形成,大大节省了时间。②该模型为纯细胞系,缺乏小肠上皮细胞的黏液层。③细胞来源的不同及细胞分化过程中的差异,造成细胞在形态、单层完整性以及转运特性方面有区别,结果有时缺乏可比性。④由于 Caco-2 细胞来源于人结肠,细胞的转运特性、酶的表达只能反映结肠细胞而非小肠细胞。

NOTE

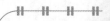

（二）MDCK-MDR1 细胞模型

MDCK（Madin-Darby canine kidney）细胞是来源于美国小型犬的肾近曲小管上皮细胞，具有非常紧密的细胞间连接，可用作研究药物吸收的细胞模型。MDCK 细胞模型建立以及药物转运研究方法与 Caco-2 细胞模型相似，但其培养周期短，3～5 天即可成熟，可以降低实验成本，减少细菌污染的风险，尤其是在研究被动转运药物吸收特征方面，MDCK 细胞模型可作为 Caco-2 细胞模型的理想代替。此外，该细胞模型也可作为血脑屏障模型和肾脏模型。但是 MDCK 细胞也有其固有的缺点，比如来源于动物，且转运蛋白表达的种类少、水平低、酶代谢活性不足。因此，该模型一般也仅用于被动转运药物的吸收研究，大大限制了其应用。MDCK-MDR1 细胞系是以人 MDR1 基因转染 MDCK 细胞而成，在极性细胞顶端侧特异性高表达人源性 P-gp，可以专门用于研究 P-gp 介导的转运机制，筛选底物、抑制剂和诱导剂等。

（三）其他细胞模型

随着微粒给药系统的快速发展，与微粒系统吸收密切相关的派伊尔结（Peyer's patches，PP）逐渐进入人们的视野。PP 是口服微粒系统的主要吸收部位，位于 PP 的 M 细胞具有很强的吞噬功能。所以，在研究微粒制剂口服吸收时，M 细胞就是很好的细胞模型。M 细胞可建立在 Caco-2 细胞模型基础上。当 Caco-2 细胞单层培养 14 天后，加入人 B 淋巴细胞共培养 6 天左右，即可分化出占细胞总数 20% 左右的 M 细胞。利用该模型，可以评价微粒制剂的膜动转运机制。

三、离体实验法

离体实验法取材方便，重复性好，实验环境和条件易于掌控，容易使影响因素单一化，对于制剂的处方筛选具有很好的利用价值，但是不能反映制剂在体内的真实吸收情况。常用的离体实验包括组织流动室法、外翻肠囊法和外翻环法。

（一）组织流动室法

组织流动室法是通过化合物透过未损肠组织的实验来模拟药物体内吸收的。剪开离体肠段形成一定面积的小肠块，将肠道的肌肉层剥离，然后将其安装至扩散池中，扩散池中装入适宜的缓冲液。通入空气搅动缓冲液来控制不流动水层的厚度，并且向肠组织提供氧气。将药物加入供应室，在接收室取样测量药物不同时间的累积量。通常在缓冲液中加入谷氨酰胺或者葡萄糖等物质作为能量源，使组织存活能力增强。由于黏膜侧药物含量是膜分配系数的函数，因此，可以通过这一方法对膜渗透性进行筛选。此方法也常用来研究其他限制药物吸收的因素，包括细胞旁路转运、肠道排泄及代谢作用对药物吸收的影响。组织流动室法的优点如下：①可以改变供应室的化合物组成以研究离子、pH 值及其他物质等对药物转运的影响。②通过从黏膜及浆膜缓冲液中取样可以测定黏膜到浆膜（m→s）或者浆膜到黏膜（s→m）方向上的药物流量，以确定药物是被动转运吸收还是以载体介导的转运吸收。如果流量（m→s）/流量（s→m）等于 1，则表明是被动转运；如果不等于 1，则表明吸收是载体介导的转运过程。③可研究肠道对药物的代谢作用，同时亦可研究药物及其代谢物的主要转运方向。此方法的缺点：①肠道不同区段对药物的吸收和排泄作用不同，如上段肠道的细胞旁路通道较下段多；②血流供应的缺乏对细胞旁路通道和药物代谢酶活性的影响等因素将对实验结果产生一定影响；③对实验装置的要求比较高，需要有配套的软件和数据处理系统。

（二）外翻肠囊法

外翻肠囊法是一种较经典的方法，是通过测定药物透过肠黏膜的速率和程度，定量描述药物透膜性的方法。取出一定长度的动物小肠，一端插管注入生理盐水排出内容物。用细玻璃棒将其翻转,使黏膜朝外,浆膜朝内。肠一端结扎,另一端接一取样器,注入一定体积台氏液于肠囊内并将肠囊置于含有台氏液(内含药物)的瓶中,孵育,温度 37 ℃,充分供氧,定时取样(图2-15)。该法优点是操作方法简单、快速,而且可以测定药物在不同肠段的吸收差异;由于浆膜侧体积相对较小,便于检测,特别是难溶性药物从黏膜到浆膜侧的药物吸收。但外翻肠囊法的组织活性仍是一缺点,因此实验操作时间不宜过长,通常要求在 2 h 以内完成。为评价实验过程中肠黏膜的组织活性和受损情况,可采用显微镜法、台盼蓝染色、乳酸脱氢酶法和葡萄糖吸收实验等方法进行检测。

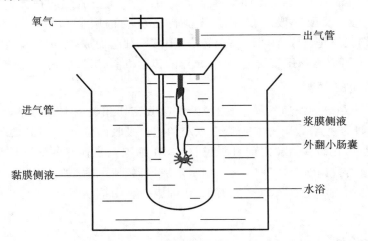

图 2-15　外翻肠囊法模型装置示意图

芍药苷具有显著的抗伤害作用和许多其他药理活性,芍药与甘草相结合,呈现出协同效应。He 等用外翻肠囊法研究甘草的主要成分甘草酸及其主要代谢产物 18β-甘草次酸对芍药苷的肠道吸收行为及 P-gp 的影响,结果发现 18β-甘草次酸和甘草酸对芍药苷吸收的影响与浓度和肠段有关。

(三) 外翻环法

将分离出的小肠段用手术线系住一端,然后用玻璃棒推动系线端穿过肠腔,小心将其翻转。横切肠段将其分割为小环。小肠环在含有药物并保证氧气充分的缓冲液中孵育一定的时间。孵育在水浴摇床中进行,可以对温度及缓冲液的搅动速度进行控制。用冰冷的缓冲液冲洗小肠环可以终止其对药物的摄取。将小肠环取出,吸干,置于预先过秤的小瓶中称量,消化小肠环,分析药物含量。其结果可表示为药物摄取量(吸收的药物含量/组织质量)。

在孵育过程中,肠黏膜上皮细胞可能损伤,长时间的孵育可能导致上皮组织细胞的脱落,所以外翻环的孵育时间最好控制在 10 min 以内。在环制备的过程中保持温度在 4 ℃,尽量减小孵育过程中组织的损伤程度。该法的优点:①测得的药物的摄取量与人体口服吸收线性相关;②在适当条件下,使用外翻环模型测得的药物摄取量与药物生物利用度呈平行关系,且不受 pH 值、溶剂和肠道组织区段的影响;③此方法可以取一段小肠组织制备许多小肠环,因此可以进行自身对照,也可进行同一实验动物小肠的不同节段的对照性研究;④可以同时研究药物的被动转运和主动转运。该法的不足之处是药物可能从浆膜或小肠环边缘摄取等影响因素限制了外翻环技术的使用。为保证组织活度,对实验条件及操作人员的技术熟练程度要求较高。

研究药物肠道吸收的离体方法较多,同时用两种实验方法对同一药物进行研究,综合评价后才可确保实验结果的可靠性。

四、在体实验法

尽管体外实验法与离体实验法取材方便,重复性好,实验环境和条件易于掌控,对于制剂的处方筛选具有很好的利用价值,但是体内环境复杂,多种影响因素交织在一起,单靠体外实验与离体实验无法反映药物制剂在体内的真实吸收情况。在体实验方法能更好地模拟机体的真实环境。

（一）肠襻法

肠襻法是将动物麻醉后打开腹腔,选取研究部位肠段进行结扎形成肠襻。将含有一定浓度药物的人工肠液注入肠襻中,经过一定时间后,取出肠襻,收集肠襻液,测定药物剩余量,进而了解药物吸收情况。也可在肠系膜的血管处插管,通过监测血中药物浓度在不同时间点的变化或药理效应的变化考察药物的肠吸收情况。采用肠襻法研究药物的吸收时,未切断血管和神经,整个生理状态更接近自然给药。从肠道内取样测定,通过剩余药物量来计算吸收参数,主要用于药物的吸收研究。该法操作简单,但由于肠腔内容物的存在,样品处理较复杂,实验数据的准确性较差,所以不适合大规模的药物筛选评价,但可作为其他实验方法的有益补充。

（二）肠灌流法

肠灌流法在各种药物肠道吸收模型中最接近体内真实吸收状态,可以用来研究药物在肠道的吸收动力学和吸收机制,研究处方剂型因素对胃肠道吸收的影响,预测吸收过程药物相互作用,筛选胃肠道吸收促进剂,确定药物在肠腔吸收的最适 pH 值和最佳吸收部位等。

在体肠灌流法最常用的是小肠循环灌流法(图 2-16)。打开麻醉动物腹腔,量取一定长度的肠节段,两端插管,用生理盐水冲洗肠内容物后换含药灌流液,用一恒速泵灌流肠腔。药物灌流液是重复从小肠段灌进—流出—再灌进—再流出直至实验结束。流速通常调节为 2～5 mL/min,于不同时间分段收集含药灌流液,循环 2～6 h 后,终止实验。

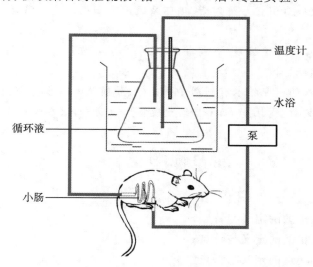

图 2-16　大鼠在体小肠循环灌流模型实验示意图

肠灌流法具有如下优点:①保证了肠道神经以及内分泌的完好无损,同时也保证了血液及淋巴液供应不变,生物活性有所提高;②借助肠插管技术,非麻醉的实验动物甚至人体的肠灌流研究亦可进行。该法的缺点如下:①要求必须具有一定数量的实验动物,以保证足够小的变异;②研究过程中药物必须以溶液状态存在,仍然缺乏固体制剂崩解和溶出过程;③单纯肠灌流法常根据灌流液中药物减少量评价药物吸收情况,并不能排除药物肠道代谢、肠壁吸附等因素所致的药物损失,由此可能造成较大的实验误差。

NOTE

（三）其他灌流技术

肠道血管灌流技术是通过对小肠段肠系膜或门静脉插管,从肠腔或血液中取样,根据灌流液中药物的吸收率和血液中药物的出现率建立质量平衡关系,从而更准确地评价药物的吸收转运情况,在国内外已广泛用于研究药物的吸收、转运机制和代谢研究。另外,肠肝血管灌流技术、慢性在体肠道分离环法是近年发展起来的新技术,但其技术难度大,干扰因素较多,应用受到一定限制。

五、体内实验法

体内实验采用整体动物进行实验。体内实验法通常是在口服给予药物后,测定体内药量(或血药浓度)及尿中原形药物排泄总量,求算药物动力学参数(如 C_{max}、t_{max}、$AUC_{0 \to \infty}$ 和 X_u^∞)来评价药物的吸收速率和吸收程度。这些药物动力学参数不仅反映药物的吸收特征,也是药物在体内的 ADME 过程的综合反映。另外,利用药时曲线可以计算吸收速率常数与平均吸收时间,它们可以评价药物及其制剂的吸收特征。

目前,还没有哪种模型方法适合于所有口服药物的吸收研究,因此常常需要将体外、在体和体内实验几种方法联合起来使用,才能更准确地预测口服药物的吸收。

本章小结

口服药物经胃肠道吸收,主要是通过跨膜转运方式实现,包括细胞通道转运和细胞旁路通道转运两条途径。转运的机制主要有被动转运、主动转运和膜动转运。影响口服药物吸收的因素包括机体的生理因素(消化系统因素、循环系统因素和机体疾病因素)、药物理化因素和剂型与制剂因素等。

根据药物的溶解度与渗透性,BCS 将药物分为四大类,在进行口服药物设计时,需要根据BCS 不同类别进行分类设计。

评价口服药物吸收的研究技术有制剂学研究(比如崩解时限检查法、溶出度法等),还可以通过生物膜转运体细胞模型(比如 Caco-2 细胞模型),以及离体、在体和体内动物实验研究等。

能力检测

简答题

1. 简述药物单纯扩散的定义与特点。

2. 简述药物易化扩散的定义与特点。

3. 简述药物主动转运的定义与特点。

4. 口服药物吸收受哪些生理因素的影响?

5. 按照生物药剂学分类系统,如何提高各类型药物的生物利用度?

参考文献

[1] 梁文权.生物药剂学与药物动力学[M].3 版.北京:人民卫生出版社,2007.

[2] 刘建平.生物药剂学与药物动力学[M].5 版.北京:人民卫生出版社,2016.

[3] 程刚.生物药剂学[M].4 版.北京:中国医药科技出版社,2015.

能力检测
参考答案

在线答题

NOTE

［4］ 鲁卫东.张景勋.生物药剂学与药物动力学［M］.北京:科学出版社,2017.

［5］ 高申,程刚.生物药剂学［M］.北京:人民卫生出版社,2014.

［6］ 匡健,黄鑫,江振洲,等.肠道药物转运体对药物吸收的研究进展［J］.药学与临床研究,2015,23(3):279-282.

［7］ 钟运鸣,王素军,杨本坤,等.肠道转运体在药物吸收中作用的研究进展［J］.广东药学院学报,2013,29(4):458-461.

［8］ 黄亚男,刘克辛.转运体介导的药物相互作用对药物吸收的影响及其临床意义［J］.药物评价研究,2018,41(1):23-30.

［9］ 吴澄清.胃空速率对口服药物吸收的影响及影响胃空速率的因素［J］.江西中医学院学报,1993,5(2):40-41.

［10］ Artursson P. Coexistence of passive and carrier-mediated processes in drug transport［J］. Nature Reviews Drug Discovery,2010,9(8):597-614.

［11］ Rowland M,Tozer T N.临床药动学［M］.彭彬,译.长沙:湖南科学技术出版社,1999.

［12］ 张祯.拓扑替康反相脂质纳米粒口服制剂研究［D］.北京:中国人民解放军军事医学科学院,2017.

［13］ 吕晓君,曹易丹,何开勇.Caco-2 细胞体外吸收模型的建立及验证［J］.医药导报,2018,37(11):1311-1315.

［14］ Li Y J,Hu X B,Lu X L,et al. Nanoemulsion-based delivery system for enhanced oral bioavailability and Caco-2 cell monolayers permeability of berberine hydrochloride［J］. Drug Delivery,2017,24(1):1868-1873.

［15］ Wu S,Xu W,Wang F,et al. Study of the biotransformation of Tongmai formula by human intestinal flora and its intestinal permeability across the Caco-2 cell monolayer［J］. Molecules,2015,20(10):18704-18716.

［16］ 刘瑶,曾苏.MDCK-MDR1 细胞模型及其在药物透过研究中的应用进展［J］.药学学报,2008,43(6):559-564.

［17］ 江雪,奚泉,周建平.金方口服药物吸收的细胞模型研究进展［J］.世界临床药物,2012,33(5):292-297.

［18］ He R,Xu W,Peng J,et al. The effects of 18β-glycyrrhetinic acid and glycyrrhizin on intestinal absorption of paeoniflorin using the everted rat gut sac model［J］. Journal of Natural Medicines,2017,71(1):198-207.

（辛洪亮）

第三章　非口服给药的吸收

本章 PPT

 学习目标

> 1. 掌握影响药物注射部位和口腔、皮肤、鼻腔、肺部、阴道、直肠及眼部吸收的生理因素和药物因素。
> 2. 熟悉皮肤、口腔、肺部、眼部、鼻腔、阴道和直肠的生理构造以及给药设计的特殊性质。
> 3. 了解口腔、鼻黏膜、肺部、皮肤药物吸收的研究方法。

第一节　注射给药

注射给药是目前临床上一种常用的给药方式,广泛用于控制和治疗多种疾病、肠外营养,以及紧急医疗情况。注射给药的剂型包括溶液型注射液、混悬型注射液、乳剂型注射液、微粒给药系统注射液等。

一、给药部位与药物吸收途径

注射给药方式有静脉注射(intravenous injection,iv)、肌内注射(intramuscular injection,im)、皮下注射(subcutaneous injection,sc)、皮内注射(intracutaneous injection,ic 或 intradermal injection,id)、动脉注射(intraarterial injection,ia)、鞘内注射(intrathecal injection)、腹腔注射(intraperitoneal injection)与关节腔内注射(intra-articular injection)等(图 3-1)。除静脉注射不存在吸收外,药物经肌内注射、皮下注射、皮内注射后都需要在注射部位先吸收,然后再发挥药效。

1. 静脉注射　静脉注射是指将药物直接注入血液循环,生物利用度为 100%。静脉注射的注射部位一般选择大的近端静脉,药物进入血液循环后回流进入心脏,进而随动脉血分布至全身各组织器官。药物到达肺后可被肺组织中的巨噬细胞吞噬或代谢酶代谢,或被肺排泄出体外,这种现象被称为肺首过效应。由于肺首过效应对进入血液循环的药量影响不大,所以一般认为静脉注射的生物利用度仍为 100%。

小容量(一般小于 50 mL)的注射液给药时,采用静脉推注的方式;大容量注射液(100～1 000 mL)给药时,采用静脉滴注的方式。

2. 肌内注射　肌内注射是将药物注射到骨骼肌中,药物在注射部位扩散,经肌肉组织毛细血管吸收而发挥药效的一种给药方式,常选择臀肌、上臂三角肌、大腿外侧肌为注射部位。由于肌肉组织内的血管十分丰富,肌内注射起效速率快,仅次于静脉注射,且安全性更高,是应用较为广泛的给药方式。肌内注射脂溶性药物可跨膜转运通过毛细血管壁,而相对分子质量小的水溶性药物则可以通过穿越毛细血管壁上的微孔快速进入毛细血管,但微孔仅为毛细血管总面积的 1%,通过微孔吸收的量非常有限。相对分子质量太大的药物主要通过肌肉组织

NOTE

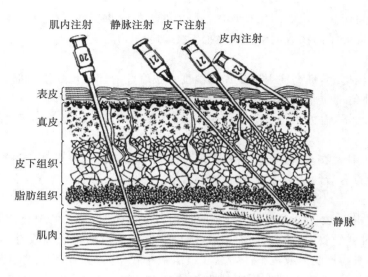

图 3-1　注射给药示意图

中的淋巴吸收,速度相对较慢。

肌内注射的容量一般为 2～5 mL,注射液可以是溶液型、混悬型和乳剂型,溶剂可以是水,也可采用复合非水溶剂或油。油溶液或混悬液注射后,可以达到缓慢释放药物的目的,如帕利哌酮缓释混悬肌内注射剂,可长达每月给药一次,用于治疗精神分裂症和分裂情感性障碍。

3. 皮下注射　皮下注射是将药物注射到真皮与肌肉间的疏松皮下组织,通过在皮下组织扩散到毛细血管,跨过毛细血管壁吸收。由于皮下组织血管较少,血流速率慢,药物吸收较肌内注射慢。给药体积一般为 1～2 mL。

4. 皮内注射　皮内注射是将药物注入真皮层,注射容量仅为 0.1～0.2 mL,主要用于皮肤诊断和皮试,一般不涉及吸收。

5. 其他部位注射　动脉注射即把药液直接注入局部病灶前的供血动脉内,药物可立即进入病灶部位发挥药效,如将化疗药物注入肿瘤组织病灶所在部位供血的相应动脉,药物可立刻全部进入肿瘤组织作用于肿瘤细胞。关节腔内注射是将药液直接注射到关节腔内,主要用于关节局部疾病的治疗,如泼尼松关节腔内注射治疗类风湿性关节炎。鞘内注射是通过腰穿将药物直接注入蛛网膜下腔,从而使药物弥散在脑脊液中,直接进入中枢,如两性霉素 B 鞘内注射治疗隐球菌性脑膜炎。腹腔注射的药物通过腹膜吸收,有肝首过效应,多用于动物实验。

案例导入3-1

患者,男,61 岁,急性心肌梗死发病,立刻给予阿司匹林 300 mg、氯吡格雷 300 mg 口服。同时静脉注射普通肝素 5 000 U(60～80 U/kg),继以 12 U/(kg·h)的速度静脉滴注,溶栓及溶栓后应监测活化部分凝血酶时间(APTT)或活化凝血时间(ACT)至对照值的 1.5～2.0 倍(APTT 为 50～70 s),通常需维持 48 h 左右。48 h 后可根据情况逐渐减量,换用皮下注射低分子量肝素。

问题:

(1) 急性心肌梗死发作时,肝素可否口服给药?

(2) 48 h 后,肝素减量可否改为肌内注射给药?

案例导入 3-1
解析

二、影响药物吸收的因素

1. 生理因素　肌内或皮下注射时,影响药物吸收速率的主要因素是注射部位的血流状

 NOTE

态,血管分布多、血流速率快的部位吸收快。肌内注射的吸收速率一般为上臂三角肌>大腿外侧肌>臀大肌。大分子药物或油溶液型注射剂主要通过淋巴途径吸收,淋巴液的流速也会影响药物的吸收。

肌内或皮下注射后,提高注射部位局部温度和按摩注射部位可加快局部血流速率,促进药物的吸收,冷敷注射部位则会降低药物吸收速率。如胰岛素皮下注射后,局部皮肤热敷可提高患者血清胰岛素水平,血糖水平也降低更快,所以在冬季或对低体温者皮下注射胰岛素时可考虑外部暖化。

另外,皮下注射吸收速率还与皮下脂肪厚度呈负相关。研究表明,皮下脂肪厚度过大的患者注射胰岛素后的血清胰岛素水平较脂肪厚度正常的人群增长速率慢,血糖降低的速率也较慢。

2. 药物的理化性质   肌内或皮下注射等注射方式给药时,药物的理化性质与药物的吸收密切相关,如相对分子质量、油/水分配系数、溶出速率等均对药物的吸收有不同程度的影响。相对分子质量小的药物肌内或皮下注射后在组织液中扩散,通过扩散和滤过的方式跨过血管壁细胞进入毛细血管,由于毛细血管壁的膜孔较大,相对分子质量<800的药物均可穿过,所以小分子药物的油/水分配系数和解离度对吸收速率影响不大,相对分子质量>800的药物吸收则需要有较大的油/水分配系数和低解离度才能快速扩散跨过毛细血管壁。而相对分子质量更大的药物主要经淋巴途径吸收进入血管,如山梨醇铁(相对分子质量约为5 000)肌内注射后50%~60%通过毛细血管吸收,16%通过淋巴吸收。由于淋巴流量较小,相对分子质量大的药物吸收也较血管吸收慢很多。

对于非溶液型注射剂,药物的溶出速率会影响药物的吸收,影响药物溶出的因素包括溶解度、粒子大小、晶型等。如混悬型丙酸睾酮肌内注射剂药物粒子大小不同,溶出速率不同,粒子大小为40~100 μm的药物药效持续时间为8天,而50~200 μm的则可持续12天。

3. 剂型因素   药物从制剂中的释放是药物吸收的限速过程,各种注射剂中药物的释放速率按以下次序排列:水溶液>水混悬液>油溶液>O/W型乳剂>W/O型乳剂>油混悬液。

(1)溶液型注射剂:大部分注射剂是药物的水溶液,药物以分子或离子形式分散在水中,能与体液迅速混合并被快速吸收。对于有些难溶性药物,为了增加溶解度而加入乙醇、丙二醇等非水溶剂,注射入肌肉组织后,部分药物会因为注射溶液被体液稀释,溶解度降低而析出,导致药物吸收缓慢、不规则或不完全。如安定注射液内含丙二醇40%、乙醇10%,该注射液肌内注射后血药浓度甚至比口服同剂量药物还低。

为了使药物溶解或稳定,一些药物的注射剂pH值常被调节至偏离生理条件,血管外注射后在生理pH值(7.4)下也可析出沉淀。如苯妥英钠注射液的pH值调节至12,肌内注射后,在肌肉组织生理pH值条件下析出药物结晶,一次注射需4~5天才能完全吸收。

渗透压亦会影响血管外注射的药物吸收。溶剂从低浓度区向高浓度区转运,以抵消溶质不平衡造成的渗透压差。当注射液显著低渗时,溶剂从注射部位向外转移,使局部药物浓度提高,可提高被动转运扩散速率;反之,当注射高渗注射液时,液体流向注射部位,使药物浓度降低,扩散速率降低。如在阿托品溶液中加入氯化钠,其渗透压增加,肌内注射吸收速率降低。

以油为溶媒的溶液型注射剂,由于溶剂与组织液不相混溶,在注射部位扩散慢而少,在肌肉内可形成储存库而延缓吸收,药物从油相向水性组织液的分配过程是影响油溶液型注射液药物吸收的主要因素。另外,油溶性药物亦可经淋巴系统转运。

(2)混悬型注射剂:混悬型注射剂注射后,药物粒子在注射部位组织间隙沉积,粒子的溶出是其限速过程,一般有缓释效果。例如:胰岛素水溶液注射剂皮下注射起效迅速,血药浓度在2~4 h达到峰值,药效可维持8 h;而长效胰岛素为混悬液,皮下注射后,4~12 h达到峰值,药效可维持 16~35 h。油混悬注射剂采用油性溶剂,缓释效果比水混悬注射剂更强,药物肌内注射后药效可维持长达数星期至数月。

(3)乳剂型注射剂:O/W 型亚微乳静脉注射后被网状内皮系统的巨噬细胞视为异物而吞噬,可使药物富集于单核巨噬细胞丰富的脏器中,如肝、脾、肺、肾或肿瘤组织等,具有靶向作用。乳剂型注射剂肌内注射后,药物易通过淋巴吸收,可用于淋巴转移的恶性肿瘤治疗和淋巴造影等。乳剂型注射剂还具有缓释作用,药物需首先从乳剂内相向外相转移,与组织液混合后再扩散,延缓了药物的释放。

(4)微粒给药系统:目前脂质体、纳米乳、胶束、微囊、微球等新型微粒给药系统仍以注射液剂型为主,注射途径包括静脉注射、肌内注射等。这些微粒给药系统可提高药物的稳定性,达到靶向、缓释、控释等效果。

第二节 口腔黏膜给药

口腔黏膜给药可治疗局部口腔疾病如复发性口疮、扁平苔藓、口腔溃疡、牙周疾病等,还可用于消炎镇痛、局部麻醉、抗菌等而达到全身治疗的目的。局部作用剂型多为溶液型或混悬型漱口剂、气雾剂、膜剂、口腔片剂等,全身作用常采用舌下片、黏附片、贴膏等剂型。

口腔黏膜给药具有以下优点:①可避免肝首过效应,具有较高的生物利用度;②避开胃肠道酶及微生物的降解;③给药方便,且发生不良反应时可随时终止给药;④起效迅速;⑤无痛无刺激,患者耐受性好。

一、口腔黏膜的结构与生理

口腔是消化道的起端,由口腔前庭和固有口腔两部分组成。口腔黏膜总表面积约为 200 cm²,由外到内分为上皮层、基底膜、固有层、黏膜下层。角化程度高的黏膜上皮层最外面有一层角质层,细胞内充满角蛋白,上皮细胞表面覆盖有一层分泌的凝胶状黏液层,含 95% 的水、2%~5% 的黏蛋白以及少量矿物盐等。基底膜起连接和支持作用,具有透过性。固有层为致密结缔组织,含丰富的毛细血管,这些毛细血管经舌下静脉、面静脉和后腭静脉汇入颈内静脉,所以口腔黏膜给药可避免肝首过效应。

成人每天分泌 1~1.5 L 唾液,pH 值为 5.8~7.4。唾液中除含 99% 的水外,还含有黏蛋白、淀粉酶、羧酸酯酶和肽酶等,与胃肠道相比,唾液中酶的活性较低,可用于口服易降解及蛋白、多肽类大分子的给药。

由于复层扁平上皮在口腔不同部位的上皮角质化程度不同,各部位口腔黏膜药物吸收速率不同,另外,黏膜血流量对药物吸收也有一定影响。最理想的给药部位为舌下黏膜和颊黏膜。舌下和颊黏膜表面积大,血流量大,有利于药物的吸收。尤其是舌下黏膜,药物吸收速率非常快,可与静脉注射媲美。但颊黏膜受唾液影响较小,更适合用于口腔给药。而唇黏膜和软腭黏膜不利于制剂在口腔的固定,一般不作为给药部位。齿龈黏膜、硬腭黏膜和唇内侧上皮角质化程度大,对药物的渗透性差,不利于药物吸收。

案例导入3-2

20 世纪 60 年代英国药物学家合成了丁丙诺啡,丁丙诺啡属于阿片受体激动剂,首先被开发成注射液用于镇痛,于 1991 年上市。之后该药的舌下含片于 1998 年上市。丁丙诺啡除具有较好的镇痛作用外,还可对毒品成瘾者产生戒断治疗作用。

NOTE

案例导入 3-2 解析

问题：

(1) 对于毒品成瘾者戒断治疗选择哪种给药途径的制剂？

(2) 是否可以开发成口服吸收制剂？

二、影响药物吸收的因素

1. 生理因素

(1) 唾液：影响口腔黏膜给药制剂吸收的最主要因素是唾液的冲洗作用，释放的药物会随唾液进入胃肠道，导致药物损失或引起副作用。口腔不同部位受到唾液冲洗的程度不同，其中舌下给药制剂受影响最大，保留时间很短，因此舌下制剂要求药物溶出速率快、剂量小、作用强。目前应用于舌下给药的制剂包括迅速崩解的片剂、软胶囊、喷雾剂等释放速率快的剂型。

由于口腔内唾液量小，缓冲能力较差，口腔局部环境的 pH 值由药物制剂本身决定，制剂的酸碱性将影响药物的吸收。唾液中酶活性较胃肠道低，一般药物的稳定性较好，生物利用度高。唾液中含有少量黏蛋白，在生理 pH 值条件下，糖蛋白链末端氨基酸残基使黏液带负电荷，可能与带正电荷的药物发生结合，影响药物的吸收。黏蛋白也可与制剂中的高分子材料发生相互作用而有利于制剂的黏附，增加药物在黏膜的滞留时间，有利于药物吸收。

(2) 给药部位：口腔黏膜的结构和渗透性具有分布的差异性，给药部位不同，药物吸收的速率和程度也不相同。舌下黏膜渗透能力强，药物吸收迅速，如硝酸甘油舌下片给药后起效快，可用于心绞痛发作，迅速缓解病情。颊黏膜药物渗透能力比舌下黏膜差，但颊黏膜表面积较大，受口腔中唾液冲洗作用的影响小，也是较为理想的口腔黏膜给药部位。

(3) 其他因素：炎症和物理损伤可使口腔黏膜屏障破坏，药物的透过性增加。口腔黏膜给药对药物的味觉要求较高，舌背侧分布有许多被称为味蕾的味觉受体，使某些具有苦味的药物和赋形剂应用受到限制。

2. 药物因素　药物跨过口腔黏膜的能力与药物的理化性质密切相关，如分子大小、脂溶性、解离度等。口腔给药时亲脂性药物容易通过跨细胞膜途径吸收，而亲水性或离子型药物主要以细胞旁路途径吸收，但由于口腔黏膜存在含有脂质颗粒的颗粒层，亲水性及离子型药物透过口腔黏膜比较困难。非离子型药物油/水分配系数在 40～2 000 之间时吸收较好，油/水分配系数超过 2 000 的药物，由于脂溶性过高而不溶于黏膜液，难以与口腔黏膜上皮接触，吸收效果不好。亲水性药物的吸收与分子大小相关，相对分子质量<100 的药物较易透过口腔黏膜，相对分子质量>2 000 的药物则难以透过。

3. 剂型因素　应用于口腔黏膜给药的剂型包括片剂、膜剂、喷雾剂、凝胶剂、贴剂、溶液剂等，其中口腔喷雾剂和溶液剂多用于局部给药。制剂与黏膜的接触时间及唾液冲洗造成的药物损失是影响药物吸收的主要因素，因此应尽量延长药物与黏膜的接触时间，降低唾液的冲洗。生物黏附材料在口腔黏膜给药制剂中的应用可改善制剂滞留时间短的问题，常用的材料包括羟丙基甲基纤维素、羧甲基纤维素钠、聚乙烯醇等，这些生物黏附材料可用于片剂、膜剂、凝胶剂、贴剂等剂型。如在文拉法辛口腔凝胶剂中添加 0.5% 壳聚糖和 2% 亚麻籽黏质，该凝胶的生物利用度为 63.08%，远高于其口服生物利用度（39.21%）。

与其他口腔剂型相比，膜剂和贴剂更贴合黏膜，口腔异物感弱，吸收面积大，且受唾液冲击的影响较小，更适合口腔黏膜给药。对于水溶性差、化学性质不稳定的化合物，微球、包合物等载药体系能够提高细胞内摄取能力、渗透性和稳定性，是新型口腔黏膜局部给药的优良载体。另外，制剂中应避免能刺激唾液分泌的附加剂。

4. 吸收促进剂　最常用的口腔黏膜吸收促进剂有表面活性剂、脂肪酸、胆酸盐、阳离子聚合物等。研究表明，吸收促进剂的作用机制可能有以下几点：①破坏角质层细胞间脂质结构的

NOTE

有序性,增强跨角质层细胞的扩散性;②与角质层细胞的胞内蛋白相互作用以增强跨细胞渗透性;③能够促使生物膜上的亲水部分吸收更多水分,扩大细胞间通路;④降低口腔黏膜黏液黏度。另外,胆酸盐类吸收促进剂还可通过抑制口腔内酶的活性来促进药物吸收。

三、口腔黏膜给药的研究方法

(一) 体外法

研究口腔黏膜药物渗透性主要采用细胞模型法、离体组织扩散池法。TR146 细胞系源于人口腔癌细胞,其形态学和生化性质都与正常人口腔上皮接近,可用于构建人颊黏膜细胞模型。离体组织扩散池法与经皮吸收或其他黏膜吸收实验装置和方法类似,采用立式或水平扩散池,可参见本章第三节。黏膜水平扩散池和立式扩散池的使用类似,将动物或人口腔黏膜夹在扩散池的供给室和接收室中间,药物制剂置于黏膜上皮层一面,按设计的给药方式施予,按一定时间间隔测定接收室中接收液药物的浓度,计算药物透过的速率,评价药物制剂。黏膜来源常选择哺乳类动物如兔、猪、犬或猴等,黏膜结构与人类似,为非角质化口腔黏膜。大鼠、小鼠或豚鼠等啮齿类动物的口腔黏膜均呈角质化,并不适合作为评价颊黏膜渗透的模型。

(二) 在体法和体内法

在体实验多采用流通池法,运用此方法可以衡量药物吸收动力学参数。口腔灌流装置由导管将具有夹子形状的给药灌流室、蠕动泵和循环液储存池串联构成。夹子状给药灌流室可固定在人或动物的口腔黏膜上,以保持位置固定和恒定的给药面积,药物溶液通过蠕动泵以恒定速率输送到灌流室,直接与口腔黏膜接触,定时取样,测定药物在循环液储存池的剩余量,计算药物口腔黏膜吸收的情况。口腔给药的体内试验方法根据临床实际给药方法设定,测定给药后各时间点的血药浓度,计算生物利用度,评价黏膜吸收的效果。在经口腔黏膜给药时,应注意考察黏膜刺激性和毒性,尤其是缓控释剂型与黏膜接触时间长,更应在研发阶段纳入考虑范围。

▎ 第三节 皮肤给药 ▎

皮肤给药是一种历史非常悠久的给药方式,可以用于局部皮肤病的治疗,也可经皮肤吸收后用于全身治疗。其用于全身治疗时可避免肝脏的首过效应、血药浓度稳定、毒副作用小、疗效好、使用方便,是现代药物制剂发展的方向之一。常用的剂型包括贴剂、凝胶剂、软膏剂、乳剂等。

一、皮肤的结构与药物的转运

1. 皮肤的结构 成人皮肤面积约为 $1.8 \, m^2$,由角质层(又称死亡表皮层)、活性表皮层、真皮和皮下组织组成,角质层和活性表皮层合称表皮,此外还有汗腺、皮脂腺、毛囊等附属器分布其中,见图 3-2。最外层的角质层包含 $10\sim15$ 层已死亡的扁平细胞,排列紧密,胞内主要是角质蛋白,细胞膜表面褶皱不平导致细胞相互嵌合,细胞间隙由膜被颗粒排出物填充,主要为由神经酰胺、脑苷脂类、胆固醇、游离脂肪酸等类脂组成的脂质基质。角质层结构最大的特点就是由角质细胞和细胞间的类脂成分构成的"砖墙结构",其中角蛋白填充的角质细胞充当"砖",神经酰胺等脂质成分充当连接"砖"与"砖"之间的"泥浆"。这种结构使角质层非常坚韧,即使是水分子也难以渗入,微生物和化学物质更不易侵入机体,是药物进入和透过皮肤的主要屏障。

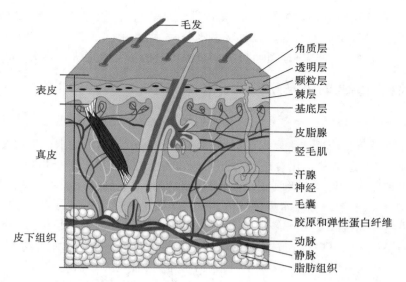

图 3-2 皮肤结构示意图

真皮位于表皮下,厚度为 3~5 mm,是人体皮肤的主要成分。真皮的基本结构为胶原蛋白和弹性蛋白构成的网络,网格中充斥黏多糖凝胶,类似水凝胶的水性环境,神经末梢和皮肤附属结构分布其中。皮肤表面下方约 0.2 mm、接近真皮与表皮交界处分布有大量的毛细血管,丰富的血流能迅速带走经皮递送的药物,维持皮肤表面与皮下血管的浓度梯度,有利于药物吸收。

皮下组织是一层脂肪组织,主要向身体提供机械保护,储备能量,还是药物经皮和局部药物递送的重要屏障。

皮肤附属器包括毛囊、皮脂腺和汗腺等。皮肤附属器与整个皮肤表面积相比,仅占 1% 以下,且毛囊及汗腺、皮脂腺通往皮肤表面的导管通常被汗液及分泌物充斥,所以药物通过皮肤附属器吸收非常有限。

2. 药物在皮肤内的转运 药物经皮吸收的主要屏障是角质层,可通过表皮途径和附属器途径完成,见图 3-3。一种途径是表皮途径,经皮肤给药后,药物首先从制剂中释放出来,与皮肤表面接触,跨过角质层,在表皮与真皮交界处被毛细血管吸收进入血液循环。由于角质层细胞内充斥网状角蛋白,细胞结构致密,不论是亲水性还是亲脂性药物通过细胞途径跨过角质层都非常困难,所以细胞间途径是最重要的吸收方式。研究已证实,角质层细胞间隙充斥的大量类脂成分形成多层的脂质双分子排列,药物渗透阻力主要来自这些类脂。类脂分子的亲水部分结合水分子形成亲水区,而烃链部分聚集形成疏水区。极性药物分子主要经角质细胞间的亲水区扩散,而非极性药物由疏水区扩散。水溶性药物不易被吸收,而脂溶性物质如维生素A、维生素 D 及酚类化合物、小分子激素等则较易被吸收。

另一途径是皮肤附属器途径,药物通过皮肤附属器进入真皮层,然后被吸收。药物通过附属器途径的渗透速率比表皮途径快,但由于皮肤附属器仅占皮肤表面积的 0.1% 左右,因此不能作为药物经皮吸收的主要途径。对于一些难以扩散进入细胞间类脂的离子型和水溶性药物,皮肤附属器是跨过角质层吸收的主要途径。

二、影响药物吸收的因素

(一)生理因素

皮肤的渗透性是影响药物经皮吸收的主要因素,性别、年龄、人种、用药部位和皮肤的状态

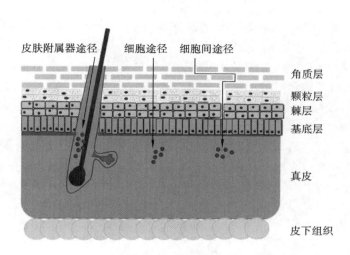

图 3-3 药物经皮吸收途径示意图

都可能引起皮肤渗透性的差异。

角质层厚度与年龄、性别等多种因素有关。如老年人因皮肤较干燥、萎缩和附属器功能下降,皮肤渗透性差。男性角质层厚度大于女性,渗透性较女性差。不同种族皮肤的渗透性也不同,如烟酸甲酯在白种人、黑种人和黄种人三个人种中皮肤渗透性大小的顺序为白种人>黄种人>黑种人。

身体的不同部位的皮肤结构和角质层厚度以及皮肤附属器密度不同,如背部及臀部皮肤较厚,而眼睑和耳后皮肤角质层非常薄,所以一般皮肤渗透性的大小为阴囊>耳后>腋窝区>头皮>手臂>腿部>胸部。另外,皮肤的温度也能影响药物的透皮速率,环境温度升高会引起皮肤血管舒张,导致血流量增加而有利于药物吸收。

皮肤发生病变时,如牛皮癣与湿疹有皮损部位,可使皮肤的渗透性增加,药物吸收加快。溃疡、破损或烧伤破坏角质层,创面上的渗透性可能增加数倍至数十倍。而硬皮病、老年角化病时皮肤角质层致密,皮肤对药物的渗透性降低。

皮肤的水化作用能够使角质层细胞自身发生膨胀,结构的致密程度急剧降低,对药物的渗透性增加。在皮肤上覆盖具有封闭作用的油膜后,水分和汗液无法蒸发,使角质层水化,利于药物的吸收,如利多卡因、丙胺卡因复方乳膏在使用时,在药物上盖一层密封的敷料,有利于药物吸收。

皮肤表面和表皮下存在的酶可使药物发生氧化、水解、结合和还原等过程。但是皮肤内代谢酶含量和活性都较胃肠道低很多,所以不产生明显的首过效应。研究表明,利用皮肤酶代谢作用将阿糖腺苷、茶碱、甲硝唑等药物改造成亲脂性前体药物,可提高渗透能力。皮肤表面还寄生着许多微生物,特别是当经皮给药制剂贴于皮肤上时间较长时,微生物可在皮肤表面繁殖,使药物降解明显。

药物进入角质层中可能与角蛋白发生结合或吸附,或亲脂性药物与角质层脂质亲和力过大,会造成药物在经皮吸收过程中在皮肤内蓄积。这些蓄积作用可使药物在皮肤内形成储存库,缓慢释放药物发挥作用。

（二）剂型因素

1. 药物的理化性质 药物剂量、分子大小、脂溶性、熔点、解离度等会影响药物的经皮吸收。对于经皮给药系统的候选药物,一般选择剂量小、药理作用强者,日剂量最好低于 10 mg,但缓释制剂除外。相对分子质量<500 时,脂溶性药物容易通过角质层屏障,但是油/水分配系数大的药物会在角质层蓄积,且活性表皮是一个水性组织,该类药难以分配进入活性表皮,

进而到达毛细血管处吸收。因此,药物的透皮速率与油/水分配系数呈抛物线关系。如一组对氨基苯甲酸酯类化合物(对氨基苯甲酸甲酯、对氨基苯甲酸乙酯、对氨基苯甲酸丙酯、对氨基苯甲酸戊酯、对氨基苯甲酸己酯、对氨基苯甲酸庚酯和对氨基苯甲酸辛酯),随碳链增长,通过大鼠皮肤的渗透系数与各化合物分配系数呈抛物线关系,如图 3-4 所示。所以用于经皮吸收的药物 lgP 1～4 具有较好的吸收效果。熔点高的药物在角质层的透过速率较低,而熔点低的药物易通过皮肤;药物的熔点每升高 100 ℃,最大渗透速率降低至原来的约 1/10,因此药物熔点以 100 ℃ 以下为宜。大多数药物为弱酸或弱碱,分子型药物具有较好的透皮性能,而离子型药物因其强亲水性质而难以在脂性细胞间隙扩散而不易通过皮肤吸收,离子型药物可以考虑通过附属器途径吸收,解离度小的药物更易透过皮肤。

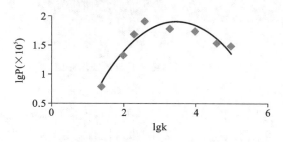

图 3-4　对氨基苯甲酸酯类的渗透系数与分配系数的关系

2. 给药系统性质　经皮给药系统的剂型能影响药物的释放性能。药物从给药系统中释放越快,皮肤表面局部药物浓度越高,越有利于药物的被动转运。一般凝胶剂、软膏剂中药物释放较快,骨架型经皮贴剂中药物释放较慢。制剂中基质与药物分子的亲和力也影响药物向皮肤组织的扩散速率,药物在介质中的溶解度大代表药物与基质的亲和力大,使药物在皮肤与基质之间的分配系数降低,因而透皮速率降低。另外,凝胶剂、贴剂中常用高分子化合物作为基质材料,高分子材料的聚合度越高、用量越大,药物的扩散系数越小,越难以释放。

分子型药物更易跨过角质层,药物的解离度由自身的 pK_a 值与介质的 pH 值决定,皮肤可耐受 pH 5～9 的介质,根据药物的 pK_a 值调节给药系统介质的 pH 值,提高分子型的比例,有利于提高渗透性。

药物通过皮肤的渗透是被动转运过程,所以随着皮肤表面药物浓度的增加,渗透速率亦增大,给药系统中药物的浓度对药物的经皮渗透也有很大的影响,但透皮速率并不是随药物浓度的提高而无限增大。有学者研究了不同浓度的硝酸甘油乙醇溶液用于一定表面积皮肤的经皮吸收,结果表明当剂量在 0.01～1.0 mg/cm² 时,吸收百分率基本接近;而剂量为 7～10 mg/cm² 时,吸收百分率下降。这表明皮肤的吸收过程会饱和,在固定面积的皮肤上吸收剂量是有限的。

药物经皮吸收的量与给药系统的表面积成正比,常用面积大小调节给药剂量。硝酸甘油透皮贴剂的给药剂量就是通过贴剂面积调节的。

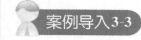 **案例导入 3-3**

可乐定是 α 受体激动剂,其缓释贴剂用于治疗高血压。规格为 2.5 mg/2.27 cm² 的缓释贴剂使用时贴于上胸部无毛完好皮肤上,夏季可贴于耳后乳突处或上臂外侧。首次贴用 2～3 天后达到治疗浓度,并稳定释放 7 天,每天每片释放 0.1 mg 可乐定,每 7 天在新皮肤位置换贴新片,即可不间断地保持可乐定血浆浓度稳定在治疗浓度范围内。除去贴剂,仍可以维持治疗浓度 24 h 以上,血药浓度在数天内逐渐降低。

问题:

(1) 可乐定的标示量为什么远远大于 7 天使用的释放量?

案例导入 3-3
解析

NOTE

（2）为什么除去贴剂后药物治疗浓度仍可维持 24 h 以上？

三、促进药物经皮吸收的方法

（一）经皮吸收促进剂

经皮吸收促进剂包括表面活性剂类、二甲基亚砜及其类似物、吡咯酮衍生物、氮酮类化合物、醇类和脂肪酸类化合物、芳香精油（如桉叶油、薄荷油）等。研究表明,经皮吸收促进剂的作用机制可能有以下几种：①干扰角质层的脂质双分子层的有序排列,增加脂质的流动性,有助于药物分子的顺利通过；②溶解角质层的类脂,有利于亲水性药物的经皮渗透；③促进皮肤的水化而提高药物的经皮速率；④与药物形成脂溶性较大、易于经皮的离子对；⑤溶解皮肤脂质或使皮肤蛋白质变性,从而增加药物在角质层的扩散性。

（二）制剂手段

传递体、乙醇脂质体、类脂质体、微乳、纳米球及纳米囊等制剂手段的应用能提高药物的经皮吸收率。传递体结构类似脂质体,膜成分包括卵磷脂和膜软化剂,膜软化剂主要是一些表面活性剂,可以提高类脂膜的变形能力,能携带药物进入皮肤深层。乙醇脂质体是一种由磷脂、乙醇组成的具有脂质双分子层结构的囊泡载体,具有较强的柔韧性和变形性,是较好的经皮吸收载体,如多奈哌齐乙醇脂质体能显著提高药物的经皮速率。

（三）物理学方法

离子导入、超声导入、微针等物理技术可增加药物的经皮吸收。

1. 离子导入 离子导入技术是在皮肤上通过直流电泳或电渗原理将药物从电极处导入体内的一种方法。对水溶性及离子型药物,其导入效率高,具有不可替代的优势。其对于吸收促进剂难以奏效的生物大分子如多肽、蛋白质等药物也有很好的效果。

2. 超声导入 超声导入是用超声波能量促进药物经皮渗透的方法,主要机制是超声波的空化效应引起皮肤结构发生改变而增加药物皮肤透过率。超声波频率越低,促进效果越好,40 kHz 以下的低频超声可显著增强药物经皮吸收。

3. 微针 微针是通过药物附着在微针表面达到输送药物的目的,可将药物包衣在微针表面,再将微针刺入皮肤破坏角质层屏障进行给药,或先将微针作用于皮肤,形成微米级孔洞后移开,再施以药物将药物分子导入皮肤。

四、经皮吸收的研究方法

1. 经皮渗透体外实验 经皮渗透体外实验是一种离体组织实验,是经皮给药系统开发研究中的重要手段。常用实验装置有立式扩散池、水平扩散池和流通扩散池,立式扩散池、水平扩散池结构分别如图 3-5、图 3-6 所示。立式和水平扩散池将皮肤夹在扩散池的供给室与接收室之间,药物施于皮肤的角质层面,于不同的取样时间点从接收池中抽取接收液,测定药物的浓度,计算药物通过单位面积皮肤的速率。

离体实验皮肤来源最理想的是人,但人体皮肤不易取得,可以用无毛小鼠、无毛大鼠、大鼠、猪和猴等动物皮肤代替。取动物皮肤时应注意不要损伤角质层,皮肤的保存条件亦不应改变皮肤的渗透性。接收液应是药物的良好溶剂,保证药物能迅速溶解在接收液中。接收液中药物浓度应保持在饱和药物溶液浓度的 10% 以下,这样才能满足漏槽条件模拟真实的药物经皮吸收环境。常用的接收液为生理盐水或磷酸盐缓冲液,注意持续搅拌,保持恒温,保证漏槽条件。

2. 经皮吸收的体内实验 经皮给药系统应用于皮肤上后,于设计的取样时间点抽血取

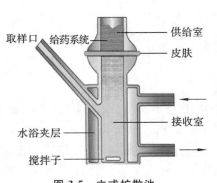

图 3-5　立式扩散池

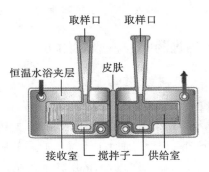

图 3-6　水平扩散池

样,样品处理后,测定血药浓度,可获得血药浓度-时间曲线,与静脉注射给药途径进行比较,可以求得经皮吸收的药物量。需要注意的是,经皮吸收进入血液的药物量甚微,一般为 $10^{-9} \sim 10^{-12}$ g/mL,所以体内研究应采用 HPLC、HPLC-MS 等高灵敏度的分析检测方法。

第四节　肺部给药

肺部给药为采用吸入给药的方式,可用于治疗和预防呼吸道疾病,如支气管哮喘、慢性阻塞性肺疾病、肺部感染等的治疗,也可通过肺泡吸收发挥全身治疗作用。此给药方式起效迅速,已上市的发挥全身治疗作用的产品包括治疗偏头痛的麦角胺等。

用于肺部给药的剂型包括气雾剂、喷雾剂和粉雾剂,均以气溶胶的形式经口腔给药,随气流通过咽喉直接进入呼吸道,最终抵达肺泡吸收。

一、呼吸器官的结构与生理

呼吸道分为上呼吸道和下呼吸道两部分,上呼吸道包括鼻、咽喉,下呼吸道包括气管、支气

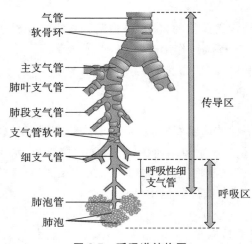

图 3-7　呼吸道结构图

管、细支气管和肺泡区域。呼吸道从功能上又分为传导区和呼吸区,传导区包括气管、支气管、细支气管、终末细支气管和呼吸性细支气管,呼吸区包括呼吸性细支气管和肺泡,各分段并没有明确的界限,如图 3-7 所示。随着呼吸道从气管至肺泡逐级分支,呼吸道数目增多,口径不断减小,总横断面积增大,管壁逐渐变薄。正常人的肺泡数目达 $2 \times 10^8 \sim 6 \times 10^8$ 个,肺泡总表面积达 $100 \sim 140$ m²。

呼吸道黏膜表面覆盖有黏液,黏液成分复杂,主要含水、糖蛋白、蛋白质和磷脂等,可润湿空气保护呼吸道。呼吸道黏膜的每个上皮细胞约有 200 条纤毛,进行有规律的摆动,向咽部方向摆动时有力而快速,向相反方向摆动时柔和而缓慢,纤毛的这种运动特点可将纤毛顶部的黏液连同黏着的异物颗粒朝着咽部方向推出,最后经口咳出,或被咽下进入胃肠道。呼吸道黏膜下层有丰富的传入神经末梢,能感受机械的或化学的刺激,引起喷嚏和咳嗽等反射,将异物排出呼吸道。

肺泡是肺部气体交换的主要部位,氧气从肺泡向血液弥散,要依次经过肺泡内表面的液

膜、肺泡上皮细胞膜、肺泡上皮与肺毛细血管内皮之间的间质、毛细血管的内皮细胞膜共四层膜。这四层膜合称为呼吸膜,呼吸膜厚度约为 1 μm,具有很高的通透性,是气体交换和药物吸收的良好场所。加上肺泡巨大的表面积、丰富的血流,肺部给药的吸收非常迅速,而且吸收后的药物直接进入血液循环,无肝首过效应,生物利用度高。

二、药物粒子在呼吸道中的沉积

肺部给药的药物首先在肺部沉积,溶解在黏膜或肺泡表面黏液中,才能发挥局部治疗作用或吸收进入体循环,因此吸入给药药物粒子在肺部的沉积性能是影响药效的关键因素。研究表明,气溶胶粒径、呼吸条件、气管几何特征、呼吸道内相对湿度、黏液纤毛清除等因素对药物在肺部沉积的影响最大。

气溶胶粒子在呼吸道内沉积的机制主要包括以下几点。①惯性碰撞:气溶胶随气流在呼吸道内向肺泡方向前进,动量大的颗粒在此过程中遇到呼吸道壁会发生惯性碰撞而沉积在黏膜上,不再跟随气流方向的变化继续向下流动。对于直径大于 5 μm,特别是大于 10 μm 的大颗粒,大部分药物都在上呼吸道(鼻、口、咽)碰撞沉积。随着气流往下呼吸道走,气流运动的速率会降低,惯性碰撞沉积的发生率下降,而主要以重力沉降和布朗运动扩散为主要沉积机制。②重力沉降:发生重力沉降的粒子与其大小、密度和呼吸道滞留时间相关,此机制对于粒径范围在 0.5～3 μm 的粒子在呼吸道的沉积非常重要。③布朗运动扩散:气溶胶粒子在呼吸道气流中会发生布朗运动,布朗运动的结果是粒子从高浓度向低浓度扩散,致使药物在呼吸道壁上沉积,粒径＜0.5 μm 的粒子主要通过扩散机制沉积。

因此,作用于支气管的气溶胶粒径应小于 6 μm;需要肺泡沉积物时,气溶胶粒径应小于 2 μm,而小于 0.5 μm 的粒子容易被呼出,在呼吸道不发生沉积。≥7.5 μm 的粒子主要在口咽部沉积,可能产生不良反应,如糖皮质激素类气溶胶粒径较大时可能沉积在口腔和喉咙中,引起口腔念珠菌病等不良反应。

案例导入3-4

布地奈德(每吸 160 μg)和福莫特罗(每吸 4.5 μg)复方吸入剂为联合吸入皮质激素和长效 β_2 受体激动剂,用于哮喘和慢性阻塞性肺疾病(COPD)的治疗。哮喘患者根据病情调节剂量。COPD 患者成人用量为 2 吸/次,一日 2 次。布地奈德在吸入 30 min 内血浆浓度达峰值,在肺内的沉积均值为输出剂量的 32%～44%。福莫特罗很快被吸收并在吸入 10 min 内血浆浓度达峰值,沉积均值为输出剂量的 28%～49%。该吸入剂是吸入气流驱动的,即当患者通过吸嘴吸药时,药物随吸入气流进入呼吸道,使用时应注意在每次用药后用清水漱口。

问题:
(1) 布地奈德-福莫特罗粉吸入剂吸收为什么这么迅速?
(2) 为什么使用时应注意在每次用药后用清水漱口?

案例导入 3-4
解析

三、影响药物吸收的因素

1. 生理因素 气溶胶粒子到达呼吸道的部位与患者的呼吸方式有关。通常呼吸量越大、呼吸越深、屏住呼吸时间越长,药物沉积的量越大。研究表明,在不同呼吸残气量模式下各种粒径的可吸入颗粒物在人体肺腺泡实验模型中的沉积率不同,10% 功能残气量呼吸模式导致颗粒物在肺腺泡区沉积率最高,50% 功能残气量时最低,二者的沉积率相差 1 倍多。而呼吸道疾病患者的肺功能往往较正常人弱,给药时注意加深呼吸及延长屏住呼吸时间。

呼吸道黏膜的纤毛结构能清除进入呼吸道的异物颗粒。但随着进入呼吸道深部,纤毛运动

NOTE

逐渐变弱。在支气管,纤毛运动可在几小时内清除附着在黏膜上的颗粒;而在肺泡,由于无纤毛,颗粒停留时间可达 24 h 以上。在病理状况下,纤毛运动减弱,可使颗粒的停留时间延长。

呼吸道的结构对药物粒子到达的部位有很大影响。对于呼吸道疾病伴随支气管变窄的患者,药物粒子容易发生惯性碰撞而在上呼吸道被截留,难以到达支气管、肺泡等需要发挥药效的部位。因此,对于此种情况,应同时给予支气管扩张药,才能使药物到达病灶部位发挥作用。

呼吸道黏膜表面覆盖有一层黏液层,沉积下来的药物粒子首先需要溶解在黏液中,才能发挥药效。对于难溶性药物,在黏液层的溶解可能是药物吸收的限速过程。另外,黏液带负电荷,会与带正电荷的药物发生相互作用而影响药物的吸收。

Clara 细胞存在于呼吸道中,是呼吸系统的高代谢活性细胞,含有大量的细胞色素 P450 和其他微粒体代谢酶类。药物可在呼吸道被酶代谢,从而失去活性,生物利用度降低。但呼吸道代谢酶的种类和活性远低于肝脏,所以呼吸道对于口服易被代谢的药物意义重大。

2. 药物的理化性质 药物主要以被动转运方式跨过呼吸膜,药物的脂溶性和油/水分配系数影响药物的吸收。可的松、氢化可的松和地塞米松等脂溶性药物易通过脂质膜被迅速吸收,吸收半衰期为 1.0～1.7 min。水溶性药物可通过细胞旁路吸收,吸收较脂溶性药物慢,如季铵盐类化合物、马尿酸盐和甘露醇的吸收半衰期为 45～70 min。

药物的相对分子质量与其跨过呼吸膜吸收的速率相关,小分子药物吸收快,大分子药物吸收相对慢。相对分子质量小于 1 000 时,相对分子质量对吸收速率的影响不明显。表 3-1 为不同相对分子质量药物的吸收半衰期。

表 3-1 不同相对分子质量药物肺部吸收半衰期

药物	相对分子质量	半衰期/min
维生素 B_{12}	1 355	225.0
菊糖	5 250	225.0
肝素	15 000	550.1
白蛋白	64 000	3 300.7
葡聚糖	3 000	3 397.8

由于呼吸膜很薄,厚度仅约为 1 μm,且各层细胞间孔隙较大,大分子药物也可通过这些孔隙被吸收。肺泡中存在丰富的巨噬细胞,还可吞噬这些大分子药物进入淋巴系统,再进入血液循环。因此,多肽、蛋白质类大分子药物的肺部给药已成为近年来国内外药学工作者研究的热点。

呼吸道是一个湿润的环境,进入呼吸道的药物如果吸湿性太强,粒子容易在到达作用部位前聚集成团而被鼻、咽、喉截留,无法进入下呼吸道。药物最好在呼吸道分泌液中迅速溶解,否则不溶颗粒会被视作异物,对呼吸道引起刺激。

3. 制剂因素 制剂的处方组成、吸入装置的构造、药物雾滴或粒子的大小、推进和吸入的协调性、气溶胶的输出量等影响药物的吸收。一般情况下气溶胶的输出量越大,药物在肺部的沉积量也较大。

喷出药物气溶胶粒子的大小直接影响呼吸道沉积的部位和效率。一般认为,粒子直径大于 5 μm,特别是大于 10 μm 的气溶胶容易在口、咽处被截留,并很快被排出;0.5～2 μm 的粒子可在细支气管和肺部沉积;2～5 μm 的粒子大部分可在下呼吸道沉积。当然,这些不同部位沉积的粒子大小没有明确的分界线,且目前即使最优的吸入装置,也只能将额定给药量的 5%～40%送入肺部。

吸入给药常用的给药装置包括压力定量吸入器(如气雾剂、普通喷雾剂)和干粉吸入器(如粉雾剂）。呼吸驱动的干粉吸入器中气溶胶的产生和吸入是连续的过程，而压力定量吸入器中气溶胶的产生和吸入是有时间顺序的两个不同过程。压力定量吸入器需要吸入者通过调节呼吸的起始时间点来配合气溶胶进入呼吸道，药物的肺部沉降率与患者协调性密切相关，且容易波动。与压力定量吸入器相比，干粉吸入器给药后药物在肺部的沉积性能更稳定，药效也更可靠。

四、肺部给药的研究方法

吸入剂的肺部沉积量可以通过影像学与非影像学方法来测定。影像学方法包括二维 γ 显像法、单光子发射计算机断层扫描（single-photon emission computed tomography，SPECT）、正电子发射断层成像（positron emission tomography，PET）等，其中 γ 显像法的基本原理是利用放射性核素（常为^{99m}Tc）来标记处方中的一种组分，并通过 γ 相机的探测头对吸入剂的肺部沉积模式进行显像。非影像学方法主要采用体内药代动力学方法，包括活性炭阻断法及尿排泄法。活性炭阻断法是指通过口服活性炭来长时间阻断药物经胃肠道的吸收，从而区分吸入剂的肺部生物利用度与全身生物利用度，可测定药物的肺吸收绝对生物利用度，数值上与全肺沉积量相当。

第五节　鼻腔给药

鼻腔给药多用于治疗鼻腔局部疾病，也可通过药物的鼻黏膜吸收而用于全身性疾病的治疗。对于局部治疗作用，其主要用于过敏性鼻炎、鼻塞和鼻腔感染等疾病，递送的药物包括激素类药物、抗组胺类药物、抗胆碱类药物以及抗生素等。目前用于全身性疾病的制剂产品较少，包括用于治疗骨质疏松症的鲑降钙素喷雾剂等。由于鼻腔与脑组织连接的特殊解剖结构，鼻腔给药还可跨过血脑屏障进行脑靶向给药，用于癫痫、阿尔茨海默病治疗及中枢镇痛等，上市的产品有镇痛用芬太尼鼻喷剂等。

一、鼻腔的结构与生理

（一）鼻腔、鼻黏膜的结构与生理

鼻腔以鼻孔为始，鼻咽为终，长度为 12～14 cm，由鼻中隔分开，两腔总面积约为 160 cm²，总容积约为 15 mL。鼻腔分为三个功能区：①鼻前庭区，占整个鼻腔的前三分之一。鼻前庭生长的鼻毛可过滤掉粒径大于 10 μm 的吸入颗粒。②呼吸区，位于鼻腔的后三分之二部分，是鼻腔给药吸收的主要部位。其结构较为复杂，每侧腔内旋绕的鼻甲骨增加了鼻腔内的表面积。腔内黏膜为假复层柱状上皮，由杯状细胞、纤毛细胞和基底细胞组成。杯状细胞以及存在于黏膜中的黏液腺每天分泌 1.5～2 mL 鼻腔黏液，在鼻黏膜表面形成约 5 μm 厚的黏液层。鼻腔黏液的主要成分是水和蛋白质，其中蛋白质主要是一些糖蛋白、氧化和结合酶、肽酶、蛋白水解酶等。纤毛细胞顶端表面具有纤毛结构，每个纤毛细胞大约生长 100 个纤毛，纤毛以每分钟1 000次左右的速率向鼻咽方向摆动，负责转运分泌的黏液和清理鼻腔内异物。例如，气流中的颗粒物（粒径<10 μm）首先会沉积在鼻腔内黏液层上，通过纤毛清除，将颗粒向鼻咽处推进，最后被吞咽进入胃肠道或咳出。③嗅觉区，位于鼻腔最上部。嗅觉区黏膜上皮面积小，对药物转运至脑非常重要，药物可经嗅神经通路或嗅黏膜上皮通路直接吸收入脑。如左旋多巴经鼻腔给药后，可作用于中枢，能够显著改善脑神经的功能。

（二）鼻黏膜的吸收机制

药物可通过两种途径通过鼻黏膜，即跨细胞途径和细胞间途径。细胞间途径适用于小分

NOTE

子亲水性药物的吸收。跨细胞途径分为三种不同的机制:①被动转运,药物分子大小、解离度、脂溶性等理化性质及药物所处环境的 pH 值与转运速率和程度密切相关。②载体介导的主动转运,目前已发现鼻黏膜上存在 P-gp 等多种外排转运蛋白,作为底物的药物可被外排,从细胞送回鼻腔,减少药物吸收。③膜动转运,一些大分子(相对分子质量>1 000)或颗粒可通过入胞作用被吸收,如蛋白质、多肽等。

知识链接

　　药物可经嗅神经通路或嗅黏膜上皮通路直接吸收入脑。嗅觉受体神经元树突部分分布在鼻黏膜嗅区上皮,轴突贯穿固有层和筛板,穿过蛛网膜下腔终止于嗅球。药物分子可被鼻黏膜处嗅觉受体神经元末梢摄取,沿神经细胞轴浆朝脑组织方向流动,在嗅神经元细胞内转运至嗅球,最后到达嗅脑区域,完成从鼻黏膜至脑组织的转运。药物分子也可被吸收进入嗅黏膜上皮的支持细胞和腺体,或通过细胞间隙进入组织液,再经嗅神经束周围间隙转运进入脑脊液,作用于中枢。

二、影响鼻黏膜吸收的因素

(一)生理因素

1. 纤毛运动　鼻黏膜纤毛运动可清除黏附在鼻黏膜表面的物质,运送到咽部,纤毛运动状态将影响药物在鼻腔内的滞留时间,从而影响药物的吸收。钙离子浓度降低时,纤毛运动减弱,药物在鼻腔的停留时间延长。但有些药物如盐酸普萘洛尔对鼻黏膜纤毛具有严重毒性,可使纤毛运动不可逆地停止,应注意避免。

2. 酶的降解　鼻腔内存在丰富的代谢酶系统,包括单加氧酶、羧基酯酶、环氧水解酶、细胞色素 P450 同工酶等Ⅰ相代谢酶和谷胱甘肽转移酶等Ⅱ相代谢酶,会降解进入鼻腔的药物,例如尼古丁可被细胞色素 P450 同工酶代谢。另外,鼻腔内存在的蛋白水解酶能够降解蛋白质、多肽类大分子,例如胰岛素可被亮氨酸氨基肽酶降解。在鼻腔给药制剂中添加酶抑制剂能一定程度地降低药物的降解。

3. 鼻腔 pH 值　鼻腔黏液正常 pH 值为 5.5～6.5,慢性鼻窦炎时 pH 值为 7.5,过敏性鼻炎时 pH 值为 5.4 以下。由于鼻腔黏液的体积只有 1.5～2.0 mL,缓冲能力差,吸收部位的 pH 值主要由制剂本身决定。但制剂 pH 值应保证与鼻腔黏液相似,相差过大可直接引起黏膜炎症反应,一般控制 pH 值在 4.5～7.5 之间。

4. 鼻腔血流量　鼻黏膜血管丰富,血流量对药物吸收影响较大,涉及鼻腔的血液循环速度和血管的收缩情况。例如,具有缩血管效应的去甲肾上腺素能降低乙酰水杨酸鼻腔给药的吸收。萎缩性鼻炎的鼻黏膜供血减少,能降低药物的吸收。

5. 外排转运体　鼻黏膜上存在的 P-gp、MDR1 之类的多种外排转运蛋白可降低底物药物的吸收,可在鼻腔给药制剂中添加外排转运体抑制剂降低影响,如具有 P-gp 抑制作用的利福平和维拉帕米。

案例导入3-5

　　醋酸去氨加压素喷鼻剂用于因夜间多尿症(夜间产生过多的尿)而每天晚上醒来至少小便两次的成年患者。每天上床前约 30 min 时使用该药,通过鼻黏膜吸收,可增加肾脏水的重吸收而发挥作用,重吸收后可导致尿产生减少。在该制剂中添加甲磺酸卡莫司特可增加醋酸去

案例导入 3-5
解析

氨加压素在鼻黏膜的吸收，提高药物的生物利用度。

问题：甲磺酸卡莫司特为什么可以增加该药物的鼻黏膜吸收？

（二）剂型因素

1. 药物的脂溶性和相对分子质量 脂溶性药物的鼻腔吸收迅速，如普萘洛尔、黄体酮、芬太尼等脂溶性药物的鼻黏膜吸收速率与静脉注射相当。对于脂溶性药物，相对分子质量对药物吸收的影响较小。亲水性药物的吸收主要通过细胞间途径，吸收的速率和程度与药物的相对分子质量成反比，当相对分子质量低于 300 时，药物能够快速透过鼻黏膜上皮细胞，当相对分子质量高于 300 时，药物的吸收速率明显下降。

2. 药物的粒子大小 药物粒子经给药装置的递送随着气流进入鼻腔，粒子大小决定其在鼻腔中沉积的位置。大于 10 μm 的粒子在鼻前庭区被鼻毛截留，不能进入吸收的主要部位呼吸区，而小于 5 μm 的粒子则随气流进入下呼吸道，也不能在鼻腔呼吸区停留。因此，鼻腔给药制剂的粒径应控制在一定范围内，才能沉积在鼻腔中被吸收。

3. 药物的解离度 药物的解离度越高，吸收效果越差。由于鼻腔黏液的缓冲能力较差，药物的解离度主要由药物自身的 pK_a 值和药物制剂的 pH 值决定。但由于细胞间跨膜途径的存在，相对分子质量小的离子型药物也能在一定程度穿过鼻黏膜被吸收。

4. 药物的剂型 鼻腔给药的剂型包括滴鼻剂、喷雾剂、气雾剂、粉雾剂、凝胶剂、乳剂等。各种制剂的理化性质、辅料、药物本身的特性都对药物的吸收有显著影响。滴鼻剂滴入鼻腔后，药物可迅速分布在吸收部位，但由于纤毛清除效应及制剂本身的流动性，易从鼻腔流失，且在鼻腔分布不均，药物的吸收和局部疗效受到影响。喷雾剂、气雾剂、粉雾剂喷出的雾滴或粒子较细，在鼻腔内分布均匀，药物与鼻黏膜充分接触，不易流失，具有较好的吸收和局部疗效。凝胶剂借助水溶性高分子聚合物提高溶液黏度，给药后可增加药物滞留时间，提高生物利用度。例如，阿替洛尔凝胶剂以卡波姆为凝胶材料，其相对生物利用度可达 109.71%。

微球、脂质体、微乳等新剂型也已应用到鼻腔给药制剂的开发生产中，这些新剂型可调节和控制药物的释放速率，同时能保护蛋白质或多肽类大分子药物不被降解，添加的高分子材料的生物黏附性还能延长其在鼻黏膜的滞留时间，增加药物吸收。

三、鼻黏膜药物吸收的研究方法

鼻黏膜药物吸收的研究方法包括细胞培养模型法、离体黏膜法、鼻腔灌流法和体内评价法。细胞培养模型法通过鼻黏膜上皮细胞单层培养建立模型来模拟鼻腔结构，可用于药物吸收与代谢机制、纤毛毒性的研究。该方法可选用的细胞系有多种，其中应用最为广泛的是原代人类鼻黏膜上皮细胞。离体黏膜法采用体外 Valia-Chien 扩散池作为实验装置，将离体皮肤替换成鼻黏膜，鼻黏膜来源于羊、猪或兔，实验方法与经皮吸收实验类似。鼻腔灌流法采用经口腔插管灌流的无创鼻腔灌流方法，通过鼻腔灌流液中药物的含量变化，计算鼻腔药物吸收的药动学参数。体内评价法采用注射器配合一根柔软的聚乙烯塑料管，将药液滴入鼻腔，取仰卧位，定时采取血样，测定血药浓度，进行药物鼻黏膜吸收动力学研究以及生物利用度研究，实验动物常选用大鼠、家兔、狗、绵羊、猴等。

研究经鼻脑靶向药物递送时，脑脊液中药物的含量往往反映药物跨过血脑屏障进入中枢的程度，可采用小脑延髓池穿刺术、硬脊膜开放法、蛛网膜下腔或小脑延髓池埋管法采集脑脊液。除了采集脑脊液外，还可采用组织匀浆法或胃透析法评价药物在脑组织的分布情况。

第六节 直肠与阴道给药

一、直肠给药

直肠给药可发挥润滑、收敛、局麻、抗菌、镇痛、止痒等局部治疗作用,也可被直肠吸收发挥全身治疗作用,用于发热、上呼吸道感染、支气管炎、咽喉肿痛等症状。直肠给药常用剂型为栓剂和灌肠剂。

(一)直肠的解剖与生理

直肠位于消化道最末端,长 15～20 cm,终于肛门。直肠肠腔体液约为 3 mL,肠黏膜面积约为 300 cm^2,温度为 36.2～37.5 ℃,pH 值约为 7.5。直肠黏膜表面黏液层厚度约为 100 μm,黏膜上皮层下分布有许多淋巴结。黏膜下分布有丰富的血管。与小肠黏膜相比,直肠黏膜皱褶少,无绒毛结构,吸收面积较小,并不是主要的吸收部位。但直肠给药适用于昏迷、婴幼儿等吞服有困难的患者,能避免胃肠功能的干扰,减少对胃肠道的刺激,且可作为多肽、蛋白质类药物的吸收部位。

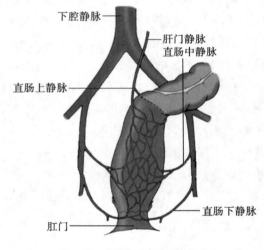

图 3-8 直肠部位的血管分布

(二)直肠给药的吸收途径

直肠给药后药物从制剂中释放,进入黏膜表面的黏液层中,透过黏膜上皮细胞进入黏膜固有层血管而被吸收。直肠黏膜为类脂膜结构,药物的吸收主要是通过被动转运的方式。直肠的血管分布见图 3-8,相关的静脉包括直肠上静脉、直肠中静脉和直肠下静脉。药物经直肠吸收主要有两个途径:①经直肠上静脉吸收,由肝门静脉入肝脏,在肝脏发生代谢后转运至全身;②经直肠中、下静脉吸收及经肛管静脉进入下腔静脉,可不经过肝脏而直接进入血液循环。因此,直肠给药部位决定了药物的吸收途径。距肛门口 2 cm 处给药时,制剂的生物利用度远高于距肛门口 4 cm 处。距肛门口 6 cm 处给药时,大部分药物经直肠上静脉进入肝脏。给药部位越深,药物经直肠上静脉进入肝脏的量越多;给药部位越浅,则反之。药物也被经直肠黏膜的淋巴吸收,经淋巴吸收的药物可避免肝代谢作用。

(三)影响吸收的因素

1. 生理因素 直肠除排便时,通常是空的,且内容物的黏度、表面张力等性质与食物和消化的关系很密切,并不稳定。另外,直肠液的体积小,缓冲能力差,给药部位的 pH 值是由给药系统决定的。当食物经消化到达结肠时,可刺激直肠壁肌肉的运动,机械外力有利于药物从直肠给药制剂中释放,从而增加药物吸收。腹泻期间,直肠给药的吸收将受到严重影响。直肠中没有酯酶或肽酶,可用于蛋白质、多肽类大分子药物的给药。

2. 剂型因素

(1)药物的脂溶性与解离度:药物跨过直肠黏膜上皮的方式主要是被动转运,脂溶性大、分子型有利于药物吸收,而脂溶性小、离子型不利于药物吸收。孕激素衍生物经家兔直肠给药时,生物利用度随着分子结构中羟基数目的增加而降低,表明直肠黏膜的吸收速率随药物脂溶性降低而减慢。

（2）基质的影响：由于直肠液体积小，药物能否迅速溶解在直肠液中将对吸收产生影响。但是，一般来说栓剂中药物吸收的限速过程是药物从基质中释放的速率，而不是药物在直肠液中溶解的速率。油脂性基质中水溶性药物，或水溶性基质中油溶性药物都能有较好的释放效果，因为药物与基质的亲和力较小，使药物容易从基质中溶出，从而加速吸收。

栓剂的基质主要分为水溶性基质和油脂性基质两大类。油脂性基质进入直肠后，在体温下迅速融解，药物释放速率一般大于水溶性基质，所以油脂性基质栓剂起效快于水溶性基质栓剂。油脂性基质中油脂性成分在储存过程中易被氧化导致基质老化，基质老化将影响药物的释放速率，如小儿布洛芬栓剂在 40 ℃、相对湿度 75％的条件下放置 12 个月，药物的释放速率明显低于放置前。

（3）剂型：用于直肠给药的剂型包括灌肠剂、栓剂、软胶囊剂、片剂等。灌肠剂分为溶液型、乳剂型和混悬型，一般用药量较大，例如：治疗直肠结肠炎的灌肠液一次给药量为 100 mL；溶液型灌肠剂比栓剂吸收迅速且完全。由于直肠液体积较小，片剂的崩解受到限制，吸收效果不好，常用于释放二氧化碳起到通便的作用。软胶囊剂内包含的基质一般是植物油或液体石蜡，药物的释放与油脂性基质的栓剂类似。

（4）附加剂：直肠栓剂中添加表面活性剂可减少释放的药物粒子的聚结，增大药物的溶解度和溶出速率，同时可降低基质与直肠黏液之间的界面张力，促进基质涂展在黏膜表面，促进吸收。

3．吸收促进剂 对于直肠吸收差的药物，制剂中加入吸收促进剂可适当增加药物的吸收，栓剂中常用的吸收促进剂为聚氧乙烯月桂醇醚。可用作直肠吸收促进剂的有以下几种：①非离子型表面活性剂；②脂肪酸、脂肪醇和脂肪酸酯；③羧酸盐，如水杨酸钠、苯甲酸钠；④胆酸盐，如甘氨胆酸钠、牛胆酸钠；⑤氨基酸类，如盐酸赖氨酸等；⑥环糊精及其衍生物等。

二、阴道给药

阴道给药是指将药物纳入阴道内，发挥局部或全身治疗作用。对于局部作用的药物，阴道给药可降低给药剂量，减少毒副作用。用于局部作用的药物包括抗感染药和杀精剂等，如克霉唑、咪康唑、克林霉素、壬苯醇醚-9。目前通过阴道给药用于全身治疗作用的药物较少，如雌激素、黄体酮以及一些前列腺素类似物。

（一）阴道的解剖与生理

阴道是连接子宫和外生殖器的肌性管道，长度为 10～15 cm，由黏膜、肌层和外膜构成。阴道内壁有多处皱褶，这种结构增加了阴道内吸收表面积。阴道黏膜分为上皮层和固有层，上皮层进一步可分为上层、中层和基底层，上层由复层扁平上皮细胞构成，细胞可不断增殖和脱落；中层为 10～30 层呈多面体的细胞；基底层由柱状细胞构成。固有层中则分布有大量小血管，血液经会阴静脉丛最终汇入下腔静脉，可避免肝首过效应。阴道黏膜上皮具有多层细胞结构，其对药物的吸收较鼻黏膜、直肠黏膜吸收慢一些。

阴道黏膜表面覆盖着一层黏液，黏液中的乳酸杆菌将糖原转化为乳酸，黏液 pH 值≤4.5，这种酸性环境不利于病原微生物的生存。随着年龄的增加，绝经妇女的阴道 pH 值上升至 7.0～7.4。阴道黏膜在雌激素、孕激素等女性激素的调控下，黏液量、黏膜厚度结构等都会受到影响。如：排卵期分泌的黏液增多；子宫内膜增殖期，雌激素水平升高会使阴道上皮增生变厚，而在增殖期末，上皮细胞之间相互黏着，细胞间孔隙变窄。

阴道黏液中存在多种肽酶、磷酸酯酶及微生物群，但阴道内代谢酶的活性相对消化道较低，可考虑用于蛋白质、多肽类大分子的给药。研究表明，大分子药物如胰岛素能够经阴道黏

 NOTE

膜吸收,生物利用度比口服高数十倍。

(二)药物吸收途径

发挥局部作用的阴道给药制剂应尽量避免吸收入血,而作用于全身的药物从阴道给药载体中释放进入阴道液中,首先要溶解于阴道液中,接着跨过黏膜进入血液循环。药物经阴道黏膜吸收后,存在直接转运至子宫的现象,该现象称为子宫首过效应。子宫首过效应对于子宫靶向药物意义重大,如达那唑阴道给药用于治疗子宫内膜异位症。

(三)影响阴道黏膜吸收的因素

1. 生理因素 药物在阴道的吸收受阴道黏膜厚度、宫颈黏液、阴道上皮条件、阴道液体积、pH 值等生理因素的影响。而以上这些生理因素会因人或动物排卵周期、妊娠、年龄、阴道内感染、避孕药的使用而变化。如在人体黄体期,阴道黏膜上层直至中层的细胞脱落,细胞间孔道变宽,上皮细胞变得松弛与多孔,此时黏膜渗透性增大。更年期妇女的阴道黏膜较薄,药物的吸收增加。阴道受细菌感染或绝经后,阴道内 pH 值会升高,从而影响弱酸弱碱性药物的解离度。

2. 剂型因素 药物的理化性质,如相对分子质量、脂溶性、解离度、粒子大小等影响药物的阴道吸收。相对分子质量小且脂溶性大的药物更易跨过黏膜上皮进入血液循环。在阴道 pH 值环境下解离度低的药物更易吸收,而离子型药物难以吸收。粒子越小,比表面积越大,与阴道黏液接触后更容易溶解,进而吸收。阴道给药制剂种类繁多,有阴道栓剂、膜剂、凝胶剂、胶囊剂、阴道环、溶液剂、乳剂、泡沫剂等。阴道栓剂的基质与直肠栓剂类似,也分为水溶性基质和油脂性基质。药物在不同基质中的溶解度将影响药物的释放,从而影响药物的吸收。水溶性药物在油脂性基质中溶解度低,亲和力小,释放较快;而油溶性药物在水溶性基质中释放较快。泡腾片能在少量体液中迅速崩解,丰富的泡沫使药物快速分布于腔道,作用迅速。凝胶剂具有较高的黏度,能够延长药物在吸收部位表面的滞留时间,增加药物的吸收。阴道环放置于阴道内,可长时间释放药物,主要用于避孕和雌激素替代治疗。

第七节 眼部给药

眼部给药主要用于缩瞳、散瞳、降低眼压、抗感染等。常用剂型包括各类灭菌水溶液、水混悬液、油溶液、油混悬液、软膏、眼用膜剂等。应用于眼部的药物目前已不再局限于小分子药物,蛋白质、多肽大分子等药物也已进入眼科用药行列。

一、眼的结构与生理

眼由眼睑、眼球、眼附属器三部分构成。

1. 眼睑 覆盖在眼球表面,分上眼睑和下眼睑,眼睑的闭合可保护眼球、协助泪液铺展以及降低泪液蒸发等。上、下眼睑缘内侧端各有一个乳头状突起,其上有一个小孔称为泪点,泪点与鼻泪管相通,泪液可经由泪点排出,滴入的滴眼液除从眼睑溢出外,也可经由泪点流入鼻泪管。

2. 眼球 眼球由眼球壁和球内容物组成。眼球壁分为三层,外层为纤维膜,中层为葡萄膜,内层为视网膜。外层前 1/5 部分为角膜层,在虹膜和瞳孔前面。角膜的中央部分没有血管分布,营养供给及代谢物交换由房水完成。外层后 4/5 的部分组成巩膜,含有少量血管,可保护眼睛免受内、外力的作用,并保持其形状。角膜与巩膜结合处为角巩膜缘。中层为血管膜,由前到后由虹膜、睫状体及脉络膜组成,瞳孔位于虹膜中心。内层为视网膜,光线经角膜进入

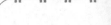

眼球,经折光装置折射落于视网膜上成像。

眼内容物包括房水、晶状体和玻璃体。房水为眼内透明液体,充满前房和后房。前房指角膜后面与虹膜和瞳孔区晶状体前面之间的眼球内腔,容积约为 0.2 mL。后房为虹膜后面、睫状体内侧、晶状体悬韧带前面和晶状体前面的环形间隙,容积约为 0.06 mL。晶状体为双凸透镜状的透明体。玻璃体为透明、无神经血管的弹性胶体。

3．眼附属器

(1)结膜:结膜是一层薄而透明的黏膜,覆盖巩膜的可见部分并延伸至眼睑内侧,其上、下翻转处构成结膜囊。结膜分布有丰富的血管和淋巴管,药物通过结膜可吸收进入体循环。滴眼液即滴于结膜囊内。

(2)泪腺和结膜腺:泪腺和结膜腺分泌的泪液在结膜和角膜表面形成一层液膜,能湿润角膜、清除细菌和尘埃。泪液容量为 7 μL,pH 6.5~7.6,有一定缓冲能力。

二、药物吸收途径

药物主要通过经角膜渗透和非角膜渗透两种途径吸收。

1．角膜途径 角膜途径是眼部药物吸收的最主要途径,药物与角膜表面接触并透过角膜,进入角膜后房水,随房水在前房和后房分布,作用于虹膜、睫状体等发挥局部作用。角膜厚度为 0.5~1 mm,从组织学上分为五层:上皮细胞层、前弹力层、基质层、后弹力层和内皮细胞层。角膜上皮细胞排列非常紧密,只有相对分子质量小于 350 的药物可通过细胞间途径跨过角膜层,绝大部分药物则通过细胞途径进行跨膜转运。角膜上皮细胞层和内皮细胞层富含脂质,是亲水性药物吸收的主要屏障;中间的前弹力层、基质层和后弹力层主要由水化胶原构成,是脂溶性药物吸收的主要屏障。

2．非角膜途径 大的亲水性分子可通过结膜、巩膜层吸收,如马来酸噻吗洛尔、蛋白质和多肽。结膜内血管丰富,渗透性能比角膜强,药物可经结膜血管网吸收进入体循环,不利于药物进入房水,同时也有可能引起全身副作用。药物可通过巩膜细胞间隙进入眼球后部。通过巩膜的药物渗透性不依赖亲脂性或相对分子质量小,相对分子质量大于 1 000 的药物通过角膜几乎是不可渗透的,而它们如葡聚糖(相对分子质量 40 000)和白蛋白(相对分子质量 69 000)通常具有良好的巩膜渗透性。

案例导入3-6

毛果芸香碱滴眼液通过激动瞳孔括约肌的 M 胆碱受体,使瞳孔括约肌收缩,缩瞳引起前房角间隙扩大,房水易回流,使眼压下降,可治疗原发性青光眼。该药滴入眼睛后,主要通过角膜吸收,10~30 min 开始缩瞳,使眼压下降。但频繁使用该滴眼液时,患者会出现出汗、流涎、恶心、呕吐、支气管痉挛和肺水肿等不良反应。

问题:为什么频繁使用该药会出现上述不良反应?

案例导入 3-6
解析

三、影响药物吸收的因素

发挥局部作用的眼用药物,如散瞳、扩瞳、抗青光眼药物,经角膜吸收进入房水,随房水弥散于睫状体、晶状体、玻璃体、脉络膜、视网膜等周边组织发挥药效。以下仅讨论药物经角膜途径吸收发挥局部药物效应相关的吸收影响因素。

(一)生理因素

眼用制剂接触眼球表面时,对眼睛产生机械和化学刺激,眼睛通过分泌泪液和眨眼来消除刺激。此时泪液的分泌速度为 3~400 μL/min,大量泪液迅速产生,而眨眼动作则使绝大部

NOTE

滴眼液随眼泪溢出或通过泪点由鼻泪管排出,在两种保护机制作用下,最终药物在角膜的停留时间为 $4\sim23$ min,而 70% 的药物将被损失掉。角膜上皮层受感染或损伤时,角膜对药物的通透性增大,可能造成药物局部浓度过高。

（二）剂型因素

1. 药物脂溶性 由于角膜的特殊结构及构成,药物需要有合适的油/水分配系数才可以有效跨过角膜层吸收,一般 lgP $2\sim3$ 的药物角膜渗透效果较好。

2. 制剂的 pH 值、渗透压和表面张力 正常泪液的 pH 值为 $7.2\sim7.4$,眼用制剂溶液的 pH 值过高或过低都有可能刺激泪液分泌,造成药物流失,所以无论是解离型还是分子型药物,pH 值均应接近正常泪液。

低渗和高渗溶液都会刺激眼睛,导致泪液迅速大量分泌,从而使药物流失。眼用制剂宜将渗透压控制在相当于 $0.6\%\sim1.3\%$ 氯化钠溶液范围内。

正常生理状态下泪液表面张力为 $43.6\sim46.6$ m/N。在眼用制剂中添加表面活性剂可以增加药物溶解度,同时降低药物溶液表面张力,如果表面张力远低于泪液,含表面活性剂的溶液会溶解角膜上皮层中的脂质成分,对角膜造成伤害。

3. 增加制剂黏度 应用甲基纤维素、羧甲基纤维素、聚乙烯醇、聚乙烯吡咯烷酮等亲水性高分子材料可增加水溶液黏度,减少药液流失,延长药物在角膜的滞留时间,提高生物利用度。如在毛果芸香碱滴眼剂中加入 1.5% 羧甲基纤维素钠,进行家兔缩瞳实验,与单纯药物水溶液比较,黏性滴眼剂作用时间延长。

4. 给药体积 减小给药体积,增加药物浓度,可减少药液角膜前流失。例如,将药液制成混悬型滴眼剂或缓、控释滴眼液,可减小给药体积,提高药物生物利用度。

5. 剂型 传统的溶液型滴眼剂 90% 随着泪液溢出而被损失。混悬型滴眼剂给药体积小,药物粒子停留在结膜囊内,药物不断透入角膜,但混悬液粒子大小需要控制,过大可引起眼部机械性刺激,药物随泪液流失。眼膏和凝胶剂黏度大,与角膜接触时间长,利于药物吸收。但眼膏的油脂性基质不易与泪液混合,从而影响药物释放。眼用膜剂以水溶性高分子材料聚乙烯醇为成膜材料,给药后在结膜囊内被泪液缓慢溶解,形成黏稠溶液,药物不易流失,可长时间发挥作用。如毛果芸香碱眼用膜剂以聚乙烯醇为控释膜,能以近零级释药速率连续释药达一周,用药量仅为滴眼剂的 1/5。

近年来眼部给药新剂型成为市场开发热门,如原位凝胶、脂质体、微球、眼部植入剂、球后注射剂等。更昔洛韦玻璃体腔植入剂最内层为更昔洛韦片芯,外层为聚乙烯醇（PVA）全包衣层,植入玻璃体腔后,水透过 PVA 层,更昔洛韦以 1 μg/h 的速度缓慢释放,可持续 8 个月。

知识链接

由于眼部存在较多的屏障,包括泪液屏障、结膜角膜屏障及血眼屏障,眼后部疾病如视网膜、葡萄膜疾病如果采用角膜途径给药,药物是难以到达作用部位的,此时通常采用眼部注射的方式直接将药物送到眼后部。注射给药方式包括结膜下注射、玻璃体注射等,结膜下注射属于眼周注射,玻璃体注射属于眼内容物注射。药物经结膜下注射后可渗透到巩膜,巩膜渗透性大于角膜,药物继续渗透入葡萄膜,穿过脉络膜到达视网膜,发挥药效。玻璃体注射是将药物注射入玻璃体,是将药物运送至眼后部组织的最直接方法,可用于治疗年龄相关性黄斑变性、视网膜静脉阻塞、糖尿病眼病及后葡萄膜炎等疾病。

本章小结

本章介绍了注射部位、口腔、皮肤、鼻腔、肺部、阴道、直肠及眼部药物吸收的途径和机制，在此吸收途径和机制基础上分析了影响药物吸收的生理因素和剂型因素。

能力检测

简答题

1. 增加经皮给药制剂经皮吸收的方法有哪些？
2. 影响药物鼻黏膜吸收的生理因素有哪些？
3. 简述药物眼部吸收的途径。

能力检测
参考答案

在线答题

参 考 文 献

[1]　Aulton M，Taylor K. Aulton's Pharmaceutics：the design and manufacture of medicines[M]. 4th Ed. New York：Churchill Livingstone，2013.

[2]　David S J. Pharmaceutics dosage form and design［M］. 2nd Ed. London：Pharmaceutical Press，2015.

[3]　李继承，曾园山. 组织学与胚胎学[M]. 9 版. 北京：人民卫生出版社，2018.

[4]　Tepper S J，Cady R K，Silberstein S，et al. AVP-825 breath-powered intranasal delivery system containing 22 mg sumatriptan powder vs 100 mg oral sumatriptan in the acute treatment of migraines（the COMPASS Study）：a comparative randomized clinical trial across multiple attacks[J]. Headache，2015，55(5)：621-635.

[5]　Gilhotra R M，Ikram M，Srivastava S，et al. A clinical perspective on mucoadhesive buccal drug delivery systems[J]. Journal of Biomedical Research，2014，28(2)：81-97.

[6]　Rajabalaya R，Musa M N，Kifli N，et al. Oral and transdermal drug delivery systems：role of lipid-based lyotropic liquid crystals［J］. Drug Design，Development and Therapy，2017，11：393-406.

[7]　Cone R A. Barrier properties of mucus[J]. Advanced Drug Delivery Reviews，2009，61(2)：71-85.

[8]　Leal J，Smyth H D C，Ghosh D. Physicochemical properties of mucus and their impact on transmucosal drug delivery[J]. International Journal of Pharmaceutics，2017，532(1)：555-572.

[9]　Goyal R，Macri L K，Kaplan H M，et al. Nanoparticles and nanofibers for topical drug delivery[J]. Journal of Controlled Release，2016，240：77-92.

[10]　Mehta P. Dry powder inhalers：a focus on advancements in novel drug delivery systems[J]. Journal of Drug Delivery，2016，2016：1-17.

[11]　Hawken N，Torvinen S，Neine M E，et al. Patient preferences for dry powder inhaler attributes in asthma and chronic obstructive pulmonary disease in France：a discrete choice experiment[J]. BMC Pulmonary Medicine，2017，17(1)：99.

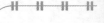

NOTE

［12］ 赵应征.鼻腔药物制剂基础与应用［M］.北京:化学工业出版社,2016.

［13］ 刘建平.生物药剂学与药物动力学［M］.5 版.北京:人民卫生出版社,2016.

［14］ Machado R M,Palmeira-de-Oliveira A,Caspar C,et al. Studies and methodologies on vaginal drug permeation［J］. Advanced Drug Delivery Reviews,2015,92:14-26.

［15］ Bhatta R S,Chandasana H,Chhonker Y S,et al. Mucoadhesive nanoparticles for prolonged ocular delivery of natamycin: in vitro and pharmacokinetics studies ［J］. International Journal of Pharmaceutics,2012,432(1-2):105-112.

［16］ Musumeci T,Bucolo C,Carbone C,et al. Polymeric nanoparticles augment the ocular hypotensive effect of melatonin in rabbits［J］. International Journal of Pharmaceutics, 2013,440(2):135-140.

（左　岚）

NOTE

第四章　药物分布

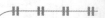

 学习目标 ┊

1. 掌握药物体内分布过程及其影响因素;掌握表观分布容积的意义。
2. 熟悉药物淋巴转运过程及其影响因素。
3. 了解药物脑内分布、红细胞内分布、胎儿内分布及脂肪组织分布的主要影响因素;了解药物的体内分布对靶向制剂设计的指导意义。

本章 PPT

第一节　概述

药物分布是指药物从给药部位进入体循环后,向各组织、器官或者体液转运的过程。药物分布通常很快完成。由于药物的理化性质及机体生理、病理因素的差异,不同药物在体内的分布存在差异,影响药物疗效、药物的蓄积和毒副作用等问题。采用现代制剂学、高分子科学、纳米科学以及细胞生物学等多学科融合的手段,可改变药物在体内的自然分布,设计可控体内分布、病灶部位靶向的药物和制剂,使药物特异性分布到靶器官、靶组织、靶细胞等靶点,减少其他不必要的分布,充分发挥药效,降低毒副作用。

一、组织分布与药效

药物分布速率的快慢决定药效产生的快慢,药物分布越迅速,药效产生越快。药物与作用部位的亲和力越强,药效就越强、越持久。药物分子通过细胞膜的能力主要取决于药物的理化性质和组织的血管通透性。通常相对分子质量小、脂溶性高的药物更易扩散通过细胞膜,而相对分子质量大、极性高的药物不易进入细胞。如果药物膜转运限制了药物分布,药物膜转运是分布的限速步骤,药物分布取决于其膜转运速率。如果药物迅速跨过细胞膜,血流是药物分布的限速步骤,那么药物分布主要取决于组织器官的血液灌流速率。

药物分布是药效产生的一个关键步骤,而真正可能与作用靶点产生作用的药物通常只是组织内药量的很少一部分。靶部位的药物通过与细胞膜上的受体、细胞内的细胞器等作用产生药理效应。由于可逆平衡的结果,作用部位的药物浓度会随时间变化。药物与组织的亲和力是决定药物在该组织中分布和累积的主要因素。药效的产生与药物在体内及其在作用部位的转运有密切的关系如图 4-1 所示。

药物作用的有效性和持久性与药物在作用部位的浓度和滞留时间密切相关。靶向制剂可以改变药物原有的体内分布特性,提高靶部位药物浓度,延长药物作用的时间与提高疗效,在抗肿瘤领域备受关注。

NOTE

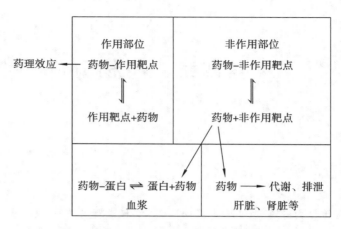

图 4-1　药效与药物在体内及作用部位的转运的关系

二、组织分布与化学结构

药物的化学结构和其体内分布密切相关。化学结构类似的药物,往往由于某些功能基团略有改变,可能发生脂溶性、空间立体构型等变化,从而改变药物在体内的分布。

药物的脂溶性是影响药物分布的主要因素之一。脂溶性高的药物更易透过血脑屏障进入脑内产生药效,因此巴比妥类药物的亲脂性对镇静催眠作用影响很大。

立体构型对药效和毒副作用也有一定影响。具有不同立体构型的药物对一些功能蛋白的选择性和结合强度存在差异,当药物的立体构型完全适应受体的立体结合要求时,才能产生药效。

 案例导入4-1

布比卡因为酰胺类长效局部麻醉药,对循环和呼吸的影响较小,对组织无刺激性,不产生高铁血红蛋白,常用量对心血管功能无影响,用量大时可致血压下降,心率减慢。其对 β 受体有明显的阻断作用,无明显的快速耐受性,母体的血药浓度为胎儿血药浓度的 4 倍,但 R 型布比卡因毒副作用大于 S 型布比卡因。

问题:为什么 R 型布比卡因毒副作用大于 S 型布比卡因?

三、药物体内分布与蓄积

当长期连续用药时,机体某些组织中的药物浓度有逐渐升高的趋势,这种现象称为蓄积。产生蓄积的原因主要是药物对该组织有特殊的亲和性,当药物从组织入血的速度比进入组织的速度慢时,该组织就可能成为药物的储存库,也可能导致蓄积中毒。油/水分配系数较高的药物具有较高的亲脂性,容易从水性血浆环境中分布进入脂肪组织。但一旦药物在脂肪组织中蓄积,因为药物从脂肪组织转运至血液的速度非常慢,脂肪组织可能成为药物储存库或蓄积中毒。有些药物能通过与蛋白质或其他大分子结合而在组织中蓄积。

案例导入4-2

地高辛用于各种急性和慢性心功能不全以及室上性心动过速、心房颤动和心房扑动等,其在成人心脏的浓度是其在血清的 60 倍。地高辛能特异性结合心肌组织,当与奎尼丁合用时,地高辛游离,会引起血浆浓度明显升高,心脏毒性明显增加。

问题：为什么地高辛在心脏的浓度高于其在血清的浓度？

如果药物不可逆地与某些组织结合，极有可能产生毒性反应，大剂量对乙酰氨基酚的肝毒性就是由于生成的活性代谢物与肝脏蛋白相互作用的结果。

临床上有时有目的地利用药物的蓄积作用，使药物在体内逐渐达到有效浓度，再长期维持用药。但有时药物长时间在组织内蓄积不是所期望的。反复用药时，由于体内解毒或排泄功能的改变，药物在体内蓄积过多而发生中毒，对于肝、肾功能不健全的患者，可能造成严重后果。

四、表观分布容积

表观分布容积（apparent volume of distribution，V）是指假设在药物充分分布的前提下，体内全部药物溶解所需的体液总容积，表示全血或血浆中药物浓度与体内药量的比例关系，其单位为 L 或 L/kg。通常用下式表示：

$$V = \frac{D}{C}$$

(4-1)

式中 D 表示体内药量，C 表示相应的血药浓度。人（60 kg 体重）的体液是由细胞内液（25 L）、细胞间液（8 L）和血浆（3 L）三部分组成的。

V 虽然没有解剖学上的生理意义，但是 V 表示药物在血浆和组织间的动态分布特性，与药物的理化性质、蛋白结合、在组织中的分布及体液总量相关（表 4-1）。

表 4-1 一些药物在正常人体内的稳态表观分布容积（V）

药物	V/(L/kg)	药物	V/(L/kg)
甘露醇	0.06	地西泮	0.18～1.30
胰岛素	0.054～0.112	左旋多巴	1.3～2.1
头孢哌酮	0.11～0.17	可待因	2.3～2.9
华法林	0.09～0.24	普萘洛尔	3.7～4.9
丙戊酸	0.156	美沙酮	6.2
氨苄西林	0.28	地高辛	6～10
奥美拉唑	0.34	丙咪嗪	21
异烟肼	0.52～0.82	氯喹	115
利多卡因	0.72	米帕林	124

根据药物的理化性质及其对机体组织的亲和力，药物分布有以下三种情况。

（1）组织中的药物浓度几乎与血液中的药物浓度相等，如安替比林，该类药物 V 近似于总体液量，可用于测定体液容积。

（2）组织中的药物浓度低于血液中的药物浓度，V 比该药实际分布容积小。水溶性药物或血浆蛋白结合率高的药物 V 通常较小，主要存在于血液和细胞外液，不易进入细胞或脂肪组织。

（3）组织中的药物浓度高于血液中的药物浓度，V 比该药实际分布容积大。脂溶性药物的 V 较大，可能排泄慢、药效长、毒性大。

第二节 影响分布的因素

影响药物体内分布的因素主要有组织器官血流量、通透性以及组织细胞亲和力等生理学因素,以及分子大小、化学结构和构型、pK_a、脂溶性、极性等理化性质,此外给药系统如微粒的粒径等也会影响药物在体内的分布。

一、组织器官的血流量与亲和力

(一)组织器官的血流量

组织器官的血流量是影响药物体内分布的重要因素之一,血流量大、血液循环好的器官和组织,药物的转运速率和转运量相应较大。如心脏每分钟输出的血液约为 5.5 L,在主动脉中血液流动的线速为 300 mm/s。在这种流速下,血液与药物溶液混合十分迅速。根据血液在体内的组织器官中循环速度的快慢,可将人体的组织器官分为循环速度快(肾上腺、肾、甲状腺、肝、心、脑)、中(皮肤、肌肉)、慢(脂肪组织、结缔组织)三大类。

(二)药物与组织器官的亲和力

药物与组织器官的亲和力也是影响药物体内分布的重要因素。药物与组织器官的亲和力不同,导致药物在体内选择性分布。除血浆蛋白外,其他组织细胞内存在的蛋白、脂肪、DNA、酶以及黏多糖等高分子物质亦能与药物发生非特异性结合。一般药物与组织的结合是可逆的,药物在组织与血液间仍保持着动态平衡。然而,不少药物在血液中会与血液成分形成过强或近似不可逆的甚至共价的结合,药物从血浆蛋白中解离成了清除的限速步骤。大剂量对乙酰氨基酚的肝毒性是其生成的活性代谢物与肝脏蛋白相互作用的结果。

药物与组织的结合在大多数情况下起着药物的储存作用,假如储存部位也是药理作用的部位,作用时间就会延长。与组织高度结合的药物,特别不可逆结合的药物,向组织外转运的速率很慢,在组织中可以维持很长时间,甚至长期蓄积。如四环素沉积在骨骼和牙齿中,其半衰期可达数月。

 案例导入 4-3

洋地黄毒苷主要用于充血性心力衰竭,适用于慢性心功能不全患者长期服用,尤其适用于伴有肾功能损害的充血性心力衰竭患者,属于长效强心苷药物,其作用维持时间比毒毛花苷长,作用完全消失需 14~20 天,能蓄积,用药期间忌用钙注射剂。

问题:洋地黄毒苷比毒毛花苷作用时间长的原因是什么?

案例导入 4-3 解析

二、血管的通透性

毛细血管的通透性是影响药物体内分布的另一重要因素。毛细血管的通透性主要取决于管壁的类脂质屏障和管壁上的微孔。分子大小、pK_a、极性和油/水分配系数会影响药物的血管通透性。一般高脂溶性药物比极性大的药物容易通过被动转运方式透过毛细血管壁,小分子药物也比大分子的药物易进行膜转运。药物如以易化扩散或主动转运方式进入细胞,则血管通透性与细胞表面存在的转运体蛋白的数量和转运能力相关。

毛细血管的通透性受到组织生理、病理状态的影响,如:肝窦、肿瘤新生血管的不连续性毛细血管壁上有许多缺口,使相对分子质量较大的药物也较易通过;脑毛细血管形成血脑屏障,水溶性药物及极性药物很难进入脑内;肠道和肾部位的毛细血管壁允许低分子水溶性物质透过。在炎症、肿瘤等病理条件下,血管通透性的改变也影响药物的分布特征。

三、药物与血浆蛋白结合

许多药物在血液中与血浆蛋白结合形成可逆或不可逆结合型药物,可逆的蛋白结合在药

NOTE

动学中有重要作用。药物与血浆蛋白结合后,分子变大,很难通过血管壁,因此蛋白结合型药物通常没有药理活性。非结合的游离型药物易透过细胞膜在各组织器官分布,与药物的代谢、排泄以及药效密切相关,具有重要的临床意义。

人血浆中含有 60 多种蛋白质,其中有 3 种蛋白质与大多数药物结合有关,即白蛋白、α_1-酸性糖蛋白(AGP)和脂蛋白。白蛋白占血浆蛋白总量的 60％,通过离子键、氢键、疏水键及范德华力与许多内源性物质、大多数酸性药物和小部分碱性药物结合,包括游离脂肪酸、胆红素、多数激素等。水杨酸盐等弱酸性(阴离子)药物通过静电荷疏水键与白蛋白结合。AGP 主要和丙咪嗪等碱性(阳离子)药物结合。白蛋白结合位点饱和时,脂蛋白也可与药物结合。

（一）蛋白结合与体内分布

血浆中药物与蛋白结合的程度会影响药物的 V。结合型药物不易向细胞内扩散,药物转运到组织中的量主要取决于血液中游离型药物的浓度。蛋白结合率较高的药物,其血浆药物浓度高,进入组织的能力低。蛋白结合对药物分布的影响见表 4-2。

表 4-2 蛋白结合对药物表观分布容积的影响

药物	血浆未结合药物 /（%）	V /（L/kg）	药物	血浆未结合药物 /（%）	V /（L/kg）
甘珀酸钠	1	0.10	呋塞米	4	0.20
布洛芬	1	0.14	甲苯磺丁脲	4	0.14
萘普生	2	0.09	萘啶酸	5	0.35
夫西地酸	3	0.15	氯唑西林	5	0.34
氯贝丁酯	3	0.09	磺胺苯吡唑	5	0.29
华法林	3	0.10	氯磺丙脲	8	0.20
布美他尼	4	0.18	苯唑西林	8	0.44
双氯西林	4	0.29	萘夫西林	10	0.63

药物与血浆蛋白的结合是一种可逆过程,有饱和现象,血浆中游离型药物和结合型药物之间保持着动态平衡关系。当游离型药物浓度降低时,结合型药物可以转变成游离型药物。

尽管大多数药物在结合时对血浆蛋白选择性不高,但是蛋白与药物分子的结合部位相对稳定,有一定的空间构象选择性。多个药物竞争结合同一位点时,蛋白结合能力较弱的药物可能被置换下来,导致游离型药物浓度急剧变化,从而改变药物分布,引起药理作用显著增强。使用毒副作用较强的药物,易发生用药安全问题。

（二）蛋白结合与药效

药物效应的强度与持续时间取决于药物能否分布到作用部位,并维持一定的有效浓度。药物与血浆蛋白结合后一般不能跨膜转运,药物的分布、代谢、排泄以及与相应受体结合继而发挥药理效应都以游离形式进行,因此,血中游离型药物浓度的变化是影响药效的重要因素。

当药物与血浆蛋白的结合发生变化时,会影响游离型药物浓度,从而影响药效的强度与持续时间。因此,临床常将药物的血浆蛋白结合率作为影响治疗的重要因素优先考虑。对于结合率低于 70％的药物,即使结合率降低 10％,体内游离型药物浓度最多只增加 15％;而对于蛋白结合率高达 98％的药物,若结合率降低 10％,游离型药物浓度可上升 5 倍,可引起药效的显著改变。

对于安全性小的药物,血浆蛋白结合率变化对药效和毒性的影响还取决于药物的清除特性、分布容积和药动-药效平衡时间等因素。通常高血浆蛋白结合率药物的总清除率小;蛋白

NOTE

结合型药物不能进入肝实质细胞,在肝脏代谢减少;蛋白结合型药物不能通过肾小球滤过,消除半衰期延长。

（三）影响药物与蛋白结合的因素

药物与蛋白的结合除了受药物的理化性质、给药剂量、药物与蛋白的亲和力、药物相互作用等因素影响外,还与下列因素有关。

1. 动物种属差异 由于各种动物的血浆蛋白对药物的亲和性不同,从大鼠等低等哺乳动物中得到的数据不能简单地作为预测人体数据的依据。

2. 性别差异 女性体内白蛋白的浓度高于男性,故水杨酸的蛋白结合率女性高于男性。

3. 生理和病理状态 血浆容量及其组成随年龄而改变,小儿的血浆白蛋白浓度比成人低,血浆中游离型药物的比例较高,这是小儿对药物较成人敏感的原因之一。

机体某些组织发生病变时,蛋白结合率可发生变化。如肾功能不全时,血浆内蛋白含量降低,导致血中的游离型药物明显增多,如头孢西丁的蛋白结合率从正常的73％下降至20％。

知识链接

　　研究药物与血浆蛋白结合的方法主要有平衡透析法、超滤法、凝胶过滤法、光谱法、光学生物传感器法等。通常药物是小分子,而血浆蛋白是大分子,平衡透析、超滤和凝胶过滤的原理都是根据相对分子质量将结合型药物与游离型药物分开。平衡透析法测定时常采用半透膜将药物和蛋白分在两个小室内,只有药物小分子可以透膜,达到平衡后测量两室内药物的浓度。超滤法可选截留不同相对分子质量的超滤管,药物与蛋白混合液加在上室内开始离心,只有游离型药物能进入超滤管底部。凝胶过滤法是利用分子筛的原理,将小分子药物和大分子蛋白、蛋白-药物复合物分离,测定游离型药物的浓度。光谱法是通过蛋白与药物结合后的光吸收改变来测定与蛋白结合的药物的量,这种方法只有在特殊的情况下才能使用。光学生物传感器法使用表面等离子体共振技术,用于探测生物分子间的相互作用,因而可用于药物开发的许多过程。该技术可筛选针对某一靶点的先导化合物,也可检测药物与蛋白包括酶的结合能力。

四、药物相互作用

药物相互作用主要对蛋白结合率高的药物有影响。对于与血浆蛋白结合率不高的药物,轻度置换使游离型药物浓度暂时升高,药理作用短暂增强。而对于结合率高的药物,其与另一种药物竞争结合蛋白位点,使游离型药物大量增加,引起该药的表观分布容积、半衰期、肾清除率、受体结合量等发生改变,最终导致药效的改变和不良反应的产生。

药物与血浆蛋白结合的程度分高度结合率(80％以上)、中度结合率(50％左右)和低度结合率(20％以下)。一般血浆蛋白结合率高的药物对置换作用敏感。只有当药物大部分分布在血浆中时,这种置换作用才可以显著增高游离型药物浓度,所以只有低分布容积、高度结合率的药物才受影响。

案例导入 4-4
解析

案例导入4-4

磺脲类药物是最早应用的口服降糖药之一,仍是临床上2型糖尿病患者的一线用药。此类降糖药能与胰岛细胞表面的磺脲类受体结合,刺激胰岛 β 细胞分泌胰岛素来发挥降糖作用,如格列美脲、格列吡嗪控释片、格列齐特缓释片等。很多药物与磺脲类降糖药同时服用时,会影响磺脲类药物的降糖作用,如保泰松与磺脲类降糖药合用能增强其降血糖作用,因此在服用磺脲类药物时,应注意其他药物的影响。

问题:为什么保泰松与磺脲类降糖药合用能增强其降血糖作用?

有些可以和组织中蛋白发生结合的药物,在联合用药时,药物间可能存在竞争蛋白的现象,如米帕林能特异性结合定位于肝脏,但与扑疟喹啉同用时,大量米帕林被游离出来,导致严重的毒性。

一些蛋白缺乏症的患者,由于血中蛋白含量降低,应用蛋白结合率较高的药物时易发生不良反应。如应用泼尼松治疗时,当白蛋白含量低于 2.5%(正常值约为 4%)时,泼尼松的不良反应发生率增加一倍。

五、药物理化性质

大多数药物以被动转运的方式通过细胞膜微孔或膜的类脂质双分子层透过细胞膜,这种转运方式与药物的理化性质密切相关。

弱酸、弱碱性药物的穿透受到细胞外液 pH 值的影响。解离型与非解离型药物的比例符合 Henderson-Hasselbalch 方程。细胞外液的 pH 值一般大于 7,弱酸性药物如水杨酸等在此 pH 值下大部分解离,因而不容易进入组织。弱碱性药物如米帕林、氯喹等在此 pH 值下甚少解离,故易进入组织。

药物跨膜转运时,相对分子质量越小越易转运,透过速率也快,相对分子质量在 200~700 之间的药物易透过生物膜。脂溶性高的药物或相对分子质量小的水溶性药物易进入细胞内。而脂溶性差的大分子或离子则不易转运,或通过特殊转运方式进行。主动转运药物的转运效率受到药物化学结构、立体构象等因素的影响。

EDTA 盐可与重金属离子(如 Pb^{2+}、Hg^{2+})螯合,使重金属离子从组织及血液中排出体外,治疗重金属离子过多而引起的中毒。

六、药物剂型

药物剂型在一定程度上也会影响药物在体内的分布。靶向制剂、植入剂、经皮给药系统、缓控释制剂、气雾剂等药物新剂型可控制药物释放的速率、程度、方向和位置,从而明显影响药物的体内分布。

微粒给药系统在体内的分布主要受粒径的影响。粒径较大的微粒,主要通过机械性栓塞作用分布到相应部位;粒径较小的微粒则主要聚集于网状内皮系统,如肝脏和脾脏是小微粒主要分布的部位;粒径更小的微粒有可能为了避免巨噬细胞的摄取,分布到其他组织中。

乳剂具有淋巴靶向性。油状药物或脂溶性药物制成油/水型乳剂及油/水/油型复乳经静脉注射后,经巨噬细胞吞噬在肝、脾、肾中高度浓集。水溶性药物制成水/油型乳剂及水/油/水型复乳经肌内或皮下注射后易浓集于淋巴系统。

脂质体进入体内可被巨噬细胞当作外界异物而吞噬摄取,在肝、脾和骨髓等单核-巨噬细胞较丰富的器官中浓集。

第三节 药物的淋巴系统转运

药物吸收后可以进入血液循环和淋巴循环,血流速率很快时,药物分布主要通过血液循环

NOTE

完成。但是对于脂肪、蛋白质等大分子物质,淋巴系统转运具有重要意义。一些传染病、炎症、癌转移的治疗需要使药物向淋巴系统转运;淋巴循环可使药物不通过肝脏从而避免首过效应。

一、淋巴系统的结构与生理

淋巴是静脉循环系统的辅助组成部分,主要由淋巴管、淋巴器官(淋巴结、脾、胸腺等)、淋巴液和淋巴组织组成。

毛细淋巴管存在于组织间隙中,其管径很不规则,仅由一层上皮细胞形成管壁。管壁有小孔,细胞之间有缺口,因此毛细淋巴管的通透性非常大,透过血管的小分子通常容易转运至淋巴液中,而难以进入毛细血管的大分子更易进入淋巴系统转运。在身体各部位淋巴回流的要道上有淋巴结,它是淋巴液的过滤器,且多集合成群,起着控制淋巴液流的作用。淋巴结内的吞噬细胞还能吞噬微生物和异物,在机体免疫力方面具有重要意义,癌细胞也主要通过淋巴结转移。

淋巴循环起始于毛细淋巴管,单向流入小淋巴管,继而汇合成大淋巴管。全身淋巴管汇成两条总淋巴管,其中大者为胸导管,它收集膈肌以下各器官及膈肌以上左侧半身的淋巴液而转运到左侧锁骨下静脉;另一条为右淋巴管,它收集膈肌以上右侧半身的淋巴液转运到右侧锁骨下静脉。

消化道给药、组织间隙给药、黏膜给药、血管给药、腹腔给药都可以转运药物进入淋巴系统。进入血液的药物通过末梢组织中的淋巴液转运;进入组织间隙的药物从组织间液向该部位淋巴管转运;口服或直肠给药时,药物经消化道的淋巴管进行吸收。

二、药物从血液向淋巴液的转运

药物由毛细血管向淋巴管转运时,需要经过血管壁和淋巴管壁两个屏障,由于毛细血管壁的孔径较小,毛细血管壁的通透性是转运的限速因素。根据各个组织淋巴管孔径不同等生理特征,药物从毛细血管向末梢组织淋巴液的转运速率为肝>肠>颈部>皮肤>肌肉。药物从血液向淋巴的转运几乎都是被动转运,故淋巴液中的药物浓度不会高于血药浓度。毛细血管压、血浆和组织液的胶体渗透压、血浆蛋白结合率等因素均能影响药物从血液向淋巴液转运。

三、药物从组织液向淋巴液的转运

肌内、皮下注射等组织间隙给药时,相对分子质量在 5 000 以下的小分子药物,如葡萄糖、尿素、肌酸等,几乎全部由血管转运。而相对分子质量在 5 000 以上的大分子物质,如蛋白、脂蛋白、蛇毒、右旋糖酐等,经淋巴转运的选择性倾向很强,容易进入毛细淋巴管,最后进入血液循环。

有时由于治疗等需要,期望药物首先选择性地经过淋巴管,以使药物在淋巴液中有足够浓度时,可以通过改造药物的分子大小达到这一目的。如大分子物质与抗肿瘤药物偶联成高分子前体药物,促进其向淋巴转运;或者采用淋巴靶向纳米给药系统,如脂质体、纳米粒、微乳等,经过组织间隙给药靶向到淋巴结。乳液和脂质体在注射部位局部吸收较慢,靶向淋巴后释药更持久,并能大幅度减少全身系统的毒副作用。

四、药物从消化管向淋巴液的转运

口服给药时,药物通过消化道上皮细胞吸收后,存在毛细血管和淋巴管两条转运途径。由于血液循环和淋巴循环两种循环流速的显著差异,一般 98% 以上的药物进入血液循环转运,只有不到 2% 的药物进入淋巴转运。大分子脂溶性药物、微粒以淋巴转运为主。

药物做成微乳、脂质体、固体脂质纳米粒、混合胶束等制剂时,口服后的淋巴转运量均会提高。亲脂性成分比例大的微乳与淋巴具有较强的亲和性,粒径小、比表面积大,在淋巴转运时几乎没有障碍,已被用于口服药物淋巴靶向。环孢素的自微乳给药制剂新山地明通过口服经淋巴转运发挥疗效,口服生物利用度明显增加。由脂质构成的脂质体、固体脂质纳米粒,口服时其大分子脂溶性物质可在胆酸的作用下形成混合胶束,以乳糜微滴的形式靶向肠系膜淋巴。

第四节 药物的脑内分布

大脑属于人体的中枢神经系统,可分为血液、脑脊液以及脑组织三部分。本节讨论药物从血液向中枢神经系统的转运,以及药物从中枢神经系统向血液的排出。

知识链接

脑脊液由各个脑室内脉络丛分泌和滤出而产生,侧脑室内脉络丛较丰富,故产生脑脊液最多。脑脊液从左、右两侧的侧脑室经室间孔流入第三脑室,经中脑导水管流入第四脑室,再经第四脑室正中孔(门氏孔)和两侧孔(路氏孔)进入蛛网膜下腔,分布于脑和脊髓表面,再通过蛛网膜绒毛上较大的孔隙(即蛛网膜颗粒)进入硬隙静脉窦,返回至血液循环。平时脑室与蛛网膜下腔充满脑脊液,成人脑脊液总量约为 120 mL,起着保护、缓冲与维持颅内压的作用,并与脑组织的新陈代谢有关。脑脊液中蛋白质含量比血浆少,其他成分差别不大,pH 值比血浆低 0.1。

一、脑屏障

脑部的毛细血管在脑组织和血液之间构成了体内最有效的生物屏障,包括以下三种屏障:①从血液直接转运至脑内的血液-脑组织屏障,即血脑屏障;②从血液转运至脑脊液的血液-脑脊液屏障;③通过脑脊液转运至脑组织内的脑脊液-脑组织屏障。

血脑屏障包括由生理结构构成的被动物理屏障和由外排转运体形成的主动屏障两部分,是影响药物转运的关键。血脑屏障存在于血液循环和脑实质之间,是由单层脑毛细血管内皮细胞形成的连续性无膜孔的毛细血管壁,细胞之间存在紧密连接,几乎没有细胞间隙。毛细血管基底膜(脑侧)被星型胶质细胞包围,形成了较厚的脂质屏障。同时,外排药泵蛋白如 P-gp、MRP、BCRP 等可识别小分子脂溶性药物,主动将其排出脑外。血脑屏障极大地限制了极性小分子、大分子药物透入脑组织,成为中枢神经系统疾病治疗的主要障碍。例如,具有极大治疗前景的蛋白、基因药物难以自主透过血脑屏障到达脑实质发挥作用。乙醚、三氯甲烷、硫喷妥钠等脂溶性较高的麻醉剂能迅速向脑内转运,血液中药物浓度与组织中的药物浓度可瞬时达到平衡。水溶性小分子蔗糖易从血液向肌肉等组织转移,但几乎测不出其脑内浓度,因而常用作检测血脑屏障完整性的标志物。

二、药物由血液向中枢神经系统转运

药物从血液向中枢神经系统的转运主要是通过被动转运的方式透过血脑屏障进入脑内。少数脂溶性较高、油/水分配系数高的小分子药物,如吩噻嗪类、抗胆碱和抗组胺类药物以及高脂溶性的麻醉药硫喷妥钠等,可以进入脑内。葡萄糖、氨基酸和一些特定的粒子是通过主动转运机制进入脑内的。

非解离型药物分子易透过细胞膜进入脑内,而离子型药物向中枢神经系统转运极其困难。

NOTE

在 pH 7.4 的血浆中,弱酸性药物主要以解离型存在,而弱碱性药物主要以非解离型存在,所以弱碱性药物容易向脑脊液转运。

多种机制介导的物质跨血脑屏障转运对血液-脑之间的物质交换具有重要意义。在血脑屏障上的 3 种典型的转运体参与的转运方式如下:①将亲水性小分子和其他脑内必需分子包括己糖、氨基酸和核苷酸等药物或营养物质从血液向脑内转运,如葡萄糖转运体家族(GLUTs)负责转运葡萄糖和甘露糖,中性氨基酸转运体家族(system Ll)、酸性氨基酸转运体家族(system y⁺)等转运氨基酸,核苷转运体中的 ENT1 转运腺嘌呤、鸟嘌呤等嘌呤碱;②将脑内的外源性化合物向血液转运,如 P-gp、MRP 等;③从脑间质液向血液转运代谢产物、神经毒性物质的脑-血液外排载体蛋白系统,如有机阳离子转运体家族(OCTs)、有机阴离子转运体家族(OATs)负责小分子化合物转运。这些转运系统影响药物向脑内的分布(图 4-2)。

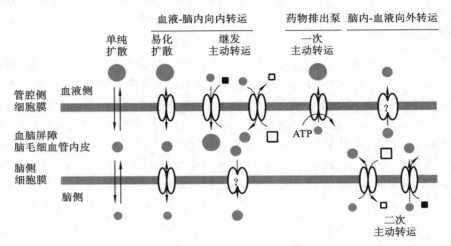

图 4-2　脑毛细血管内皮细胞上存在的转运体参与的转运机制

受体介导的跨细胞膜转运是脑内、外物质交换的另一个重要的途径。脑内摄取离子、胰岛素和来普汀等都和受体介导的跨细胞膜作用相关。通过脑毛细血管内皮细胞血管侧的受体和配体特异性结合,细胞膜内陷形成内化转运小泡,从而引发内化。转运小泡被输送到细胞膜的脑侧,之后被释放到脑内。药物从血液进入脑内的几种可能的方式如图 4-3 所示。

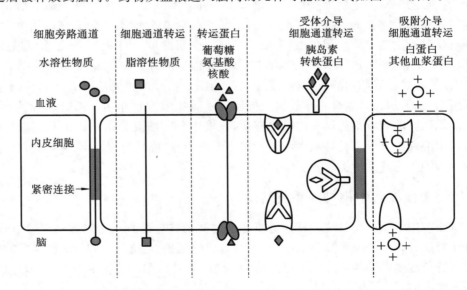

图 4-3　脑毛细血管内皮细胞上存在的多种物质转运机制

知识链接

　　除了动物模型用于研究药物向脑内转运外,体外细胞模型也经常应用。如脑毛细血管内皮细胞能够更加快速、方便地预测药物跨越血脑屏障的效率和机制。在评价候选化合物的入脑效率时,体外细胞模型可提供非常有价值的数据。原代培养细胞或永生化的细胞株都可以形成脑毛细血管内皮细胞单层,用于筛选具有良好脑内转运特性的药物。在 Transwell 插件上垂直培养系统中形成具有紧密连接的单层细胞,能够模拟体内血脑屏障特征而限制细胞间途径转运,可用于评价从脑毛细血管内皮细胞血管侧向脑侧进行的跨细胞途径转运。跨细胞途径转运研究是测定从脑侧向血液侧的 $PS_{B/A}$(PS 为毛细血管渗透率和表面积的乘积)和从血液侧向脑侧的 $PS_{A/B}$。$PS_{B/A}$ 与 $PS_{A/B}$ 的比值是用于评价小分子在血脑屏障上转运机制的重要参数,特别是在评价血脑屏障上载体蛋白的脑内摄取以及 P-gp 等的外排作用时。

三、提高脑内药物分布的方法与制剂设计

　　血脑屏障给许多脑内疾病的药物治疗带来很大困难。因此,如何促进药物透过血脑屏障、提高药物在脑内的分布具有非常重要的临床意义。增加脑部药物传递的常用方法如下。

　　1. 药物直接给药　　通过开颅手术将药物直接经脑室内或大脑注射进入脑内。该方法可将药物运送至病灶部位,通过合适的制剂处方达到持续释放的目的。鞘内给药是将大分子药物如蛋白注射或输注到环绕脊髓的脑脊髓液中。

　　2. 对药物结构进行改造　　引入亲脂性基团制成前药,增加化合物的脂溶性。血脑屏障的血管内皮细胞膜腔面侧 P-gp 和 MRP 等可把透过血脑屏障的药物泵回循环系统中。因此前药和外排泵抑制剂合用效果更佳。

　　3. 暂时破坏血脑屏障　　高渗甘露醇溶液、缓激肽类似物给药后,血脑屏障打开,增加药物入脑。因为缺乏特异性,所以某些有毒有害物质可能在血脑屏障打开的同时也进入脑内,影响中枢神经系统的正常生理功能。

　　4. 利用血脑屏障跨细胞途径　　利用血脑屏障上的载体参与转运的机制,根据血脑屏障上的特异性受体,在载药脂质体、载药纳米粒等微粒表面连接上相应的配体,通过抗原抗体的特异性反应,启动受体介导的胞吞转运,使药物透过血脑屏障。如使用聚氰基丙烯酸酯(PACA)、聚乳酸(PLA)、聚乳酸-羟基乙酸共聚物(PLGA)等高分子材料,将药物制成纳米粒,可提高药物的脑内分布。

　　5. 通过鼻腔途径给药　　由于鼻腔与脑组织之间存在直接解剖学通道,药物可以通过鼻腔嗅黏膜吸收绕过血脑屏障直接转运进入嗅球或脑脊液。药物从鼻腔入脑主要有三条通路:嗅神经通路、嗅黏膜上皮通路、血液循环通路。小分子药物如吡啶羧酸、苯甲酰爱康宁和多巴胺等药物可以经嗅黏膜上皮通路入脑。靶向功能分子修饰的微粒给药系统也可以通过主动转运的途径提高药物经鼻入脑的效率。

▏第五节　药物的胎儿内分布▏

　　药物向胎盘的转运除了和药物本身的理化特性有关外,主要受胎盘屏障的影响。胎盘位于母体血液循环与胎儿血液循环之间,是一道天然屏障。胎盘具有免疫、分泌、屏障多种重要

功能,它对母体与胎儿间的体内物质和药物交换起着十分重要的作用。

一、胎儿的血液循环与胎盘构造

胎儿血液循环的基本特点是没有肺循环而有胎儿血液循环道及卵圆孔、动脉导管和静脉导管。从脐静脉来的富有营养物质和氧气的血液一部分(约 1/9)通过胎儿独特的动脉导管进入下腔静脉,一部分下腔静脉血液进入右心房,与从脑、头部来的上腔静脉血液汇合,绕过肺循环,经动脉导管直接流入主动脉。而大部分(约 3/5)下腔静脉血液通过心房间隔上的卵圆孔直接进入左心房和左心室,然后流入主动脉。由主动脉分出的血管供给全身器官和组织营养。血液给出氧气并摄取二氧化碳后由胎儿的身体脐动脉流入胎盘。

胎盘为母体用以养育胎儿的圆盘状器官,也是胎儿的营养、呼吸及排泄器官,由胎儿丛密绒毛膜和母体子宫的基蜕膜等构成。胎儿绒毛膜是一层胚胎性结缔组织,内含有脐带血的分支。绒毛膜向子宫蜕膜的一面覆盖着滋养层细胞,与绒毛的滋养层连接。从绒毛膜发出若干大小绒毛,它有很多分支,形成小树。多数绒毛悬浮于绒毛间隙的母体血液中,与母体血液只隔一层很薄的细胞膜。胎儿绒毛与基蜕膜之间的空隙称为绒毛间隙,充满着母体血液。胎儿的绒毛从间隙内的母体血液中吸收氧和营养物质,并将胎儿的代谢产物以及二氧化碳等输入母体血液中。人胎盘由多核细胞的单层构成,即合胞滋养层。合胞滋养层形成了药物跨越人胎盘及母体胎盘间的限速屏障。合胞滋养层不对称表达转运体,导致药物的极性转运。

二、胎盘的药物转运

胎盘是母体血液循环和胎儿之间的一道天然屏障,进入母体循环系统的药物必须穿过胎盘和胎膜,才能到达胎儿。胎盘的物质交换过程类似血脑屏障,可通过被动转运或主动转运进行。

非解离型药物脂溶性越大,越易透过胎盘。相对分子质量在 600 以下的药物容易通过被动转运透过胎盘。相对分子质量在 1 000 以上的水溶性药物难以透过胎盘。γ-球蛋白容易从母体进入胎儿,而白蛋白难以透入。随着妊娠的进行,胎盘活动力也相应增强,药物的转运作用也加速。

转运体分别存在于合胞滋养层的母体侧刷状缘膜和胎儿侧基底膜上,负责糖类、K^+、Na^+、氨基酸和嘧啶等营养、生理必需物质从母体侧转运进入胎儿内。氨基酸转运体、有机阴离子转运肽(OATPs)、单羧酸转运体(MCT)、Na^+/I^- 同向转运体(NIS)等转运体参与了转运。P-gp、MRP 等外排转运体可阻止外来异物干扰胎儿发育。

知识链接

目前研究胎盘的物质转运机制的实验如下:使用原代人滋养层细胞、细胞株(如 BeWo、JAr 等)的细胞摄取实验;合胞滋养层细胞的刷状缘侧(母体侧)细胞膜分离形成的囊泡、基底侧(胎儿侧)细胞膜形成的囊泡摄取实验;离体胎盘灌流实验等。

影响药物通过胎盘的因素主要有药物的理化性质,如:脂溶性、解离度、相对分子质量等;药物的蛋白结合率;用药时胎盘的功能状况,如胎盘血流量、胎盘代谢、胎盘生长等;药物在孕妇体内的分布特征等。在妊娠后期绝大多数药物可透过胎盘。

当孕妇患有严重感染、中毒或其他疾病时,胎盘的正常功能受到破坏,药物的透过性也发

 NOTE

生变化,甚至可使正常情况下不能渗透到胎儿体内的许多微生物和其他物质进入胎盘。

三、胎儿体内的药物分布

透过胎盘的药物由循环转运至胎儿体内各部位。胎儿与母体的药物分布是不同的,胎儿体内各部位的药物分布同样也有差异。这与药物的蛋白结合率、胎盘膜的透过性以及胎儿体内各组织屏障的成熟程度等有关。胎儿的血脑屏障尚未成熟,因此,许多药物易透过胎儿血脑屏障。吗啡能迅速渗透至胎儿的中枢神经系统,并高度蓄积,故孕妇应禁用。硫喷妥钠、利多卡因以及氯代烷等在胎儿肝中有明显的蓄积性。

第六节 药物的红细胞内分布

一、红细胞的组成与特性

红细胞的组成以血红蛋白为主,还含有糖类、蛋白质、类脂、核酸、酶及电解质等。红细胞的膜主要由蛋白质和类脂组成,几乎没有多糖和核酸。红细胞膜是一种类脂膜,与其他组织膜一样也存在微孔,所以红细胞被广泛作为研究物质透过生物膜机制的材料。红细胞的性质以及红细胞对药物的透过性能随动物种属不同而存在差异。

二、药物的红细胞转运

药物的红细胞转运存在被动转运和主动转运两种转运机制,主要以被动转运方式进行。葡萄糖等糖类通过易化扩散转移至红细胞内,Na^+、K^+等离子通过主动转运进入红细胞。

（一）体外药物的红细胞转运

这种实验方法应用较广,系将红细胞悬浮于加有药物的介质中,然后测定介质中药物浓度的变化和转移至红细胞内的药物量。以被动转运方式透过红细胞膜的药物,其透过速率取决于药物的脂溶性、相对分子质量、电荷等因素。分配系数大、脂溶性强的药物易进入红细胞内。例如,硫胺衍生物的红细胞转运取决于这些衍生物在生理 pH 值时非解离型的浓度及其脂溶性。季铵盐类化合物很难进入红细胞内,除了分配系数因素外,这些离子所带电荷与红细胞膜电荷相斥也是原因之一。水溶性强的药物主要通过红细胞膜上的微孔进入细胞内,故其透过性决定于其分子大小。

药物在血液中还同时与血浆蛋白结合,因此体外实验结果与实际情况有一定差异。如维拉帕米在无血浆条件下,人和大鼠的红细胞分布均无光学选择性,无种族差异,并与药物浓度呈线性关系。而在血浆中,出现光学选择性和种族选择性的种族差异,人体为 S 型>R 型,大鼠为 R 型>S 型。同时药物向红细胞中分布减少,出现非线性分布。

（二）体内药物的红细胞转运

一般认为,体内药物的红细胞内转运动力学与其血浆动力学具有平行性质。如氢化可的松和奎宁静脉给药后,其血浆浓度-时间曲线、红细胞浓度-时间曲线的消除相几乎平行,半衰期相似。药物向红细胞转运依赖游离型药物的浓度,红细胞内药物浓度随着血浆浓度的增减而呈线性变化,提高药物的血浆蛋白结合率将降低红细胞内的药物浓度。对于大多数药物来说,与红细胞结合并不能明显影响药物分布容积;但对于与红细胞结合能力很强的药物,机体的红细胞比容会影响血液中药物总量。对于这些药物应该测定全血中的药物浓度。

由于红细胞本身为人体细胞,不被人体免疫系统识别,其体内半衰期为 120 天。可将红细胞膜包封在纳米给药系统的表面,获得一种新型纳米红细胞药物载体。其由于表面被红细胞膜覆盖,可成功躲避人体免疫系统的识别,延长药物的体内循环时间。而且,红细胞膜也具有控制药物缓释的特征。

第七节 药物的脂肪组织分布

一般情况下,成人的脂肪组织占体重的 10%～30%,女性通常比男性高。脂肪组织中血管较少,血液循环慢,药物向脂肪组织的转运较为缓慢。脂肪组织内的药物分布在一定程度上还会影响体内其他组织中药物的分布和作用。农药、杀虫剂等通过在脂肪组织中分布和蓄积,可以降低其在血液中的浓度,起着减轻毒性、保护机体的作用。

影响药物在脂肪组织分布的因素主要有药物的解离度、脂溶性以及蛋白结合率等。药物的脂溶性越高,在脂肪组织中的分布和蓄积越多。体内脂肪起着药物的体内储存库作用,会影响药物的起效时间与作用时间的长短。高度脂溶性的硫喷妥钠静脉注射后可迅速分布到脑组织,之后快速从脑组织清除,同时药物向灌注缓慢的组织分布。一段时间后,药物从脂肪组织缓慢释放,再次被转运到脑组织,血药浓度又趋向稳定,形成药物的再分布,能延长麻醉药的作用时间。

第八节 药物的体内分布与制剂设计

常规剂型的药物经静脉、口服或局部注射后分布于全身,只有一小部分药物真正到达作用部位。要想提高作用部位的药物浓度必须增加剂量,可能导致毒副作用的增加。通过制剂手段制成靶向制剂,在不增加给药量的基础上,借助载体将药物定向输送到病灶部位或产生治疗作用的部位,可以增加疗效,降低毒副作用。

 案例导入 4-5

甲磺酸伊马替尼(imatinib,商品名格列卫)是一种治疗由费城染色体突变导致的慢性骨髓性白血病的特效药,可用于治疗慢性粒细胞白血病(CML)急变期、加速期或 α-干扰素治疗失败后的慢性期患者,以及不能手术切除或发生转移的恶性胃肠道间质肿瘤(GIST)患者,可大大提高慢性粒细胞白血病患者的十年生存率,降低化疗药物的不良反应。

问题:甲磺酸伊马替尼提高疗效、降低化疗药物的不良反应的原因是什么?

案例导入 4-5
解析

一、被动靶向制剂的设计

被动靶向制剂是指进入体内的载药微粒被巨噬细胞作为外来异物所吞噬而实现靶向的制剂。这类靶向制剂利用脂质、类脂质、蛋白质、生物降解型高分子等物质作为载体,将药物包裹或镶嵌于其中制备成各种类型的微粒给药系统,如脂质体、纳米粒、微乳、微球等。给药后,载药微粒被单核-巨噬细胞系统的巨噬细胞(尤其是肝的 Kupffer 细胞)摄取,通过正常的生理过程转运至肝、脾、肺及淋巴等巨噬细胞丰富的器官并聚集。

被动靶向微粒系统在体内的分布主要受粒径的影响。据报道,12～44 μm 白蛋白微粒静脉注射 10 min 后,95%以上分布于肺,0.5～0.7 μm 的微粒约 85%分布于肝,2%分布于脾。粒径为 0.2～0.4 μm 的硫化锑纳米粒迅速被肝清除,小于 0.1 μm 的纳米粒更容易透过血脑

NOTE

屏障，而小于 $0.01~\mu m$ 的毫微粒则缓慢聚集于骨髓。可设计 $12\sim44~\mu m$ 的微粒，用于肺癌等疾病的靶向治疗；$0.5\sim0.7~\mu m$ 的微粒，用于肝和脾的靶向治疗；小于 $0.1~\mu m$ 的纳米粒，用于脑内疾病治疗。

除粒径外，微粒表面性质，如荷电性、疏水性和表面张力等也会影响分布。表面带负电荷的微粒易被肝脏摄取，表面带正电荷的微粒易被肺摄取；疏水性微粒易被单核-巨噬细胞系统摄取，亲水性的 PEG 修饰微粒表面后，可减少单核-巨噬细胞的吞噬，延长药物在血液中存在的时间。

二、主动靶向制剂的设计

主动靶向制剂是利用特定的配体或受体修饰的药物载体作为"导弹"，将药物定向运送到靶区浓集发挥药效。如为了避免药物在肝内浓集，可将载药微粒的表面经亲水性高分子材料修饰，使其不易被巨噬细胞吞噬，再在微粒表面连接特定的配体或单克隆抗体，通过生物识别作用，与靶细胞上的受体结合，使微粒聚集在特定的靶部位。也可以将药物修饰成无活性或低活性的原药前体药物，输送到特定靶区后药物被激活，发挥作用。

抗体介导的主动靶向制剂是利用抗体与抗原的特异性结合使药物导向特定的组织或器官。常采用修饰微粒表面，使其表面接上与特定细胞具有亲和力的配体的方法，使其达到定时、定位释放药物的目的。如 Nortrey 等在阿昔洛韦脂质体上连接抗细胞表面病毒糖蛋白抗体，得到的阿昔洛韦免疫脂质体可以识别并靶向眼部疱疹病毒结膜炎的病变部位，病毒感染后 2 h 给药能特异性地与被感染细胞结合，并抑制病毒生长。利用脑毛细血管内皮细胞表面高密度的转铁蛋白受体，将该蛋白的抗体 OX26 连接到用 PEG 稳定的柔红霉素脂质体上，使其具有特异的脑靶向性。

将不同的糖基结合到微粒的表面，根据糖基对组织亲和力的不同，可使微粒系统在体内产生不同的分布。通常带有半乳糖残基的微粒肝靶向较好，主要分布于肝实质细胞；带有甘露糖残基的微粒主要被 K 细胞摄取；带有氨基甘露糖的衍生物则主要分布于肺部。

前体药物是活性药物衍生而成的药理惰性物质，能在体内经化学反应或酶反应，释放出活性药物而发挥治疗作用，有脑部靶向前体药物、结肠靶向前体药物等。例如，将地塞米松与聚 L-天冬氨酸酯化制成前体药物，在结肠特殊酶的作用下，释放出活性药物从而达到结肠靶向作用。

三、序级靶向制剂的设计

尽管主动靶向制剂可以特异性地在靶目标分布，但由于机体复杂的生理、病理环境，到达靶细胞器的药物浓度依然不够，有时不能达到满意的治疗作用。

通过序级靶向可以增加主动靶向到细胞器的药物量。主动靶向的设计使药物在血液输送和长循环时间内保持稳定，通过 EPR 效应主动靶向到肿瘤组织中，通过配体、受体或电荷效应被肿瘤细胞摄取，肿瘤细胞受到刺激触发药物释放信号，最终实现细胞器（线粒体或细胞核）的靶向给药。

四、多重靶向制剂的设计

多重靶向制剂是指在药物递送和作用过程中达到多重功能的靶向制剂。自 1976 年发现药物外排泵 P-gp 以来，人们发现多种肿瘤细胞对一种化疗药物的 MDR 与 P-gp 密切相关，而 MDR 的存在通常导致化疗治疗肿瘤的失败。若将药物与 MDR 抑制剂一起递送至肿瘤部位，可通过 EPR 效应增加药物在肿瘤部位的累积，从而增加抗肿瘤药物的细胞摄取。血脑屏障的存在是脑部肿瘤治疗效果较差的原因之一。用对氨基苯基-α-D-甘露吡喃糖苷和转铁蛋白修

NOTE

饰来构建双靶向柔红霉素脂质体,其血脑屏障转运率显著增高。

在对抗肿瘤细胞过程中,如果设计同时针对不同作用靶点的多重靶向制剂,可以更好地消灭肿瘤细胞。柔红霉素加氨氯地平脂质体双重靶向制剂中,脂质体可以直接靶向癌细胞的线粒体;包封在脂质体内的氨氯地平可以激活凋亡酶(Caspase 3、Caspase 8)、促凋亡蛋白(Bid),抑制抗凋亡蛋白(Bcl-2 和 Bcl-xl),并打开线粒体 PT 孔,从而使细胞色素 C 从线粒体释放到细胞质中,并在肿瘤细胞中启动级联的凋亡反应,从而增加药物抗肿瘤的效果。

本章小结

药物的分布是指药物从给药部位进入体循环后,由循环系统运送至各组织、器官、细胞的转运过程。影响药物体内分布的因素主要有毛细血管血流量、血管通透性、药物与组织亲和力、药物与血浆蛋白的结合率等生理、病理特征,以及分子大小、化学结构和构型、pK_a、脂溶性、极性等药物理化性质,此外药物新剂型与新技术等也会影响药物在体内的分布。

进入血液中的药物,一部分与血浆蛋白结合成为结合型药物,另一部分以非结合的游离型存在。通常只有游离型药物才能透过毛细血管向各组织、器官分布,因此药物的蛋白结合是影响药物体内分布的重要因素。药物与血浆蛋白的结合是一种可逆过程,有饱和现象。血液中游离型药物浓度的变化是影响药效的重要因素。

表观分布容积是指假设在药物充分分布的前提下,体内全部药物溶解所需的体液总容积,其单位为 L 或 L/kg。通过表观分布容积可以推测药物和蛋白的结合程度、药物在体液中的分布量和组织摄取程度等体内分布特点。

脂肪、蛋白质等大分子物质主要通过淋巴系统转运。脂溶性大、油/水分配系数高、非解离型的小分子药物,通过被动转运的方式透过血脑屏障、胎盘屏障。葡萄糖、氨基酸通过主动转运机制进入脑内。葡萄糖等糖类通过易化扩散转移至红细胞内,Na^+、K^+ 等离子通过主动转运进入红细胞。脂溶性越高的药物,在脂肪组织中的分布和蓄积越多。

能力检测

简答题

1. 影响药物分布的主要因素有哪些?
2. 表观分布容积有何意义?
3. 增加药物脑内分布的方法有哪些?
4. 药物蛋白结合率的临床意义是什么?

参考文献

[1] 刘建平.生物药剂学与药物动力学[M].5 版.北京:人民卫生出版社,2016.

[2] Hu C M,Fang R H,Copp J,et al. A biomimetic nanosponge that absorbs pore-forming toxins[J]. Nature Nanotechnology,2013,8(5):336-340.

[3] Nagashige M,Ushigome F,Koyabu N,et al. Basal membrane localization of MRP1 in human placental trophoblast[J]. Placenta,2003,24(10):951-958.

[4] Ushigome F,Koyabu N,Satoh S,et al. Kinetic analysis of P-glycoprotein-mediated

transport by using normal human placental brush-border membrane vesicles[J]. Pharmaceutical Research,2003,20(1):38-44.

［5］ 高科攀,蒋新国. 载药纳米粒的脑内递药系统[J]. 中国新药与临床杂志,2004,23(4):246-250.

［6］ Chen B,Dai W,He B,et al. Current multistage drug delivery systems based on the tumor microenvironment[J]. Theranostics,2017,7(3):538-558.

［7］ Mu L M,Ju R J,Liu R,et al. Dual-functional drug liposomes in treatment of resistant cancers[J]. Advanced Drug Delivery Reviews,2017,115:46-56.

［8］ Ying X,Wen H,Lu W,et al. Dual-targeting daunorubicin liposomes improve the therapeutic efficacy of brain glioma in animals[J]. Journal of Controlled Release,2010,141(2):183-192.

［9］ Zhang Y,Li R J,Ying X,et al. Targeting therapy with mitosomal daunorubicin plus amlodipine has the potential to circumvent intrinsic resistant breast cancer[J]. Molecular Pharmaceutics,2011,8(1):162-175.

［10］ 印晓星,杨帆. 生物药剂学与药物动力学[M]. 北京:科学出版社,2009.

［11］ 潘卫三. 工业药剂学[M]. 3 版. 北京:中国医药科技出版社,2015.

［12］ 张娜. 生物药剂学与药物动力学学习指导与习题集[M]. 3 版. 北京:人民卫生出版社,2016.

(李钦青)

第五章 药物代谢

 学习目标

1. 掌握药物代谢的概念、意义,代谢的主要部位。
2. 熟悉主要的药物代谢酶的性质和常见代谢类型;熟悉药物代谢的影响因素。
3. 了解药物体内代谢在新药研发中的应用和代谢的研究方法。

本章 PPT

第一节 概述

药物代谢又称为生物转化,是指药物在体内各种酶以及体液环境作用下,发生一系列化学反应,导致药物化学结构发生转变的过程。药物代谢影响着药物的药理作用和药物疗效的发挥,如果药物的代谢速率快,表明药物在体内清除快,因此药物的疗效差。反之,如果药物代谢速率过慢,则药物易在体内蓄积,产生毒副作用。因此,阐明药物代谢规律对于掌握药物的作用至关重要。

过去曾将药物在体内的转化过程描述为"解毒",但实际上,药物在体内经代谢后代谢物并非均失去原有的药理活性。有些药物的代谢物活性甚至比原形药物的活性更强。一般来说,药物在体内经代谢后,其代谢物活性大致有下列几种变化。

(1)代谢物无药理活性,药物在代谢过程中,由活性药物变为无活性的代谢物。很多药物会发生这种变化,比如临床常用的局麻药普鲁卡因,在体内被水解为对氨基苯甲酸和二乙氨基乙醇,从而失去活性。又如磺胺类药物在体内通常经乙酰化反应生成乙酰化磺胺而失效。

(2)代谢物药理活性下降,但仍具有一定的药理作用。如氯丙嗪的代谢产物之一去甲氯丙嗪,其药理活性比氯丙嗪差。

(3)代谢物药理活性比其原形药的药活性更强,如解热镇痛药非那西丁在体内转化为极性更大的代谢物对乙酰氨基酚,其药理活性比非那西丁明显增强。

(4)代谢物药理活性激活,即药物本身没有药理活性,在体内经代谢后产生有活性的代谢物。通常的前体药物就是根据此作用设计的,即将活性药物经过结构改造制成药理惰性物质,但该惰性物质在体内能够经化学反应或酶反应,转变为有活性的母体药物而发挥治疗作用。如左旋多巴在体内经酶解脱羧后生成多巴胺,发挥治疗作用。

(5)代谢物为毒性代谢物。有些药物本身无毒性,但其在体内经代谢转化后可形成毒性代谢物,从而导致药物出现不良反应。如异烟肼进入体内在酰胺酶的作用下形成的代谢产物乙酰肼可引起肝脏的损害。

一般来说,药物在体内经代谢后,最终目的是使药物脂溶性降低、极性增加,以利于从机体排出。但是也有一些药物经代谢后,代谢产物的极性反而降低,如磺胺类的乙酰化或酚羟基的甲基化产物。

NOTE

应该指出,吸收的药物在体内并不一定都经过代谢,有些药物在体内不代谢,以原形从尿中排出,有些药物仅部分发生代谢。

药物代谢不仅直接影响药物作用的强弱和持续时间的长短,而且影响药物治疗的安全性,因此掌握药物代谢规律,对设计更合理的给药途径、给药方法、给药剂量,以及对制剂的处方设计、工艺改革和指导临床应用都有重要意义。

知识链接

前体药物是在 1958 年由 Albert 在一篇发表在 *Nature* 杂志上的文章中首次提出。前体药物是指本身没有药理活性,一般需在体内经代谢激活才能发挥疗效的药物。前体药物具有可提高药物的口服生物利用度、提高药物作用的选择性、降低药物不良反应的优点,目前在制剂领域中研究广泛。例如:奥卡西平在体内经代谢为有活性的 10-羟基代谢物而发挥抗癫痫作用;吡呋氨苄西林在体内代谢成为氨苄西林后发挥作用,其生物利用度比直接口服氨苄西林显著提高。在肿瘤组织中,偶氮还原酶、酸性磷酸酶、β-葡糖醛酸糖苷酶和 γ-谷氨酰胺转肽酶等酶的活性较其他正常组织显著升高,利用这一特点,可以将原先具有细胞毒作用的药物制成相应的前体药物,其进入肿瘤组织后可以在这些酶的作用下转化为活性代谢物,杀灭肿瘤细胞,而体内其他组织由于缺乏相应的酶或酶活性很低,不能或很少产生活性代谢物,从而提高药物的选择性,降低了药物对其他组织的毒副作用。如己烯雌酚制成二磷酸己烯雌酚,药物在前列腺组织中丰富的酸性磷酸酶作用下被转化成己烯雌酚而发挥抗肿瘤作用,大大提高了药物的疗效并降低了不良反应发生率。

知识链接

常见在体内转化为活性代谢物的药物见表 5-1。常见有相似药理作用的原形药物和活性代谢物见表 5-2。

表 5-1 前体药物转化成活性代谢物

前体药物	活性代谢物	药理作用
甲基多巴	甲基去甲肾上腺素	降血压
可待因	吗啡	镇痛、镇咳等
左旋多巴	多巴胺	抗帕金森病
水合氯醛	三氯乙醇	镇静、催眠
可的松	氢化可的松	抗炎、抗免疫
泼尼松	泼尼松龙	抗炎、抗免疫
依那普利	依那普利拉	抑制 ACE
萘丁美酮	6-甲氧基-2-萘基乙酸	解热、镇痛、抗炎
环磷酰胺	醛磷酰胺	抗肿瘤

NOTE

续表

前体药物	活性代谢物	药理作用
硫唑嘌呤	巯嘌呤	免疫抑制
卡培他滨	氟尿嘧啶	抗肿瘤

表 5-2　有相似药理作用的原形药物和活性代谢物

药物类别	原形药物	活性代谢物
镇静催眠药	地西泮	去甲地西泮、奥沙西泮
	氯氮䓬	去甲氯氮䓬
	氟硝西泮	去甲氟硝西泮
	氟西泮	N-去烷基氟西泮
抗癫痫药	扑米酮	苯巴比妥
	卡马西平	10,11-环氧卡马西平
	非那西丁	对乙酰氨基酚
解热镇痛抗炎药	保泰松	羟布宗
镇痛药	曲马多	O-去甲基曲马多
β受体阻断药	普萘洛尔	4-羟基普萘洛尔
抗抑郁药	丙咪嗪	去甲丙咪嗪

第二节　药物代谢酶和代谢部位

案例导入5-1

　　临床上对于患有癫痫的儿童常需长期服用苯妥英钠,但长期服用后,易引起维生素 D 缺乏,所以这类儿童用药时要注意补充维生素 D。

　　问题:为什么长期服用苯妥英钠易引起患者体内维生素 D 缺乏?

案例导入 5-1
解析

　　药物在体内的代谢主要经历两个过程,即Ⅰ相代谢和Ⅱ相代谢。在Ⅰ相代谢中药物被氧化、还原或水解,在药物分子上引入某些极性基团如—OH、—COOH、—NH₂ 或—SH 等,增加其水溶性。在Ⅱ相代谢中药物主要与体内一些内源性物质如葡糖醛酸、甘氨酸、硫酸等形成结合物,经过代谢,药物的极性显著增大,有利于药物排出体外。不同药物的代谢方式不同,多数药物通过两相代谢反应进行代谢,有些药物只经Ⅰ相或Ⅱ相代谢反应进行代谢。药物在体内的代谢必须在酶的催化下才能进行。参与药物代谢的酶主要有肝微粒体酶系统和非微粒体酶系统两大类。几乎所有参与药物Ⅰ相代谢反应和Ⅱ相代谢反应的代谢酶都存在于肝细胞的微粒体中,又称肝微粒体酶系统。还有一些药物的代谢酶不存在于微粒体中,而存在于线粒体或细胞质中,又称非微粒体酶系统。

在Ⅰ相代谢反应中参与反应的酶主要是肝微粒体酶,因此肝脏是药物的主要代谢器官;肠道也是重要的代谢器官。肠道中含有丰富的Ⅰ相和Ⅱ相药物代谢酶,能使许多药物及化学异物在通过肠道时被代谢,导致药物的生物利用度降低。另外,肾脏、肺、脑、血浆、胎盘、皮肤、眼和脾脏中也存在不同程度的酶系统,因此药物在这些组织和器官中也可进行代谢。常见的Ⅰ相和Ⅱ相药物代谢酶见表 5-3 和表 5-4。

表 5-3 Ⅰ相代谢反应主要的代谢酶

反应类型	代谢酶
氧化反应	CYP450 酶、醇脱氢酶、醛脱氢酶、醛氧化酶、黄嘌呤氧化酶、单胺氧化酶、含黄素单加氧酶等
还原反应	醇脱氢酶、醛-酮还原酶、NADPH-CYP450 还原酶
水解反应	酯水解酶、酰胺水解酶、环氧化物水解酶
其他反应	脱羧酶

表 5-4 Ⅱ相代谢反应主要的代谢酶

反应类型	代谢酶
葡糖醛酸结合	UDP-葡糖醛酸转移酶
硫酸结合	磺基转移酶
甲基化	甲基转移酶
乙酰化	乙酰基转移酶
谷胱甘肽结合	谷胱甘肽-S-转移酶

一、Ⅰ相代谢的氧化酶系

(一)肝微粒体酶系统

药物代谢主要发生在肝脏、小肠、肾、肺、胎盘、皮肤等组织的内质网中。组织的滑面内质网含有丰富的药物代谢酶,将肝脏等组织进行体外匀浆时,其滑面内质网可形成许多碎片,称为微粒体,因此其中的酶也称为微粒体酶(microsomal enzymes)。以肝微粒体酶活性最强,其中最重要的是一族氧化酶,被称为肝微粒体混合功能氧化酶系统(mixed function oxidase)或单加氧酶(monoxygenase)。1958 年 Klingberg 和 Grfinkle 鉴定出它在还原状态下与 CO 结合,在波长 450 nm 处有一最大吸收峰,因而又称为肝微粒体细胞色素 P450(cytochrome P450,CYP450)酶系,简称 CYP 酶、肝药酶、CYP450 酶或 P450 酶。该酶系催化的氧化反应类型极为广泛,是药物体内代谢的主要途径,应该说大多数药物都是经过该酶系进行生物转化的。

CYP450 酶是一个超基因家族,参与编码 500 多种酶蛋白。现已明确人类 CYP450 酶系具有 57 个基因和超过 59 个假基因,被分为 18 个家族和 41 个亚家族。CYP 超基因家族的命名是以 CYP 开头,后面的阿拉伯数字表示基因家族,如 CYP2;其后的大写英文字母表示亚家族,如 CYP2D;最后的阿拉伯数字表示某单个 CYP450 酶的基因号码,如 CYP2D6。在人肝微粒体中参与药物代谢的 CYP450 酶主要有 CYP1A、CYP2D、CYP2E、CYP2C 和 CYP3A 五大类,它们占肝脏中 CYP450 酶总量的 75% 以上。CYP450 酶对底物的选择性不强,可代谢多种化学结构类型的药物,具有广谱催化底物的能力,而且 CYP450 酶还可以催化一种底物产生几种代谢物,如尼莫地平在 CYP450 酶的作用下可以形成二氢吡啶环脱氢代谢物和二氢吡啶环侧链脱甲基代谢物。但要注意的是,CYP450 酶存在明显的种属差异、性别差异、年龄差异和个体差异,因此药物在不同种属的动物或同一种属的不同人体内的代谢途径和代谢产物可能

NOTE

是不同的。另外,CYP450 酶可以被其他药物诱导或抑制,从而使酶的活性发生改变,这在合并用药时要尤其注意。

CYP450 酶催化药物氧化的机制见图 5-1。药物首先与氧化型细胞色素($CYP450\text{-}Fe^{3+}$)结合成细胞色素 $CYP450\text{-}Fe^{3+}$-药物复合物,然后接受由还原型辅酶 II 提供的电子,形成 $CYP450\text{-}Fe^{2+}$-药物复合物,该复合物再结合一分子氧,形成 $CYP450\text{-}Fe^{2+}\text{-}O_2$-药物复合物,并接受一个电子,使 O_2 活化成为氧离子。第二个电子的来源尚不清楚,可能是由还原型辅酶 I 提供,并经还原型辅酶 I-细胞色素还原酶传递。活化的氧离子中一原子氧引入 $CYP450\text{-}Fe^{2+}\text{-}O_2$-药物复合物中,将药物氧化,另一原子氧和两个质子生成水。此时,$CYP450\text{-}Fe^{2+}$ 失掉一个电子,又变成氧化型细胞色素 $CYP450\text{-}Fe^{3+}$,如此周而复始发挥催化作用。

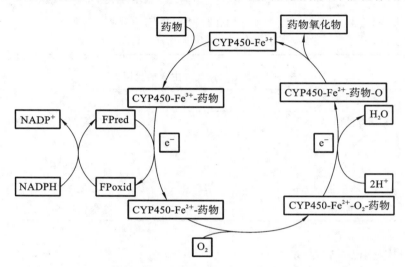

图 5-1　药物氧化过程中 CYP450 酶的催化机制

(二)黄素单加氧酶

黄素单加氧酶(flavin-containing monoxygenases,FMOs)是一组依赖黄素腺嘌呤二核苷酸、还原型烟酰胺腺嘌呤二核苷酸磷酸(nicotinamide adenine dinucleotide phosphate,NADPH)和分子氧的微粒体酶,是一种重要的肝微粒体酶,其可催化含氮、硫、磷、硒和其他亲核杂原子的化合物和药物的氧化。FMOs 有 6 种亚型(FMO1～FMO6),其中 FMO1～FMO5 具有活性。不同的亚型在不同组织、不同人群中具有不同的分布特征。其中,成人肝脏中表达量最高的亚型是 FMO3 和 FMO5;成人肾脏和肺中表达量最高的亚型是 FMO1 和 FMO2;而在胎儿肝脏中 FMOs 以 FMO1 和 FMO5 为主。FMO3 具有较宽的底物专属性,药物、化学物质以及饮食中的成分均可被其代谢。经 FMO3 代谢的常见物质有西咪替丁、雷尼替丁、伊托必利、氯氮平、酮康唑、甲巯咪唑、他莫昔芬、舒林酸等,还有有机磷酸盐和氨基甲酸酯类等农业化学物质,以及三甲胺、酪胺、尼古丁等。

(三)单胺氧化酶

单胺氧化酶(monoamine oxidase,MAO)是机体内参与单胺类物质氧化脱氨反应的主要酶类,根据 MAO 的作用底物、分布位置和选择性抑制的不同,可将其分为两类,即 MAO-A 和 MAO-B。MAO-A 主要存在于神经元和星形胶质细胞中,以及肝、胃肠道和胎盘中。MAO-A 主要以儿茶酚胺类和含有羟基的胺类物质为作用底物。MAO-B 主要分布于 5-羟色胺能神经元和神经胶质细胞中,主要代谢不含羟基的胺类物质。

(四)黄嘌呤氧化酶

黄嘌呤氧化酶(xanthine oxidase,XO)是一种黄素蛋白酶,存在于各种生物体中,是体内核酸代谢中的一种重要酶,可催化次黄嘌呤氧化为黄嘌呤,再进一步催化黄嘌呤氧化为尿酸。XO 广泛分布于人体的心脏、肺、肝脏、小肠黏膜等组织细胞质膜内,血清中的 XO 主要来自肝细胞。在哺乳动物中,其以 XO 和黄嘌呤脱氢酶(xanthine dehydrogenase,XDH)两种相互转化的形式存在,正常情况下主要以 XDH 形式存在,相对无活性。当组织处于缺氧、缺血等病理情况下时,XDH 可以转化为 XO,活性大大提高,生成大量的自由基,从而引起组织损伤。XO 的抑制剂可以抑制尿酸的生成,发挥抗痛风作用,如别嘌醇。XO 可参与含嘌呤基的药物代谢,如巯嘌呤、茶碱、咖啡因、可可碱等。

(五)过氧化物酶

在多种哺乳动物细胞中发现了各种过氧化物酶,包括前列腺素合成酶、髓过氧化物酶、脂质氧化酶和嗜酸性过氧化物酶。过氧化物酶反应与 P450 酶反应的化学性质有一定的相似性,涉及高价氧化铁的化学反应。

(六)醇脱氢酶

醇脱氢酶(alcohol dehydrogenase,ADH)主要集中在肝,约占肝蛋白的 3%。ADH 对伯醇和某些仲醇具有特异性,并在人的乙醇代谢中起主要作用。

ADH 是二聚体,由异二聚体或同二聚体构成相对分子质量为 40 000 的亚基,Zn^{2+} 是酶所必需的。据报道,在人体内至少有 7 种 ADH 的基因,不同 ADH 亚基的特异性不同。吡唑及其类似物能抑制 ADH 的活性。

(七)醛脱氢酶

醛脱氢酶(aldehyde dehydrogenase,ALDH)主要存在于肝脏的线粒体中。目前为止,在人体内发现至少存在 19 种 ALDH 基因。ALDH 能广泛地催化内源性及外源性的醛类化合物氧化而生成羧酸,使机体免受醛类物质的毒害,这一反应通常是不可逆的。

二、I 相代谢还原酶

参与药物代谢的还原酶系复杂,在机体不同组织和器官中均有分布,其中以肝、肾、肺、消化系统以及大脑的表达量较高。能进行还原反应的酶系主要包括醇脱氢酶(ADH)、醛-酮还原酶(AKR)、羰基还原酶(CBR)、醌还原酶、CYP450 还原酶和一些消化道细菌产生的还原酶,主要针对药物结构中的羟基、羰基、硝基和偶氮基等功能基团进行还原反应。

三、I 相代谢水解酶

(一)环氧化物水解酶

环氧化物水解酶(epoxide hydrolase,EH)催化将水分子简单加合至环氧化物的反应。EH 分为微粒体型 EH 和可溶性 EH。微粒体型 EH 由 455 个氨基酸组成,主要位于内质网中,在多个组织和器官中均有表达,参与催化烯烃、芳烃氧化物以及多环芳烃的氧化反应。可溶性 EH 由 554 个氨基酸组成,在肝细胞、内分泌系统、肾和淋巴结等组织中的表达量很高,它的特异性底物为反式二苯乙烯。

(二)酯水解酶

酯水解酶(esterase)主要催化多肽类、酰胺、卤化物以及羧酸酯、硫酸酯和磷酸酯的水解反应。人体内最重要的酯水解酶主要有羧酸酯酶(carboxylesterase,CarE)和胆碱酯酶(cholinesterase,ChE)。CarE 在体内具有平衡胆固醇和脂肪酸的作用,并可以影响内质网蛋白的转运功能,但对于 CarE 的生理功能目前尚不能明确。

NOTE

四、Ⅱ相代谢反应的代谢酶

原形药物或Ⅰ相代谢反应后产生的代谢物中的极性功能基团（如羟基、氨基、硝基和羧基等）和体内某些内源性物质（如葡糖醛酸、硫酸、谷胱甘肽、乙酰辅酶 A、甘氨酸、甲硫氨酸、S-腺苷甲硫氨酸等）进一步结合，生成各种结合物的过程称为Ⅱ相代谢反应。Ⅱ相代谢反应生成的代谢物常常没有活性，但极性较大从而易从体内排出。结合反应需要的代谢酶统称为转移酶，这些转移酶通常存在于微粒体和细胞液中。

（一）尿苷二磷酸-葡糖醛酸转移酶（UGTs）

葡糖醛酸化是葡糖醛酸与各种官能团的加合（结合）反应。化合物可以直接与葡糖醛酸结合，也可以经氧化代谢后再与葡糖醛酸结合，在醇类、酚类、叔胺类、杂环胺类、酰胺类、硫醇和酸性碳原子上均可发生此类结合反应。药物与葡糖醛酸加合后形成的结合物极性增强，在生理 pH 值条件下能离子化，相对分子质量增加，因而有利于药物排出体外。UGTs 的活性部位一般在内质网膜上。UGTs 是一个超级家族，广泛分布于机体各组织器官中，包括肝脏、肠道、肾脏等，在肝脏中的表达最高。UGTs 可以分为 UGT1、UGT2、UGT3 和 UGT8 四个基因家族，迄今为止已确认了 46 个 UGTs 亚型，其中 UGT1 主要参与酚和胆红素的代谢，UGT2 主要参与类固醇的代谢。

（二）磺基转移酶

磺基转移酶（sulfotransferase，SULT）是机体催化多种内源性和外源性物质硫酸结合反应的关键酶。化合物的硫酸结合反应包括底物与磺酰基（—SO_3）的结合，协同底物 PAPS 作为磺酰基的供体，反应由 SULT 催化。结合反应一般发生在—C—OH、—N—OH 和—NH 的侧链，生成 O-硫酸结合物和 N-硫酸结合物。硫酸结合反应通常使产物的水溶性更强，有利于药物从机体排出。SULT 至少存在 11 个亚型，在肝脏、小肠、肾上腺皮质、肾脏和脑中有高表达。

（三）甲基转移酶

N-甲基转移酶（N-methyl transferase）是一种胞内蛋白质，主要分布于消化系统、支气管、肾脏和大脑。组胺和烟酰胺是该酶底物。

儿茶酚-O-甲基转移酶（catechol-O-methyl transferase，COMT）是机体内广泛存在的一种甲基转移酶，主要存在两种同工酶，在中枢神经系统中主要表达膜结合型 COMT（MB-COMT），在外周主要表达可溶型 COMT（S-COMT）。COMT 在肝脏、肾脏、血细胞、脑、子宫内膜、乳腺以及中枢神经系统中含量较高。COMT 是儿茶酚胺类化合物的主要代谢酶，作用机制为在镁离子的作用下，COMT 催化 S-腺苷-L-甲硫氨酸的甲基转移到儿茶酚胺类化合物的 3 位羟基上，使多巴胺等神经递质失去生物活性。

巯嘌呤甲基转移酶（thiopurine methyl transferase，TPMT）也是一种重要的 N-甲基转移酶，它是硫唑嘌呤（azathioprine，Aza）、6-巯基嘌呤（6-mercaptopurine，6-MP）、6-硫鸟嘌呤（6-TG）等嘌呤类药物代谢过程中的重要代谢酶。TPMT 具有遗传多态性，这种遗传多态性控制红细胞 TPMT 的活性，也控制其他组织和细胞中此酶的活性。TPMT 的活性由单个位点上的两个等位基因决定，它在不同人群及人体不同组织、器官中的分布具有很明显的个体差异，有 0.3%～0.6%的人群存在 TPMT 活性缺失。

（四）谷胱甘肽-S-转移酶

谷胱甘肽-S-转移酶（glutathione-S-transferase，GST）是一种球状二聚体蛋白，是由两个同源二聚体亚基组成的超基因家族。其可催化内源性和外源性物质的亲电基团与还原型谷胱甘肽（GSH）结合，从而增加亲电子物质的亲水性，使之易从体内排泄。

GST 在人体中主要有 6 种类型,分别为 α、μ、ω、π、θ 和 ζ,分别在人体内不同位置存在。谷胱甘肽在体内以还原和氧化形式存在,它的代谢过程相当复杂,而且有多种代谢酶参与。谷胱甘肽的结合活性取决于它的巯基,通过去质子化作用可增强巯基的亲核性。

谷胱甘肽的一个重要作用机制是谷胱甘肽中的巯基与代谢酶的活性位点结合使其酸性增强,GST 再将谷胱甘肽转变成各种不同的亲电子基团。根据底物的性质不同,GST 可以催化发生亲核取代反应或亲核加成反应,从而生成不同的代谢产物。

第三节 药物代谢反应的类型

案例导入 5-2

卡马西平是抗癫痫药,其结构式如下:

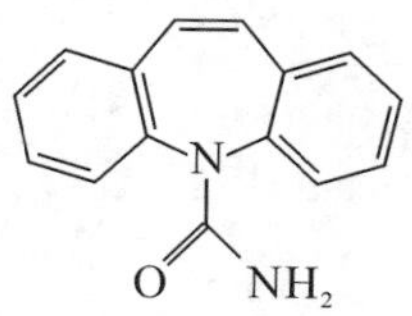

案例导入 5-2
解析

问题:请预测其在体内可能的代谢途径。

根据药物的结构和性质不同,药物可发生不同的代谢反应。有的药物因分子中含有烷基、氨基、巯基、羟基等,可发生氧化反应;有的药物分子结构中含有羰基、羟基、硝基和偶氮基等,可能发生还原反应;有的药物分子结构中含有酯键、酰胺基团,易发生水解反应;药物与体内内源性大分子物质结合,还可发生Ⅱ相代谢反应。

一、氧化反应

氧化反应是最常见的代谢反应,主要由肝微粒体酶或非微粒体酶催化。氧化反应主要有侧链烷基的氧化、氮原子的氧化、硫原子的氧化、羟化反应、醇醛的氧化等。如口服降血糖药甲苯磺丁脲的甲基在人体内被氧化成—CH_2OH 后,一部分还继续氧化,经过醛氧化成—COOH,—CH_2OH 和—COOH 不再发生结合反应,直接由尿排泄(图 5-2)。

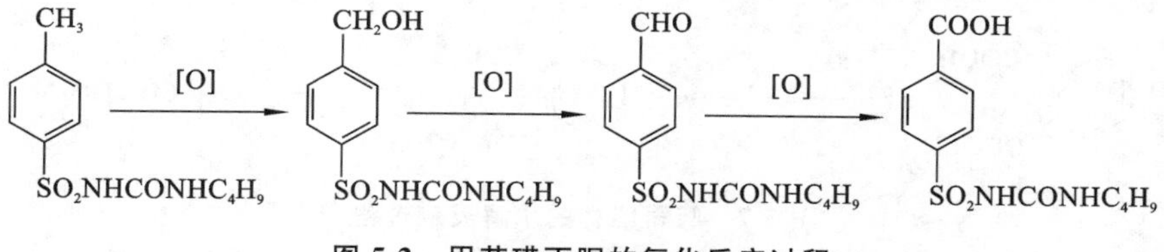

图 5-2 甲苯磺丁脲的氧化反应过程

硫喷妥的巯基可被氧化成羟基,从而生成戊巴比妥(图 5-3)。奥美拉唑中的硫原子被氧化生成砜或亚砜化合物(图 5-4)。

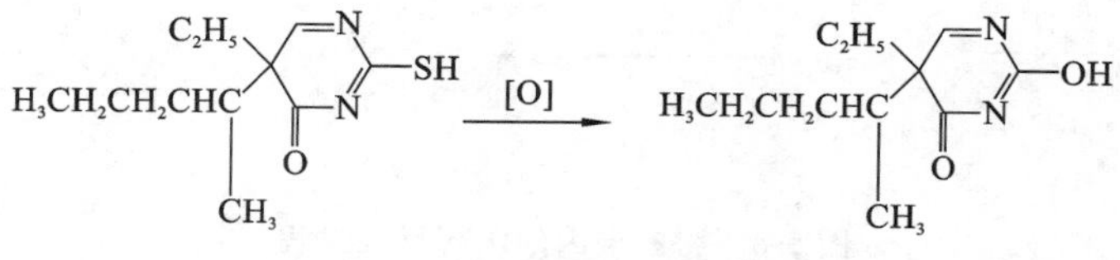

图 5-3 硫喷妥中巯基的氧化反应过程

NOTE

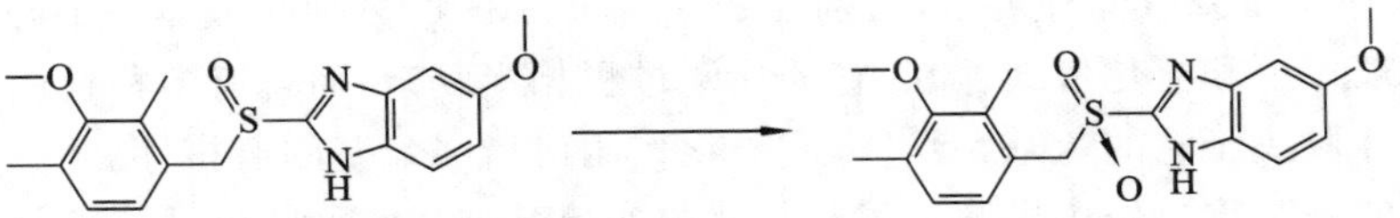

图 5-4　奥美拉唑中硫原子的氧化反应过程

二、还原反应

还原反应主要针对药物结构中的羰基、硝基和偶氮基等功能基团进行反应。主要有两种不同的机制，一种是通过还原型黄素腺嘌呤二核苷酸（$FADH_2$），另一种是 CYP450 酶参与的还原反应。

体内大部分的酶系都可以催化还原反应，而且不同酶系的反应底物没有明确界限。如 CYP450 酶参与氯霉素对位硝基的还原反应（图 5-5），百浪多息在体内还原生成具有抗菌作用的磺胺（图 5-6）。

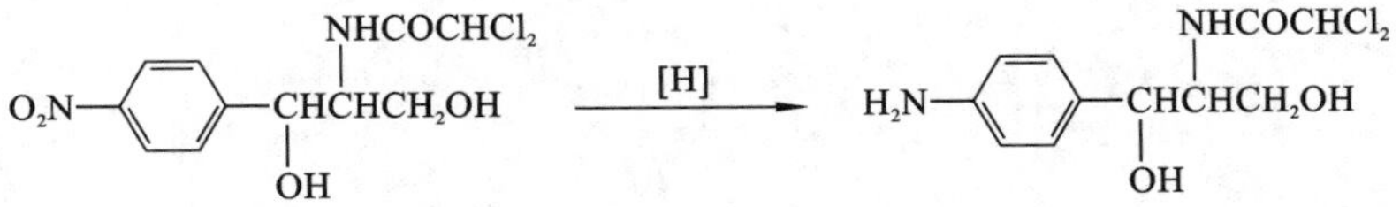

图 5-5　氯霉素的还原反应过程

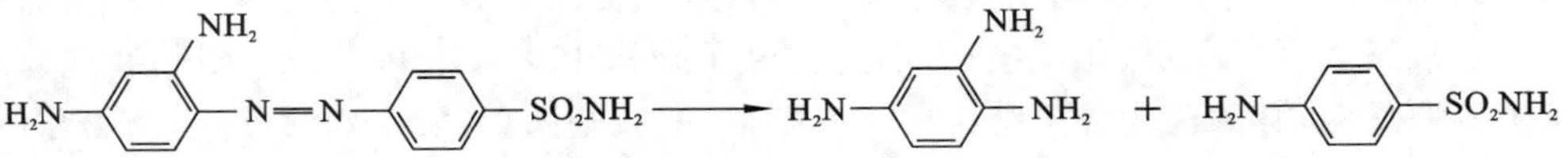

图 5-6　百浪多息的还原反应过程

三、水解反应

水解反应主要是酯键水解酶、环氧水解酶等参与的反应，是将含有酯、酰胺和酰肼等结构的药物水解生成羧酸，或将杂环化合物水解开环。其中酯类药物在体内酯键水解酶的作用下可发生水解反应，生成相应的酸和醇，如阿司匹林在体内可水解生成水杨酸和乙酸，见图 5-7。

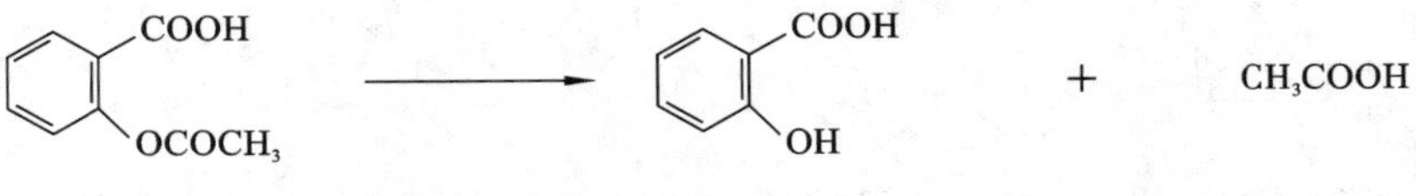

图 5-7　阿司匹林的水解反应过程

酰胺类药物在体内羧酸水解酶的作用下，可生成相应的氨基化合物，如利多卡因在体内发生水解反应生成二甲基苯胺，见图 5-8。

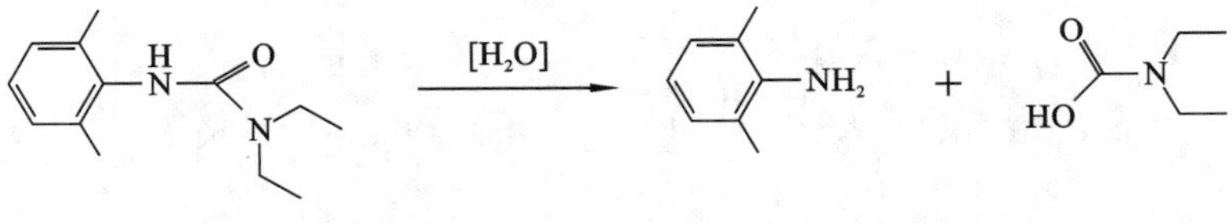

图 5-8　利多卡因的水解反应过程

四、结合反应

(一) 葡糖醛酸结合

葡糖醛酸结合是哺乳类动物最重要的一种代谢反应。葡糖醛酸具有羧基和多个羟基,因此结合产物具有很高的水溶性。该反应机制是尿苷三磷酸和葡萄糖反应生成尿苷二磷酸葡萄糖(UDPG),UDPG 进一步被氧化生成尿苷二磷酸葡糖醛酸(UDPGA),活性 UDPGA 再和药物中的—OH、—COOH、—NH$_2$ 或—SH 反应,生成 β 型的 O-、N-、S-葡糖醛酸苷,见图 5-9。

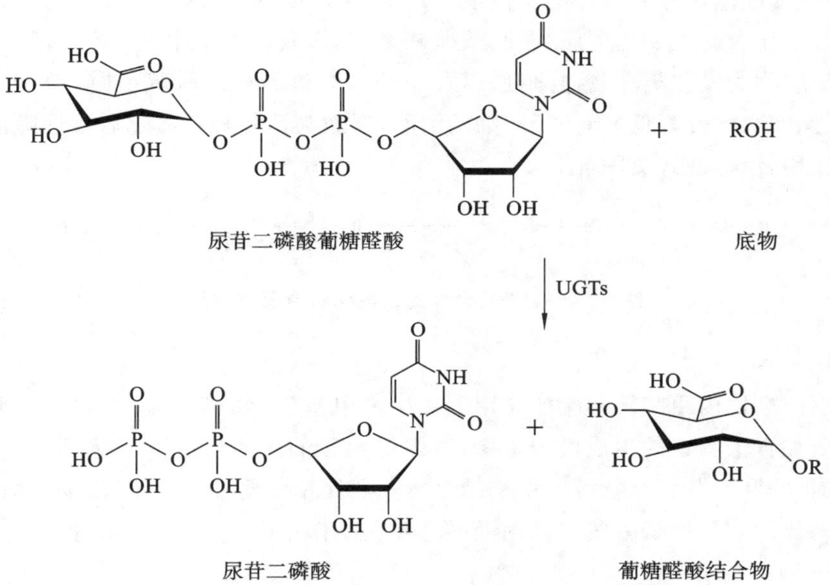

尿苷二磷酸葡糖醛酸   底物

UGTs

尿苷二磷酸   葡糖醛酸结合物

图 5-9 葡糖醛酸结合反应过程

(二) 硫酸结合

硫酸结合反应是常见的 Ⅱ 相代谢反应,在人体内可发生内源性及外源性物质的硫酸结合反应。硫酸结合反应的结合产物水溶性更强,从而利于药物从机体排出。硫酸结合反应的机制为硫酸根离子在 Mg^{2+} 和酶的参与下与 ATP 结合,生成活性供体腺苷-5-磷酸硫酸酯(APS)或者磷酸腺苷-5-磷酸硫酸酯(PAPS),然后在转移酶的作用下与—OH、—NH$_2$ 发生结合反应,见图 5-10。

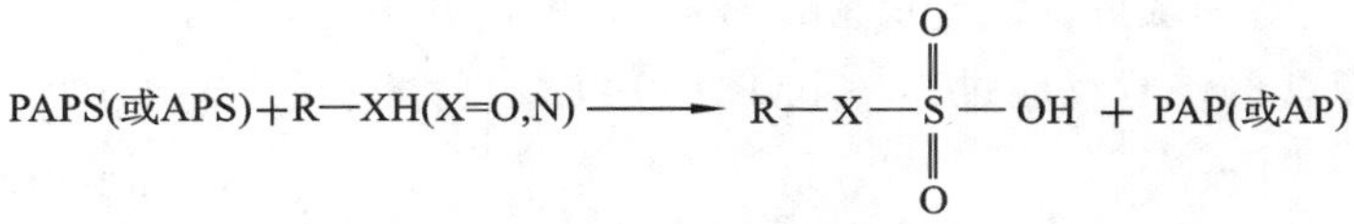

$$PAPS(或APS) + R—XH(X=O,N) \longrightarrow R—X—\overset{\displaystyle O}{\underset{\displaystyle O}{\overset{\displaystyle \|}{\underset{\displaystyle \|}{S}}}}—OH + PAP(或AP)$$

图 5-10 硫酸结合反应过程

(三) 谷胱甘肽结合

谷胱甘肽(GSH)在哺乳动物中广泛存在,其催化机制是谷胱甘肽中的巯基通过与代谢酶的活性位点结合增强其酸性,谷胱甘肽转移酶再将谷胱甘肽转变成各种不同的亲电子基团。根据底物的性质不同,谷胱甘肽转移酶可以催化亲核取代反应或亲核加成反应,生成不同的代谢产物。谷胱甘肽在发生结合反应的过程中主要对电子缺失的 C 原子进行亲核攻击,N 原子和 S 原子也是谷胱甘肽攻击的靶原子。如利尿药依他尼酸在体内谷胱甘肽转移酶的作用下,生成相应的谷胱甘肽结合物,见图 5-11。

97

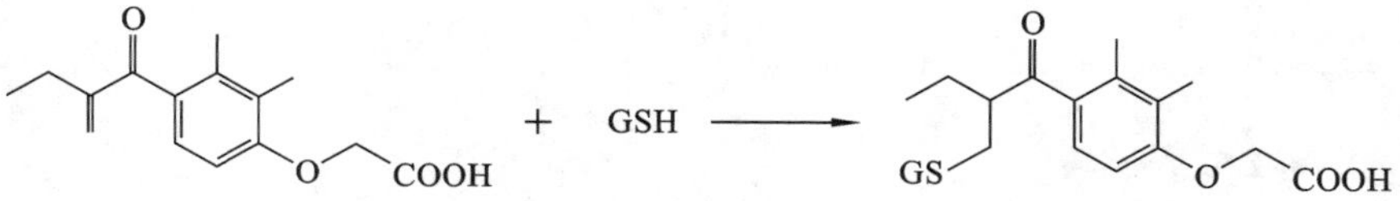

图 5-11　依他尼酸与谷胱甘肽结合反应过程

（四）乙酰化

在乙酰化结合反应中，乙酰辅酶 A（CoA）中的游离巯基与活泼型羧酸反应生成乙酰 CoA 衍生物，然后把乙酰基转移到合适的受体上。乙酰 CoA 可以与含有氨基的化合物发生乙酰化反应。这些氨基化合物主要指芳胺、脂肪酸氨基、肼基以及磺酰氨基等，其中以芳胺最容易发生反应。常见底物为磺胺类药物、异烟肼以及一些具有致癌性的联苯物质。发生乙酰化反应后，生成的代谢产物极性降低，不利于药物的清除，但胺类药物经乙酰化后毒性降低，这是机体的自我保护作用，反应通式见图 5-12。

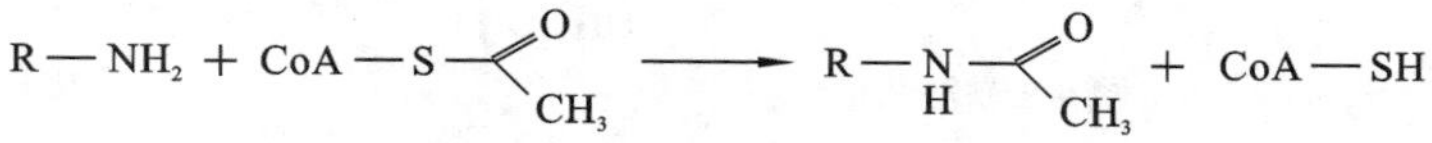

$$R-NH_2 + CoA-S-\overset{O}{\underset{}{C}}-CH_3 \longrightarrow R-\underset{H}{N}-\overset{O}{\underset{}{C}}-CH_3 + CoA-SH$$

图 5-12　氨基化合物的乙酰化结合反应过程

（五）甲基化

甲基化反应在体内甲基转移酶的作用下发生。甲基化反应对药物代谢并非十分重要，但对内源性物质如肾上腺素的生成极为重要，对内源性胺的失活也有重要意义。能与甲基结合的化合物有酚、胺和巯基化合物等。甲基结合物一般比母体药物更稳定，不易被氧化成活性的邻位醌的中间代谢物。如烟酰胺在体内经甲基转移酶作用生成 N-甲基烟酰胺，见图 5-13。

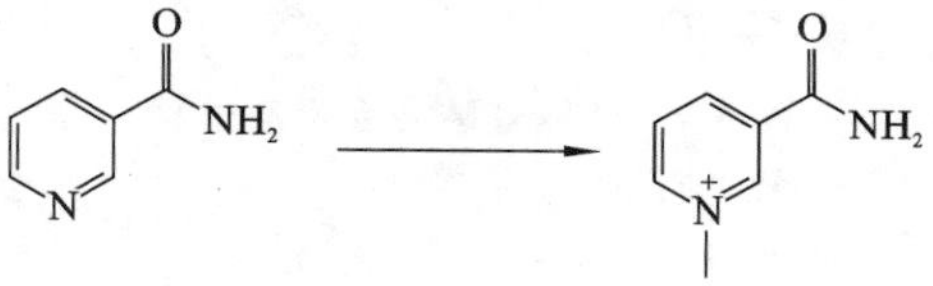

图 5-13　烟酰胺的甲基化结合反应过程

（六）甘氨酸结合

与甘氨酸结合的基团主要是羧基，该反应是羧基代谢中最常见的结合反应。但含有羧基的药物也有不和甘氨酸结合而直接以原形药物排泄的。甘氨酸结合反应中，若药物或代谢物量较多，则容易产生饱和现象。结合反应通常需 CoA 和 ATP 的参与。

水杨酸和甘氨酸的结合反应过程如下（图 5-14）。

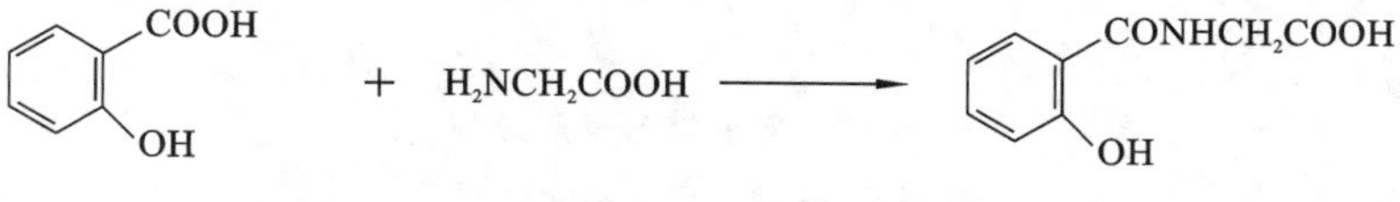

图 5-14　水杨酸和甘氨酸的结合反应过程

第四节　肝提取率

口服药物在经过胃肠道时，由于胃酸、各种消化酶和肠道内微生物产生的酶的影响，可能发生各种代谢反应，会导致部分药物在胃肠道中代谢失活，结果使进入体内的原形药物量减少。进一步吸收入体内的药物经门静脉系统首先进入肝脏时,部分药物又被肝药酶转化或与组织成分结合,或随胆汁排出,使进入体循环的原形药物量进一步减少。这种在吸收过程中,部分药物在胃肠道和肝脏中被代谢而导致进入体循环的原形药物量减少的现象,称为首过效应(first-pass effect),亦称为首过代谢(first-pass metabolism)。首过效应主要包括胃肠道首过效应和肝首过效应。药物在胃肠道发生的代谢现象,称胃肠道首过效应;药物在肝脏中被代谢的现象称为肝首过效应。自胃肠道吸收的药物因肝首过效应导致进入体循环的原形药物量减少的比例可用肝提取率(extraction ratio,ER)来描述:

$$ER = \frac{C_A - C_V}{C_A} \tag{5-1}$$

式中 C_A 代表进入肝脏的血药浓度,C_V 代表流出肝脏的血药浓度;ER 表示药物通过肝脏时,从门静脉血中被清除的药物比例。肝提取率介于 0~1 之间,例如,肝提取率为 0.5,表示药物从门静脉进入肝脏后有一半药量被肝脏清除,其余通过肝脏进入体循环。

肝提取率高的药物有地昔帕明、利多卡因、吗啡、硝酸甘油、普萘洛尔、哌替啶、水杨酰胺等,这些药物进入体内后,易产生肝脏代谢,首过效应显著。肝提取率低的药物有地西泮、洋地黄毒苷、异烟肼、保泰松、苯妥英钠等,这些药物受血浆蛋白结合率的影响较大,肝首过效应不明显。肝提取率中等的药物有乙酰水杨酸、奎尼丁、去甲替林等,这些药物受肝血流量和血浆蛋白结合率的共同影响,如果药物与血浆蛋白结合率高,血中游离型药物减少,则进入肝细胞及胆汁的药物减少,肝提取率会降低,反之,则肝提取率会增高。

肝脏对药物的清除能力还可用肝清除率(hepatic clearance,Cl_h)来描述,它用单位时间内被肝脏完全清除的药物所占的血浆体积来表示,即单位时间内肝脏清除药物的总量与当时血浆浓度(C)的比值,单位是 mL/min 或 L/h。

$$Cl_h = \frac{dX/dt}{C} \tag{5-2}$$

影响 Cl_h 的因素主要有肝血流量(Q)、内在清除率(Cl_{int})和血浆蛋白结合率。根据肝血流量和肝提取率可计算 Cl_h:

$$Cl_h = \frac{Q(C_A - C_V)}{C_A} = Q \cdot ER \tag{5-3}$$

通常 Cl_h 随着肝血流量和肝内在清除率的变化而变化,下式描述了其变化规律。

$$Cl_h = Q\left[\frac{Cl_{int}}{Q + Cl_{int}}\right] \tag{5-4}$$

由式(5-4)可见,对于低提取率药物,其肝清除率主要取决于其内在清除率,而肝血流量对其影响不大。进一步考虑血浆蛋白结合率的影响,上式进一步改写:

$$Cl_h = Q\left[\frac{f_u Cl'_{int}}{Q + f_u Cl'_{int}}\right] \tag{5-5}$$

式中 f_u 表示血浆中游离型药物的百分数,Cl'_{int} 表示游离型药物的内在清除率。当 Cl'_{int} 很小,即 Q 远大于 Cl'_{int} 时,上式可再进一步改写:

$$Cl_h \approx Q\frac{f_u Cl'_{int}}{Q} = f_u Cl'_{int} = Cl_{int} \tag{5-6}$$

此时,若药物的血浆蛋白结合率维持不变,则其肝清除率近似等于内在清除率。

当 Cl'_{int} 很大,即 Q 远小于 Cl'_{int} 时,式(5-5)为

$$Cl_h \approx Q\frac{Cl'_{int}}{Cl'_{int}} = Q \tag{5-7}$$

此时,药物的肝清除率近似等于肝血流量。

NOTE

药物与血浆蛋白的结合对药物肝清除率的影响难以准确定量,但一般来说,对于肝提取率高的药物,血浆蛋白结合率对药物肝清除率影响不大。而对于肝提取率低的药物,药物与血浆蛋白的结合可能影响药物的肝清除率。因为药物血浆蛋白结合率发生微小改变时,可能引起游离型药物浓度显著增高,从而导致药物的肝清除率显著增高。

第五节 影响药物代谢的因素

案例导入5-3

案例导入 5-3 解析

给大鼠口服 150 mg/kg 保泰松,次日的血药浓度为 57 μg/mL,有 66% 的大鼠出现胃溃疡,若连续给药两周,血药浓度降至 15 μg/mL,未发现有副作用。

事先给大鼠腹腔注射 35 mg/kg 的 SKF-525A,然后再给予非那西丁,发现大鼠体内非那西丁的血药浓度较对照组明显增高,同时其代谢产物对乙酰氨基酚的血浆浓度也较对照组明显降低。

问题:为什么开始服用保泰松时,出现胃溃疡的副作用,而连续用药两周后,副作用反而消失? 为何非那西丁给药前先服用 SKF-525A,反而可使非那西丁血药浓度升高?

药物在体内的代谢有明显的个体差异,其原因可归结为生理因素、疾病因素、药物因素等。生理因素又包括年龄、性别、种族、种属差异等;疾病因素指疾病特别是肝脏疾病对药物代谢的影响;药物因素包括给药剂量、药物相互作用等。此外,食物、环境等因素也会对药物的代谢产生一定的影响。了解这些因素对研究影响药物代谢的规律,探讨临床药物治疗时如何提高药物的有效性,降低或抑制药物的副作用具有一定意义。

一、生理因素

(一)年龄差异

新生儿和老年人对药物的代谢能力同其他年龄段人群相比有很大差异。新生儿肝脏尚未发育成熟,药物代谢酶系统尚未发育完全。研究发现,胎儿肝中与 I 相代谢有关的肝药酶数量一般为成人的 20%～40%,其中 CYP450 酶的量为成人的 1/3,NADPH-细胞色素 C 还原酶的量为成人的 1/2。因此新生儿用药时,多数情况下不仅药效高,而且容易产生毒性。例如,新生儿黄疸是由于新生儿体内 UGTs 活性低,不能促进血浆中胆红素与足够的葡糖醛酸结合而影响了胆红素的排泄,从而引起的疾病。

新生儿肝内质网的发育还不完全,体内 CYP450 酶活性低,使得药物的氧化速度较慢,使用一般剂量的药物容易引起毒性,例如,新生儿使用一般剂量的氯霉素,容易出现灰婴综合征。

此外,参与新生儿肝中羟基化反应、N-脱甲基反应、O-脱烷基反应及硝基还原反应等有关的酶也表达不充分。

药物在老年人体内的代谢表现为速度减慢,耐受性减弱。一般认为老年人代谢速度减慢的原因与老年人体内代谢酶活性降低、内源性辅助因子减少有关;另外,老年人的肝血流量与青年人相比明显降低,仅为青年人肝血流量的 40%～50%,也是造成老年人药物代谢减慢的原因之一。此外,老年人功能性肝细胞减少也会影响药物代谢。因此药物在老年人体内的代谢比青年人慢,半衰期延长,给予相同剂量的药物,老年人体内血药浓度相对偏高,容易引起不良反应和毒性反应。

NOTE

（二）性别差异

雌、雄性大鼠对某些药物的反应性有显著差异。一般雌性大鼠对药物的感受性更强，这是因为雌、雄性大鼠体内的肝微粒体药物代谢酶的活性有差异（表5-5），如同样给予巴比妥酸盐，雌性大鼠的剂量仅为雄性大鼠的一半时即可达到与雄性大鼠同样效果的诱导睡眠时间。另外，大鼠体内的葡糖醛酸结合、乙酰化、水解反应等也有性别的差异，在少数临床研究中也发现了人体内有类似的与性别有关的代谢差异，如 CYP3A4 酶的活性在女性体内要比男性高，但CYP2C19、CYP2D6、CYP2E1 酶在男性体内的代谢活性较高。

表 5-5 雌、雄性大鼠体内药物代谢酶活性的差异

药物	代谢反应类型	代谢活性比（雄/雌）
氨基比林	N-脱甲基	5.70
N-甲基苯胺	N-脱甲基	1.70
吗啡	N-脱甲基	2.65
哌替啶	N-脱甲基	2.45
新硫胺	N-脱甲基	6.00
N-甲基巴比妥	N-脱甲基	4.00
苯海拉明	N-脱甲基	2.75
戊巴比妥	氧化	2.85
环己巴比妥	羟基化	3.20
苯胺	羟基化	1.50
对硝基茴香醚	O-脱甲基	1.70
对硝基苯甲酸	硝基还原	1.55
磺胺二甲嘧啶	乙酰化	1.62

（三）个体差异和种族差异

药物代谢酶在人群中广泛存在遗传多态性现象，这是造成人群中药物代谢个体差异显著的主要原因。所谓遗传多态性是指一个或多个等位基因发生突变而产生的遗传变异，在人群中呈不连续多峰分布，导致代谢药物的能力明显不同。根据其代谢速度的不同，可分为超快代谢型（ultra-rapid metabolizer，UM）、快代谢型（extensive metabolizer，EM）、中间代谢型（intermediate metabolizer，IM）和慢代谢型（poor metabolizer，PM），其中慢代谢型的人群药物不良反应的发生率通常较高。

参与 I 相代谢反应的 CYP450 酶系中 CYP2C19、CYP2C9、CYP3A4、CYP2D6、CYP1A2、CYP2E1 酶等都具有不同程度的遗传多态性。例如，主要由 CYP2D6 介导的降压药异喹胍的4-羟基化代谢在人群中存在双峰分布，有 EM 和 PM 两种人群，5%～10% 的北美和欧洲白人以及约 1% 的亚洲人为 PM。除 CYP450 酶外，N-乙酰转移酶、巯嘌呤甲基转移酶、谷胱甘肽-S-转移酶 M1、丁酰胆碱酯酶、二氢嘧啶脱氢酶、葡糖醛酸转移酶等也都存在遗传多态性。例如，异烟肼在人体内的主要代谢途径是乙酰化，根据肝中 N-乙酰转移酶的活性不同而引起不同人群的代谢差异并存在快乙酰化和慢乙酰化现象。52% 的高加索人为快乙酰化代谢型，而其他民族中慢乙酰化的比例各不相同。日本人、美洲印第安人主要为快乙酰化者；而斯堪的纳维亚人、犹太人及北非的高加索人多为慢乙酰化者。乙酰化率低的人服用异烟肼后，多发性神经炎等不良反应的发生率较高。

NOTE

（四）种属差异

不同物种间对于同一种药物的代谢也存在差异。如 CYP3A4 酶，在大鼠体内不存在该酶，在人体内则广泛存在。CYP2D6 酶在不同种属间相当一致，但大鼠体内，该酶在底物需求上更灵活，使得许多胺类药物的芳环羟基化代谢反应在大鼠体内进行的速度远大于其他种属（如豚鼠、兔、犬、猴、人）。CYP2C 酶在犬体内缺乏，所以犬不能代谢甲苯磺丁脲及其他许多酸性药物（如非甾体抗炎药）。Ⅱ相代谢反应种属差异表现得更为明显。体内代谢所需核酸中间体的生物合成能力、转移酶的活性与含量、内源性结合物质的产生速度以及药物的性质等，都可导致结合反应出现种属差异。

二、疾病因素

许多疾病尤其是肝脏疾病会影响药物的代谢，如肝硬化、酒精性肝疾病、病毒性肝炎、黄疸、肝细胞瘤等均会影响药物代谢，其他疾病如感染、心血管疾病和其他非肝肿瘤等也可能造成药物代谢发生变化。

（一）肝脏疾病

肝脏是药物代谢的主要器官，肝脏发生病变必然会导致药物的代谢速率减慢。肝脏病变会使肝药酶活性降低、肝血流量下降、血浆蛋白结合率降低（低蛋白血症）和肝组织对药物的结合能力改变，从而影响药物代谢。CYP450 酶系中，CYP1A、CYP2C19 和 CYP3A 酶的含量和活性受肝病状态影响很大，而 CYP2D6、CYP2C9 和 CYP2E1 酶则不那么明显。一般来说，首过效应大的药物受肝功能状态的影响较大。代谢受肝功能影响较大的药物有苯巴比妥、镇痛药、β受体阻断药等。

（二）非肝脏疾病

许多非肝脏疾病如心血管疾病、癌症和感染等也可影响药物的代谢。

CYP1B1 酶是 17-β 雌二醇羟化的主要酶，但它只在各种人类肿瘤组织中高表达，包括激素相关的肿瘤如乳腺癌和卵巢癌等、非激素相关的肿瘤如肺癌和结肠癌等，利用这一特点，可将其作为肿瘤治疗新的靶点和肿瘤表型的生物标志物。

患者受感染或存在炎症反应时，体内转录因子调控 CYPs 的表达下降，从而使体内 CYP450 酶代谢活性会下降。

三、药物相互作用的影响

当两种药物在同时或前后贯序应用时，其中一种药物可能增加或降低另一种药物的代谢速度，这可能会导致药物活性强度和药效持续时间的改变。这主要是由于在药物代谢过程中，两种药物可能结合于同一种酶的活性部位，使得两种药物之间发生竞争性相互作用。根据对药物代谢酶的作用结果，可分为酶诱导作用和酶抑制作用。能使代谢加快的物质叫作酶诱导剂（inducer）；相反，能使代谢减慢的物质叫作酶抑制剂（inhibitor）。值得注意的是，有的药物是自身的酶诱导剂。有的药物对某一药物来说是诱导剂，对另一药物可能是抑制剂。如保泰松对洋地黄毒苷等药物的代谢起诱导作用，而对甲苯磺丁脲、苯妥英钠起抑制作用。

1. 酶诱导作用　许多药物特别是在肝中停留时间长且脂溶性好的药物，能够使某些药物代谢酶过量生成，从而促进自身或其他药物的代谢，这种现象被称为酶诱导作用，这些药物被称为酶诱导剂。酶诱导的结果是促进药物代谢，如果代谢物无活性或活性较原形药物低，则可降低药物的药理作用。在人体内，酶诱导作用通常发生在使用诱导剂 3 天后，在 7～10 天达到最大诱导效果。如苯妥英钠能促进甾体类抗炎药地塞米松的代谢，使其半衰期缩短约 50%。保泰松可促进氨基比林的代谢，连续口服保泰松 1～2 周后，再给予氨基比林，氨基比林的血药浓度显著小于正常值。常见的酶诱导剂见表5-6。

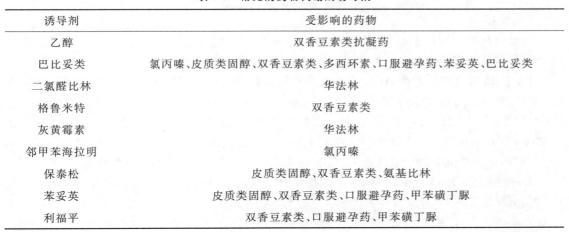

表5-6 常见的药物代谢酶诱导剂

诱导剂	受影响的药物
乙醇	双香豆素类抗凝药
巴比妥类	氯丙嗪、皮质类固醇、双香豆素类、多西环素、口服避孕药、苯妥英、巴比妥类
二氯醛比林	华法林
格鲁米特	双香豆素类
灰黄霉素	华法林
邻甲苯海拉明	氯丙嗪
保泰松	皮质类固醇、双香豆素类、氨基比林
苯妥英	皮质类固醇、双香豆素类、口服避孕药、甲苯磺丁脲
利福平	双香豆素类、口服避孕药、甲苯磺丁脲

酶诱导作用对药物治疗尤其是合并用药具有较大的影响。与具有酶诱导作用的药物合用时,若剂量保持不变,且代谢物的活性比母体药物低,则达不到治疗所需的血药水平。停用诱导剂后,合用药物的血药浓度会迅速升高,导致中毒的发生。

另外,当酶诱导剂具有自身酶诱导作用,能加速自身的代谢时,连续应用这类药物可导致临床疗效逐渐降低,即通常熟知的耐受现象。如苯巴比妥是自身酶诱导剂,作为安眠药使用时,开始几天有效,但连续使用后,由于苯巴比妥诱导了体内代谢酶的活性,使以后服用的药物代谢速度明显加快,因而疗效下降甚至无效。

代谢酶的诱导机制可能与增加酶的mRNA或酶本身的稳定性、促进基因转录水平增加等有关。如苯巴比妥诱导了CYP3A4基因的表达,从而使CYP3A4酶表达增高,药物代谢加快。

2. 酶抑制作用 许多药物能对肝微粒体酶产生抑制作用,从而使其他药物代谢减慢,导致药物在体内蓄积,药理活性甚至毒副作用增加。这种作用被称为酶抑制作用。这种药物被称为酶抑制剂。临床常见的酶抑制剂有氯霉素、双香豆素、异烟肼、对氨基水杨酸、西咪替丁、保泰松以及乙酰苯胺等。如氯霉素通过抑制肝微粒体酶的作用,能抑制甲苯磺丁脲的代谢,引起患者低血糖昏迷;氯霉素也能抑制苯妥英钠的代谢,可能产生眼球震颤及精神紊乱等苯妥英钠的中毒症状。

酶抑制作用主要有两种形式,一种是不可逆抑制,如有些药物可破坏CYP450酶,不可逆地抑制了CYP450酶的活性。这些药物主要有炔雌醇、炔诺酮、螺内酯、三氟乙烯醚、司可巴比妥、二烯丙巴比妥、烯丙异丙乙烯脲、乙氯戊烯炔醇、二硫化碳和丙基硫脲嘧啶等。另一种是可逆性抑制,代表药物为β-二乙氨乙基二苯丙乙酸酯(proadifen,简称SKF-525A),该化合物最初是由于它可以延长环己巴比妥的催眠作用而被发现。在环己巴比妥给药前给予SKF-525A,能使环己巴比妥的半衰期显著延长。SKF-525A可抑制大多数药物的氧化作用,其主要通过和CYP450酶紧密结合,从而竞争性抑制药物的代谢。此外,内源性化合物也可以抑制药物代谢,例如,病毒感染后产生的干扰素和白细胞介素等细胞因子能够在转录水平下调CYP450 mRNA。环磷酸腺苷(cAMP)依赖的蛋白激酶的丝氨酸残基的磷酸化也能降低CYP450酶的活性。

当药物与酶抑制剂合用时,会引起该药物的体内血药浓度升高,如果血药浓度的升高尚在治疗范围内,此相互作用可能是有益的;反之,如果血药浓度升至毒性范围,则会变成不良作用,导致药物的毒副作用增加,这对于治疗指数狭窄或治疗浓度接近血药中毒浓度下限的药物要尤其注意。

NOTE

四、其他因素对药物代谢的影响

（一）饮食

饮食对药物代谢的影响主要取决于饮食中的糖、蛋白质、脂肪、微量元素和维生素以及食物中的一些特殊成分。

1. 糖、蛋白质和脂肪的影响 糖、蛋白质和脂肪对药物代谢酶的活性均有一定程度的影响，其中蛋白质对药物代谢酶的影响较为重要。当体内蛋白质缺乏时，肝细胞分化减慢，CYP450 及 NADPH-CYP450 还原酶活性下降，导致药物的代谢能力降低。脂类作为膜的组成部分，影响代谢酶的催化能力。当食物中缺少亚油酸或胆碱类时，可能影响微粒体中磷脂的产生，这不仅影响混合功能氧化酶的功能，也影响诱导作用，从而影响药物的代谢。

2. 微量元素和维生素的影响 食物中微量元素如铁、锌、铜、硒和碘等缺乏时，可使 CYP450 酶合成减少，从而对药物代谢有一定影响。缺铁时，CYP450 酶含量有明显变化，还可增加环己巴比妥或氨基比林的代谢。一般认为铁过多会破坏内质网上的脂质而使混合功能氧化酶作用受影响。因此，缺铁反而能增加一些药物的代谢。

维生素能影响药物代谢，但不像蛋白质那样明显，仅在严重缺乏时才表现出来，维生素是合成蛋白质和脂质的必需成分，后两者又是药物代谢酶系统的重要组成部分，因此可影响药物的代谢。如缺乏维生素 B_2 时，肝及肠道细菌中偶氮还原酶活性下降，补充维生素 B_2 即可恢复。维生素 C 缺乏时，苯胺、香豆素等的羟化作用下降。

3. 特殊成分的影响 某些食物中含有的一些成分可以对 CYP450 酶产生抑制或诱导作用，从而影响药物的代谢。如西柚汁中含有抑制 CYP3A4 酶活性的成分，可以抑制药物代谢，蔬菜芥蓝中含有诱导 CYP1A2 酶的成分，可以加快药物的代谢。

（二）环境

环境中存在多种能影响药物代谢的物质，如放射性物质、重金属、工业污染物、杀虫剂和除草剂等。

大鼠长期饮用铀污染水后，CYP3A1/A2 酶和 CYP2B1 酶在代谢器官中的表达均显著增高。动物长期接触铅可诱导 CYP450 酶，而短期与铅接触会降低药物代谢能力。镉作为蔬菜中的污染物及铝制品的杂质，大量摄入会抑制药物代谢酶，机制可能是镉能诱导血红蛋白氧化酶的活性。

2,3,7,8-四氯二苯二噁英（TCDD）是一个具有刚性平面结构的多环类工业污染物，对多环烃类代谢的 Ⅰ 相酶、葡糖醛酸转移酶、δ-氨基乙酰丙酸合成酶和谷胱甘肽-S-转移酶有诱导作用，因此它对 Ⅰ 相代谢和 Ⅱ 相代谢都会造成影响。

杀虫剂是空气、食物和水中普遍存在的一种环境污染物，如：全氯五环癸烷和开蓬对 CYP450 酶有一定诱导作用，可增加联二苯及华法林的代谢；马拉硫磷和对磷酸则对药物代谢有抑制作用。

第六节 药物代谢在新药研发中的应用

药物代谢在新药研发中起到十分重要的作用，在新药研发中使用药物代谢的方法可以快速筛选出代谢稳定、具有多种清除途径、相互作用可能性低的化合物，也有助于了解新药研发过程中候选药物可能的代谢途径、药物相互作用及毒性和临床安全性问题。在新药申报的普通技术文件（common technical document，CTD）中，必须提供体内和体外代谢数据，包括生物

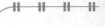

样品中可能的代谢物的化学结构和数量、可能的代谢途径、系统前代谢（胃肠道或肝首过效应）、体外代谢（包括 P450 代谢、酶的诱导和抑制作用）。近年来许多体外代谢模型被建立，这使在体外进行大规模、高效率和低成本的代谢筛选成为可能，加快了新药筛选和研发的速度，提高了创新药物研发的成功率，缩短了研究周期，降低了开发成本。另外，不同的给药途径、不同的剂型以及各种因素对药物代谢酶的活性的影响都可导致临床药物治疗时产生代谢的差异，使药物在不同个体内的疗效和毒副作用产生差异，因此人们通过对药物代谢特性的研究，探索药物代谢的规律，可有目的地提高药物的生物利用度和药效，避免和降低药物的毒副作用，提高药物的安全性。由此可见，药物代谢不仅与药物药效和毒副作用有关，而且与药物制剂设计和提高药物制剂的有效性和安全性也密切相关。

一、药物代谢研究与新化学实体筛选

约有 40% 的临床候选药物进入临床试验后由于药动学方面的原因而被淘汰，有效的药物不仅要有较高的体外活性，还应具有理想的药动学性质，即较高的生物利用度和理想的生物半衰期。在新药的整个研发周期中，进行药物代谢研究的类型取决于药物研发的阶段。药物早期发现阶段代谢研究的主要作用是筛选一系列的化合物，它们具有高度的代谢稳定性、多重清除途径、酶的抑制或诱导可能性低以及生成反应性中间体可能性低。而在发现化合物后，药物代谢研究可以为药物申报提供必要的材料。国家食品药品监督管理总局（CFDA）和美国 FDA 对于药物的研究，要求了解其在体内的代谢情况，包括代谢类型、主要代谢途径及其可能涉及的代谢酶。对于新的前体药物，除对代谢途径和主要活性代谢产物结构进行研究外，还应对原形药物和活性代谢产物进行系统的药动学研究。对在体内以代谢消除为主的药物（原形药排泄<50%），代谢研究则可分为两个阶段，临床前首先采用色谱方法或放射性核素标记方法分析和分离可能存在的代谢产物，并用色谱-质谱联用等方法初步推测其结构。如果 II 期临床研究提示其在有效性和安全性方面有开发前景，在申报生产前需弄清主要代谢产物的可能代谢途径、结构及代谢酶。但当多种迹象提示可能存在较强活性的代谢产物时，应尽早开展活性代谢产物的研究，以确定开展代谢产物动力学实验的必要性。

一些药物在体内可以形成活性代谢产物，通过此类药物的代谢研究可分析其活性代谢物的结构及毒性，从而有助于合成更安全有效的候选药物，如对乙酰氨基酚是非那西丁在体内的活性代谢物，与非那西丁相比对乙酰氨基酚的镇痛作用更好，且无高铁蛋白血症和溶血性贫血等不良反应。

二、药物代谢与前体药物设计

利用前体药物在体内代谢成活性代谢产物，从而提高药物的作用或降低药物的毒副作用可帮助临床上开发更有效的药物。如左旋多巴在体内经酶解脱羧后生成多巴胺而发挥治疗作用，这是人们在弄清楚药物代谢规律后，利用代谢进行新药的设计与开发研究的典型例子。

氨苄西林虽然比青霉素 G 稳定得多，但在胃中还是易被胃酸分解。为增加氨苄西林在胃液中的稳定性，将其制成前体药物酞氨西林（talampicillin），酞氨西林对胃酸稳定，进入肠道后，可被肠道非特异性酯酶水解转化成氨苄西林而吸收。另外，匹氨西林也有与酞氨西林一样的性质。

替加氟是 5-氟尿嘧啶（5-FU）的前体药物，其在 5-FU 的 N1 位上接上了一个四氢呋喃，脂溶性增加。替加氟体外抗癌活性较弱，但在体内能缓缓释放出 5-FU 而发挥作用。替加氟与 5-FU 相比具有以下优点：①吸收好，不仅可口服，而且能直肠给药；②毒性低，对造血器官和

NOTE

消化道的副作用轻,局部给药的障碍作用少,免疫抑制作用也少,能通过血脑屏障;③半衰期长,作用持久。

在替加氟结构改造的基础上,在 5-FU 的 N3 位上再接入一个四氢呋喃可得双嘧氟啶(FD1),脂溶性更强,口服更易吸收,可导致 5-FU 的血浆和组织浓度比替加氟高数倍之多。但FD1 的不良反应也相应增多,会引起较强的恶心、呕吐以及中枢神经性毒性,这可能与 FD1 更易通过血脑屏障有关。可将其制成肠溶片或缓释性颗粒以延缓吸收,降低血浆高峰浓度,减少不良反应。

三、药物代谢与制剂设计

大部分药物通过代谢清除,如果药物存在强的胃肠道或肝脏首过代谢,则可能使进入体循环的药量减少,使药物作用减弱甚至无效,这是目前许多药物不能口服给药或口服给药后生物利用度很低的一个重要原因。因此,利用制剂技术,尽量减少和避免首过作用,提高药物的生物利用度对临床应用具有重要意义。

当药物代谢酶达到最大代谢能力时,会出现酶饱和现象,此时酶代谢能力下降。消化道黏膜中的代谢酶较易被饱和,因而可通过增大给药量或利用制剂技术,造成代谢部位局部高浓度,使药物代谢酶饱和来降低代谢的速度,增加药物的吸收量。例如,多巴胺是治疗帕金森病的首选药物,但它很难通过血脑屏障,临床应用其前体药物左旋多巴,转运到脑内后,被脑内脱羧酶脱去羧基转变成多巴胺而发挥作用。但左旋多巴不仅被脑内的脱羧酶脱羧,也能被消化道、肝中存在的脱羧酶脱羧,故口服左旋多巴首过效应强烈,生物利用度只有静脉注射的 30%左右。临床常常通过加大给药剂量来维持有效血药浓度,导致恶心、呕心、食欲不振等不良反应明显增多。进一步研究表明,肠壁内脱羧酶的活性在小肠回肠末部最高,而左旋多巴的主要吸收部位在十二指肠,该部位脱羧酶的活性较低,并有饱和现象。因此设计成在十二指肠迅速释放的制剂,就能提高左旋多巴的生物利用度。左旋多巴的肠溶性泡腾片即符合上述要求,这种片剂设计将普通的左旋多巴泡腾片用肠溶材料包衣,该肠溶材料在十二指肠环境(pH 5)下能迅速溶解,同时泡腾剂使片剂迅速崩解并释放药物,在十二指肠造成高的药物浓度,使该处的脱羧酶饱和,减少脱羧作用,增加左旋多巴的吸收。

为了减少脱羧酶对左旋多巴的脱羧作用,设计将左旋多巴与脱羧酶抑制剂卡比多巴或盐酸苄丝肼合用,组成复方片剂。这两种脱羧酶抑制剂可抑制小肠、肝、肾中的脱羧酶的活性。同时这两种脱羧酶不能透过血脑屏障,因而不会影响脑内脱羧酶的活性。这种设计既能抑制外周的左旋多巴的代谢,增加进入中枢的左旋多巴的量,又能使摄入脑内的左旋多巴顺利转换成多巴胺而发挥药理作用,与单用左旋多巴相比,给药剂量下降了约 80%,不良反应减轻,使一些因左旋多巴不良反应大而不能使用的患者可继续使用。

肝是各种药物代谢酶含量最高的器官,大部分药物的代谢都是在肝中进行的。因此研究药物在肝中的代谢性质及其对血药浓度的影响,对制剂设计和剂型改革有重要的意义。对于许多在肝中有首过效应而失效的药物,为避免肝药酶对药物的代谢,可考虑改变剂型以增加这类药物的适用范围。如睾酮和黄体酮易被消化道和肝中的药物代谢酶代谢,口服时几乎无效,只能制成注射剂使用。若将它们制成舌下片口腔给药,其效果可比口服片高 20～30 倍。又如硝酸甘油舌下片虽然可在 1～2 min 内产生作用,但维持时间太短。近年来,研制成功了各种硝酸甘油的经皮给药制剂,如软膏剂、贴片等,将药物贴敷于患者胸部,使硝酸甘油逐渐透过皮肤吸收,直接进入体循环。这样不仅能避免硝酸甘油在消化道中的大量代谢,而且由于其经皮缓慢吸收作用,不断补充血中被代谢消除的硝酸甘油而起到长效作用。

第七节 药物代谢研究方法

药物代谢关系到药物的药效、作用时间及毒性等，因此药物的代谢研究对于开发更安全有效的新药，研究药物作用机制、药效与毒性，研究药物相互作用及合理用药等均有重要意义。药物代谢的研究方法分为体外法和体内法。体外法和体内法各有优缺点，应结合使用，应在体外代谢研究的基础上进一步研究其体内代谢。

一、体外法

肝脏是主要和重要的代谢器官，大多数药物的代谢反应都是在肝药酶系统的参与下发生的，因此体外法一般选用肝脏，利用离体肝脏直接分析药物代谢能力。与体内代谢研究相比，体外代谢研究有很多优点。一是可以排除体内诸多的干扰因素，直接观察到代谢物对底物的选择性，为体内代谢研究提供重要的线索和依据；二是体外代谢研究简便快速，适合于高通量药物筛选；三是体外代谢研究不需要消耗大量的实验样品和实验动物，研究费用相对较低；四是对体内代谢转化率低且缺乏灵敏检测手段的药物来说，体外代谢是一种很好的研究手段。但体外法存在的不足也不容忽视，体外法是在非生理条件下、过度简化的细胞体系中进行，培养细胞对受试化合物的暴露与人体的摄入量不相当，还有可能出现假阳性结果；此外，还存在原代肝细胞培养较昂贵且耗时、肝源获取困难、细胞质量和供体有差异等问题。

（一）离体肝灌流法

离体肝灌流法在一定程度上保留了肝细胞结构和功能的完整性，同时又能排除其他脏器的干扰，动态地监测肝脏对药物的处置。该法将肝组织分离移至体外，37 ℃下保持，并迅速插管将灌流液经门静脉导入肝脏，再由出肝静脉插管流出并循环。在一定时间取灌流液，测定药物及其代谢物的浓度，还可进行药物及其代谢物的结构分析。灌流状态基本保持了肝脏的正常生理状态，为保护肝脏代谢酶的活性，插管时间应迅速并且要持续供氧。离体肝灌流法快速简便，是研究药物代谢和作用机制的有效方法，但该法需要一定的灌流设备，对操作技术的要求比较高。

（二）肝切片法

肝切片法是将新鲜肝组织用切片机切成一定厚度的切片，实验时与药物共同孵育。该法可以完整地保留所有肝药酶及细胞器活性、细胞与细胞间的联系，能够真实反映药物在体内生理情况下的代谢过程。此外，该技术更能耐受体外孵育环境，可保持代谢活性 8～12 h。而且随着切片机技术的发展，目前的肝切片技术已达到精确切割的水平。但好的切片机价格昂贵，因此肝切片法仍未得到广泛应用。

（三）亚细胞片段法

CYP 在药物代谢中发挥着极为重要的作用，大部分药物是由 CYP 酶系代谢的，因此将肝微粒体用作肝代谢的体外替代品是一种合理的、最接近肝的选择。另外肝 S9 的体外实验体系同时含有内质网酶和细胞溶质酶，对于体外药物代谢研究也是很有价值的。肝微粒体法是将肝组织匀浆通过差速离心，即先高速（2 000g）、后超速（100 000g）离心，抽提肝微粒体成分，用适当缓冲液悬浮后用于代谢研究。肝微粒体包含了Ⅰ相和Ⅱ相代谢酶，是目前应用最多的体外代谢模型。S9 片段法是把肝组织匀浆液 9 000g 离心获得，相对于微粒体法，S9 片段的酶活性较低，限制了其应用。

（四）肝细胞培养法

肝细胞培养法是通过制备的肝细胞辅以氧化还原型辅酶，在模拟生理温度和生理条件下进行生化反应。在代谢研究中，肝细胞培养法可采用原代人肝细胞培养、永生化和冻存的人肝细胞培养。原代人肝细胞培养提供了全人肝功能的整合模型，但价格昂贵，而且肝源的获取较困难，所以现在常用冻存的人肝细胞进行培养。HepG2 是人肝癌细胞株，目前最常用于药物代谢研究。由于 HepG2 细胞内的代谢酶根据来源和培养条件不同会呈现不同的形式，这限制了它作为一个真正肝细胞替代品的应用，其他细胞系如 HLE、THLE、BC2 或 Fa2N-4 能表达部分代谢酶，但都不完整。肝癌细胞系 HepaRG 在形态学上与新鲜的肝细胞具有高度的相似性，尤其是在代谢酶、转运体和核受体表达上，是一个比较可靠的肝细胞替代品。

肝细胞培养法基本可以较好地完整保持细胞的功能，与正常细胞生理状况接近，并与体内具有一定的相关性，不足之处是肝细胞制备技术较复杂。此外在细胞培养过程中，部分 CYP450 酶难以表达。

二、体内法

体内药物代谢研究一般是指受试者（人或动物）给药后，在一定时间内采集血浆、尿、粪便、胆汁等生理体液或排泄物，测定代谢物在生物样品中的浓度，计算清除率、生物半衰期等有关代谢参数，分离鉴定其中的代谢产物，解析药物代谢途径。

（一）药物探针法

清除率常作为药物代谢能力的指标，对主要经肝代谢的药物而言，该参数可直接反映肝代谢能力，如安替比林。还有些药物选择性地经某一同工酶代谢，也可用清除率作为该同工酶的活性指标。如咖啡因、茶碱主要经 CYP1A 酶代谢，美芬妥英主要经 CYP2C9 酶代谢，红霉素经 CYP3A 酶代谢，这些药物均可作为相应同工酶的在体探针药物，用其清除率反映同工酶的活性，用于研究与该同工酶有关的其他药物的代谢。

（二）体内指标法

该法不借助任何探针药物，利用某些内源性物质及其代谢物的水平变化来反映某些药物代谢酶或代谢途径的变化。血浆中的胆红素和尿中的 6-β-羟基可的松与药物代谢的相关性较好，是经常选用的体内指标。胆红素依靠在肝脏中与葡萄糖苷酸结合而从血浆中消除，可作为肝葡萄糖苷酸结合的指标，当 UGT 酶活性下降时，血浆中胆红素水平升高。可的松由肝微粒体 CYP3A 酶催化生成 6-β-羟基可的松，经尿排泄，以 6-β-羟基可的松或以 6-β-羟基可的松与 17-羟基可的松的比值作为 CYP3A 酶的指标。

（三）基因敲除动物

近年来，利用基因敲除技术构建的代谢酶基因敲除动物为药物代谢研究提供了一个与人体内环境近似而又基于整体动物水平的高通量筛选模型。目前已成功构建多种 CYP450 基因敲除整体动物模型，并用于在特定 CYP 亚型基因缺失条件下动物对药物的代谢研究。例如，研究对乙酰氨基酚在 CYP2E1 基因敲除小鼠和野生型小鼠体内的代谢行为时，发现对乙酰氨基酚的肝毒性很可能是由于 CYP2E1 酶催化在肝脏中形成的活性代谢物所致。

尽管基因敲除动物在药物代谢研究中发挥着重要作用，但目前也存在着建模周期长、转入外源基因的随机性、传代难而无法大规模生产、供货渠道单一且价格昂贵等问题，使其应用受到了一定限制。

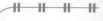

本章小结

　　本章学习了药物代谢的概念、临床意义、主要部位和常用药物代谢酶,药物代谢的常见类型,影响药物代谢的因素,药物代谢与制剂设计和药物代谢的常用研究方法。通过本章的学习,要掌握药物代谢的概念、临床意义、部位和途径,熟悉主要的药物代谢酶和影响代谢的因素,了解药物代谢与制剂设计的关系和常用研究方法。

能力检测

简答题

1. 什么是药物代谢?药物代谢常在哪些部位进行?
2. 常见药物代谢酶有哪些?最重要的酶是什么?
3. 药物代谢常见的类型有哪些?
4. 什么是酶诱导作用和酶抑制作用?两者在合并用药时所带来的后果是什么?
5. 影响药物代谢的因素有哪些?

能力检测
参考答案

在线答题

参 考 文 献

　　[1]　刘建平.生物药剂学与药物动力学[M].5 版.北京:人民卫生出版社,2016.

　　[2]　刘建平.生物药剂学与药物动力学[M].4 版.北京:人民卫生出版社,2011.

　　[3]　魏树礼,张强.生物药剂学与药物动力学[M].2 版.北京:北京大学医学出版社,2004.

　　[4]　刘克辛.临床药物代谢动力学[M].2 版.北京:人民卫生出版社,2014.

　　[5]　刘克辛,韩国柱.临床药物代谢动力学(案例版)[M].2 版.北京:科学出版社,2009.

　　[6]　Zhang Donglu,Zhu Mingshe,Humphreys W. Griffith. 药物设计和开发中的药物代谢——基本原理和实践[M].钟大放,李桦,译.北京:人民军医出版社,2011.

　　[7]　印晓星,杨帆.生物药剂学与药物动力学(案例版)[M].北京:科学出版社,2009.

　　[8]　李彩霞,吴朝霞,王立顺.醛脱氢酶超家族研究进展[J].上海交通大学学报(医学版),2013,33(6):886-891.

　　[9]　赵阳阳,许智慧,刘妍,等.细胞色素 P450 基因多态性与药物代谢研究进展[J].临床药物治疗杂志,2017,15(4):1-6.

　　[10]　Zanger U M,Schwab M. Cytochrome P450 enzymes in drug metabolism:regulation of gene expression,enzyme activities,and impact of genetic variation[J]. Pharmacology & Therapeutics,2013,138(1):103-141.

　　[11]　Guengerich F P. Cytochrome P450s and other enzymes in drug metabolism and toxicity[J]. AAPS Journal,2006,8(1):E101-E111.

　　[12]　Greenblatt D J. Human drug metabolism and the cytochromes P450:application and relevance of in vitro models[J]. Journal of Clinical Pharmacology,2013,41(11):

NOTE

1149-1179.

[13] Ekins S,Ring B J,Grace J,et al. Present and future in vitro approaches for drug metabolism[J]. Journal of Pharmacological and Toxicological Methods,2000,44(1):313-324.

（王　梅）

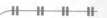

第六章　药物排泄

学习目标

1. 掌握药物的肾排泄和胆汁排泄特点；掌握肾清除率的计算方法、肝肠循环及其临床意义。
2. 熟悉影响药物排泄的因素。
3. 了解药物排泄的其他途径和药物排泄的研究方法。

本章 PPT

　　药物的排泄系指药物或其代谢物从体内通过排泄器官排出体外的过程。排泄的主要途径是肾脏排泄和胆汁排泄，其他组织器官如肺、皮肤、乳腺、唾液腺等也参与某些物质的排泄。

　　药物的排泄与药效、药效维持时间及不良反应等密切相关。当药物从体内排出的速率增大时，血液中药物的浓度减少，药效降低且药效维持的时间缩短，甚至不能发挥药效。药物相互作用或肾脏疾病等因素使药物排泄速率降低时，血液中药物浓度升高，药物在体内滞留时间延长，若体内药物量进一步蓄积且不及时调整药物剂量，会产生不良反应甚至出现中毒现象。例如，肾小球肾炎时，肾小球滤过率下降，主要经肾排泄的药物，如卡那霉素、链霉素、庆大霉素等氨基糖苷类抗生素经肾的排泄速率减慢，在体内的滞留时间延长。

　　药物及其代谢物的排泄机制有被动转运和主动转运，被动转运易受药物的相对分子质量、脂溶性或水溶性、药物浓度、pK_a、解离度等影响，而主动转运容易出现不同药物的竞争性抑制作用，所以用药时需注意。在排泄或分泌器官中药物或代谢产物浓度较高时可能具有治疗价值，但同时也可能产生较大的毒副作用。抗生素类药物如红霉素、氨苄西林、头孢噻唑等存在肝肠循环，可有效治疗胆道感染；氨基糖苷类原形由肾脏排泄，可治疗泌尿系统感染，但是也容易导致肾毒性。主要排泄器官功能障碍均能引起药物的排泄速率降低，发生药物蓄积、血药浓度增加而导致中毒，此时应根据机体对药物及其代谢物的排泄速率变化来调整用药剂量或给药间隔时间。

第一节　药物的肾排泄

一、肾的结构与基本功能

　　肾的基本功能是过滤血液而生成尿，从而保持身体的水平衡、电解质平衡、酸碱平衡。肾的基本功能结构和单位称肾单位，肾单位由肾小球、肾小囊和其所属的近端肾小管、髓襻和远端肾小管组成。肾小球的毛细血管来自入球小动脉，再合成出球小动脉离开肾小球。流经肾小球的血液经过滤而生成原尿，毛细血管球的周围是肾小囊，囊壁有壁层上皮细胞和脏层上皮细胞被覆，囊腔是肾小球滤出的原尿必经之处，一端与近端肾小管相连。各段肾小管是由立方上皮细胞和基底膜组成的管道系统，通过吸收、浓缩和分泌将原尿变为终尿。

NOTE

肾是药物及其代谢物的主要排泄器官,肾的药物排泄机制如图 6-1 所示。肾排泄药物及其代谢物涉及三种基本方式,即肾小球滤过、肾小管主动分泌和肾小管重吸收。前两个过程是将药物排入肾小管腔内,后一过程是将肾小管腔内的药物转运至血液中。绝大多数药物以原形或其代谢产物分别经由上述 3 种中的 1 种或 1 种以上方式排出体外,完成药物的排泄过程。

药物经肾脏排出的量可用肾清除率表示:肾清除率＝肾小球滤过率＋肾小管分泌率－肾小管重吸收率。

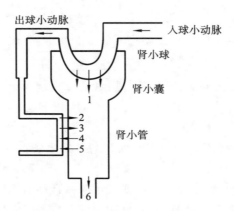

图 6-1 肾的药物排泄机制

注:1—游离型药物经肾小球滤过;2—有机酸经肾小管主动分泌;3—有机碱经肾小管主动分泌;
4—非离子型药物经肾小管被动吸收;5—肾小管主动重吸收;6—尿排泄。

一些药物经肾小球滤过进入肾小囊再到达肾小管后,可部分被肾小管重吸收。另一些药物则由肾小管主动分泌排泄进入肾小管腔。即药物经肾脏排出的多少取决于肾小球滤过的量、肾小管主动分泌的量和肾小管重吸收的量。许多肾内、肾外因素能影响上述三个过程,进而改变药物的排泄速率。肾外因素主要是药物与血浆蛋白的结合程度、药物代谢速度、表观分布容积等;肾内因素主要是肾血流量、肾小球滤过率、肾小球滤过膜的完整性、肾小管溶质的电化学梯度、主动转运系统、尿 pH 值等。

二、肾小球的滤过

(一) 肾小球滤过作用

肾小球是入球小动脉和出球小动脉交汇的毛细血管网,由于入球小动脉的口径比出球小动脉粗 1 倍,因此,肾小球毛细血管内血压较身体其他部位高,而且肾小球毛细血管内皮极薄,且滤过膜呈筛状,筛孔较大(直径为 7~10 nm),通透性较高。肾小球毛细血管的基底膜对相对分子质量小于 20 000 的物质可自由滤过,故除血细胞、血浆蛋白、结合型药物外,绝大多数游离型药物及其代谢产物都能以膜孔转运的方式经肾小球基底膜无选择性地被滤过至原尿中,滤液中药物浓度与血浆中游离型药物浓度相等。

(二) 肾小球滤过率

单位时间(每分钟)内两肾生成的超滤液量称为肾小球滤过率(glomerular filtration rate,GFR)。肾血流量、肾小球有效滤过压、肾小球滤过膜的面积和通透性等因素影响肾小球滤过率。

在正常生理条件下,人肾小球滤过率为 120 mL/min 左右。若药物仅从肾小球滤过,既无肾小管重吸收,也无肾小管的分泌,并全部从尿中排出,则其肾消除率等于肾小球滤过率。

肾小球滤过率可通过测定外源性物质菊粉清除率和内生肌酐清除率等方法来测定。外源性物质菊粉只经肾小球滤过,无肾小管分泌,也无肾小管重吸收过程,其肾清除率与肾小球滤

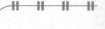

第六章 药物排泄

过率相等。而内源性物质肌酐(又称内生肌酐,指体内组织代谢所产生的肌酐)大部分由肾小球滤过,而经肾小管分泌和肾小管重吸收的量很少,可以忽略不计,其肾清除率与肾小球滤过率相近,又因为测定血肌酐清除率的方法比测定菊粉清除率的方法简单,所以临床上常以患者的血肌酐的肾清除率来代表肾小球滤过率,正常值为 80~125 mL/min。需要注意的是,肾小管分泌肌酐不仅个体差异较大,而且在肾小球滤过率下降时由肾小管分泌所占的比例也将代偿性加大。因此,在用内生肌酐清除率代替肾小球滤过率计算肾清除率时要加以注意,特别是在临床上因各种疾病导致肾小球滤过率下降的情况下,单纯用内生肌酐清除率来判断肾功能有低估病情的可能。

药物从肾小球滤过的主要影响因素包括游离型药物的肾小球滤过率及药物与血浆蛋白的结合程度。肾小球滤过率降低或药物的血浆蛋白结合程度增高均可使经肾小球滤过的药物量减少。由于结合型药物的相对分子质量超过 50 000,而游离型药物的相对分子质量较小(多数药物相对分子质量小于 1 000),因此只有游离型药物容易通过具有较大筛孔的肾小球基底膜。当肾小球滤过率降低(如肾病患者、肾功能不全、新生儿、老年人等)时,药物经肾小球滤过的药量也减少。

案例导入6-1

患者,男,75 岁。因"反复心悸,胸闷 1 年,活动后气促 1 个月,近期水肿"到医院就诊。入院检查:血压 160/96 mmHg(正常值为(90~139)/(60~89) mmHg),心率 115 次/分(正常值为60~100 次/分,平均在 75 次/分左右),心律不齐,心电图显示心房颤动。血肌酐 230 $\mu mol/L$(正常值:70~106 $\mu mol/L$),慢性肾功能不全,肝功能正常。入院后给予口服地高辛 1 片/次、每天 1次(0.25 mg/d),呋塞米 2 片/次、每天 2 次(80 mg/d),螺内酯 2 片/次、每天 3 次(120 mg/d),心悸、气促稍好转。但服药 3 天后,患者出现心悸、气促加剧,心房颤动加剧,二度传导阻滞,频发室性期前收缩。查地高辛血药浓度高于 3 $\mu g/L$(药物治疗窗范围为 0.8~2.0 $\mu g/L$),血肌酐又升高为 265 $\mu mol/L$,疑为地高辛中毒,即停用地高辛,由于心动过速,所以静脉滴注苯妥英钠,维持其他治疗不变。2 天后复查地高辛血药浓度下降为 2.01 $\mu g/L$,血肌酐亦下降为 115 $\mu mol/L$,心悸、气促好转。7 天后地高辛血药浓度为 0.91 $\mu g/L$,患者心功能不全症状好转,心率正常,室性期前收缩消失,血肌酐下降为 107 $\mu mol/L$。

问题:

(1) 导致患者地高辛中毒的主要因素是什么?

(2) 怎么判断患者为肾功能不全? 在使用主要经肾排泄的药物时应该如何制订给药方案?

案例导入 6-1
解析

三、肾小管的分泌

(一)肾小管的主动分泌过程

肾小管的分泌过程是指药物由分布在肾小管周围的血管一侧通过肾小管上皮细胞基底膜的转运体摄取进入细胞,再从该细胞内经刷状缘膜向肾小管腔一侧排出。该过程主要在近端肾小管细胞进行。

肾小管分泌是将药物转运至尿中排泄,该过程是主动转运过程。肾小管和集合管上皮细胞除了重吸收机体需要的物质外,还可将自身代谢产生的物质,以及某些进入体内的物质通过分泌过程排入小管液,以保证机体内环境的相对恒定。分泌时物质转运的方向与重吸收相反,如果药物的清除率超过肾小球滤过率,则提示该药有肾小管分泌现象存在。

 NOTE

113

（二）肾小管的主动分泌机制及相关转运体

药物的肾小管分泌是药物转运体介导的主动转运过程,存在消耗能量、逆浓度梯度、竞争性抑制、饱和现象等特点。

肾近曲小管中分别具有机弱酸和有机弱碱的输送系统,分别通过阴离子分泌机制和阳离子分泌机制排泄到尿中。

1. 阴离子分泌机制　有机弱酸类型的药物主要是通过阴离子分泌机制进行转运。有机阴离子转运体(organic anion transporters,OATs)主要负责内源性和外源性有机阴离子的重吸收和分泌,介导很多带负电的体内代谢产物(包括尿酸、前列腺素、神经递质酸性代谢终产物、甾体激素等)和多种药物的跨细胞膜转运,对药物的排泄和药代动力学特性有重要影响。

小分子的有机阴离子如磺胺类、对氨基马尿酸、马尿酸类、甲氨蝶呤、酰胺类、噻嗪类、非甾体抗炎药以及抗病毒核苷类似物等均为OATs的底物。由于OATs对底物识别的特异性较差,不同种类的有机阴离子与载体的亲和力不同而出现药物间竞争性抑制作用。如丙磺舒与OATs的亲和力较大,能将吲哚美辛竞争置换下来,从而阻断吲哚美辛在肾小管的分泌,导致吲哚美辛体内有效浓度维持时间延长,同时引起毒副作用。

2. 阳离子分泌机制　许多有机胺类药物在生理条件下呈阳离子状态,主要是通过阳离子分泌机制进行转运。有机阳离子转运体(organic cation transporters,OCTs)的底物特征为低相对分子质量(小于500)、相对亲水、本身带一到两个正电荷的有机阳离子或是在生理pH值环境下带正电的弱碱,而其抑制剂通常为带一个净正电荷的高分子亲脂性化合物。据文献报道,OCTs的底物有很多,如抗糖尿病药二甲双胍,抗癌药伊马替尼,抗病毒药拉米夫定、金刚烷胺,β受体阻断剂美托洛尔,抗心律失常药普鲁卡因胺,质子泵抑制剂雷尼替丁,内源性化合物如5-羟色胺(5-HT)、组胺、肾上腺素、去甲肾上腺素、多巴胺、肌酸酐、胍、精胺、精脒等。

临床上与二甲双胍联合用于糖尿病治疗的某些药物可通过OCTs对二甲双胍的体内处置过程造成影响,如β受体阻断剂、质子泵抑制剂以及酪氨酸激酶抑制剂等均可显著抑制OCTs对二甲双胍的摄取,对二甲双胍的药代动力学行为甚至是药效产生潜在的影响。在临床上要注意经同一转运体的药物联合应用时,可能发生药物相互作用而影响这些药物的肾排泄。分泌机制相同的两药合用时,可在转运体介导的肾小管分泌过程中发生竞争性抑制。

 案例导入 6-2

患者,男,55岁,因患有风湿性关节炎,自行服用萘普生1片/次、每天3次(0.75 g/d),服用近1周来关节疼痛加剧,因恶心、呕吐、胃肠道出血、失眠或嗜睡、头痛、头晕、耳鸣、紧张性头痛、精神行为障碍到医院就诊。医院检查示血尿酸偏高,诊断为痛风。在原萘普生基础上加服丙磺舒1片/次、每天2次(1 g/d)。用药5天后,患者恶心、呕吐、紧张性头痛伴精神行为异常等症状加剧。检查发现,患者有肝炎、肝硬化,双侧足弓、踝关节、膝关节肿胀有明显触痛,血清尿酸盐含量为0.61 mmol/L(男性正常值为0.238~0.357 mmol/L)。临床诊断:萘普生过量中毒,痛风,肝硬化。停用丙磺舒和萘普生,给予口服秋水仙碱0.5 mg/2 h,每24 h不超过6 mg。1天后,紧张性头痛和精神症状缓解,3天后关节疼痛缓解,1周后出院。

问题:为什么在服用萘普生的基础上服用丙磺舒后,患者关节疼痛、恶心、呕吐、紧张性头痛、精神行为障碍等症状加剧?产生的机制是什么?

案例导入 6-2 解析

四、肾小管重吸收

（一）肾小管重吸收过程

肾小管重吸收是指肾小管上皮细胞将肾小管液中的水分和某些溶质部分或全部转运到血

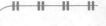

液的过程。如果某种药物的肾清除率小于预期的滤过率,则提示有重吸收的存在。

人体肾脏每天血流量为 1 700～1 800 L,占心脏输出量的 25%,其中 10% 由肾小球滤过,为 170～180 L(120～130 mL/min)。但正常人的每日排尿量只有 1.5 L(1 mL/min)左右,可见滤过的绝大部分液体(约 99%)被重吸收。溶解于血浆中的机体必需营养成分也反复进行滤过和重吸收。例如,葡萄糖全部由肾小球滤过,但它的清除率为 0(终尿中无糖),因此葡萄糖的重吸收率为 100%。氯化钠虽然每天从尿中排出 5～10 g,但是排出量与滤过量相比很少,几乎可以忽略不计。代谢产生的废物、尿酸几乎不被重吸收,而肌酸酐则完全不被重吸收。经肾小球滤过的药物及其代谢产物可以被肾小管重吸收。

(二)肾小管重吸收机制及相关转运体

药物在肾小管的重吸收有两种转运方式,被动重吸收和主动重吸收。被动重吸收是顺着浓度-电位梯度转运物质的过程,主要在远曲肾小管进行。肾小管对外源性物质如 HCO_3^-、H_2O、尿素等的重吸收都属于被动重吸收。大部分药物在肾小管中的重吸收是被动重吸收,符合一级速率过程,其重吸收的速率依赖肾小管腔内的药物浓度,其重吸收程度受药物的脂溶性、pK_a、尿液 pH 值及尿量的多少等影响。

水溶性药物难以通过肾小管上皮细胞的类脂质膜,易从尿中排出,而亲脂性分子易被重吸收。同时,药物的被动转运是 pH 依赖性的。通常,尿液的 pH 值接近 6.3,但可因饮食和病理因素发生变化。在药物干预条件下,尿液 pH 值可分别达到 4.5 和 8.0 的极限值。改变尿液 pH 值可以明显改变弱酸性或弱碱性药物的解离度,从而调节药物重吸收程度。碱化尿液使弱酸性药物在尿中的离子化程度增加,酸化尿液使弱碱性药物在尿中的离子化程度增加,可以阻止药物重吸收,从而加速药物排泄。在临床上改变尿液 pH 值是解救药物中毒的有效措施。当尿量增加时,药物在尿液中的浓度下降,重吸收减少;尿量减少时,药物浓度升高,重吸收量也增多。

主动重吸收是逆浓度差或电位差转运物质的过程,主要在近曲肾小管进行,重吸收的物质主要是身体必需的营养成分,如葡萄糖、氨基酸、维生素及某些电解质 Na^+、K^+ 等,也可以是药物。例如,肾小管上皮细胞的寡肽转运体 PEPT2 可介导二肽、三肽及肽类似物、β-内酰胺抗生素经肾小管主动重吸收。

案例导入6-3

患者,女,65 岁,因患风湿性关节炎,常服乙酰水杨酸片,近 1 个月来,日用量在 20 片以上。近日来因头痛、头晕、耳鸣加重,伴眩晕及行走不能,感觉呼吸急促,视物模糊,到医院就诊。医院检查并诊断为水杨酸中毒,风湿性关节炎。停用乙酰水杨酸片,静脉滴注碳酸氢钠治疗 12.5 g/d,口服布洛芬及吲哚美辛,治疗 3 天后症状明显减轻。

问题:停用乙酰水杨酸片,静脉滴注碳酸氢钠的意义是什么?产生救治作用的机制是什么?

案例导入 6-3
解析

五、肾清除率

肾清除率(renal clearance,Cl_r)是指在单位时间内被肾完全清除的某物质或药物的血浆容积,为总体清除率(血浆清除率)中由肾清除的部分。

肾清除率反映肾脏对不同物质或药物的清除能力,当肾脏对某物质的清除能力强时,就有较多的血浆中的药物被清除掉。掌握肾清除率的定义对临床安全合理用药及解毒有重要的意义。

肾清除率是一个抽象的概念,所谓每分钟被完全清除的含有某物质或药物的血浆毫升数

NOTE

仅是一个推算的数值,即肾清除该物质或药物的量可以用相当于多少毫升血浆中所含的该物质或药物的量表示,可见肾清除率所表示的血浆毫升数是一个相当量。以肌酐为例,某患者血浆肌酐浓度为 0.02 mg/mL,尿量为 2 mL/min,尿液中肌酐浓度为 1.5 mg/mL。肌酐的每分钟经尿的清除量=每分钟尿中排出的量=尿液中肌酐的浓度×每分钟尿量。此时,该患者每分钟尿中排出的肌酐量为 3 mg。因为血浆中肌酐的浓度等于肾小球滤过液中肌酐的浓度 0.02 mg/mL,所以排出的 3 mg 的肌酐量相当于 150 mL 血浆中含有的肌酐量,即该患者的肌酐清除率为 150 mL/min。

肾清除率可依据尿药浓度、尿量及血浆药物浓度由下式计算:

$$肾清除率(Cl_r) = \frac{尿中药物浓度 \times 每分钟尿量}{血浆中药物浓度} = \frac{C_U \cdot V}{C_p} \tag{6-1}$$

测定 t 时间尿中药物浓度 C_U(mg/mL)、每分钟尿量 V(mL/min)和当时血浆中药物浓度 C_p(mg/mL),根据上式即可求出该药物的肾清除率 Cl_r(mL/min)。同样,根据肾清除率也可计算该药物的肾清除量,即每分钟从尿中排泄的药物量($C_U \cdot V$)=血浆中药物浓度(C_p)×肾脏清除率(Cl_r)。

此外,如果知道了从 0 时到 t 时所排尿中药物的总排泄量(X_U)和从 0 时到 t 时的血药浓度-时间曲线的曲线下面积(AUC),也可求算出肾清除率:

$$Cl_r = \frac{X_U}{AUC} \tag{6-2}$$

因为药物与血浆蛋白的结合型不能从肾小球基底膜滤过,而只有游离型药物才能跨膜转运从肾小球滤过,因此只有用血浆中游离型药物的百分数 f_u 来计算的游离型药物的肾小球滤过率($f_u \times$ GFR)才能反映真实的肾小球滤过率,即真实的肾小球滤过率=(游离型药物的肾小球滤过率+肾小管分泌率)×(1-肾小管重吸收率)。

实际工作中,通过对各种物质肾清除率的测定,可以推测哪些物质经肾排泄时只有肾小管重吸收,哪些物质只有肾小管分泌,从而判断出肾小管对不同物质的转运功能(表 6-1)。例如,葡萄糖能全部由肾小球滤过但是又被肾小管完全重吸收。

表 6-1　药物的肾清除率及其肾排泄机制

肾清除率(Cl_r)	药物排泄机制	典型药物
$Cl_r = f_u \times$ GFR	该药物只有肾小球滤过,且所有滤过的药物均随尿液排泄	甘露醇
$Cl_r > f_u \times$ GFR	该药物除肾小球滤过外,有肾小管分泌存在,但是不能确定是否存在肾小管重吸收,如同时伴有重吸收,其一定小于肾小管分泌	离子型药物(碳酸锂)
$Cl_r < f_u \times$ GFR	该药物除肾小球滤过外,有肾小管重吸收存在,但是不能确定是否存在肾小管分泌,如同时伴有肾小管分泌,其一定小于肾小管重吸收	脂溶性药物

影响药物肾清除率的主要因素包括肾小球滤过率、血浆药物浓度、血浆蛋白结合率、尿液的 pH 值等。药物通过肾小球滤过和肾小管分泌进入肾小管,而滤过的药物仅为未与蛋白结合的药物。当肾小球的滤过能力由于疾病的影响减弱时,主要依靠此机制排泄的药物排泄量减少,药物的半衰期延长。

肾清除率为临床药物代谢动力学的一个重要参数,根据药物的肾清除率可以判断药物经肾脏排泄的障碍程度,从而调整给药剂量,减轻肾毒性。

练习题:某患者尿素的血浆浓度为 0.2 mg/mL,尿中尿素浓度为 18 mg/mL,每分钟尿量为 1 mL/min,求该患者尿素的肾清除率。

第二节 药物的胆汁排泄

成年人在正常生理情况下,胆汁的每日排泄量为 800~1 200 mL,与每日尿的排泄量接近,因此胆汁排泄是药物及其代谢物的另一重要排泄途径。

一、胆汁的形成与排泄

1. 胆汁的性质与成分 胆汁是一种带苦味的有色液体,因含有胆红素而呈金黄色或橘棕色,在胆囊内储存的胆汁因被浓缩而颜色变深。肝胆汁中水占 96%~97%,呈弱碱性(pH=7.4)。胆囊胆汁因水被吸收而较黏稠,水占 80%~86%,又因碳酸氢盐被吸收而呈弱酸性(pH=6.8)。胆汁的成分很复杂,除了水分和钠离子、钾离子、氯离子、钙离子、镁离子、碳酸氢根离子等无机成分外,其有机成分有胆汁酸、胆红素、胆固醇、脂肪酸、卵磷脂及糖蛋白类。此外,胆汁中还含有少量金属离子,如铜离子、锌离子、锰离子、铝离子等。

2. 胆汁的形成与分泌 胆汁的形成、分泌和排泄机制十分复杂,肝细胞和胆管细胞摄取和分泌胆汁成分是一个需要消耗能量的主动排泄过程。此过程是一个渗透性分泌的过程,是肝细胞和毛细胆管对胆汁酸盐、胆固醇等其他胆汁有机成分的主动转运,由所形成的渗透性浓度梯度驱动,并在肝细胞基底外侧膜和小管浆膜以及毛细胆管膜上的胆汁酸转运器的帮助下完成的。正常的胆汁分泌除了依靠这些膜转运器外,还必须保持整个分泌装置结构和功能的完整性。各种膜转运器的作用是完成物质从血浆至肝细胞,再从肝细胞至毛细胆管之间的双向或单向转运。由于胆汁形成的渗透性机制,这些"泵"功能的受损将引发人类各种胆汁淤积性肝病。

二、药物的胆汁排泄

(一)药物胆汁排泄的过程

胆汁对于肠消化和脂质的吸收是必需的,它是一种很重要的分泌物。而且,胆汁是内分泌物质和代谢产物(内生物)如胆固醇、胆红素和激素等的主要分泌途径。胆汁也是清除体内毒素、致癌物质、药物及其代谢产物(外源生物体)的重要途径。

1. 药物胆汁排泄的过程 很多药物在人体内的消除是以原形或通过肝脏代谢产生的代谢物尤其是结合型代谢物经胆汁排泄的。药物经胆汁排泄是一个复杂过程,包括肝细胞对药物的摄取、储存、转化及向胆汁的转运。被肝细胞摄取的药物,一部分进入体循环,另一部分以原形或通过Ⅰ相和(或)Ⅱ相酶促反应后形成代谢产物进入胆汁。

肝细胞有 3 个不同的功能面:窦状隙面(膜)、毛细胆管面(膜)及肝细胞间的连接面。肝窦状隙膜负责药物及内源性成分在血液与肝细胞间的交换,是血液与肝细胞进行物质交换的主要部位;毛细胆管膜负责将药物及内源性成分排泄入胆汁;肝细胞间连接面的表面积小,不是药物转运的主要部位,紧密连接将肝细胞与毛细胆管面隔离开,避免血液中的成分直接扩散进入胆管内。药物在窦状隙膜上被肝细胞摄取后,逆浓度梯度经肝毛细胆管膜主动分泌入胆汁,该过程主要由分布于毛细胆管膜上的转运体介导。某些胆汁排泄分数高的药物,尤其是一些结合型代谢产物经胆汁排泄入肠道后,在肠道菌的作用下水解释放出原形药物,经胆汁排泄至十二指肠后会再次被吸收。

2. 胆汁清除率 原形药物经胆汁排泄入十二指肠,未被重吸收的药物随粪便排出体外,其经胆汁的排泄率可用胆汁清除率来表示。

$$胆汁清除率 = \frac{每分钟胆汁流量 \times 胆汁中药物浓度}{血浆中药物浓度} \tag{6-3}$$

在人体,胆汁的流量常稳定在 $0.5 \sim 0.8 \ mL/min$,药物在胆汁中的浓度相当于或低于血浆浓度,所以胆汁清除能力有限;但是药物在经胆汁转运的过程中可被高度浓缩,反过来说胆的清除能力又相当高。实际上被浓缩于胆汁中的药物浓度与血浆浓度的比值可高达 1 000,若以此放大,胆汁清除率应为 500 mL/min 或更高。

(二)药物胆汁排泄的转运特点

药物的胆汁排泄机制包括被动转运过程和主动转运过程。

1. 药物胆汁排泄的被动转运 药物从血液向胆汁的被动转运主要经滤过和简单扩散两种途径。肝窦状隙膜上有小孔,小分子药物能通过膜上的小孔从血液中扩散进入肝细胞,即膜孔滤过;另外一些油/水分配系数大和脂溶性高的药物分子能以简单扩散的方式通过细胞膜类脂质部分,从血液扩散进入胆汁中。药物以被动转运的方式经胆汁排泄时胆汁排泄量所占比重较低。例如,菊粉、甘露醇、蔗糖的胆汁排泄属于被动转运过程,这些物质从胆汁中的排泄量较少。

2. 药物胆汁排泄的主动转运 当胆汁中的药物浓度显著高于血浆中的药物浓度时,药物由血液向胆汁的转运存在主动转运的分泌机制。这种机制的特点:①存在饱和现象;②能逆浓度梯度转运;③与相同转运系统的药物共存时将出现竞争性抑制;④受代谢抑制剂的抑制。

血液中的原形药物或其代谢产物在肝窦状隙膜上被肝细胞摄取,然后由分布于毛细胆管膜和肝窦状隙膜上的外排转运体将原形药物或其代谢产物逆浓度梯度经肝毛细胆管膜主动分泌入胆汁或重新转运回血液。目前已知在肝细胞的胆管侧膜上主要有 4 种外排转运体与药物的胆汁排泄有关。这 4 种转运体分别为 P-糖蛋白(P-gp)、多药耐药相关蛋白 2(MRP2)、乳腺癌耐药蛋白(BCRP)和胆酸盐外排转运蛋白(BESP)。

三、肝肠循环

案例导入6-4

洋地黄类药物有明显的肝肠循环特征。某患者在胆瘘手术前服用地高辛,其血药浓度有明显的双峰现象,但是经胆瘘术后,服用同量地高辛,其血药浓度的双峰现象消失。

问题:

(1)出现这一现象的原因是什么?

(2)如果不经胆瘘手术,临床上如何处理可使地高辛的肝肠循环减弱,血药浓度的双峰现象弱化或消失?

**案例导入 6-4
解析**

(一)肝肠循环的概念

肝肠循环(enterohepatic circulation,EHC)是指经胆汁或部分经胆汁排入肠道的药物,在肠道中又重新被吸收,经门静脉返回肝脏的现象。随胆汁排泄至十二指肠的药物可以随粪便排出体外,但某些药物,尤其是胆汁排泄分数高的药物(胆汁排泄分数=累积胆汁排泄量/给药剂量×100%),再经肠黏膜上皮细胞吸收,经门静脉入肝脏,重新进入体循环;此外,有些药物在肝脏发生Ⅱ相代谢反应生成硫酸及葡糖苷酸结合物经胆汁排泄入肠道后,被肠道微生物的β-葡糖苷酸糖苷酶水解并释放出原形药物,也会再次在小肠中被重吸收,经门静脉入肝进入体循环。己烯雌酚为人工合成的非甾体雌激素物质,能产生与天然雌二醇相同的药理与治疗作用。己烯雌酚在肝中进行Ⅱ相代谢转化生成单或双葡糖醛酸苷结合物,之后经肝毛细胆管膜上的转运体主动分泌排入胆汁,随胆汁排泄入肠道内,一部分结合物被肠道微生物的β-葡糖醛酸糖苷酶水解并释放出原形药物己烯雌酚,原形药物而被重吸收,接着再次发生结合,所生成的结合物返回肝中,其肝肠循环途径如图 6-2 所示。若用口服抗生素抑制肠道内菌群的活性,或用蔗糖-1,4-内酯抑制肠内的 β-葡糖醛酸糖苷酶,则肝肠循环被抑制。此外,强心苷类(如地高辛和洋地黄毒苷)、炔雌醇、阿托伐他汀、秋水仙碱、吗啡、美沙酮、苯妥英、苯妥英钠、卡马西平、氯丙嗪、氯霉素、红霉素、阿霉素、四环素、氨苄西林、六氯酚、格鲁米特、吲哚美辛、吡罗昔康、利福平、螺内酯、去甲羟安定、苯异丙胺、穿心莲内酯、吩噻嗪类药物、接触性泻药酚酞、华法林、异黄酮类药物等口服后都存在肝肠循环,有肝肠循环的药物在体内能停留较长时间。

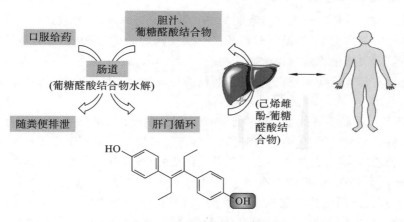

图 6-2 己烯雌酚的肝肠循环

(二) 药物的双峰现象

肝肠循环明显的药物口服后,由于胆囊排空是间断的,药物经胆汁排泄进入小肠后再被吸收入血,导致药物的血药浓度-时间曲线呈现双峰或多峰现象。

某些极性小或脂溶性的药物原形可直接被重吸收,而药物的代谢结合物被肠道微生物的酶水解并释放出原形药物后,被重吸收入血,表现出双峰现象。由此形成的二次峰通常较小,两峰距离相近。例如给健康家兔通过灌胃的方式给予消炎镇痛药吡罗昔康后,血药浓度-时间曲线出现双峰现象(图 6-3(a));通过静脉注射的方式给予吡罗昔康后,也有一个峰产生(图 6-3(b)),说明吡罗昔康在家兔体内存在双峰现象。经胆汁引流后,家兔静脉注射药物的血药浓度-时间曲线单调下降,双峰现象消失,药物在体内平均滞留时间缩短。提示吡罗昔康在家兔体内的双峰现象是由肝肠循环导致的。这是由于吡罗昔康在体内大部分由肝脏代谢成葡糖醛酸结合物,葡糖醛酸结合物随胆汁分泌进入小肠后被肠道菌群水解,释出原形药物并被重吸收。通过肝肠循环而重吸收的吡罗昔康使血药浓度再次升高,导致双峰现象并使药物在体内的平均滞留时间延长。

某些药物在口服后血药浓度-时间曲线常表现出特殊的双峰甚至多峰现象,其主要原因是肝肠循环。此外,出现双峰或多峰现象的原因还有药物制剂因素如药物本身的脂溶性、剂型因素如崩解释放不均一、制剂辅料中同时含有速释成分和缓释成分等;生物因素如胃内 pH 值、

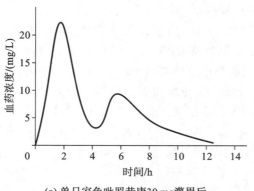

(a) 单只家兔吡罗昔康30 mg灌胃后
血药浓度-时间曲线

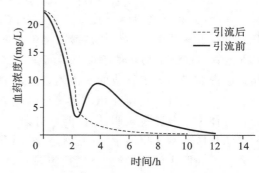

(b) 单只家兔胆汁引流前、后静脉注射吡罗昔康
22 mg的血药浓度-时间曲线

图 6-3　肝肠循环引起血药浓度-时间曲线图出现双峰现象

胃动力因素的影响、胃肠道存在多吸收位点、P-gp 转运体在肠道分布不均匀等。

（三）肝肠循环的意义

药物的肝肠循环是药物排泄和重吸收的另一种形式,它对维持有效血药浓度,提高生物利用度及疗效有一定临床意义;然而肝肠循环又能延缓药物的排泄,引起药物在体内蓄积(尤其是肝、肾功能不良者)而中毒。如果阻断药物的肝肠循环,则会加速该药物的排泄。因此,在临床应用中肝肠循环具有重要的意义,可根据药物的体内过程和用药目的,来决定是促进还是阻抑药物的肝肠循环。

1. 提高药效　肝肠循环的意义取决于药物在胆汁的排出率。当药物经胆汁排出较多时,肝肠循环使药物反复循环于肝、胆汁与肠道之间,延缓排泄而使血药浓度维持时间延长。例如利福平在肝内去乙酰化,去乙酰基利福平仍有抗菌活性,在胆汁中的浓度比同时间的血清浓度高 100 倍,经多次肝肠循环,最终约有单一剂量的 60% 由粪便排出。本品半衰期为 3 h,但由于肝肠循环,其有效血药浓度维持时间大大延长,故用于抗结核治疗时,成人每天只需服药(600 mg)一次。常用的接触性泻药酚酞口服后约 15% 被小肠吸收,并于肝内转化成活性的葡萄糖醛苷,后随胆汁入肠道,再次发挥效应而引起泻下。由于肝肠循环使酚酞促进肠蠕动和延长大肠对水、电解质的吸收作用时间,故给药一次作用可维持 3~4 天。

2. 抗胆道感染　胆汁清除率高的药物在临床用药上有一定的意义。例如,氨苄西林、头孢哌酮、利福平、红霉素等主要经胆汁排泄,其胆汁浓度可达血药浓度的数倍至数十倍,故可用于抗胆道感染。

3. 合理阻断肝肠循环的意义　在治疗学中,常采用某种药物阻断另一物质(包括药物)的肝肠循环而达到治疗目的。很多药物、毒物和内源性物质均存在肝肠循环过程,阻断物质的肝肠循环过程可使其重吸收量减少,缩短半衰期和作用时间,加速该药物的排泄过程,使粪便排泄率增加,因而具有一定的临床意义,如药物过量解救、毒性物质祛除和高胆固醇血症治疗等。

基于阻断肝肠循环的药物相互作用发生于吸收环节上,就是阻断了具有肝肠循环特征药物的重吸收过程而引发的药物相互作用。如地高辛、丙戊酸、吗啡等肝肠循环药物在过量时均存在严重的不良反应,且临床发生率较高,利用活性炭在肠道中对上述药物的高吸附性能,可阻断药物的肝肠循环而增加药物的肠道排泄,达到解毒作用,这是临床用于具有肝肠循环特征药物过量中毒的较为有效和快速的解救措施。胆汁酸螯合剂如考来烯胺同样可以通过吸附作用阻断药物的肝肠循环而用于药物过量中毒的解救,包括麦考酚酯、来氟米特等肝肠循环药物。

由于胆汁中铅的浓度相当高且铅存在肝肠循环,所以基于阻断铅的肝肠循环原理设计的新型驱铅药物将有助于改善络合剂类药物的不足。口服碘化钾一直作为络合剂类药物运用于驱铅治疗,然而碘离子与铅离子的络合常数很小,因此碘化钾很有可能是通过碘离子与铅形成难溶物,进而阻断铅离子的肝肠循环。

4. 对给药间隔的影响 由于具有肝肠循环特性的药物在体内作用时间延长,因此临床应用这类药物时,给药剂量和给药间隔时间要注意调整,特别是具有多次肝肠循环的药物,应适当延长给药间隔时间,防止药物过量服用。

5. 对合并用药及药物相互作用的影响 与具有肝肠循环特性的药物合并使用时,应考虑引发的药物相互作用。如吸附剂和胆汁酸螯合剂在临床上常用于药物过量解毒,当这些有吸附作用的物质与某些药物合用时同样也会因为阻断药物的肝肠循环而使药效降低,产生不良反应。例如,考来烯胺可抑制口服避孕药和非甾体抗炎药布洛芬的肝肠循环,使其药效降低,因此,对于这类相互作用临床上同样需要警惕。

口服抗菌药物抑制肠道菌群对于肝肠循环药物的重吸收将产生重大影响。如麦考酚酯口服后迅速水解转化为活性代谢产物麦酚酸,而麦酚酸存在肝肠循环,其胆汁分泌的麦酚酸-葡糖醛酸结合物在肠道经厌氧菌分解为麦酚酸后重吸收进入体循环。

知识链接

麦考酚酯、麦酚酸、麦酚酸-葡糖醛酸结合物的化学结构式如图 6-4 所示。

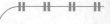

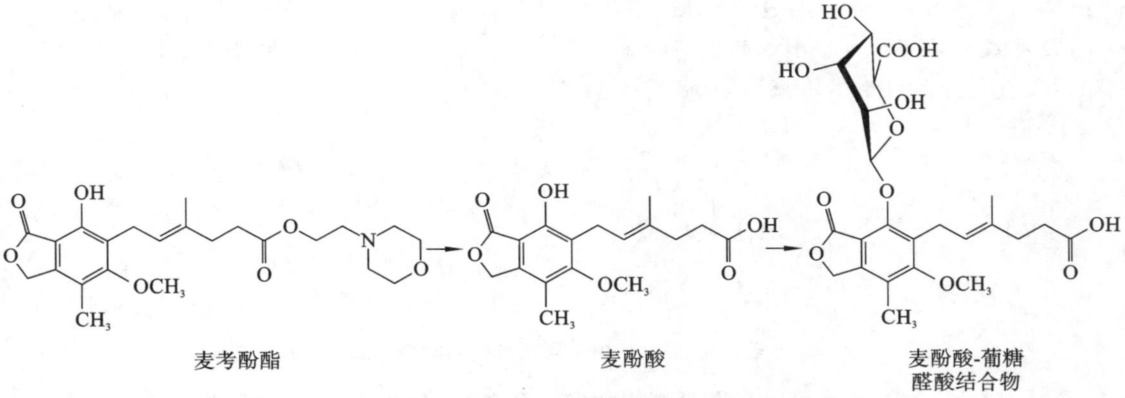

图 6-4 麦考酚酯、麦酚酸、麦酚酸-葡糖醛酸结合物的化学结构式

口服抗生素如环丙沙星或阿莫西林与麦考酚酯联合用药时可降低麦酚酸的血浆浓度。另外,口服碳(杂)青霉烯类帕尼培南同样通过抑制肠道菌群而阻断丙戊酸和双氯酚酸的肝肠循环,促使两药的血药浓度下降、药效降低。抗生素通过抑制肠道菌群对口服避孕药在肠道内的降解,阻断避孕药的肝肠循环,导致避孕失败是多年来临床常发生的不良反应。利福平、四环素和青霉素衍生物能够降低炔雌醇的血药浓度,导致避孕失效。因此,基于阻断肝肠循环引发的此类不良相互作用,临床应予以高度重视。

6. 对前药设计的意义 胆汁酸是体内胆固醇代谢产生的甾体化合物,为脂类及脂溶性维生素消化吸收所必需。其因作为内源性天然配基而具有良好的生物相容性、独特的化学结构和肝肠循环特性,不但易进行结构修饰,而且可作为理想的药物载体,以实现肝肠靶向给药,提高生物利用度及代谢稳定性,降低原药的毒副作用。具有抗肿瘤活性的胆汁酸衍生物包括胆汁酸的氨基酸衍生物、含氮杂环衍生物、四氧六环衍生物和石胆酸醋酸酯等;以胆汁酸为载体的抗肿瘤药物包括胆汁酸-铂类耦合物、胆汁酸核苷衍生物、胆汁酸肝素衍生物、胆汁酸铁离子

NOTE

121

螯合物等。

铂类金属抗癌药物可用于多种恶性肿瘤，具有抗癌谱广、作用强且与多种抗肿瘤药有协同作用等特点，是目前肿瘤化疗中不可缺少的药物。但其对靶细胞缺乏选择性，并易产生耐药性。为此，人们设计合成了一系列胆汁酸-铂类耦合物，研究表明，该类耦合物能提高肝细胞对药物的摄取，降低原药的毒副作用。如 Criado 等合成的甘氨胆酸-顺铂耦合物(Bamet-R2)，其抑制癌细胞生长的活性虽弱于原药顺铂，但其对肝细胞的选择性显著增强。进一步研究表明，大鼠肝细胞对 Bamet-R2 的摄取虽不如甘氨胆酸，但明显高于顺铂，且由于 Bamet-R2 由肝细胞分泌进入胆汁的速率低于甘氨胆酸，其在肝细胞中的浓度明显高于顺铂及甘氨胆酸。

肿瘤组织的酸性微环境中，β-葡糖醛酸糖苷酶水平较正常细胞存在明显的异常，且这种高表达现象在广泛的恶性肿瘤中都有体现。将很多具有细胞毒性的化疗药物进行针对β-葡糖醛酸糖苷酶的前药衍生设计，利用肿瘤微环境使低毒前药在肿瘤组织中转化为原药。例如将紫杉醇用β-葡糖醛酸苷化制备紫杉醇前药，该药细胞毒性降低了 70 倍，稳定性良好，水溶性也有所提高，且在β-葡糖醛酸糖苷酶存在下迅速分解并释放原药。

另外，在前药设计中，靶向肝肠循环中胆汁酸重吸收的相关转运体也是前药设计中很重要的设计原则。

知识链接

人体内胆汁酸主要包括胆酸、鹅去氧胆酸、石胆酸、去氧胆酸和熊去氧胆酸等。这些成分均为由 1 个刚性的甾环和 1 个脂肪侧链共 24 个碳原子构成的甾体化合物(图 6-5)。胆汁酸具有脂/水双亲特性。

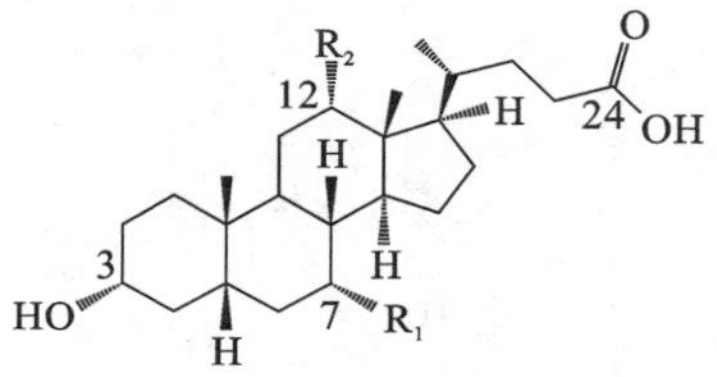

	R_1	R_2
1	OH	OH
2	OH	H
3	H	H
4	H	OH
5	β-OH	H

图 6-5 胆汁酸中不同成分的化学结构式

胆汁酸中不同成分的结构区别在于羟基的数目、位置及立体构型，其分子中含有活泼的羧基及羟基，易进行化学结构修饰，其中，C24 位羧基可进行酯化、酰胺化、还原及成盐等反应；C3、C7 及 C12 位羟基可进行酰化、氧化等反应。胆汁酸价廉易得，且由其衍生获得的化合物通常仍能保留母体胆汁酸的肝肠循环特性、良好的生物相容性、甾环的高稳定性、分子的两亲性等特征，故可将其用于前药的设计。

第三节 药物的其他排泄途径

一、药物从肠道排泄

对于口服药物而言，粪便中药物主要来源于未被吸收的口服药物、随胆汁排泄到肠道的药物以及由肠黏膜排泄到肠道的药物。对于其他给药途径，粪便中药物则主要来自后两部分。如给大鼠静脉注射甲氟喹后，粪便中药物排泄量达 77%，胆瘘后，粪便中仍有药物排出，说明

NOTE

肠道排泄是该药的主要排泄途径。肠道也是许多药物及其代谢产物的主要排泄途径之一。药物自肠道排泄既有被动转运也有主动转运机制参与。药物可经胃肠道壁脂质膜自血浆内以被动转运的方式排入胃肠腔内。例如,地高辛、箭毒苷、洋地黄毒苷、红霉素、奎宁、苯妥英钠等的肠道排泄是这些药物重要的排泄途径。此外,位于肠上皮细胞膜上的 P-gp 也可将其底物及其底物的代谢产物直接从血液分泌外排至肠道。药物自肠道排泄可减少药物的吸收,在药物解毒中有一定的临床意义。用不被吸收或消化的物质在肠道中吸附药物,可以加速药物排出体外。例如,胆瘘大鼠非肠道给药地高辛后,肠道排出 13％,口服活性炭后可增加到 33.4％。

二、药物经呼吸排泄

由于肺的表面积大以及血管丰富,其排泄毒物也较快,对化学制剂中毒的排泄有一定意义。尤其是对一些在体内不分解的气体或有挥发性的液体毒物,如一氧化碳、乙醚等,肺的排泄更具意义。这类毒物的排泄速率与其血气分配系数有关,分配系数大的毒物排泄慢,分配系数小的排泄快。此外,肺排泄的速率还和其功能状态有关,如肺通气量增加时,毒物的排泄速率加快,减少时排泄速率减慢。

挥发性药物(如麻醉性气体、可挥发的液体药物)主要的排泄途径是肺。如酒驾后检测呼气中乙醇的量。相对分子质量小和沸点较低是经肺排泄药物的特点。

由于聚氯乙烯(PVC)的广泛应用,氯乙烯单体(VCM)的毒理学方面的问题引人注意,因为它不仅涉及制造和加工的工人,而且关系到广大居民。用同位素标记实验已证明 VCM 主要由呼吸道排泄,尤其是静脉注射或大剂量口服时。

三、药物从乳汁排泄

某些药物可通过乳汁排泄,药物从母血进入乳腺细胞的机制多为被动转运。血浆游离型的低分子高脂溶性药物,如安替比林能以被动转运方式转运进入乳汁,离子型水溶性的药物则通过细胞膜小裂孔进入乳汁;另一种机制为与蛋白结合,通过主动转运方式进入乳汁。分泌到乳汁的药量取决于药物代谢动力学因素,如药物的血浆蛋白结合率,药物相对分子质量、脂溶性、半衰期、乳药/血药值及乳汁 pH 值等。同时,药物在乳汁/血浆中始终保持动态平衡,药物渗透到乳汁中的量取决于母体的血药浓度。当母体血药浓度上升时,乳药浓度亦上升。

血浆中的游离型药物可进入乳汁,药物的血浆蛋白结合率越高,进入乳汁的量越少,对接受母乳喂养的婴儿安全性则越高。因此,哺乳期妇女在选择药物时,应首选血浆蛋白结合率高的药物。脂溶性高、非离子状态或相对分子质量为 100～200 的药物更易从血浆转运至乳汁中。

乳药/血药值是指在药物分布过程中,哺乳期妇女乳汁中药物浓度与血浆中药物浓度的比值。该比值越低,药物进入乳汁的量越少。

哺乳期妇女的乳汁 pH 值为 6.75～7.42,平均为 7.09,相比血浆 pH 值(7.4)低。酸性药物(如青霉素类和非甾体抗炎药)在相对碱性的血浆中更易解离,仅极少量进入乳汁。一些弱碱性药物即具有较高解离常数(pK_a)的药物具有较高的乳药/血药值,如吗啡(pK_a=8)、红霉素(pK_a=8.8)、阿托品(pK_a=9.8)、地西泮、西咪替丁、美托洛尔、阿昔洛韦、可待因、阿替洛尔、文拉法辛及异烟肼等易自乳汁排出。所以哺乳期选择较低 pK_a 的药物更加安全。哺乳期妇女应避免使用易通过乳汁排泄的药物,以免对婴儿产生中毒反应。

从药物进入乳汁的机制及其影响因素来看,若哺乳期妇女能在医师指导下正确用药,可降低药物对婴儿的风险。

四、药物从唾液排泄

药物可经唾液排泄出体内。药物主要通过被动转运的方式从血浆向唾液转运,也有少数

NOTE

药物以主动转运的方式从血浆向唾液转运。药物的相对分子质量、脂溶性、药物特性、分子空间结构、pK_a、血浆蛋白结合率均是影响药物向唾液分布的因素。药物相对分子质量越小、脂溶性越高,药物跨膜转运的透过率越高。唾液 pH 值偏酸性,所以弱酸性及偏中性药物易向唾液分布。高血浆蛋白结合率分子不可能进入唾液,血浆药物蛋白结合率对唾液中药物水平有显著影响。

唾液中的药物浓度与血浆中游离型药物浓度相当。例如,服用碳酸锂后经主动转运,唾液中的锂离子浓度是血浆锂离子浓度的 2～3 倍。一般来说,药物经唾液排泄的量少,所以唾液排泄对药物的消除没有临床意义上的影响,但是由于某些药物在唾液中的浓度与血药浓度相关性良好,且唾液的成分简单、易采集、采集取样无创伤性,临床上常用唾液代替血浆用于治疗药物监测。例如,抗癫痫药是研究最多,也是最早进行唾液治疗药物监测的一类药。因其治疗指数小、安全范围窄、毒副作用大、有效血药浓度存在明显的个体差异,抗癫痫药的监测已经成为重要的常规临床检测手段,其用来调整用药剂量,避免毒副作用的发生。目前,研究比较明确的可以进行唾液治疗药物监测的临床常用抗癫痫药包括卡马西平、苯妥英、苯巴比妥、扑米酮及丙戊酸钠等。

一些抗菌药主要是氨基糖苷类如庆大霉素、卡那霉素等的有效血药浓度和中毒浓度非常接近,容易引起耳肾毒性,毒性取决于肾皮质及耳内淋巴液中的药物浓度,故有必要进行治疗药物监测,这类药物已进行唾液治疗药物监测。

五、药物从皮肤和毛发排泄

药物从皮肤排泄主要通过汗腺和皮脂腺进行。药物由汗腺排泄主要依赖分子型的被动转运。磺胺类、盐类(主要是氯化物)、乳酸、水杨酸、尿素等可随汗液向体外排出,利福平可将衣服染红就是典型的例子。氧氟沙星被证实在人头发中排泄,在实验动物中证明其常积聚在皮肤黑色素细胞内或周围,一般喹诺酮对黑色素具有高亲和力,这一发现提示头发中的色素(黑色素)与头发中药物的积聚密切相关,所以从头发中分析药物是了解患者用药情况的有效途径。

皮肤、汗腺、皮脂腺也可排出少量的毒物,如硫化氢、芳香族化合物及汞等。一些脂溶性毒物可由汗腺、皮肤排出。皮肤和毛发中药物的排泄量甚微,但对于某些有毒物质如有毒金属的检测是有意义的,如微量的汞和砷在毛发中可以检测。

第四节　影响药物排泄的因素

影响药物排泄的因素有很多,本节主要探讨影响药物肾排泄和胆汁排泄的因素。

一、生理因素

(一)血流量

人体肾脏每天血流量为 1 700～1 800 L,占心输出量的四分之一,可使血液得到充分而又及时的净化。其中 10% 用于肾小球滤过,肾血流量对肾小球滤过率影响较大,肾血流量增加时肾小球毛细血管内压力较高,有效滤过压增高,肾小球滤过率将随之增高。肾通过自身调节来保持血流量的相对稳定,以维持正常的泌尿功能。当全身平均动脉压在 80～180 mmHg 范围内波动时,通过肾脏的自身调节,肾脏血液灌流量仍可维持相对恒定。但当平均动脉压低于 60 mmHg 时,肾脏血液灌流量明显减少,并有肾小动脉的收缩,因而可使肾小球滤过率降低,使药物排泄量明显减少。肾血流量不足的临床主要危害不是肾缺血、坏死，而是代谢尾产物堆积所带来的尿毒症。

肝血流量的大小决定了药物进入肝脏的速度。肝提取率高的药物在肝脏中代谢能力强，药物的代谢远达不到饱和状态，肝血流量越大，进入肝脏中的药物越多，则药物经肝脏消除越快。对于肝提取率低的药物，其在肝脏中代谢能力差，肝血流量对肝清除率影响不大。

（二）胆汁流量

胆汁流量的改变会影响药物经胆汁的排泄量。由饮食调控或利胆药物的作用等因素使胆汁流量增加，肝细胞中药物扩散进入胆汁的量以及由胆囊排泄进入肠道内的药物量均增加，因此主要经胆汁排泄途径排出的药物量增加。而当肝细胞窦状隙膜或胆管侧膜上的转运体表达降低或功能障碍时，肝内胆汁淤积，胆汁流量降低，导致某些药物经胆汁排泄的排泄量减少。

（三）尿量

由于药物大多是经被动转运在肾小管重吸收返回体内，重吸收速率依赖于肾小管内液的药物浓度。肾小管内尿量增加时，药物在尿液中的浓度下降，被肾小管重吸收减少；尿量减少时，药物浓度增高，重吸收也增多。临床上有时利用渗透性利尿剂甘露醇来增加尿量而促进某些药物的排泄。由于甘露醇不被肾小管重吸收，在肾小管腔内形成高压，妨碍肾小管对水和Na^+的重吸收，也影响集合管对水的重吸收，使尿量增加，药物的浓度降低，药物在肾小管的重吸收量减少而排出体外的量增加。

（四）尿液的 pH

通常尿液的 pH 值接近 6.3，但受饮食（如肉类能使尿酸化）、病理因素以及某些药物（能改变尿液 pH 值）影响，其可在一定范围内变化。在强行酸化或碱化尿液时，尿的 pH 值可分别达到 4.5 和 8.5 的极限。尿液的 pH 值的变化能够改变药物的重吸收和药物排泄。药物的分子形式有利于它们穿透脂质细胞膜，而离子化药物容易滞留在尿液中，随后由肾脏清除。

药物的解离程度受药物的 pK_a 及尿液的 pH 值影响，尿液中药物分子型与离子型的比例是由药物解离常数 pK_a 与尿液 pH 值决定的，两者的函数关系可用 Henderson-Hasselbalch 方程式描述。

如果药物的重吸收对 pH 敏感，那么在强迫利尿或大量饮水的同时控制尿液 pH 值，将会更有效地解救药物过量中毒。如苯巴比妥为弱酸性药物（$pK_a=7.41$），过量中毒时，过去习惯用中枢兴奋药来拮抗中毒症状，近年来趋向应用静脉注射碳酸氢钠或乳酸钠碱化尿液，促进其排泄来解救中毒。如图 6-6 所示，当尿液 pH 值由 6.0 升至 8.0 时，苯巴比妥的肾排泄量可加大 5 倍。水杨酸盐（如乙酰水杨酸）过量时，也可采用渗透性利尿剂甘露醇增加利尿作用，使 24 h 内尿量达 12 L，并用碳酸氢钠或乳酸钠碱化尿液来解救中毒。碱化尿液 pH 值在 7.4～8.0 时，水杨酸盐离子化程度提高，肾小管重吸收量减少，尿排泄量增加，约 85% 的水杨酸盐可以原形从尿中迅速排出。碱化尿液可使肾排泄量增加的药物还有磺胺类、对氨基水杨酸、呋喃旦啶、保泰松、香豆素类等。

苯丙胺、哌替啶过量中毒时，常用酸化尿液来解救中毒。苯丙胺为一弱碱（$pK_a=9.8$），当尿液 pH 值由 7.5 降至 4.8 时，原形药物的尿排泄量可由 2% 增加到 70%；哌替啶在体内主要代谢为哌替啶酸和去甲哌替啶酸，与葡糖醛酸结合后排出，仅有 2% 的哌替啶和 6% 的去甲哌替啶由尿排泄。酸化尿液可使哌替啶酸和去甲哌替啶酸的尿排泄增加，可作为哌替啶中毒的辅助治疗。此外，三环类、阿托品、氨茶碱等过量也可以酸化尿液作为辅助疗法。酸化尿液可使排泄增加的药物还有麻黄素、美卡拉明、奎尼丁、普鲁卡因胺等。

强酸性药物如 chromoglycic 酸（抗过敏药物，$pK_a \leqslant 2$）在正常生理尿液 pH 值环境下完全解离，因此不被重吸收，此药物的肾清除率较高且对尿液 pH 值变化不敏感。$pK_a > 8.0$ 的弱

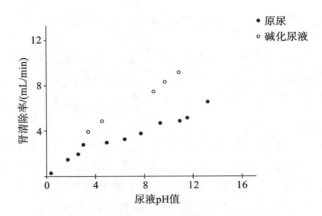

图 6-6 苯巴比妥肾清除率随尿液 pH 值的变化

酸性药物,如苯妥英,在正常生理尿液 pH 值范围内基本不解离,其清除率较低,对尿液 pH 值变化不敏感。只有 pK_a 介于 3 和 7.5 之间的非极性酸,其肾清除率与尿液的 pH 值变化密切相关。

另外,强碱性药物如胍乙啶($pK_a \geqslant 12$)在尿的任何 pH 值范围内均呈解离状态,几乎不被重吸收,其肾清除率也不受尿液 pH 值的影响。$pK_a \leqslant 6$ 的弱碱性非极性药物,如丙氧酚,在正常生理尿液 pH 值范围内基本不解离,其清除率较低,如果酸化尿液,使尿液 pH 值降低,丙氧酚解离增多,但是其离子型仍具有很好的通透能力,在尿液的任何 pH 值时均可被重吸收,所以这类药物的肾清除率可能会随尿液的 pH 值有所波动,但清除率仍然很低,尤其是在血浆蛋白结合率较高时。pK_a 在 6~12 之间的非极性药物,其分子型药物比例随尿液 pH 值变化而有较大变化,可以从无重吸收到完全重吸收,其肾清除率随尿液 pH 值的变化而波动。例如弱碱性药物苯丙醇胺($pK_a = 9.4$),在酸化尿液中其肾清除率较大且药物在体内滞留时间偏短,在碱化尿液中其肾清除率较小且药物在血液中滞留时间延长。

许多尿道抗菌剂的抗菌作用与尿液 pH 值有关。氨基糖苷类抗生素(链霉素、庆大霉素等)在尿液 pH 值由 5.5 升至 8.0 时,抗菌作用可增强 50~100 倍;碱化尿液使其 pH 值在 7.5 左右时,给药剂量可减少到 1/3~1/5,还可减轻毒副作用。红霉素与碳酸氢钠并用,抗菌谱可扩大到常引起尿道感染的大肠杆菌、肺炎杆菌、变形杆菌、铜绿假单胞菌和沙雷菌等革兰阴性菌;碱化尿液可提高环丝氨酸对大肠杆菌、变形杆菌所致的尿道感染的疗效;酸化尿液使其 pH 值在 5.5 左右时,氨苄西林对大肠杆菌及粪链球菌的杀菌作用提高 10 倍;酸性尿液促进乌洛托品、孟德立胺释放出其灭菌成分甲醛,使其抗菌作用增强。

（五）药物的转运体及其基因多态性

药物转运体与药物的吸收、分布、排泄、药效发挥,以及药物毒性作用等密切相关。药物转运体是一系列以药物为基质的,存在于组织、器官细胞膜表面,担当药物跨膜转运功能的蛋白质的总称。它的主要作用包括将药物向生物体内的能动转移,并通过毛细血管内皮细胞和各脏器细胞膜表面转运体的介导,实现药物在生物体内向目标脏器的有效分布,最后,经肝脏和肾脏完成药物及其代谢产物的体外排泄。大多数脂溶性低、相对分子质量小的药物,其分子成分可以通过单纯扩散形式透过细胞的双层磷脂膜;而脂溶性低、相对分子质量较大,分子内部存在极性的药物,通常以药物转运体作为媒介,实现药物的跨细胞膜转运。从药物研发和临床的观点上看,药物转运体的重要性在于其与药物有效性和安全性密切相关。因为它不仅直接干预药物的吸收、分布和排泄等过程,而且能影响到药物在靶脏器的浓度,进而影响药物的药效发挥,甚或导致药物在体内蓄积产生毒副作用。

转运体上基因多态性的存在使其在不同个体中的表达水平及活性都存在差异,导致一些药物的体内分布及药动学发生变化,从而影响药物的疗效及安全性。

在临床治疗过程中,与单一药物治疗相比,多药剂的复合治疗方法更为常见。药物转运体在承担药物的透膜转运过程中最重要的特征之一是广泛的基质选择性,即同一种转运体可以同时识别和输送不同种类的药物分子,而且转运体与被输送的不同药物之间存在亲和性的差异,这就不同程度地影响到药物的透膜转运,造成各药物在体内的动力学改变。这种药物之间的相互影响存在于药物向细胞内的流入和流出过程,表现为药物之间的相互抑制、相互促进,或两者同时存在。例如,奎尼丁能够有效抑制 hOCT2 转运体向肾小管上皮细胞转运二甲双胍的能力,其 IC_{50} 和 K_i 值分别为 70.8 $\mu mol/L$ 和 30.7 $\mu mol/L$,因此,在临床治疗中,合并使用奎尼丁和二甲双胍能够降低二甲双胍在肾脏的清除率。

（六）其他（种族、性别、年龄、生理和遗传因素等）

同一药物在不同物种（如小鼠、大鼠、兔、犬、猴等不同的实验动物与人）体内的清除能力不同。经肝肾消除的药物量也受性别和年龄的影响,研究发现成年男性肾脏清除能力比女性要高 10%。幼儿和老年人的肝肾功能均低于成年人,所以药物消除能力也较低。其他因素如生理节律和遗传因素等也会影响药物的排泄特征。

二、药物及其剂型因素

（一）药物理化性质

1. 相对分子质量 药物的相对分子质量小于 300 时主要经肾脏排泄。相对分子质量大于 300 的化合物可从人体胆汁中排出,但超过 5 000 的大分子化合物较难经胆汁排泄,其中相对分子质量在 500 左右的药物胆汁排泄率较大。

2. 脂溶性/水溶性 脂溶性大的非解离型药物在肾小管的重吸收程度大,如脂溶性大的巴比妥类药物,经肾小球滤过后,几乎全部通过肾小管的重吸收返回血液循环,自尿中排泄量很小。而一些脂溶性很小的季铵盐类药物几乎不被肾小管重吸收,能迅速自尿中排泄。

对于胆汁排泄来说,一般极性大的药物易从胆汁排泄。脂溶性过大的药物均不易从胆汁排泄。如利福霉素是主要经胆汁排泄的药物,给药后其大部分富集到肝脏中不能充分向体内组织转运,如果口服给药则这种倾向更加显著。但是如果把利福霉素的结构进行衍生化,使衍生物的极性减小,则其胆汁排泄量减少,口服给药就能达到预期治疗效果。

3. pK_a 和解离状态 不同药物具有不同的 pK_a 值,在机体内的不同 pH 环境中药物的解离程度不同,导致药物的分子型与离子型的浓度比例不同,影响药物的转运或重吸收而影响经肾脏或胆汁排泄。

（二）药物与血浆蛋白结合率

药物和血浆蛋白结合后形成的结合型药物不能经肾小球滤过消除,而只有游离型药物及其代谢物才能经肾小球滤过进入原尿中。所以药物血浆蛋白结合率高,则肾排泄速率下降,如胆囊造影剂碘芬酸与血浆蛋白高度结合,半衰期长达 2.5 年。如果合并应用两种及以上血浆蛋白结合率高的药物,因竞争性结合血浆蛋白位点,药物的非结合型浓度升高,从而增加肾排泄速率。但是经载体转运排泄的药物量受药物与血浆蛋白结合率影响较小。

（三）药物体内代谢过程及代谢产物的性质对排泄的影响

大多数药物代谢后,药物的极性或水溶性增加,代谢物在肾小管的重吸收减少,有利于从尿或胆汁排出。但甲基化和乙酰化反应可使代谢物极性降低,不利于药物排泄。

（四）药物制剂因素对排泄的影响

1. 不同剂型和给药途径对药物排泄的影响 同一药物制作成不同剂型对药物的排泄也

有重要影响。服用不同剂型（水溶液、片剂、咀嚼片、缓释胶囊）的维生素 C 1 g 后，发现各剂型口服后，尿液中维生素 C 最大排泄率（ER_{max}），水溶液、咀嚼片和片剂分别为 65.4%、63.1% 和 47.6%，差异无统计学意义（$P > 0.25$），而缓释胶囊则明显较低（19.3%）。由达到尿药最大排泄率所需时间可知，缓释胶囊吸收较慢，因此较前三种口服剂型有显著的长效作用（$P < 0.01$）。给药途径也会影响药物的胆汁排泄，比如，口服给药与静脉注射给药相比，药物更大程度上被运入肝脏，经胆汁排泄途径而排出体外。

2. 制剂中不同药用辅料或赋形剂对药物排泄的影响　制剂中一些常用的辅料也会影响药物的排泄。静脉注射甲基纤维素可能会引起肾小球肾炎，从而影响药物的肾排泄。丙二醇作为注射剂的辅料使用时具有肾毒性，可以改变药物的肾脏排泄。研究报道吐温 80 作为中药注射剂的增溶剂毒性较大，易导致不良反应，尤其是过敏反应的发生。另外，吐温 80 可以增加甲氨蝶呤在尿液和胆汁中的排泄量。聚乙二醇 PEG400 静脉注射入血后，可以通过抑制细胞色素 P450 的活性，影响药物在肝内的生物转化作用，间接影响药物的排泄。聚氧乙烯氢化蓖麻油可以明显抑制 CYP3A 酶，间接影响药物的排泄。注射用白蛋白结合纳米紫杉醇通过与白蛋白和细胞膜上的白蛋白受体（Gp60）结合，激活细胞膜上的窖蛋白 1（Caveolin-1），将紫杉醇以细胞转运形式通过血管内皮细胞转运到组织中，并从组织间液中转运到肿瘤细胞内，并且使含药物的纳米微粒也容易通过毛细血管壁细胞间隙离开血液循环进入肿瘤组织中，最终导致药物在肿瘤组织蓄积。

3. 新型制剂对药物排泄的影响　近年来，药物被装载于纳米载体中制备新型制剂应用于临床疾病治疗，载体的粒径大小会影响药物的排泄。纳米药物粒径在 60 nm 以上可以有效避免肾脏的清除，粒径在 200 nm 以下可以降低药物在肝脏和脾脏中的摄取。因此，纳米载体一般设计在 100~150 nm 之间，可以提高药物体内循环时间。一些主动靶向纳米制剂可靶向递送药物于特定器官或组织，对药物的排泄具有一定影响。这种制剂可以巧妙地利用人体病变部位微环境的变化使药物释放，如肿瘤组织生长通常伴随的 pH 值和温度的变化、炎症反应伴随的体温升高，以及糖尿病患者的血糖变化等。纳米粒可以通过偶联特异性分子如抗体、肽、DNA 或 RNA 等来识别这些分子实体，以增加药物递送的主动靶向特异性，提高疗效，可改变药物的药代动力学，延长药物在体内循环的半衰期。如肾脏靶向前体药物雷公藤内酯醇-溶菌酶结合物，其可以靶向肾脏近端小管细胞，因而倾向于通过肾脏排泄。

含药的白蛋白微球亦是一种很好的药物运载工具，并有延效作用。例如，将 5-氟尿嘧啶制成白蛋白微球悬浮于生理盐水中，注射于鼠的尾静脉后，药物微球很快从体循环消失，而后部分转入肝脏及肾脏，含药的白蛋白微球在这些脏器中在 2 h 后仍保持相当的高浓度。这证明白蛋白微球能使药物在比较长时间、高浓度地在肝脏及肾脏中保留。

三、疾病因素

（一）肾脏疾病

心力衰竭、休克等使肾血流量减少，肾小球滤过率下降。某些肾脏疾病对药物的肾清除率有较大影响，可能是因为肾单位减少而导致肾小球滤过率下降，如肾小球肾炎病变会使功能活动的肾单位减少，肾小球滤过率显著下降。正常成年人的生理肾小球滤过率以血肌酐的清除率表示，约为 120 mL/min，当肾小球肾炎症状较轻时，血肌酐的清除率降至 45~71 mL/min。有时一些肾脏疾病可破坏肾小球滤过膜的完整性，如肾病综合征能破坏肾小球滤过膜的功能，使血浆中的蛋白、结合型与游离型药物都能从肾小球滤过。肾小球滤过率降低将使经肾排泄药物的半衰期延长，故对于肾功能不全的患者，必须根据其肾功能的状况及滤过能力来调整药物剂量。

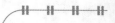

（二）肝脏疾病

肝脏疾病，如肝炎、胆汁淤积、肝脏血管疾病等会造成胆汁排泄障碍、肝药酶功能降低、蛋白质结合能力降低、门静脉血流量减少，这些疾病都将降低肝脏清除药物的能力。大部分肝消除反应同时伴随着肝代谢的发生，形成的代谢物的极性一般比母体药物要大。即使对于那些仅通过肝脏代谢而消除的药物来说，其最终代谢物也是通过肾脏排泄最终排出体外。因此，肾脏疾病也会影响一些经肝代谢消除的药物的排泄。在给患有肾脏疾病但是肝脏正常的患者用药时，应选用主要通过胆汁排泄的药物，避免使用依赖肾脏排泄的药物。

四、药物相互作用对排泄的影响

药物相互作用是指同时或在一定间隔时间内使用两种或两种以上药物，其中一种药物的作用受到另一种药物的影响。药物相互作用可改变一种药物原有的体内过程（吸收、分布、代谢、排泄）和组织对药物的敏感性，从而改变药物药理效应或毒性效应。

大多数药物经肾或胆汁排出。当一种药物与另一种药物同时给药时，可能会增加或降低其中一种药物经肾或胆汁的排泄量。

（一）影响药物的肾小球滤过

有些药物可以影响肾脏的血液供应，如血管紧张素 II 受体拮抗剂（氯沙坦）与血管紧张素转换酶抑制剂（普利类药物）对糖尿病肾病的治疗作用。它们能扩张肾小球动脉，降低肾小球压力，减少尿中的蛋白，改善肾血流动力学，增加肾血流量，从而影响其他药物或者其代谢产物经过肾脏的排泄速率。

（二）影响药物的肾小管主动分泌

当两种弱酸性药物对阴离子转运蛋白载体，或两种弱碱性药物对阳离子转运蛋白载体亲和力相近、竞争同一转运蛋白时，就会发生竞争性抑制作用，从而使与转运蛋白亲和力弱的药物继续留在血液循环，导致该药物的血药浓度增高，药效延长，甚至出现毒副作用。

例如，丙磺舒和一些弱酸性药物（如头孢菌素类药物、青霉素、吲哚美辛、对氨基水杨酸等）竞争阴离子主动分泌转运载体，使受影响药物的血药浓度升高，甚至出现毒性反应。保泰松和醋磺己脲相互作用使后者的血药浓度升高，导致降糖作用增强，甚至出现低血糖。

（三）影响药物的肾小管被动重吸收

药物被动重吸收过程受肾小管膜两侧药物的浓度、脂溶性、pK_a、尿量和尿液的 pH 值所调节。

静脉给予渗透性利尿剂甘露醇可使尿量增加，使其他药物在肾小管腔内的浓度降低，重吸收减少，排泄量增加。同离子型药物相比，分子型的药物易被肾小管重吸收。药物的分子型或离子型取决于药物的 pK_a 值和尿液的 pH 值。如果某药物大部分以原形药物形式经尿排泄，而该药的治疗指数狭窄，两种药物对肾排泄的相互干扰与作用就会表现出临床意义。例如，用碳酸氢钠碱化尿液，增加弱酸性药物在肾小管腔内的解离度，减少重吸收，增大排泄量。氢氧化镁和氢氧化铝制剂用于慢性抗胃酸治疗可导致水杨酸的清除率增加，使水杨酸血清浓度降低。

（四）影响药物的胆汁排泄

在毛细胆管膜转运体上发生的药物相互作用已有大量报道。某些药物可抑制肝细胞的胆管侧膜上与药物的胆汁排泄有关的外排转运体（如 P-gp、MRP2、BCRP、BESP 等），从而影响这些转运体的底物型药物经胆汁的排泄。例如利福平能抑制肝窦状隙细胞转运蛋白，减少肝脏对瑞舒伐他汀的摄取并导致其在血液中浓度增高，药效延长，甚至出现毒副作用。因此，对临床重要的药物相互作用而引发的胆汁排泄减少现象,应加以严密监控。

五、胆汁排泄与肾排泄的相互影响

主要经胆汁排泄而非肾排泄的药物,在肾功能不全时应用,常可不必调整用量。单一途径排泄的药物,在该排泄器官的排泄功能受损时使用该药,容易导致药物蓄积中毒。此时应该选用多途径排泄的药物,使药物的排泄能够分流,减轻受损器官的负担。

肾排泄与胆汁排泄间往往存在相互代偿。肾和肝胆是机体重要的排泄器官,二者的排泄能力存在相互代偿现象。如大鼠结扎肾动脉后,头孢唑林经胆汁排泄增加 4.5 倍;而结扎胆管后,头孢唑林的肾排泄量从 16% 增加到 50%。经四氯化碳处理的大鼠,胆汁中丙咪嗪的排泄量降低,而尿排泄量增加。

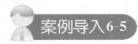

在临床上为合并肾功能障碍的高血压患者选用血管紧张素转换酶抑制剂(ACEI)时,往往选用替莫普利而不选用依那普利,试解释其原因。

案例导入 6-5
解析

第五节　药物排泄的研究方法

一、研究药物肾排泄的方法

研究药物从尿中的排泄多采用在体法。对象为人或动物。通常是在给药后,于不同时间点收集尿液,记录尿量,测定尿药浓度,计算累积排泄量,直至排泄完成。利用尿药总排泄量与给予药剂量之比作为尿药排泄分数,可同时计算尿药排泄速率。

离体法采用离体肾灌流技术,即取麻醉后的大鼠,分离血管和输尿管,全身肝素化和渗透利尿,进行输尿管插管、腹主静脉插管和腹主动脉插管等操作,进行灌流实验。按时收集尿液和灌流液,实时监测灌流压力,检测或测定尿量、药物量、尿蛋白含量、肾小球滤过率等参数。离体肾灌流技术是应用比较早的离体器官实验方法,最早被用来研究肾脏的生理或生化功能,现在成为药物处置研究的常用方法,主要用于研究药物的肾排泄机制、药物肾脏代谢、排泄及药物的相互作用和肾功能等方面,对发现和评价药物肾排泄及其相互作用具有特别的价值。

二、研究药物胆汁排泄的方法

对于新药而言,研究药物胆汁排泄的主要方法是大鼠体内胆汁引流。大鼠通常用清醒状态,实验前禁食不禁水 12 h。腹腔注射戊巴比妥钠溶液麻醉后,背部固定麻醉动物于手术台上,置于小电热毯上,保持正常的体温。做胆管插管手术,沿腹白线打开腹腔,靠近十二指肠处插入胆汁导管,用无菌的手术线固定,实验时用等渗生理盐水浸渍的纱布覆盖肠组织表面以保湿。颈静脉注射给药,分别收集给药前及给药后一定的时间间隔的胆汁至药物排泄完全。记录胆汁体积,置 −20℃ 冰箱保存,测定胆汁中药物浓度,计算累积排泄量和排泄分数。某一时段胆汁中药物排泄量=该时段胆汁中药物浓度×该时段收集的胆汁体积。

近年来,"三明治"模型用于体外研究药物的胆汁排泄,"三明治"培养是通过底层铺鼠尾胶使肝细胞贴壁,上层铺基质胶使其形成肝板样结构,可以模拟肝脏的功能,所以"三明治"培养的原代肝细胞(SCH)是研究药物代谢和代谢酶诱导相互作用的主要体外工具之一。近年来研究发现,SCH 也能形成完整的胆管网络,并在数日内可维持摄取和外排转运蛋白的功能性表达。由 SCH 模型体外测得的内在胆汁清除率和体内实验之间有较好的相关性,可以用于预测药物在体内的内在胆汁清除率。与已知的转运体抑制剂或诱导剂相结合,SCH 的胆汁清除模型(又称为 B-Clear 模型)也可用于评价 P-gp 等转运体介导的胆汁排泄以及药-药相互作用。

三、研究药物肠道排泄的常用方法

药物从粪中排泄多采用在体法。对象为人或动物。通常是在给药后,于不同时间点收集粪,将粪制成匀浆,定量测定匀浆中药物浓度,计算累积排泄量,直至排泄完成。利用粪中总药物排泄量与给药剂量比作为粪中药物排泄分数。由于一些药物在肠道菌群中发生代谢,粪中测定的结果低于实际排泄结果。

本章小结

通过本章学习,需要掌握药物肾排泄的三种机制、肾小球滤过的特点、肾小管主动分泌竞争性抑制机制、肾小管重吸收的影响因素、肾清除率的意义及对药物作用的影响。掌握药物的胆汁排泄过程及其特征,肝肠循环的概念、双峰现象、意义。熟悉药物排泄的影响因素。了解药物排泄的研究方法。

能力检测

一、简答题

1. 药物的肾排泄机制有哪些?涉及转运体参与的肾排泄途径是哪些?

2. 影响肾小球滤过的因素有哪些?

3. 影响药物在肾小管被动重吸收的因素有哪些?

4. 静脉快速输入大量生理盐水或大量饮用清水,尿量会发生什么变化?药物肾清除率会发生什么变化?

5. 简述肝肠循环的意义,以及哪些药物存在肝肠循环(写出至少 5 种)。

二、名词解释

1. 肾清除率

2. 肾小球滤过率

3. 肝肠循环

4. 双峰现象

能力检测
参考答案

参 考 文 献

[1] 刘建平.生物药剂学与药物动力学[M].5 版.北京:人民卫生出版社,2016.

[2] 印晓星,杨帆.生物药剂学与药物动力学[M].2 版.北京:科学出版社,2017.

[3] 邹万忠.肾脏疾病的病理变化及肾脏的基本结构和功能[J].继续医学教育,2006,20(27):32-35.

[4] 刘克辛.临床药物代谢动力学[M].3 版.北京:科学出版社,2016.

[5] 李双发,李玲,高丽辉.有机阴离子转运蛋白研究进展[J].国际药学研究杂志,2017,44(10):931-934.

在线答题

NOTE

[6]　孙晓楠,陈佳音,孙晓琳,等.有机阳离子转运体的研究进展[J].中国临床药理学与治疗学,2013,18(8):954-960.

　　[7]　Ghezzi C,Loo D D F,Wright E M. Physiology of renal glucose handling via SGLT1,SGLT2 and GLUT2[J].Diabetologia,2018,61(10):2087-2097.

　　[8]　Deng D,Xu C,Sun P,et al. Crystal structure of the human glucose transporter GLUT1[J]. Nature,2014,510(7503):121-125.

　　[9]　魏巍,刘洪杰,何仲贵.靶向肠道寡肽转运体1(PepT1)前药的研究进展[J].沈阳药科大学学报,2017,34(9):788-795.

　　[10]　陆伦根.胆汁的分泌、排泄和调节及胆汁淤积发生机制[J].临床肝胆病杂志,2011,27(6):570-580.

　　[11]　钤培国,郭晓霞.肝肠循环的中西医研究进展[J].医学综述,2016,22(14):2799-2802.

　　[12]　王艳,阳国平,郭成贤.口服给药后药-时曲线双峰现象研究进展[J].中国临床药理学与治疗学,2014,19(3):341-345.

　　[13]　张之昊,刘文清,赖宜生.胆汁酸衍生物的抗肿瘤作用研究进展[J].药学进展,2010,34(11):491-498.

　　[14]　饶志,杨欢,武新安.转运体在药物胆汁排泄中的作用[J].中国医院药学杂志,2012,32(14):1144-1158.

（李瑞娟）

NOTE

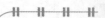

第七章　药物动力学概述

本章 PPT

 学习目标

1. 掌握药物动力学中房室模型的概念,药物转运过程的速率表达式及意义,药动学基本参数的概念及其意义。
2. 熟悉药物动力学的研究内容。
3. 了解药物动力学的发展简况。

知识链接

临床上发现,不同药物的给药时间间隔不一样,如同为头孢类抗菌药物的头孢呋辛和头孢曲松,其给药频率分别为一天两次和一天一次。因为两种药物的半衰期不一样,头孢曲松的消除半衰期较头孢呋辛的长,可延长给药间隔维持有效血药浓度,同时降低毒副作用。

第一节　药物动力学概念与发展概况

一、药物动力学概念

动力学(kinetics)是一种与速率有关的理论,主要研究物质的量随时间变化的规律。药物动力学(pharmacokinetics)是应用动力学的原理与数学处理的方法,研究药物及其制剂经各种途径进入体内后,在体内的吸收、分布、代谢和排泄过程(即 ADME 过程)量变规律的学科,即药物动力学是研究药物体内过程动态变化规律的一门学科。药物动力学,简称药动学,又称药物代谢动力学或药代动力学。1999 年全国科学技术名词审定委员会公布了药学名词,"药动学"为汉语推荐使用的规范名词,其英文等价术语为"pharmacokinetics"。本教材称"pharmacokinetics"为药物动力学或药动学。

药物动力学的创建人之一 John G. Wagner 指出,pharmacokinetics 是指将动力学的原理用于 pharmakon,pharmakon 一词源于希腊文,指药物或毒物。药物动力学致力于研究和建立机体内不同部位药物浓度(数量)与时间之间的函数关系,阐明药物在体内的量变规律,为新药、新剂型、新型递药系统的研发以及药物的临床合理应用提供科学依据。

二、药物动力学发展概况

药物动力学的起源可追溯至 20 世纪初。1913 年,德国科学家 Leonor Michaelis 和加拿大科学家 Maud Leonora Menten 一同提出了有关药物在机体内随时间变化的动力学方程。1919 年,E. Widmark 利用数学方程式对药物在体内的动态规律进行了分析,并于 1924 年与 J. Tandberg 一起提出了开放式单室模型,共同构建了动力学模型的雏形。1937 年,Torsten Teorell 正式提出了药物体内过程的双室模型,用数学方程式详细描述了双室模型药物的动力学规律。上述工作为药物动力学的研究发展奠定了基础。由于药物动力学计算涉及的模型和数学公式十分复杂,当时的科学技术水平有限,所以发展非常缓慢。

20 世纪 50 年代至 60 年代,临床医学、药剂学、药理学、毒理学、生物化学等学科的发展对体内药物定量化提出了迫切需求,加之体内微量药物检测分析手段的进步、计算机与数据处理技术的重大突破与普及应用,大大推动了药物动力学的形成与快速发展。在此过程中,大量科学家都做出了卓越的贡献,使药物动力学在理论、实验方法和应用上都有了飞速发展。20 世纪 70 年代初,伴随着狭义和广义 N 室线性乳突模型通解的突破,经典药物动力学房室模型的解析基本完成。

1972 年,由国际卫生科学研究中心(International Center for Advanced Study in the Health Sciences)的 John E. Fogarty 发起,在美国马里兰州国立卫生科学研究院(National Institutes of Health,NIH)召开了药理学与药物动力学国际会议,此次会议正式将药物动力学确认为一门独立学科。

经典的药物动力学以房室模型为基础,能够拟合药物的体内情况,获得药物动力学参数,预测药物的临床疗效和毒副作用,但并不适合所有的药物,因此药物动力学研究的新方法相继发展。1969 年,William Perl 和 Paul Samuel 采用统计矩理论(statistical moment theory)研究了胆固醇的体内药物动力学,其将血药浓度-时间曲线看成是药物在体内滞留的时间概率分布曲线,从而可以不依赖房室模型求算药物动力学参数。1978 年,Kiyoshi Yamaoka 和 David J. Cutler 分别发表了将统计矩方法应用于药物动力学的研究论文,阐述了血药浓度-时间曲线和累积尿排泄量-时间曲线的统计矩的定义及内涵;1980 年,Sidney Riegelman 等将统计矩原理应用于药物的吸收研究,使药物的体内过程分析更为深入和细致。统计矩方法属于非房室模型分析法,只要药物的体内过程符合线性动力学过程,就可以应用统计矩原理进行数据分析。

组成房室模型的基本单位"房室"是数学上的一种抽象概念,而不是以生理解剖学为基础进行划分,没有与生物体的解剖结构和生理功能之间的有机联系,致使所表征的药物体内过程有许多应用限制。20 世纪 60 年代以来,人们致力于建立一种接近机体真实生理过程的药物动力学模型,即生理药物动力学模型。1960 年,Richard Bellman 等根据基础的解剖学和生理学知识,从数学角度进行阐述,提出了生理药物动力学模型。1966 年,Bischoff 进一步将机体各组织用体液流向图加以连接,使其能够更精确地表征组织器官中药物浓度的动态变化。1979 年,Kenneth J. Himmelstein 等首先介绍了这种模型的发展历史与应用。生理药物动力学模型以已知的机体生理学和解剖学数据为依据,根据组织器官大小、血流灌流速度以及实际测定的组织与血液间的药量比,预测其他各组织中药物的浓度。它能反映机体生理条件的变化对体内药物分布的影响,可以将动物实验数据推论到人体,能够估算机体的生理和病理变化对体内药物动力学的影响。

药物动力学研究的本身并非其最终目的,因为药物治疗效果的好坏主要通过药效学指标进行评价,而研究药物的体内水平,从而根据其与药效之间的定量关系进一步控制药效,才是衡量药物及其制剂、给药方案合理性的基本标准和最终目的。药物动力学和药效动力学(pharmacodynamics,PD)是药物进入机体后同时进行的两个密切相关的动力学过程,前者着重阐明机体对药物的作用,后者着重揭示药物对机体的作用。在相当长的一段时间内药物动力学和药效动力学的研究缺乏相互沟通,两者之间的内在联系被忽视。Lewis B. Sheiner 等人于 1979 年首次提出了药物动力学和药效动力学结合模型(pharmacokinetic-pharmacodynamic link model，PK-PD 模型）。PK-PD 模型借助传统的药物动力学和药效动力学模型，通过效应室将两者有机结合，揭示药物浓度-时间-效应三者之间的相互关系，从而全面和准确地了解药物的效应随剂量（或浓度）和时间变化的规律，其对新药Ⅰ期和Ⅱ期临床试验的剂量确定、临床给药方案及其个体化给药设计和药物的安全性评价等都具有重要的意义。

随着临床药物治疗研究的不断深入，人们发现为了达到理想的治疗效果，除了选用适当的药物外，还必须结合疾病因素、合并用药等情况制订合理的用药方案（包括剂量、给药间隔、疗程），使血药浓度维持在"治疗窗"以内，才能发挥最佳的治疗效果。在这种背景下，Malcolm Rowland 和 Thomas N. Tozer 于 1980 年首次阐明了药物动力学的分支学科——临床药物动力学的概念和应用，对临床药物动力学的发展产生了积极的推动与指导作用。

临床实践表明，某些疾病的病理生理特征能有规律地改变剂量-血药浓度之间的关系。例如主要通过肾消除的药物，肾功能衰竭通常会引起患者稳态血药浓度明显升高。为了研究患者个体间血药浓度差异的来源和联系，揭示引起剂量-血药浓度关系改变的病理生理因素，为临床个体化给药提供依据，自 20 世纪 70 年代起，Lewis B. Sheiner 等进行了一系列研究，并创建了群体药物动力学（population pharmacokinetics，PPK）。群体药物动力学即药物动力学的群体分析法，是应用药物动力学的基本原理结合统计学方法研究某一群体药物动力学参数的分布特征，通过对临床常规药物监测所获得的大量血药浓度-时间数据进行数学分析和归纳，得到群体药物动力学参数，然后利用患者自身少量的血药浓度-时间数据求算其个体的药物动力学参数，即群体典型患者的药物动力学参数以及群体中存在的变异性。由 Lewis B. Sheiner 等编制成的非线性混合效应模型（NONMEM）软件已成为群体药物动力学分析的重要工具。在临床上只要在一个给药时间间隔内采集血样 1～2 次，总共 2～4 次，就能通过少量血药浓度数据，利用 NONMEM 程序进行群体药物动力学研究。目前，群体药物动力学已经成为美国 FDA 新药审评的重要评价方法之一。

生物体的生命活动存在时辰的节律性，早在 19 世纪，Virey 等就提出服药时间对药物治疗作用有重要影响。近年来，随着对人体生理的深入研究，发现人体许多生理功能存在昼夜节律性变化，如心排血量、肝肾血流量、各种体液分泌量、胃肠运动、酶含量和活性等，从而引起某些药物动力学参数也随之发生昼夜节律性变化，于是出现了药物动力学的新分支——时辰药物动力学。与普通药物动力学不同，时辰药物动力学重点研究在相同剂量下于不同时间点给药后，药物体内过程的节律性变化规律和发生机制。机体的生理节律性可引起体内药物浓度发生节律性变化，从而影响药物的治疗效果。时辰药物动力学研究为合理设计择时给药方案，设计和评价具有节律性释药特点的新剂型提供了依据。

案例导入 7-1

在癌症的化疗中常需特别关注昼夜节律现象。例如，5-氟尿嘧啶（联合亚叶酸钙）的给药时间为晚上 10 点至上午 10 点，奥沙利铂则是上午 10 点到晚上 10 点。这样治疗结直肠癌转移患者时，与常规恒速连续治疗相比，能够产生较好的疗效，并降低各种不良反应的发生率。

问题：为什么采用这种给药方式可提高疗效，降低不良反应？

案例导入 7-1
解析

人工神经网络（artificial neural network，ANN）在药物动力学中也有很好的应用前景，它是通过模拟生物的神经网络结构和功能而对信息进行处理的一种人工智能方法。ANN 不需预先设定模型，只需从提供的数据中学习建立预测值与已知数据之间的关系，从而避免了传统药物动力学方法必须依赖特定数学模型的弊端，减少了人为因素的干扰，是一种极有潜力的药物动力学研究方法。但是随着数据量的增加，ANN 易出现训练时间过长、过度拟合、不稳定等问题。目前，ANN 还不能取代以动物实验或临床试验为基础的研究方法，仅能作为一种辅

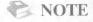

NOTE

135

助研究手段。

近年来，中药药物动力学得到了长足的发展，基于药物浓度法、生物效应法以及 PK-PD 模型的各种中药药物动力学研究方法与思路已经在不同的中药中得到了应用和验证。在上述基础上，研究者们提出了中药整合药物动力学、药物动力学标志物、指征药物动力学和中药复方药物动力学等中药药物动力学研究新方法、新思路，大大推进了中药药物动力学的研究。中药药物动力学的发展对于阐明和揭示中药的作用机制、推动中药现代化和国际化有重要意义。

药物的立体构型不同，其体内的药物动力学过程和药效也可能不同。大约 40% 的全合成药物为手性药物，但目前这些手性药物中约 90% 是以外消旋体的形式在临床中使用。在人体的手性环境中，对映体与生物大分子间相互识别、相互作用的立体选择性导致了对映体间的药物动力学和药效动力学差异。在某些情况下，劣映体（distomer）不但无效，而且还可能抵消优映体（eutomer）的作用，甚至产生严重的毒副作用。因此，研究手性药物的体内处置过程，对于指导新药研发以及临床合理应用均有重要的意义。

生物技术药物现已在临床广泛应用，与传统的化学药物相比，生物技术药物具有用量小、降解代谢途径复杂、内源性干扰强等特点，这使其药物动力学研究受到诸多因素的限制，尤其是测定方法的建立面临很大挑战，选择合适的药物动力学研究方法至关重要。

总之，药物动力学作为一门新兴交叉学科，经过几十年的发展，在理论研究、实验技术、研究对象等方面均已取得了突破。目前药物动力学研究已贯穿于新药研发到药物临床应用的全过程中。随着药物化学、药理学、分子生物学、基因组学、蛋白质组学、代谢组学、计算机科学等新的研究领域和研究方法的不断发现，药物动力学必将取得新的发展与突破。

第二节　药物动力学的研究内容及与相关学科的关系

一、药物动力学的研究内容

1. 药物动力学的基础理论研究

（1）创建数学拟合模型：数学模型是药物动力学研究的基础，根据药物体内过程的实际情况，并结合机体生理特点、解剖结构以及药效动力学特征，提出能够合理解释药物体内过程和药效动力学的数学模型，获得体内药物量（或浓度）与时间之间的函数关系。

（2）药物动力学模型的实践验证：模型的验证是通过在真实世界中对模型的实际应用和考察确认的。通过比较模型预测值和实际观测值的差异，确定模型的稳定性和精确度。

（3）药物动力学参数求算：药物动力学参数定量描述了药物在体内的动力学特征。药物动力学参数是临床制订合理用药方案的主要依据之一，同时也是评价药物制剂质量的重要指标。对于新的化学实体或新制剂，根据机体给药后检测到的药物浓度随时间变化的数据，选择合适的数学模型，可求出模型中的具体参数，为新药研发和临床合理用药提供依据。

2. 药物动力学在新药研发和指导临床用药等领域的应用研究

（1）指导制剂研究与质量评价：新剂型和新制剂是药剂学研究的核心内容之一，通过剂型和制剂处方改进，可以改善药物的疗效，降低不良反应的发生率，提高患者用药的依从性。药物动力学是新药研究过程中不可或缺的研究手段，通过研究新剂型和新制剂给药后药物在机体内的药物动力学，获得药物动力学参数，评价其生物利用度或生物等效性，从而指导新剂型和新制剂的处方和工艺改进。根据药效特点及其对血药浓度-时间曲线特征的要求，可推算出制剂发挥最佳疗效所需要的理想药物释放规律，为缓释、控释、速释、靶向、择时等各种药物传输系统（drug delivery systems，DDS）的研究提供理论依据。同时，通过研究制剂体外药物释放曲线与体内血药浓度-时间曲线之间的相关性,可获得便捷可靠的体外方法,合理地控制药物制剂质量。

(2)指导新药结构设计:对候选药物的 ADME 特征进行研究,探讨药物结构-药物动力学-药效动力学之间的关系,为具有优良生理活性化合物的筛选和指导新药的定向结构设计提供科学依据,将大大提高药物最终进入临床应用的成功率。

(3)设计或调整用药方案:根据患者个体生理病理情况,结合药物动力学参数,制订给药方案(包括负荷剂量、维持剂量、给药间隔等),提高临床用药的科学性。对于一些安全范围小的药物,通过采用治疗药物监测(therapeutic drug monitoring,TDM)手段,了解药物在某一具体患者体内的药物动力学特征,制订更加安全、合理、有效的个体化给药方案。通过研究合并用药的药物动力学特征,比较合用前后药物动力学参数的差异,可判断合用药物在体内是否存在相互作用。若两种药物合用后,药物动力学参数发生了显著变化,则可推断两药在体内存在相互作用,应在制订给药方案时予以充分重视。

二、药物动力学与相关学科的关系

药物动力学是多学科交叉而形成的学科,与药剂学、药理学、药物化学、生物药剂学、临床药学、分析化学、数学等多个学科关系密切,它们相互渗透、相互促进。

1. 药物动力学与药剂学 药物动力学是药剂学学科体系中的主要学科之一,是研究药物在体内变化的重要工具,为药物制剂的剂型设计、处方工艺设计与评价、用药方案设计、生物等效性评价等提供了理论依据。药物动力学研究在保证药物制剂具备良好的外在质量和确切的体内有效性、安全性等方面都具有重要的意义。

2. 药物动力学与药理学 多数药物的血药浓度与药理效应呈平行关系,所以研究血药浓度的变化规律具有重要的指导意义。有些药物不能用血药浓度简单地代替作用部位的浓度来反映药物效应的变化情况,此时有必要将药物动力学与药效动力学所描述的时间、体内药物浓度、药物效应三者间的关系有机地结合在一起,应用 PK-PD 模型来进行研究。

3. 药物动力学与药物化学 药物的化学结构不同,其吸收、分布、代谢、排泄等体内过程也存在差异。药物动力学研究能揭示药物的化学结构对其体内过程的影响,从而为新药的设计和筛选提供指导和依据。

4. 药物动力学与生物药剂学 药物动力学与生物药剂学有着密切的联系,两者共同为药物体内过程规律的揭示发挥积极作用。药物动力学侧重于药物体内过程的动态变化规律研究,重点考察不同部位、不同时间药物的量变规律;而生物药剂学侧重于药物体内过程的作用规律研究。两门学科通常结合在一起,形成完整的药物体内过程研究体系。

5. 药物动力学与临床药学 药物动力学在临床药学实践中的运用衍生了临床药物动力学,后者是研究药物在人体内的动力学规律并应用于设计合理的个体给药方案的综合性应用学科。它应用药物动力学原理、血药浓度数据和药效学指标制订临床药物治疗方案。药物动力学原理还应用于治疗药物监测,对治疗窗窄的药物或特殊生理、病理条件下的患者进行血药浓度监测,以提高药效并预防毒副作用的发生。

6. 药物动力学与分析化学和数学 在药物动力学学科的发展过程中,分析化学与数学起到了重要的推动作用。高灵敏度与高选择性分析方法的出现,实现了对浓度低、变化范围大、样品量少、干扰多的生物药物及其代谢物的检测,显著提高了药物动力学的研究水平。多种快速而可靠的数据处理和拟合方法的出现,为药物动力学模型的建立和参数的求算提供了数学基础;计算机技术的应用更为药物动力学的发展提供了可靠、快速、便捷的数据处理工具。

NOTE

第三节　药物动力学的基本模型

体内药物的动态变化过程极其复杂,为便于研究,必须将复杂的生理系统简化,建立模型,再用相应数学公式加以描述。这种用数学方法模拟药物体内过程而建立的模型,称为药物动力学模型,目前已建立的模型包括房室模型、基于统计矩原理的非房室模型、生理药物动力学模型、药物动力学和药效动力学结合模型等。

一、房室模型

1. 房室模型的定义　将机体视为一个系统,按药物转运速率特征将机体划分为若干个独立的房室,这些房室连接起来构成一个完整的系统,反映药物在机体的动力学特征,称为房室模型。房室模型是最经典的药物动力学模型,它为经典药物动力学研究奠定了基础。

房室是将体内药物转运速率常数相同或相近的器官、组织归于同一房室,即同一房室内各组织、器官之间药物浓度可以不同,但药物的转运速率十分相近。

2. 房室模型的特点　房室的划分虽与解剖、生理学有一定联系,但不具体代表某个器官和组织实体,不具有解剖学意义。只要体内某些部位药物的转运速率常数相同或相似,不管这些部位的解剖位置与生理功能如何,都可视为一个房室。所以,同一房室可由不同的器官、组织组成,而同一器官的不同结构或组织可能分属不同的房室。

药物在不同房室之间的转运符合线性过程,服从一级速率动力学。此外,假定进入房室的药物能瞬间均匀地分布在整个房室内。因而,房室内某一区域的药物浓度等于整个房室内的药物浓度。

3. 常见的房室模型类型　根据药物在体内的动力学特性,房室模型可分为单室模型(one compartment model)、双室模型(two compartment model)和多室模型。

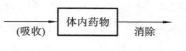

图 7-1　单室模型示意图

(1) 单室模型:机体给药后药物立即分布至全身各体液和组织中,并在体内迅速达到动态平衡,因而可以将整个机体看成药物转运动态平衡的"均一单元",即一个房室,称为单室模型或一室模型(图 7-1)。符合单室模型的药物并不意味着机体各组织中的药物浓度在任何时刻都一样,但是机体各组织中的药物浓度能随血药浓度的变化平行发生变化,即药物在机体各组织中的转运速率相同。

(2) 双室模型:机体给药后药物首先迅速分布于血液灌注比较丰富的中央室(central compartment),并且瞬间达到动态平衡,然后再分布于血液灌注不太丰富的外周室(peripheral compartment,又称外室、周边室),此类模型称为双室模型或双室模型(图 7-2)。中央室可由心、肝、肾、肺等器官和血浆组成。外周室可由皮肤、脂肪、肌肉、骨骼等组织组成。药物只从中央室消除,药物在中央室与外周室之间为可逆的转运过程。

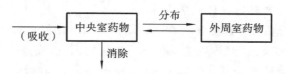

图 7-2　双室模型示意图

(3) 多室模型:双室以上的模型称为多室模型,它把机体看成由药物转运速率不同的多个单元组成的体系。多室模型的数学处理过程相当烦琐,而单室模型和双室模型的数学处理相对较简单,故多室模型不如单室模型和双室模型应用广泛。从对药物体内过程理解的角度看,体内的房室数一般不宜多于 3 个。

4. 房室模型的相关概念

(1) 开放室与封闭室:既有药物"来"(可来自体外或体内其他房室),又有药物"去"(可从本房室消除,也可以转运到其他房室)的房室称为开放室或传动室。反之,若只有药物"来",没有药物"去"的房室,称为封闭室或收集室。

(2) 开放型模型与封闭型模型:既有药物"来",又有药物"去"的模型称为开放型模型;只有药物"来",没有药物"去"的模型称为封闭型模型。

在药物动力学解析中,封闭型模型通常处于无足轻重的地位。若无特殊说明,在 N 室模型中,N 个房室都是开放室,而不将封闭室计算在内。

(3) N 室线性乳突模型:N 室线性乳突模型是一类重要的房室模型,其特征:①模型中包含 N 个体内开放室;②体内的转运和消除都符合线性过程;③体内仅有一个室处于特殊地位,它与体内其他各室都有直接的药物转运联系,而其他各室之间一般并无直接联系,这个特殊室为中央室,其他各室均称为外周室;④通常情况下,药物仅从中央室消除。

凡符合条件①~④者,称为 N 室线性乳突模型;仅符合条件①~③者,称为广义 N 室线性乳突模型。它们均包括单室模型、双室模型等简单模型。

5. 房室模型的局限性 尽管经典房室模型在药物动力学研究中已得到广泛的临床应用,但房室模型和机体的解剖结构、生理功能之间没有直接联系,只能通过血药浓度来推测靶器官的药物浓度,而某些对组织具有高亲和力的药物如单克隆抗体药物,或具有特异靶组织、靶器官效应的药物如靶向药物,房室模型无法客观表征作用部位的药物浓度,致使药物动力学与药效动力学之间难以进行关联分析。此外,经典房室模型数据分析结果依赖于房室模型的选择,而房室模型的选择带有一定的不确定性。同一种药物用不同的房室模型来解释,相应的参数可能显著不同。

二、生理药物动力学模型

生理药物动力学模型是一种整体模型。它是根据生理学、生物化学和解剖学的知识,将机体的每个器官、组织单独作为一个房室看待,房室间的药物转运借助血液循环连接并形成一个整体。生理药物动力学可对药物在机体内的吸收、分布、代谢和排泄四个环节做整体或独立的考察,预测药物的药物动力学-药效动力学过程,探讨药物的作用机制。

对于哺乳动物而言,由于生理结构基本相似,因此利用生理药物动力学模型的信息可较为容易地在不同种属之间进行推算。以此为基础采用生理药物动力学模型,可将不同种属的动物实验(或临床前试验)结果外推到人(或临床试验),也可将健康个体的实验结果外推到生理条件改变(如血流速率、年龄、体重变化等)或病理条件下(如肝、肾功能减退,器官移植等)的个体,从而有利于药理学和毒理学研究结果的应用。随着药物动力学模型研究的不断深入,以及计算机技术不断升级,生理药物动力学模型在指导药物研发与临床合理用药中得到了广泛应用。

生理药物动力学模型虽然比较符合药物在体内的动态变化,但该模型具有以下缺点:①模型结构复杂,建立的数学方程式求解困难,限制了模型的推广和应用;②建立模型时需要大量的动物生理参数,增加了研究的工作量和难度;③进行模型验证和调整时,需要大量不同时间间隔的组织样本数据;④生理药物动力学模型无法完全模拟机体生理条件,尤其是在简化模型或降低计算难度的情况下。

NOTE

三、药物动力学和药效动力学结合模型

药物动力学和药效动力学关系密切,体内药物量的动态变化直接影响其药效强度和持续时间。药效动力学模型描述了浓度和药物效应的关系,但未阐明药物效应的经时变化过程。药物动力学和药效动力学结合模型(PK-PD 模型)把药物动力学与药效动力学所描述的时间、药物浓度、药物效应有机地结合在一起进行研究。利用这一模型可以同时探讨机体对药物的作用(PK)及药物对机体的作用(PD),即明确药物浓度-时间-效应三者之间的相互关系。

PK-PD 模型一方面可为临床用药的安全性和有效性提供更为科学的理论依据;另一方面有助于阐明药物作用机制以及导致药效个体差异的原因。近些年来,PK-PD 模型在新药研发、个体化给药以及临床治疗药物监测中得到了广泛的应用,尤其是在指导抗菌药物、抗结核药物、心血管系统药物、神经系统药物等药物的临床合理应用及优化给药方案上应用较多。

第四节　药物动力学的速率过程与基本参数

一、药物转运的速率过程

药物进入体内后,体内药物量或血药浓度随时间而发生变化。药物在体内转运的速率过程可借鉴化学反应动力学的方法进行描述,即药物在体内某一部位的转运速率$\left(\dfrac{\mathrm{d}X}{\mathrm{d}t}\right)$与该部位 t 时刻体内药量(X)的关系符合下式:

$$\frac{\mathrm{d}X}{\mathrm{d}t} = -k \cdot X^n \tag{7-1}$$

上式这种速率过程称为 n 级速率过程;k 称为 n 级速率常数;负号表示药物的体内转运朝该部位药量减少的方向进行。当 $n=1$ 时,称为一级速率过程,此时 k 为一级速率常数;当 $n=0$ 时,称为零级速率过程,此时 k 为零级速率常数。

在药物动力学研究中,通常将药物体内转运的速率过程分为如下三种类型。

1. 一级速率过程　一级速率过程(first order rate processes)是指药物在体内某部位的转运速率与该部位的药量或浓度的一次方成正比,也称为一级动力学过程或线性速率过程。大多数药物在常用剂量时,其在体内的吸收、分布、代谢、排泄等动态变化过程都符合一级速率过程。由于经典的药物动力学主要利用线性速率的原理,将药物在体内的过程用线性微积分方程来描述,故经典的药物动力学也称为线性药动学(linear pharmacokinetics)。

一级速率过程的主要特点:①药物的生物半衰期与给药剂量无关;②单次给药后,血药浓度-时间曲线的曲线下面积(AUC)与给药剂量成正比;③单次给药后,尿排泄量与给药剂量成正比。

2. 零级速率过程　零级速率过程(zero order rate processes)是指药物的转运速率在任何时刻都是恒定的,与体内药物量或药物浓度无关。临床上恒速静脉滴注的给药速率以及控释制剂中药物的释放速率均为零级速率过程。零级速率过程亦称零级动力学过程。

零级速率过程的药物,其生物半衰期随剂量的增加而延长;药物从体内消除的时间与给药剂量有关。

3. 非线性速率过程　当药物半衰期与给药剂量有关,血药浓度-时间曲线的 AUC 与给药剂量不成正比时,其速率过程被称为非线性速率过程(nonlinear rate processes)。当药物代谢酶被饱和或参与药物转运的载体被饱和时,药物的体内过程呈现非线性速率过程。因此,非线

性速率过程的产生大多与给药剂量有关。

与容量限制有关的非线性药物动力学,其速率过程可用米氏方程(Michaelis-Menten 方程)进行描述,因而也称 Michaelis-Menten 型速率过程或米氏非线性动力学过程。此外,体内的酶诱导和酶抑制作用、血浆蛋白结合等特殊过程也会使药物呈现非线性动力学过程,但是其过程并不符合米氏方程,被称为非米氏非线性动力学过程。

二、速率常数

速率常数(rate constant)是描述速率变化过程快慢的重要参数。一级速率常数以时间的倒数为单位,如 min^{-1} 或 h^{-1}。零级速率常数单位通常为 $mol \cdot L^{-1} \cdot s^{-1}$。

速率常数有多种,用于描述不同的药物转运过程,常见的速率常数如下所示。

k_a:一级吸收速率常数。

k:一级总消除速率常数。

k_e:肾排泄速率常数。

k_{12}:双室模型中,药物从中央室向外周室转运的一级速率常数。

k_{21}:双室模型中,药物从外周室向中央室转运的一级速率常数。

k_{10}:双室模型中,药物从中央室消除的一级消除速率常数。

k_b:生物转化速率常数。

此外,α、β 分别表示分布相和消除相的混杂参数,也是表示速率过程的重要参数。

药物在体内的消除途径包括肾排泄、胆汁排泄、肺排泄、生物转化以及一切其他可能的途径。药物在体内的总消除速率常数 k 具有加和性,k 为各个消除速率常数之和。

$$k = k_e + k_b + k_{bi} + k_{lu} + \cdots \tag{7-2}$$

式(7-2)中 k_e 为肾消除速率常数,k_b 为生物转化速率常数,k_{bi} 为胆汁消除速率常数,k_{lu} 为肺消除速率常数。线性消除药物的消除速率常数在健康人体内是一个常数,它只依赖于药物本身的性质,而与药物剂型、给药方式、体内药物浓度无关。

三、生物半衰期

生物半衰期(biological half life)是指药物在体内的量或血药浓度下降一半所需要的时间,以 $t_{1/2}$ 表示。因这一过程发生在生物(人或动物)体内,且为了与放射性同位素的半衰期相区别,故称之为生物半衰期,本教材统一简称为半衰期。

半衰期 $t_{1/2}$ 与速率常数 k 关系密切,因为速率常数有吸收速率常数 k_a、分布速率常数 α、消除速率常数 k 或 β(单室模型没有分布相,只有消除相,消除速率常数为 k,双室模型则为 β),所以半衰期也分为吸收半衰期、分布半衰期和消除半衰期。大多数药物在一定剂量范围内符合一级消除,它的消除半衰期与消除速率常数有如下关系:

$$t_{1/2} = \frac{\ln 2}{k} \approx \frac{0.693}{k} \tag{7-3}$$

一般来说,代谢快、排泄快的药物,其半衰期短;代谢慢、排泄慢的药物,其半衰期长。对具有线性动力学特征的药物而言,半衰期是药物的特征参数,不因药物剂型或给药方法(剂量、途径)而改变。半衰期的变化能反映体内消除器官功能的变化,因此与人体的生理和病理状况有关。同一药物用于不同患者时,由于生理与病理情况不同,半衰期可能发生变化。如肝、肾功能减退时,消除半衰期会延长,此时患者的用药方案应进行相应的调整。在联合用药情况下,可能产生药物相互作用,如酶诱导或酶抑制作用,也可能使药物半衰期发生改变,此时也应调整给药方案。

四、表观分布容积

表观分布容积(apparent volume of distribution)是体内药量与血药浓度间的一个比例常数,用 V 表示。它可以定义为体内的药物按血浆药物浓度分布时,所需要体液的体积。表观分布容积没有直接的生理学意义,也不代表体液的真实体积,因为是一个理论数据,所以加以"表观"两字。它是药物的特征参数,能够反映药物在组织、器官中分布的大致情况;表观分布容积大,表明药物的体内分布广泛。表观分布容积与体内药物量之间的关系如下式所示:

$$X = VC \tag{7-4}$$

式(7-4)中,X 为体内药物量,V 为表观分布容积,C 为血药浓度。表观分布容积的单位通常以 L 或 L/kg 表示。

五、清除率

清除率(clearance)是指在单位时间内机体能将相当于多少体积血液中的药物完全清除,即单位时间内从体内消除的药物的表观分布容积数。清除率常用 Cl 表示。整个机体的清除率称为体内总清除率(total body clearance)。在临床药物动力学中,总清除率是非常重要的参数,它是制订或调整肝/肾功能不全患者给药方案的主要依据。

清除率的计算公式如下:

$$Cl = \frac{-dX/dt}{C} = \frac{kX}{C} = kV \tag{7-5}$$

上式中,$-dX/dt$ 代表机体或消除器官中单位时间内消除的药物量,除以浓度 C 后,换算为体积数,单位可用 mL/min 表示。

与消除速率常数一样,清除率也具有加和性,体内总清除率等于药物经各个途径的清除率的总和。多数药物主要以肝的生物转化和肾排泄两种途径从体内消除,因此药物在体内的总清除率等于肝清除率 Cl_h 与肾清除率 Cl_r 之和。

六、曲线下面积

药物进入体内后,血药浓度随时间发生变化,以血药浓度为纵坐标,以时间为横坐标绘制的曲线称为血药浓度-时间曲线。血管内给药的血药浓度-时间曲线通常为下凹的曲线,而血管外的血药浓度-时间曲线一般为抛物线。由该曲线和横轴围成的面积称为曲线下面积(area under curve,AUC)。AUC 表示一段时间内药物在血浆中的相对累积量。AUC 越大,说明药物在血浆中的相对累积量越大。对于同一种药物,它可用来比较被吸收到体内的总药量。AUC 是药物动力学的重要参数,单位为时间单位和浓度单位的乘积。

AUC 是评价制剂生物利用度和生物等效性的重要参数。AUC 越大,表明制剂中的药物被生物体吸收越完全。

本章小结

将机体视为一个系统,按药物转运速率特征将机体划分为若干个独立的房室,这些房室连接起来构成一个完整的系统,反映药物在机体的动力学特征,称为房室模型。根据药物在体内的动力学特性,房室模型可分为单室模型、双室模型和多室模型。房室模型和机体的解剖结构、生理功能之间没有直接联系,只能通过血药浓度来推测靶器官的药物浓度。药物进入体内后,体内药物量或血药浓度随时间而发生变化。药物在体内转运的速率过程可借鉴化学反应动力学的方法进行描述。在药物动力学研究中,通常将药物体内转运的速率过程分为一级速率过程、零级速率过程和非线性速率过程三种类型。速率常数是描述速率变化快慢的重要参数。生物半衰期是指药物在体内的量或血药浓度下降一半所需要的时间。表观分布容积是体内药物量与血药浓度间的一个比例常数，它可以定义为体内的药物按血浆药物浓度分布时所需要体液的体积。清除率是指在单位时间内机体能将相当于多少体积血液中的药物完全清除。药物进入体内后，血药浓度随时间发生变化，以血药浓度为纵坐标，以时间为横坐标绘制的曲线称为血药浓度-时间曲线。

能力检测

简答题

1. 什么是药物动力学？
2. 表观分布容积是否具有直接的生理学意义？为什么？

能力检测
参考答案

在线答题

参 考 文 献

［1］ 药学名词审定委员会.药学名词[M].北京:科学出版社,2001.

［2］ Wagner J G. History of pharmacokinetics[J]. Pharmacology & Therapeutics, 1981,12(3):537-562.

［3］ 刘建平.生物药剂学与药物动力学[M].4 版.北京:人民卫生出版社,2011.

［4］ 刘昌孝.实用药物动力学[M].北京:中国医药科技出版社,2003.

［5］ 蒋新国.现代药物动力学[M].北京:人民卫生出版社,2011.

［6］ Teorell T. Kinetics of distribution of substances administered to the body. Ⅰ. The extravasular modes of administration[J]. Archives Internationales de Pharmacodynamie et de Therapie,1937,57(1):205-225.

［7］ Teorell T. Kinetics of distribution of substances administered to the body. Ⅱ. The intravasular modes of administration[J]. Archives Internationales de Pharmacodynamie et de Therapie,1937,57(1):226-240.

［8］ Perl W,Saruds P. Input-output analysis and for total input rate and total traced mass of body cholesterol in man[J]. Circulation Research,1969,25(2):191-199.

［9］ Cutler D J. Theory of the mean absorption time,an adjunct to conventional bioavailability studies[J]. Journal of Pharmacy and Pharmacology,1978,30(1):476-478.

［10］ Riegelman S,Collier P. The application of statistical moment theory to the evaluation of in vivo dissolution time and absorption time[J]. Journal of Pharmacokinetics Biopharmaceutics,1980,8(5):509-534.

［11］ Bellman R,Jacquez J A,Kalaba R. Some mathematical aspects of chemotherapy. Ⅰ. One-organ models[J]. Bulletin of Mathematical Biology,1960,22(2):181-198.

［12］ Himmelstein K J,Lutz R J. A review of the applications of physiologically based pharmacokinetic modeling[J]. Journal of Pharmacokinetics Biopharmaceutics,1979,7(2): 127-145.

［13］ Sheiner L B,Stanski D R,Vozeh S,et al. Simultaneous modeling of pharmacokinetics and pharmacodynamics:application to d-tubocurarine［J］. Clinical

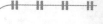

NOTE

Pharmacology & Therapeutics,1979,25(3):358-371.

　　[14]　Rowland M,Tozer T N. Clinical pharmacokinetics and pharmacodynamics:concepts and applications[M]. 4th ed. Amsterdam:Wolters Kluwer Health/Lippincott Williams & Wilkins,2010.

　　[15]　Sheiner L B,Beal S L. Evaluation of methods for estimating population pharmacokinetic parameters. Ⅲ. Monoexponential model:routine clinical pharmacokinetic data[J]. Journal of Pharmacokinetics & Pharmacodynamics,1983,11(3):303-319.

　　[16]　Lemmer B. Chronopharmacokinetics:implications for drug treatment[J]. Journal of Pharmacy and Pharmacology,1999,51(8):887-890.

　　[17]　刘朝晖,李明亚,黄榕波.药代动力学建模的人工神经网络新方法[J].中国临床药理学杂志,2008,24(4):334-338.

　　[18]　余健,辛艳飞,宣尧仙.中药药代动力学研究进展[J].中华中医药学刊,2014,32(6):1337-1340.

　　[19]　Meibohm B,Hartmut D. Pharmacokinetics and pharmacodynamics of biotech drugs[M].Manhattan:John Wiley & Sons Inc. ,2006.

　　[20]　刘昌孝.我国药代动力学研究发展的回顾[J].中国药学杂志,2010,45(2):81-89.

　　[21]　Gerlowski L E,Jain R K. Physiologically based pharmacokinetic modeling:principles and applications[J]. Journal of Pharmaceutical Sciences,1983,72(10):1103-1127.

　　[22]　Meibohm B,Derendorf H. Pharmacokinetic/pharmacodynamic studies in drug product development[J]. Journal of Pharmaceutical Sciences,2002,91(1):18-31.

（赵　瑛）

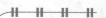

第八章 单室模型

 学习目标

1. 掌握单室模型药物静脉注射、静脉滴注和血管外给药的药物动力学参数的含义、药物动力学特征及利用血药浓度求算参数的方法。
2. 熟悉单室模型尿药浓度法建模及药物动力学参数的计算。
3. 了解血药浓度与尿药浓度的关系。

药物进入体内后的变化过程主要包括吸收、分布、代谢或排泄等过程,且一直处于动态变化之中。如何描述这个复杂的体内过程、了解其动态变化规律,是临床合理给药的基础。房室模型理论从速度论角度出发,将机体视作一个系统,并将该系统按动力学特性划分为若干个房室,把机体看成是由若干个房室组成的一个完整的系统。然后以简单的数学方程式反映浓度与时间的关系,用数学模型来拟合药物的吸收、分布和消除过程。

如果某些药物进入体内后迅速向全身组织器官分布,并迅速达到分布动态平衡,此时,整个机体可视为一个房室,这类药物称为单室模型药物。由于血液中药物含量可以在不同时间点连续、动态采集和测定,得到血药浓度-时间曲线,因此血药浓度是药物动力学常用的指标。但这并不意味着此时机体中各组织、器官内的药物浓度完全相等,而是血药浓度的变化与组织器官内药物浓度的变化同步。也就是说,如果在一定时间内血药浓度下降20%,那么在肾、肝、脑脊液以及其他体液和组织中药物浓度也下降20%。

本章按给药途径分别讨论静脉注射给药、静脉滴注给药和血管外途径给药的单室模型,分析药物浓度随时间的变化动态规律,获得血药(或尿药)浓度与时间的数学方程式,并介绍相关药物动力学参数的求算方法。

知识链接

房室不是解剖学上的结构,也不是生理学的概念,而是按药物分布速率以数学方法划分的药物动力学概念。同一药物在某些人体内呈单室模型,在另一些人体内可能呈双室或多室模型;同一药物静脉注射时呈单室模型而口服则可能呈双室模型。房室的划分可以有效地模拟药物在体内的动态特征,建立血药浓度与时间的数学模型,从而相对精确地求算各种药物动力学参数,指导新药研发和临床合理用药。

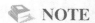

NOTE

第一节 静脉注射

一、血药浓度法

1. 数学模型的建立 若药物经静脉注射给药后在体内迅速完成分布,达到各器官的平衡,可视为单室模型。此时药物只有消除过程,药物的消除速率与体内该时刻的药物浓度(或药物量)成正比,其体内过程的动力学模型如图 8-1 所示。

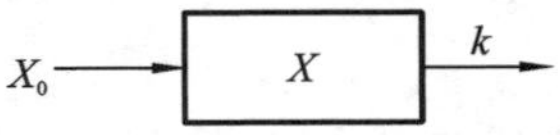

$$X_0 \longrightarrow \boxed{X} \xrightarrow{k}$$

图 8-1 单室模型静脉注射给药动力学模型示意图

注:X_0 为给药剂量;X 为体内药物量; k 为一级消除速率常数。

其中,X_0 为静脉注射的给药剂量,X 为 t 时刻体内药物量。此时体内的药物量变化可用一级速率微分方程描述:

$$v = -\frac{\mathrm{d}X}{\mathrm{d}t} = kX \tag{8-1}$$

式中,$\mathrm{d}X/\mathrm{d}t$ 表示体内药物的消除速率,k 为一级消除速率常数,负号表示体内药物量 X 随时间 t 的推移不断减少。

2. 微分方程的求解 式(8-1)可经拉氏变换求解方程:

$$s\overline{X} - X_0 = -k\overline{X}$$

$$\overline{X} = \frac{X_0}{s+k}$$

式中 s 为拉氏运算子。应用拉氏变换表,解得

$$X = X_0 \cdot e^{-kt} \tag{8-2}$$

在实际工作中,体内的药物量往往无法测定,通常测定血中药物浓度,所以,式(8-2)两端除以表观分布容积 V 得

$$C = C_0 \cdot e^{-kt} \tag{8-3}$$

其中:

$$C = \frac{X}{V}, \quad C_0 = \frac{X_0}{V} \tag{8-4}$$

式(8-3)表示静脉注射给药后,如果药物含量或浓度变化可以用单室模型来描述,则药物浓度随时间以指数函数变化,其血药浓度-时间曲线如图 8-2 所示。

将式(8-3)两边取对数,得

$$\ln C = -kt + \ln C_0 \tag{8-5}$$

或

$$\lg C = -\frac{k}{2.303}t + \lg C_0 \tag{8-6}$$

式(8-3)、式(8-5)、式(8-6)为单室模型药物静脉注射给药后,血药浓度经时间变化的基本公式。

3. 单室模型相关药物动力学参数的求算

(1)一级消除速率常数 k:由式(8-5)可知,药物浓度在体内随时间的变化规律取决于一级消除速率常数 k

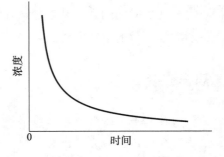

图 8-2 单室模型药物静脉注射后 血药浓度-时间曲线

与初始浓度 C_0。当人体或动物静脉注射给药后,可以在不同时间点采集血样,利用仪器分析的方法测得不同时间 t_i 的血药浓度 $C_i (i=1,2,3,4,\cdots,n)$。根据式(8-6),以 $\lg C$ 对 t 作图,采用最小二乘法进行线性回归,可求出斜率 b 和截距 a,按下式即可求出 k 和 C_0。

$$k = -2.303b \tag{8-7}$$

NOTE

$$C_0 = 10^a \tag{8-8}$$

（2）半衰期（$t_{1/2}$）：半衰期表示药物在体内消除一半所需要的时间。将 $t=t_{1/2}$，$C=C_0/2$ 代入式（8-6），得

$$\lg\frac{C_0}{2} = -\frac{k}{2.303}t_{1/2} + \lg C_0 \tag{8-9}$$

整理得

$$t_{1/2} = \frac{0.693}{k} \tag{8-10}$$

从式（8-10）可见，药物的半衰期与消除速率常数成反比。半衰期可以表征药物通过生物转化或排泄等方式从体内消除速率的快慢，表明药物体内消除过程的效率。对于特定的个体、一定给药剂量范围内的半衰期是一个常数，仅与药物本身特性、用药者的机体条件有关，是药物动力学重要的参数之一。

另外，值得注意的是，人体生理及病理状况均可能影响药物的半衰期；肾功能不全或肝功能受损可使药物的半衰期延长。因此，在临床给药方案中，药物在这类患者体内的半衰期最好做特别测定，然后才能制订出更加合理的给药方案。

体内消除部分药物所需的时间与所需半衰期的个数可用下述方法计算。例如消除 90% 所需时间为

$$t = \frac{2.303}{k}\lg\frac{C_0}{C} = \frac{2.303}{0.693}t_{1/2}\lg\frac{100}{10}$$
$$= 3.32 t_{1/2}$$

（3）表观分布容积（V）：体内药物量与血药浓度间相互关系的一个比例常数。由式（8-4）得

$$V = \frac{X_0}{C_0}$$

式中，X_0 为静脉注射剂量，C_0 为初始浓度，可由式（8-8）回归直线方程的截距求得 C_0，代入上式即可求出 V。

（4）血药浓度-时间曲线下面积（AUC）。

$$\text{AUC} = \int_0^\infty C\mathrm{d}t \tag{8-11}$$

由于

$$C = C_0 \cdot e^{-kt}$$

代入式（8-11）得

$$\text{AUC} = \int_0^\infty C_0 \cdot e^{-kt}\mathrm{d}t = C_0\int_0^\infty e^{-kt}\mathrm{d}t$$

解得

$$\text{AUC} = \frac{C_0}{k} \tag{8-12}$$

将式（8-4）代入式（8-12），得

$$\text{AUC} = \frac{X_0}{kV} \tag{8-13}$$

从式（8-12）、式（8-13）可以看出，AUC 与 k 和 V 成反比，当给药剂量 X_0、表观分布容积 V 和消除速率常数 k 已知时，利用上式即可求出 AUC。

（5）体内总清除率（Cl）：体内总清除率是指机体在单位时间内能清除掉相当于多少体积的流经血液的药物。用数学式表示为

$$\text{Cl} = \frac{-\mathrm{d}X/\mathrm{d}t}{C} = \frac{kX}{C} = kV \tag{8-14}$$

147

从上式可知,药物体内总清除率是消除速率常数与表观分布容积的乘积。式(8-14)是计算 Cl 的重要公式。根据式(8-13),可得

$$Cl = \frac{X_0}{AUC} \tag{8-15}$$

AUC 可由梯形法或数据积分求得,利用式(8-15)可求出药物体内总清除率 Cl。

【例 8-1】 已知某种单室模型药物,给某患者单次静脉注射剂量为 1 050 mg 的该药物后,在不同时间点静脉采血 2～3 mL,血液样品经沉淀蛋白等预处理后,利用高效液相色谱法测得不同时刻血药浓度数据如下所示。

t/h	1.0	2.0	3.0	4.0	6.0	8.0	10.0
C/(μg/mL)	109.78	80.35	58.81	43.04	23.05	12.35	6.61

试求该药的 k、$t_{1/2}$、V、Cl、AUC 以及 12 h 时的血药浓度。

(1) 图解法:根据式(8-6),以给药后采血时间 t 对相应的血药浓度的对数 $\lg C$(或 $\ln C$)作图,得血药浓度-时间曲线见图 8-3。

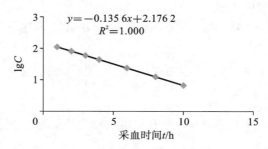

图 8-3 用线性回归法拟合 $\lg C$-t 图

在直线上任取两点(如 2 h 和 6 h 两点),求斜率 b:
$$b = (\lg C_6 - \lg C_2)/(t_6 - t_2) = (1.363 - 1.905)/4 = -0.135\ 5$$

当 $t=0$ 时,估算直线在 $\lg C$ 轴的截距大约为 2.2,因此有 $\lg C = -0.135\ 5t + 2.2$。

(2) 线性回归法:根据式(8-6),在 Excel 软件中绘制散点图,以给药后采血时间 t 对相应的血药浓度的对数 $\lg C$(或 $\ln C$)作图,绘制趋势线如图 8-3 所示,得回归方程:$\lg C = -0.135\ 6t + 2.176\ 2$。当 $t=0$ 时,取直线的截距,得

$$\lg C_0 = 2.176\ 2, \quad C_0 = 150\ \mu g/mL$$

因此,

$$k = -2.303 \times (-0.135\ 6) = 0.312\ (h^{-1})$$

$$t_{1/2} = \frac{0.693}{k} = 2.22\ (h)$$

$$V = \frac{X_0}{C_0} = \frac{1\ 050 \times 1\ 000}{150} = 7\ 000\ (mL) = 7\ (L)$$

$$Cl = kV = 0.312 \times 7 = 2.184\ (L \cdot h^{-1})$$

$$AUC = \frac{C_0}{k} = \frac{150}{0.312} = 480.8\ [(\mu g \cdot h)/mL]$$

求 12 h 时的血药浓度,可将 $t=12$ h 代入上述方程式,即得

$$\lg C = -0.135\ 6t + 2.176\ 2 = -0.135\ 6 \times 12 + 2.176\ 2 = 0.55$$

$C = 3.548\ \mu g/mL$,此即为 12 h 时的血药浓度。

在药物动力学的数据处理中,目前普遍采用具有统计处理功能的计算器或电子计算机进行线性回归,快捷准确。除图解法和线性回归法外还有非线性回归法等,可参考其他教材,此

处不再详述。

二、尿药排泄数据法

血药浓度法是求算药物动力学参数的理想方法,但采样过程对人体或动物伤害较大,且采样时间点过多时会导致动物血量减少,影响动物健康及药物处置过程。另外,某些药物血药浓度过低,难以准确测定或缺乏高灵敏度、高精密度的药物定量检测方法;血液中存在干扰血药浓度检测的物质;缺乏严密的医护条件,不便对用药者进行多次采血。如果药物从体内排泄的途径主要为经肾排泄,其次由肾外途径排泄。此时,可以考虑采用尿药排泄数据处理的药物动力学方法。

尿中药物的排泄不是以恒速进行,但尿药浓度的变化与血药浓度的变化成正比,血药 X 转化为尿药 X_u 的速率是由肾排泄速率常数 k_e 控制的,因此可以建立动力学模型(图 8-4)。

消除速率常数 k 为 k_e 与 k_{nr} 的总和,即 $k = k_e + k_{nr}$。

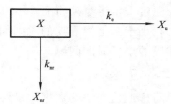

图 8-4 单室模型静脉注射给药后药物排泄动力学模型示意图

注:X 为体内药量;k_e 为一级肾消除速率常数;k_{nr} 为一级非肾消除速率常数;X_u 为尿中原形药物量;X_{nr} 为通过非肾途径排泄的药物量。

在药物动力学实验设计中,如果考虑采用尿排泄数据求算药物动力学参数须符合以下条件:①大部分药物以原形从尿中排泄;②药物经肾排泄的过程符合一级速率过程,即尿中原形药物产生的速率与体内当时的药物量成正比。

(一)尿药排泄速率法

静脉注射某一单室模型药物后,其原形药物经肾排泄的速率过程可用微分方程表示为

$$\frac{dX_u}{dt} = k_e X = k_e \cdot X_0 e^{-kt} \tag{8-16}$$

上式中 X_u 为 t 时间排泄于尿中的原形药物累积量,$\dfrac{dX_u}{dt}$ 为单位时间内原形药物经肾排泄的量,X 为 t 时间的体内药物量,k_e 为一级肾消除速率常数。

上式两边取对数,得

$$\lg \frac{dX_u}{dt} = -\frac{k}{2.303}t + \lg(k_e \cdot X_0) \tag{8-17}$$

以 $\lg \dfrac{dX_u}{dt}$ 对 t 作图,可以得到一条直线,该直线的斜率与血药浓度法($\lg C$-t 直线图)所得斜率相同。通过直线斜率即可求出药物的消除速率常数 k,所以,药物的消除速率常数既可以根据血药浓度得到,也可以根据尿药排泄速率法得到。若将直线外推与纵轴相交,即得该直线截距为 $\lg I_0 = \lg k_e X_0$,则:

$$I_0 = k_e X_0$$
$$k_e = \frac{I_0}{X_0} \tag{8-18}$$

因此,通过该直线的截距可求出肾消除速率常数 k_e。

在利用尿药排泄速率法计算药物动力学参数时应注意以下几个问题。

(1)以 $\lg \dfrac{dX_u}{dt}$ 对 t 作图时,理论上 dX_u/dt 应为 t 时间的瞬时尿药排泄速率,但尿中药物的排泄不是以恒速进行,实际工作中不可能测出。一般在某段间隔时间 $t_1 \rightarrow t_2$ 内收集尿液,以该段时间内排泄的原形药物量($X_{u2} - X_{u1}$)即 ΔX_u 除以该段时间($t_2 - t_1$)即 Δt,得到平均尿药速

率 $\Delta X_{\mathrm{u}}/\Delta t$。用该平均尿药速率对该集尿期的中点时间 t_{c} 作图,可以近似看作该段集尿时间内,其中点时间的瞬时尿药速率。于是,采用以 $\lg \dfrac{\Delta X_{\mathrm{u}}}{\Delta t}$ 对 t_{c} 作图以代替理论上的 $\lg \dfrac{\mathrm{d}X_{\mathrm{u}}}{\mathrm{d}t}$-$t$ 图。因此实验数据点通常会出现较大的散乱波动,说明这种图对于测定误差很敏感,可采用线性最小二乘法进行回归分析,确定误差较大的数据点,适当取舍后计算药物动力学参数。

(2)静脉注射后,用原形药物经肾排泄速率的对数对时间作图,所得直线的斜率仅与体内药物的总消除速率常数 k 有关,因此,通过该直线求出的是总的消除速率常数 k,而不是肾消除速率常数 k_{e}。

(3)以尿药排泄速率作图时,一般不采用相同的时间间隔收集尿样。如果收集尿样的时间间隔超过 1 倍半衰期将有 2% 的误差,2 倍为 8% 的误差。因此,如果药物半衰期很短,以至于无法在小于 2 倍半衰期的时间间隔内收集尿样时,会引起较大误差,对这种类型的药物最好采用相等的集尿时间间隔。

(二)亏量法

尿药排泄速率法的数据波动性大,有时数据散乱,难以估算药物的半衰期。为克服这一缺点,可采用亏量法,又称总和减量法,该法对药物消除速率的波动不敏感。

对式(8-16)做拉氏变换或积分求解后可得

$$X_{\mathrm{u}} = \frac{k_{\mathrm{e}}X_0}{k}(1 - \mathrm{e}^{-kt}) \tag{8-19}$$

式(8-19)表示单室模型静脉注射给药后,经肾(或尿)排泄的原形药物量 X_{u} 与时间 t 的函数关系。

上式中,当 $t \to \infty$ 时,最终经肾排泄的原形药物总量 X_{u}^{∞} 为

$$X_{\mathrm{u}}^{\infty} = \frac{k_{\mathrm{e}}X_0}{k}(1 - \mathrm{e}^{-kt\infty}) = \frac{k_{\mathrm{e}}X_0}{k} \tag{8-20}$$

从式(8-20)可以看出,当药物完全以原形经肾排泄,即 $k = k_{\mathrm{e}}$ 时,则:

$$X_{\mathrm{u}}^{\infty} = X_0$$

上式表示尿中原形药物排泄总量等于静脉注射的给药剂量。

式(8-20)可变换为

$$\frac{X_{\mathrm{u}}^{\infty}}{X_0} = \frac{k_{\mathrm{e}}}{k} \tag{8-21}$$

k_{e}/k 称为药物的肾排泄率,这个指标反映了肾排泄途径在药物的总消除中所占的比例,如用符号 f_{r} 来表示,则上式可以表示为

$$f_{\mathrm{r}} = \frac{X_{\mathrm{u}}^{\infty}}{X_0} \tag{8-22}$$

式(8-22)说明静脉注射给药后,药物在尿中的回收率等于该药物的肾排泄率。

用式(8-20)减去式(8-19),得

$$X_{\mathrm{u}}^{\infty} - X_{\mathrm{u}} = \frac{k_{\mathrm{e}}X_0}{k} - \frac{k_{\mathrm{e}}X_0}{k}(1 - \mathrm{e}^{-kt})$$

$$X_{\mathrm{u}}^{\infty} - X_{\mathrm{u}} = \frac{k_{\mathrm{e}}X_0}{k}\mathrm{e}^{-kt} \tag{8-23}$$

式(8-23)两边取对数,得

$$\lg(X_{\mathrm{u}}^{\infty} - X_{\mathrm{u}}) = -\frac{k}{2.303}t + \lg\frac{k_{\mathrm{e}}X_0}{k} \tag{8-24}$$

解得

$$\lg(X_{\mathrm{u}}^{\infty} - X_{\mathrm{u}}) = -\frac{k}{2.303}t + \lg X_{\mathrm{u}}^{\infty} \tag{8-25}$$

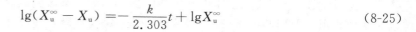

式(8-25)中($X_u^\infty - X_u$)为待排泄原形药物量,或称亏量。由此可见,单室模型静脉注射给药后,以待排泄的原形药物量(亏量)的对数对时间作图,亦可得到一条直线,该直线的斜率亦是$-\dfrac{k}{2.303}$。

综上所述,药物静脉注射后可以利用下列三种方法计算有关动力学参数。

(1)用药物浓度的对数对时间作图,即$\lg C\text{-}t$图。

(2)用药物排泄速率的对数对中点时间作图,即$\lg \dfrac{\Delta X_u}{\Delta t}\text{-}t_c$图。

(3)用药物排泄亏量的对数对时间作图,即$\lg(X_u^\infty - X_u)\text{-}t$图。

如果利用上述方法作图所得结果为直线,则表明该药物为单室模型药物,其斜率为$-\dfrac{k}{2.303}$,从而可求出k。

实际研究工作中,以尿药排泄数据法计算获得药物动力学参数时,可根据实际情况选择一种方法。与尿药排泄速率法相比,亏量法有如下特点:①亏量法作图时对误差因素不敏感,实验数据点比较规则,偏离直线不远,易作图,求得k值较尿药排泄速率法准确,这是该法最大的优点。②亏量法作图需要求出总尿药量X_u^∞。为准确估算X_u^∞,收集尿样的时间较长,约为药物的7个半衰期,并且整个尿样收集期间不得丢失任何一份尿样数据。对于半衰期长的药物来说,采用该法比较困难,这是亏量法应用上的局限性。相比之下,尿药排泄速率法集尿时间只需3～4个半衰期,且作图确定一个点只需要连续收集两次尿样,不一定要收集全过程的尿样,因此该法易被受试者接受。

【例8-2】 已知将某单室模型药物给患者静脉注射 100 mg 后,在不同时间点定时收集尿液,测得尿药含量 X_t 如下所示。

t/h	0	1	2	3	6	12	24	36	48	60	72
X_t/mg	0	3.98	3.84	3.45	9.05	13.45	14.58	6.43	2.78	1.23	0.52

请利用尿液排泄数据法计算此药物在该患者体内的k、$t_{1/2}$和k_e值。

解:1)尿药排泄速率法

此时,t 时间点收集的尿液药物含量实际上是前后两个时间间隔内排泄的尿药量,即 $X_t = \Delta X_u$,据此计算出平均尿药排泄速率 $\Delta X_u/\Delta t$ 和中点时间 t_c。

Δt/h	ΔX_u/mg	$\Delta X_u/\Delta t$/(mg/h)	$\lg \Delta X_u/\Delta t$	t_c/h
1	3.98	3.98	0.60	0.5
1	3.84	3.84	0.58	1.5
1	3.45	3.45	0.54	2.5
3	9.05	3.02	0.48	4.5
6	13.45	2.24	0.35	9.0
12	14.58	1.22	0.08	18.0
12	6.43	0.54	−0.27	30.0
12	2.78	0.23	−0.64	42.0
12	1.23	0.10	−1.00	54.0
12	0.52	0.04	−1.40	66.0

以 $\lg \Delta X_u/\Delta t$ 对 t_c 作图,从图中直线 $y = -0.030\,3x + 0.622\,4$ 求得斜率为$-0.030\,3$。

$$\text{斜率} = -\frac{k}{2.303} = -0.030\,3$$

NOTE

$$k = -2.303 \times (-0.030\ 3) = 0.069\ 8\ (\mathrm{h}^{-1})$$

$$t_{1/2} = \frac{0.693}{k} = \frac{0.693}{0.069\ 8} = 9.93\ (\mathrm{h})$$

又从直线的截距得 $I_0 = 4.192$。

$$k_e = \frac{I_0}{X_0} = \frac{4.192}{100} = 0.041\ 92\ (\mathrm{h}^{-1}) \approx 0.042\ (\mathrm{h}^{-1})$$

2）亏量法

由不同时间间隔的尿药量，计算得到不同时间点累积排泄药量 X_u 及待排泄药量（$X_u^\infty - X_u$）。

t/h	X_u/mg	$(X_u^\infty - X_u)/(\mathrm{mg})$	$\lg(X_u^\infty - X_u)$
0	—	—	—
1	3.98	55.33	1.74
2	7.82	51.49	1.71
3	11.27	48.04	1.68
6	20.32	38.99	1.59
12	33.77	25.54	1.41
24	48.35	10.96	1.04
36	54.78	4.53	0.66
48	57.56	1.75	0.24
60	58.79	0.52	−0.28
72	59.31	0	—

以 $\lg(X_u^\infty - X_u)$ 对 t 作图，如图 8-5 所示。

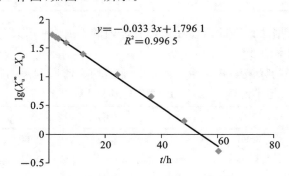

图 8-5　尿药 $\lg(X_u^\infty - X_u)$-t 关系图

计算回归方程，得直线的斜率为 $-0.033\ 3$，即

$$斜率 = -\frac{k}{2.303} = -0.033\ 3$$

$$k = -2.303 \times (-0.033\ 3) = 0.076\ 7\ (\mathrm{h}^{-1})$$

$$t_{1/2} = \frac{0.693}{k} = \frac{0.693}{0.076\ 7} = 9.04\ (\mathrm{h})$$

又得直线的截距为 $1.796\ 1$，即

$$\lg \frac{k_e X_0}{k} = 1.796\ 1$$

$$\frac{k_e X_0}{k} = 62.53$$

NOTE

$$k_e = \frac{62.53k}{X_0} = \frac{62.53 \times 0.076\,7}{100} = 0.048\ (\text{h}^{-1})$$

由此可见,用尿药排泄速率法和亏量法求出的结果基本相同。

(三) 肾清除率

肾清除率(renal clearance, Cl_r)为单位时间内肾排泄掉的所有药物相当于占据血液的体积数,用 Cl_r 表示。Cl_r 是表达肾脏清除药物能力或效率的药物动力学特征参数,其最大不超过肾血流量,以流速 mL/min 或 mL/h 为单位。用药物动力学数学公式来描述,肾清除率就是尿药排泄速率与血药浓度的比值。

$$Cl_r = \frac{dX_u/dt}{C} \tag{8-26}$$

实际测定时,肾清除率可通过平均尿药排泄速率 $\Delta X_u/\Delta t$ 除以该集尿期中点时间 t_c 的血药浓度 C 求得。

将式(8-16)代入式(8-26),得

$$Cl_r = \frac{k_e X}{C} = k_e V \tag{8-27}$$

上式亦表明肾清除率为尿药排泄速率常数与表观分布容积的乘积。所有的清除率都可以用速率常数与分布容积乘积的形式来表示。

另外,将式(8-26)整理得

$$\frac{dX_u}{dt} = Cl_r \cdot C \tag{8-28}$$

从式(8-28)可知,用尿药排泄速率对集尿期中点时间 t_c 的血药浓度 C 作图,可以得到一条直线,直线的斜率即为肾清除率。可用实验测得的 $\frac{\Delta X_u}{\Delta t}$ 代替 $\frac{dX_u}{dt}$,对集尿期中点时间 t_c 的血药浓度 C 作图。

在实际工作中,根据公式(8-15),Cl_r 的另外一种求法是测定集尿期中累积排出的原形药物的总量 X_u^∞ 及集尿期间药时曲线下面积(AUC),根据下式计算:

$$Cl_r = \frac{X_u^\infty}{AUC} \tag{8-29}$$

第二节 静脉滴注给药

一、血药浓度法

静脉滴注亦称静脉输注,是以恒定速率向血管内持续给药的给药方式。静脉滴注给药最大的优势就是能够准确地控制血药浓度水平,使其满足个体化给药的需要,在临床中应用广泛。

药物静脉滴注进入体内,在滴注时间 T 内,体内药量是一个不断增加的过程,同时体内还存在药物的消除过程;但药物停止滴注后,仅存在药物的消除过程。因此,单室模型药物滴注后其体内过程可以用图 8-6 来描述:一是药物以恒定速率 k_0 进入体内,二是体内药物以一级速率常数 k 从体内消除。

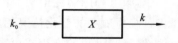

图 8-6 单室模型静脉滴注给药
动力学模型示意图

在 $0 \leqslant t \leqslant T$ 时间内,体内药物量 X 一方面以 k_0 恒速增加,另一方面从体内消除,药物在

体内的消除速率与当时体内药物量成正比,体内药物量的变化速率 dX/dt 是这两部分变化的代数和,用微分方程表示为

$$\frac{dX}{dt} = k_0 - kX \tag{8-30}$$

上式中 k_0 为静脉滴注速率,以单位时间内的药量来表示;k 为一级消除速率常数。

将上式经拉氏变换后得

$$s\overline{X} = \frac{k_0}{s} - k\overline{X}$$

$$\overline{X} = \frac{k_0}{s(s+k)}$$

应用拉氏变换表解上式,可得

$$X = \frac{k_0}{k}(1 - e^{-kt}) \tag{8-31}$$

上式为单室模型静脉滴注给药后,体内药量 X 与时间 t 的函数关系式。以 $X=VC$ 关系式代入,可得

$$C = \frac{k_0}{kV}(1 - e^{-kt}) \tag{8-32}$$

该式为单室模型静脉滴注给药后,体内血药浓度 C 与时间 t 的函数关系式。

二、稳态血药浓度

静脉滴注开始的一段时间内,随着药物不断滴入体内,血药浓度逐渐上升,然后趋于一个恒定浓度,此时体内药物的消除速率等于药物的输入速率,血药浓度值称为稳态血药浓度或坪浓度,用 C_{ss} 表示。

由式(8-32)可知,当 $t \to \infty$ 时,$e^{-kt} \to 0$,$(1-e^{-kt}) \to 1$,则式中的血药浓度 C 用 C_{ss} 来表示。

$$C_{ss} = \frac{k_0}{kV} \tag{8-33}$$

式(8-33)为单室模型静脉滴注给药稳态血药浓度求算公式,从式中可以看出,稳态血药浓度与静脉滴注速率 k_0 成正比。

【例 8-3】 对某患者静脉滴注利多卡因,已知 $t_{1/2} = 1.9\ h$,$V = 100\ L$,其有效血药浓度范围是 $3 \sim 10\ \mu g/mL$,请问静脉滴注速率 k_0 的最低值和最高值为多少?

在线阅读

解: 根据式(8-33):

$$k_{0(低)} = C_{ss}\,kV = 3 \times \frac{0.693}{1.9} \times 100\ 000 = 109\ 421\ (\mu g/h) = 109.4\ (mg/h)$$

$$k_{0(高)} = C_{ss}\,kV = 10 \times \frac{0.693}{1.9} \times 100\ 000 = 364\ 736\ (\mu g/h) = 364.7\ (mg/h)$$

三、药物动力学参数的计算

临床上静脉滴注给药时间一般是有限的,停止后,体内药物将按照自身的消除方式消除,此时,血药浓度的变化情况相当于快速静脉注射后血药浓度的变化。因此,停止滴注后体内血药浓度经时过程的方程式可写为

$$C = C_0 e^{-kt'} \tag{8-34}$$

其中 C_0 为停止静脉滴注时体内的血药浓度(与静脉注射给药的 C_0 意义不同),t' 为停止滴注后所经历的时间,C 为停止滴注后 t' 时刻的血药浓度。

根据式(8-32),单室模型静脉滴注给药后,无论是否达到稳态,任意时刻的血药浓度均可

NOTE

表示为 $C = \dfrac{k_0}{kV}(1 - e^{-kt})$，因此，如果静脉滴注时间为 T，此时血药浓度为 C_0，即 $C_0 = \dfrac{k_0}{kV}(1 - e^{-kT})$

代入式(8-34)得

$$C = \frac{k_0}{kV}(1 - e^{-kT})e^{-kt'} \tag{8-35}$$

当滴注时间足够长时，即 $T \to \infty$ 时，此时

$$C \approx C_{ss} = \frac{k_0}{kV}e^{-kt'} \tag{8-36}$$

对式(8-35)和式(8-36)两边取对数，得

$$\lg C = -\frac{k}{2.303}t' + \lg \frac{k_0}{kV}(1 - e^{-kT}) \tag{8-37}$$

和

$$\lg C_{ss} = -\frac{k}{2.303}t' + \lg \frac{k_0}{kV} \tag{8-38}$$

以血药浓度的对数对停药后的时间作图，可得到一条直线。从直线的斜率可求出 k。若 k_0、k 以及滴注后的稳态血药浓度 C_{ss} 已知，则从直线的截距可求出表观分布容积 V。

【例8-4】 已知某单室模型药物，其生物半衰期为 6.93 h，表观分布容积为 5 L，以 30 mg/h 的速率给某患者静脉滴注，8 h 即停止滴注，停药后 2 h 体内血药浓度是多少？

解：

$$k = 0.693/t_{1/2} = 0.1 \ (h^{-1})$$

根据式(8-32)，停止时血药浓度为

$$C_0 = \frac{k_0}{kV}(1 - e^{-kt})$$

$$= \frac{30}{0.1 \times 5}(1 - e^{-0.1 \times 8})$$

$$= 33.0(mg/L) = 33.0(\mu g/mL)$$

所以，停止滴注后 2 h 的血药浓度为

$$C = C_0 \cdot e^{-kt} = 33 \times e^{-0.1 \times 2} = 27.0 \ (\mu g/mL)$$

四、静脉滴注给药的负荷剂量

在静脉滴注开始时，血药浓度距稳态血药浓度的差距很大，药物的半衰期如大于 0.5 h，则达稳态血药浓度的 95% 需要 2.16 h 以上。临床上为了尽快达到治疗的目的，通常在滴注开始时，静脉注射一个负荷剂量，以使血药浓度迅速达到或接近 C_{ss}，继之以静脉滴注维持该浓度。

负荷剂量亦称为首剂量，通常用 X_0^* 表示，可由如下方法计算：

$$X_0^* = C_{ss}V \tag{8-39}$$

静脉注射负荷剂量后，接着以恒速静脉滴注，此时体内药量的经时变化公式为每一过程之和。

$$X = X_{静注} + X_{静滴}$$

$$X_{静注} = X_0^* e^{-kt} = C_{ss}Ve^{-kt} = \frac{k_0}{kV}(Ve^{-kt}) = \frac{k_0}{k}e^{-kt}$$

$$X_{静滴} = \frac{k_0}{k}(1 - e^{-kt})$$

可得

$$X = \frac{k_0}{k}e^{-kt} + \frac{k_0}{k}(1 - e^{-kt}) = \frac{k_0}{k} \tag{8-40}$$

由此可见,静脉注射上述负荷剂量并同时静脉滴注时,体内药量随着静脉滴注速率的增加而增加;如果控制一定的静脉滴注速率,体内药量是恒定不变的,而且可以根据式(8-39)求得所需的负荷剂量。

【例 8-5】 给某一体重为 70 kg 的男性患者静脉输注利多卡因治疗心律失常,已知利多卡因有效治疗浓度为 2.0 μg/mL,表观分布容积为 0.70 L/kg,消除半衰期为 80 min,如想迅速达到并维持有效浓度,需注入利多卡因的负荷剂量和理想的静脉滴注速率各为多少?

解:根据题意:$C_{ss} = 2.0$ μg/mL;$V = 0.70 \times 70 = 49$ L;$t_{1/2} = 80$ min $= 1.33$ h。

可得负荷剂量 $X_0^* = C_{ss}V = 2.0 \times 49 = 98(\text{mg}) \approx 100(\text{mg})$

由于 $C_{ss} = \dfrac{k_0}{kV}$,则理想的静脉滴注速率:

$k_0 = C_{ss} \cdot kV = C_{ss} \cdot (0.693/t_{1/2})V = 2.0 \times (0.693/1.33) \times 49 = 51$ (mg/h)

首先静脉注射利多卡因 100 mg,同时按 51 mg/h 的速率恒速静脉滴注利多卡因,可使患者的血药浓度维持在治疗浓度 2.0 μg/mL 的水平。

第三节 血管外给药

知识链接

临床用药中,除急救等特殊用途或药物本身没有非静脉给药制剂的情况下采用静脉注射外,多数药物采用其他的给药形式,即血管外给药。血管外给药途径包括口服、肌内注射或皮下注射、经皮给药、黏膜给药等。与上述血管内给药相比,血管外给药后,药物在体内存在一个吸收过程,药物逐渐进入血液循环,而静脉给药时药物直接进入血液循环。药物在胃肠道或其他血管外给药部位的吸收取决于药物的剂型以及吸收部位的解剖和生理特点。胃肠的表面积、胃空速率、胃肠蠕动和吸收部位的血流等因素都能影响药物吸收的速率和程度,大部分药物在体内的吸收过程符合一级动力学过程。

一、血药浓度法

(一)模型的建立

血管外给药时,药物的吸收和消除常用一级动力学速率过程描述,即药物以一级速率过程吸收进入体内,然后以一级速率过程从体内消除,这种模型被称为一级吸收模型,如图 8-7 所示。

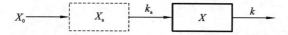

图 8-7 单室模型血管外给药的动力学模型

注:X_0 为给药剂量;X_a 为吸收部位的药量;k_a 为一级吸收速率常数;X 为体内药量;k 为一级消除速率常数。

在血管外给药的一级吸收模型中,吸收部位药物的变化速率与吸收部位的药量成正比,同

时体内药物的变化速率 dX/dt 应等于吸收速率与消除速率之差,因此可以用下列微分方程组表示:

$$\begin{cases} -\dfrac{dX_a}{dt} = k_a X_a \\ \dfrac{dX}{dt} = k_a X_a - kX \end{cases} \tag{8-41}$$

经拉氏变换得

$$\begin{cases} s\overline{X}_a - X_0 = -k_a \overline{X}_a \\ s\overline{X} = k_a \overline{X}_a - k\overline{X} \end{cases} \tag{8-42}$$

解出 $\overline{X}$,得

$$\overline{X} = \frac{k_a X_0}{(s+k)(s+k_a)} \tag{8-43}$$

式(8-43)应用拉氏变换表,得到体内药量与时间的双指数方程如下:

$$X = \frac{k_a X_0}{k_a - k}(e^{-kt} - e^{-k_a t}) \tag{8-44}$$

上式表示单室模型血管外给药体内药量 X 与时间 t 的关系式。

考虑到血管外给药的药物吸收不一定很充分,所以在给药剂量 X_0 项前加上吸收系数 $F(0 \leqslant F \leqslant 1)$,表示吸收占给药剂量的百分数,即吸收率,也称为生物利用度。则上式变为

$$X = \frac{k_a F X_0}{k_a - k}(e^{-kt} - e^{-k_a t}) \tag{8-45}$$

两端除以药物的表观分布容积 V,得

$$C = \frac{k_a F X_0}{V(k_a - k)}(e^{-kt} - e^{-k_a t}) \tag{8-46}$$

上式表示单室模型血管外途径给药时,体内药物浓度 C 与时间 t 的关系为一个双指数方程。若已知某药的药物动力学参数 k、k_a、V 及 F,可算出任何时间的体内药量或血药浓度,反之也可计算达到某一血药浓度所需的时间。因此,可以进行临床血药浓度的监测及其给药方案的调整。

【例 8-6】 已知某单室模型药物口服 200 mg 后的生物利用度为 60%,$k_a = 0.9\ h^{-1}$,$k = 0.07\ h^{-1}$,$V = 8\ L$,服药后 4 h 的血药浓度是多少? 如该药物在体内的最低有效血药浓度为 8 $\mu g/mL$,第二次服药在什么时间比较合适?

解:(1)将题中已知条件代入式(8-46),得

$$C = \frac{0.9 \times 0.6 \times 200}{(0.9 - 0.07) \times 8}(e^{-0.07 \times 4} - e^{-0.9 \times 4})$$

$$= \frac{108}{6.64} \times (0.756 - 0.027)$$

$$= 11.86 (mg/L\ 或\ \mu g/mL)$$

(2)临床用药时,一般需维持体内血药浓度始终高于最低有效血药浓度,因此第二次给药最好在血药浓度降至 8.0 $\mu g/mL$ 之前。也就是说,已知浓度 C 为 8.0 $\mu g/mL$ 时,反过来求 t 值,即

$$8 = \frac{0.9 \times 0.6 \times 200}{(0.9 - 0.07) \times 8}(e^{-0.07t} - e^{-0.9t})$$

上式是一个超越方程,无法求得精确的解,只能寻求近似解。由于当 t 取适当大的值时,$e^{-0.07t} \gg e^{-0.9t}$,因此,上式中 $e^{-0.9t}$ 可以忽略不计,则上式可以简化为

$$8 = \frac{0.9 \times 0.6 \times 200}{(0.9 - 0.07) \times 8}e^{-0.07t}$$

$$8 = \frac{108}{6.64} \cdot e^{-0.07t}$$

$$e^{-0.07t} = \frac{8 \times 6.64}{108}$$

上式取对数,得

$$-0.07t = \ln 0.492$$

则

$$t = \frac{\ln 0.492}{-0.07} = 10.13 \ (\mathrm{h})$$

因此,第二次给药最迟应于首次给药后约 10 h。临床上,由于个体差异等因素的影响,为保证药效,可在 9～9.5 h 服第二剂药。

(二)血管外给药达峰时间、峰浓度与曲线下面积

单室模型血管外给药血药浓度-时间($C\text{-}t$)曲线的形状随 k 及 k_a 大小不同而不同。如果一种药物在体内吸收很快,而在体内消除较慢时,则出现给药后血药浓度迅速上升,很快达到一个最大值,随后血药浓度逐渐下降。应用微积分学求极值的知识,可证明血管外给药的 $C\text{-}t$ 曲线为单峰曲线(即只有一个血药浓度峰)。在该曲线中,一般将峰左边称为吸收相,此时段曲线呈上升状态,主要体现药物的吸收情况;峰的右边称为吸收后相,此期间吸收速率小于消除速率,血药浓度呈下降趋势;曲线末端称为消除相,此时吸收基本结束,体内药物基本仅进行消除过程,因此主要反映药物的消除情况(图 8-8)。

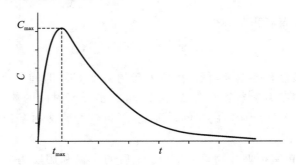

图 8-8 单室模型血管外给药的 $C\text{-}t$ 曲线图

1. 达峰时间($t_{\max}$)和峰浓度($C_{\max}$)的计算 由式(8-46)对时间取微分,由于血药浓度在 $t_{\max}$ 时达到最大值($C_{\max}$),$\mathrm{d}C/\mathrm{d}t = 0$,解出 $t_{\max}$,得(具体推导过程请参考相关专著)

$$t_{\max} = \frac{2.303}{k_a - k} \lg \frac{k_a}{k} \tag{8-47}$$

一般而言,$k_a > k$,对于某一给定的药物,上式表明,随着吸收速率常数 k_a 增大,到达最大血药浓度的时间会缩短。根据式(8-47)计算 $t_{\max}$ 时,必须已知 k_a 和 k,如 k_a 和 k 其中有一个未知,则不能用该式求 $t_{\max}$。

另外,将 $t_{\max}$ 代替式(8-46)中的 t,可以得最大血药浓度:

$$C_{\max} = \frac{k_a F X_0}{V(k_a - k)} \left(\frac{k_a - k}{k_a} \right) \cdot e^{-kt_{\max}} = \frac{F X_0}{V} e^{-kt_{\max}} \tag{8-48}$$

由式(8-48)可知,$C_{\max}$ 与 X_0 成正比,而药物的 $t_{\max}$ 由 k_a、k 决定,与剂量大小无关。药物制剂的达峰时间和峰浓度能够反映制剂中药物吸收的速率和程度。如果口服固体制剂在胃肠道中能很快崩解和较快地被吸收,则达峰时间短,峰浓度高。

2. 曲线下面积(AUC)的计算 AUC 与 $t_{\max}$ 和 $C_{\max}$ 一样,是 $C\text{-}t$ 曲线的又一个重要参数。对单室模型血管外给药的 $C\text{-}t$ 关系式(8-46)从时间为零至无穷大间做定积分,得

$$\text{AUC} = \int_0^\infty C\mathrm{d}t = \int_0^\infty \frac{k_a F X_0}{V(k_a - k)}(\mathrm{e}^{-kt} - \mathrm{e}^{-k_a t}) \tag{8-49}$$

$$\text{AUC} = \frac{k_a F X_0}{V(k_a - k)}\left(\int_0^\infty \mathrm{e}^{-kt} - \int_0^\infty \mathrm{e}^{-k_a t}\right)$$

$$\text{AUC} = \frac{k_a F X_0}{V(k_a - k)}\left(\frac{1}{k} - \frac{1}{k_a}\right)$$

$$\text{AUC} = \frac{F X_0}{kV} \tag{8-50}$$

从式(8-50)可知单室模型血管外给药的 AUC 与给药剂量成正比,如药物完全吸收,即 $F=1$,则 AUC 与静脉注射给药后的 AUC 相等。

在药物动力学参数已知的情况下,可以利用式(8-50)直接计算出 AUC;在参数未知时,则可以采用梯形法求得 AUC。$\text{AUC}_{0\to n}$ 表示从 $t=0$ 到 $t=n$ 这一时间段过程曲线下的面积:

$$\text{AUC}_{0\to n} = \frac{C_0 + C_1}{2}[t_1 - t_0] + \frac{C_1 + C_2}{2}[t_2 - t_1] + \frac{C_2 + C_3}{2}[t_3 - t_2]$$
$$+ \cdots + \frac{C_{n-1} + C_n}{2}[t_n - t_{n-1}] \tag{8-51}$$

从 $t=n$ 到 $t=\infty$ 这一时间段过程曲线下的面积 $\text{AUC}_{n\to\infty}$ 可以用积分的方法推导,具体过程从略:

$$\text{AUC}_{n\to\infty} = \int_n^\infty C\mathrm{d}t = \frac{C_n}{k} \tag{8-52}$$

因此,

$$\text{AUC}_{0\to\infty} = \sum_{i=0}^{n-1} \frac{C_i + C_{i+1}}{2}[t_{i+1} - t_i] + \frac{C_n}{k} \tag{8-53}$$

上式中 C_n 是末端时间的血药浓度。如 k 未知,则根据 C-t 曲线尾段近直线的斜率求得。

3. 残数法求 k_a 残数法是药物动力学中把一条曲线分段分解成若干指数函数的一种常用方法,该法又称羽毛法、削去法或剩余法等。在单室模型、双室模型中应用普遍。这种方法使复杂的多项指数式血药浓度曲线转变为若干指数函数的线性加合,为药物动力学参数的计算提供了极大的便利。

根据式(8-46),可得

$$C = \frac{k_a F X_0}{V(k_a - k)}(\mathrm{e}^{-kt} - \mathrm{e}^{-k_a t})$$

对大部分药物而言,其 $k_a > k$,若 t 充分大,$\mathrm{e}^{-k_a t}$ 首先趋于零,则上式简化为

$$C = \frac{k_a F X_0}{V(k_a - k)}\mathrm{e}^{-kt} \tag{8-54}$$

上式表明吸收已基本不存在,此时为血药浓度-时间曲线的消除相。

两端取对数,得

$$\lg C = -\frac{k}{2.303}t + \lg \frac{k_a F X_0}{V(k_a - k)} \tag{8-55}$$

上式表示以 $\lg C$ 对 t 作图可得一条直线(药时曲线的尾端),直线的斜率为 $-\dfrac{k}{2.303}$,截距为 $\lg \dfrac{k_a F X_0}{V(k_a - k)}$(外推至零时刻),见图 8-9。因此,通过直线的斜率可求出消除速率常数 k。

理论上,若 F、V 已知,通过截距可继续求出 k_a。一般情况下,F、V 是未知的,此时可应用残数法求出吸收速率常数 k_a。

残数法是将 $\lg C$-t 曲线尾段直线外推至纵轴,由外推线上给出相应时间的药物浓度,减去吸收相同一时间的实测浓度,可得到一系列的残数浓度数据。其公式推导如下所示。

NOTE

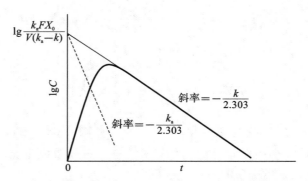

图 8-9　单室模型血管外给药后的血药浓度、残数浓度曲线图

将式(8-46)整理得

$$\frac{k_a FX_0}{V(k_a - k)} e^{-k_a t} = \frac{k_a FX_0}{V(k_a - k)} e^{-kt} - C \tag{8-56}$$

两端取对数,得

$$-\frac{k_a}{2.303} t + \lg \frac{k_a FX_0}{V(k_a - k)} = \lg \left\{ \frac{k_a FX_0}{V(k_a - k)} e^{-kt} - C \right\} \tag{8-57}$$

令 $\frac{k_a FX_0}{V(k_a - k)} e^{-kt} - C = C_r$,其中 C_r 即为残数浓度。可以看出 $\frac{k_a FX_0}{V(k_a - k)} e^{-kt}$ 为 t 时间后段直线相(即外推线)上的数值,而 C 为 t 时间实测的血药浓度值,它们的差值即为残数值。则式(8-57)为

$$\lg C_r = -\frac{k_a}{2.303} t + \lg \frac{k_a FX_0}{V(k_a - k)} \tag{8-58}$$

因此,以 $\lg C_r$ 对 t 作图,得到第二条直线,称为"残数线",该直线的斜率为 $-\dfrac{k_a}{2.303}$,可直接求得 k_a;截距为 $\lg \dfrac{k_a FX_0}{V(k_a - k)}$,如已知 X_0 及 F,则可以求得 V 值。

残数法具体操作步骤如下所示。

(1)绘制 $\lg C$-t 图。

(2)用消除相(曲线尾段)4～6 个点作图,进行线性回归(或图解法),得到线性方程,求得 k、清除半衰期 $t_{1/2}$。

(3)利用上述回归方程,将直线外推得外推线,求吸收相各时间点的实测浓度和在外推线相应处的外推浓度。

(4)残数浓度(C_r)=外推浓度-实测浓度。

(5)绘制 $\lg C_r$-t 图得残数线,得到线性方程,根据残数线的斜率求出 k_a 和吸收半衰期 $t_{1/2(a)}$。

在应用残数法求 k_a 值时,在吸收相应多次采样,一般以不少于 3 个点为宜,以保证所求参数的准确性;应用残数法必须在 $k_a \gg k$ 的情况下,因为一般药物制剂(缓释剂型除外)的吸收半衰期$[t_{1/2(a)}]$总是短于消除半衰期($t_{1/2}$),这符合大多数药物的特性。在 $k_a \gg k$ 的前提下,取样时间 t 应充分大,这样才能使 $e^{-k_a t} \to 0$。

【例 8-7】　某患者口服单室模型药物 200 mg 的溶液剂后,在不同时间点采血,并利用仪器分析方法测得各时间的血药浓度如下,试求该药的 k、$t_{1/2}$ 及 k_a、$t_{1/2(a)}$。

时间/h	0.5	1.0	2.0	4.0	8.0	12.0	18.0	24.0	36.0	48.0	72.0
血药浓度/(μg/mL)	6.26	10.86	18.22	26.56	30.86	26.95	20.14	14.36	6.38	2.65	0.51

解:利用各时间点的血药浓度数据,根据残数法计算结果如下:

时间/h	血药浓度 C /$(\mu g/mL)$	尾段直线外推线 的浓度 C'/$(\mu g/mL)$	残数浓度 C_r /$(\mu g/mL)$	$\lg C_r$
0.5	6.26	70.283	64.023	1.806
1.0	10.86	67.905	57.045	1.756
2.0	18.22	63.387	45.167	1.655
4.0	26.56	55.233	28.673	1.457
8.0	30.86	41.937	11.077	1.044
12.0	26.95	31.842	4.892	0.689
18.0	20.14			
24.0	14.36			
36.0	6.38			
48.0	2.65			
72.0	0.51			

应用 Excel 软件,首先以尾段 5 个血药浓度数据点的对数 $\lg C$ 对时间 t 作图,得到一直线 $y=-0.029\ 9\ x+1.861\ 8$,斜率为 $-0.029\ 9$,即

$$-\frac{k}{2.303}=-0.029\ 9, \quad k=-0.029\ 9\times(-2.303)=0.069\ (h^{-1})$$

由此得到

$$t_{1/2}=\frac{0.693}{k}=\frac{0.693}{0.069}=10.04\ (h)$$

然后将尾段直线外推并与纵轴相交,可以得到前段时间($1.0\sim12.0$ h)的外推浓度 C'(表中第 3 列),将外推浓度 C' 减去相应时间的血药浓度 C,得到残数浓度 C_r(表中第 4 列)。以残数浓度 C_r 的对数对时间 t 作图得残数线 $y=-0.098\ x+1.850\ 4$,残数线斜率为 -0.098。

$$-\frac{k_a}{2.303}=-0.098, \quad k_a=-0.098\times(-2.303)=0.226\ (h^{-1})$$

吸收半衰期为

$$t_{1/2(a)}=\frac{0.693}{k_a}=\frac{0.693}{0.226}=3.07\ (h)$$

4. Wagner-Nelson 法求 k_a 残数法求算吸收速率常数 k_a 要求药物的吸收符合一级动力学过程。而在实际应用过程中,部分药物的吸收过程为零级或零级与一级混合过程,如某些缓、控释制剂。此时用 Wagner-Nelson 法较为有利,因为此法与吸收模型无关,不管吸收过程是一级还是零级均适用。但该法仅适合于单室模型药物,对于双室模型药物,k_a 的求算可以应用改良的 Wagner-Nelson 法,即 Loo-Riegelman 法。

Wagner-Nelson 法或称待吸收分数法,是求算吸收速率常数的一个经典方法,其原理为在给药后的任意时刻,机体吸收的药量 X_A 等于给药后体内药量 X 及在该时刻累积消除量 X_E 之和。因此,

$$X_A = X + X_E \tag{8-59}$$

上式对时间 t 微分,得

$$\frac{dX_A}{dt}=\frac{dX}{dt}+\frac{dX_E}{dt} \tag{8-60}$$

由于药物在体内的消除符合一级速率过程,则有

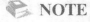
NOTE

$$\frac{dX_E}{dt} = kX \qquad (8\text{-}61)$$

将上式代入式(8-60),得

$$\frac{dX_A}{dt} = \frac{dX}{dt} + kX$$

$$\frac{dX_A}{dt} = V\frac{dC}{dt} + kVC \qquad (8\text{-}62)$$

对式(8-62)自时间 $0 \rightarrow t$ 积分得

$$(X_A)_t = VC_t + kV\int_0^t C dt \qquad (8\text{-}63)$$

式中,C_t 为 t 时刻的血药浓度,$\int_0^t C dt$ 为时间 $0 \rightarrow t$ 的血药浓度-时间曲线下面积。

对式(8-62)自时间 $0 \rightarrow \infty$ 积分,得

$$(X_A)_\infty = kV\int_0^\infty C dt \qquad (8\text{-}64)$$

式中,$(X_A)_\infty$ 为完全被吸收的药量,$\int_0^\infty C dt$ 为血药浓度-时间曲线下的总面积。将式(8-63)除以式(8-64),消去共同项,得到 t 时刻的药物吸收分数:

$$\frac{(X_A)_t}{(X_A)_\infty} = \frac{C_t + k\int_0^t C dt}{k\int_0^\infty C dt} \qquad (8\text{-}65)$$

式(8-65)描述了一定时间被吸收药物的累积量与完全被吸收的药物量之间的关系。对于血管外给予单室模型药物:

$$k\int_0^t C dt = k\int_0^t \frac{k_a X_0 F}{V(k_a - k)}(e^{-kt} - e^{-k_a t})dt$$

$$= \frac{kk_a X_0 F}{V(k_a - k)}\int_0^t (e^{-kt} - e^{-k_a t})dt$$

$$= \frac{kk_a X_0 F}{V(k_a - k)}\left[-\frac{e^{-kt}}{k}\Big|_0^t + \frac{e^{-k_a t}}{k_a}\Big|_0^t\right]$$

$$= \frac{kk_a X_0 F}{V(k_a - k)}\left[-\frac{e^{-kt}}{k} + \frac{e^{-k_a t}}{k_a} + \frac{1}{k} - \frac{1}{k_a}\right]$$

所以 $\quad C_t + k\int_0^t C dt = \frac{k_a X_0 F}{V(k_a - k)}\left[(e^{-kt} - e^{-k_a t}) + \left(-e^{-kt} + \frac{ke^{-k_a t}}{k_a} + 1 - \frac{k}{k_a}\right)\right]$

$$= \frac{k_a X_0 F}{V(k_a - k)}\left[\frac{ke^{-k_a t}}{k_a} - e^{-k_a t} + \frac{k_a - k}{k_a}\right]$$

$$= \frac{k_a X_0 F}{V(k_a - k)}\left[\frac{k - k_a}{k_a}e^{-k_a t} + \frac{k_a - k}{k_a}\right]$$

得

$$C_t + k\int_0^t C dt = \frac{FX_0}{V}(1 - e^{-k_a t}) \qquad (8\text{-}66)$$

对于单室模型血管外给药:

$$AUC_{0\rightarrow\infty} = \int_0^\infty C dt = \frac{FX_0}{kV}$$

$$k\int_0^\infty C dt = \frac{FX_0}{V}$$

所以

$$\frac{C_t + k\int_0^t C\mathrm{d}t}{k\int_0^\infty C\mathrm{d}t} = \frac{FX_0(1-\mathrm{e}^{-k_\mathrm{a}t})/V}{FX_0/V} \tag{8-67}$$

因此,式(8-65)可表示为

$$\frac{(X_\mathrm{A})_t}{(X_\mathrm{A})_\infty} = 1 - \mathrm{e}^{-k_\mathrm{a}t}$$

$$1 - \frac{(X_\mathrm{A})_t}{(X_\mathrm{A})_\infty} = \mathrm{e}^{-k_\mathrm{a}t} \tag{8-68}$$

两边取对数后得

$$\lg\left[1 - \frac{(X_\mathrm{A})_t}{(X_\mathrm{A})_\infty}\right] = -\frac{k_\mathrm{a}}{2.303}t \tag{8-69}$$

式中,$1 - \dfrac{(X_\mathrm{A})_t}{(X_\mathrm{A})_\infty}$ 为待吸收分数。以 $\lg\left[1 - \dfrac{(X_\mathrm{A})_t}{(X_\mathrm{A})_\infty}\right]$ 对 t 作图,可得一条通过原点的直线,由斜率求得吸收速率常数 k_a。

采用 Wagner-Nelson 法求算参数时,需注意如下几点:①本法只适用于单室模型药物,对于双室模型药物要采用 Loo-Riegelman 法;②本法不仅适用于一级吸收,也适用于零级吸收(例如恒速静脉滴注)。

【例 8-8】 某患者单剂量口服 0.2 g 某药物,测得各时间的血药浓度如下表所示,用 Wagner-Nelson 法求吸收速率常数。

t/h	$C/(\mu\mathrm{g/mL})$	$\int_0^t C\mathrm{d}t$	$k\int_0^t C\mathrm{d}t$	$C_t + k\int_0^t C\mathrm{d}t$	$\left[1 - \dfrac{(X_\mathrm{A})_t}{(X_\mathrm{A})_\infty}\right]$
0	0	0	0	0	1
1	1.88	0.94	0.08	1.96	0.703
2	3.05	3.41	0.29	3.34	0.493
3	3.74	6.80	0.57	4.31	0.346
5	4.21	14.75	1.24	5.45	0.173
7	4.08	23.04	1.94	6.02	
9	3.70	30.82	2.59	6.29	
12	3.02	40.90	3.44	6.46	
18	1.86	55.54	4.67	6.53	
24	1.12	64.48	5.42	6.54	
36	0.40	73.60	6.18	6.58	
48	0.14	76.84	6.45	6.59	
60	0.05	77.98	6.55	6.60	
72	0.02	78.40	5.59	6.61	

解:(1) $\lg C \to t$ 作图得曲线,采用 24~72 h 的数据点做线性回归,根据直线斜率求出 k。

$$斜率 = -0.036\ 6$$
$$k = -2.303 \times (-0.036\ 6) = 0.084\ (\mathrm{h}^{-1})$$

(2) 作 $C\text{-}t$ 图,用梯形法求 $\int_0^t C\mathrm{d}t$、$k\int_0^t C\mathrm{d}t$ 和 $C_t + k\int_0^t C\mathrm{d}t$ 以及 $\dfrac{(X_\mathrm{A})_t}{(X_\mathrm{A})_\infty}$ 等,有关数据列于上表中。由于 72 h 时的血药浓度已降至很低,仅为 0.02 $\mu\mathrm{g/mL}$(最大血药浓度是其 200 倍以上),所以该点的取样时间已足够长,可作为无穷大时间,故 $\int_0^{72} C\mathrm{d}t = 78.40 (\mu\mathrm{g \cdot h})/\mathrm{mL}$ 可以

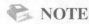
NOTE

作为 $C\text{-}t$ 曲线下总面积。

(3) 以 $\lg\left[1-\dfrac{(X_A)_t}{(X_A)_\infty}\right]$ 对 t 作图,对前面吸收相的 5 组数据进行回归,得回归方程:

$$\lg\left[1-\dfrac{(X_A)_t}{(X_A)_\infty}\right]=-0.152\,5t+0.001\,1$$

所以

$$k_a=-2.303\times(-0.152\,5)=0.35\ (\text{h}^{-1})$$

Wagner-Nelson 法操作步骤总结如下所示。

(1) 选用血药浓度-时间图中尾段数据,以 $\lg C \to t$ 作图,采用线性回归方法得到尾段直线的回归方程,从直线的斜率求得 k。

(2) 根据血药浓度-时间图,用梯形法求得从 0 到 $t_i(i=1,2,\cdots,n)$ 的 $\int_0^t C\mathrm{d}t$。

(3) 用 $\int_0^t C\mathrm{d}t$ 乘 k 求出 $k\int_0^t C\mathrm{d}t$。

(4) 根据最后一个时间点的实测血药浓度(C_n)与 k 值计算 $\int_0^\infty C\mathrm{d}t$。

$$\int_0^\infty C\mathrm{d}t = \mathrm{AUC}_{0\to t_n} + \dfrac{C_n}{k}$$

t_n 为最后一个取样时间。

(5) 应用方程 $\dfrac{(X_A)_t}{(X_A)_\infty} = \dfrac{C_t + k\int_0^t C\mathrm{d}t}{k\int_0^\infty C\mathrm{d}t}$,求出吸收分数 $\dfrac{(X_A)_t}{(X_A)_\infty}$。

(6) 以 $\lg\left[1-\dfrac{(X_A)_t}{(X_A)_\infty}\right]$ 对 t 作图,根据直线斜率求 k_a。

此外,Wagner-Nelson 法计算结果还有助于进行药物体内外相关性研究,若以 $\dfrac{(X_A)_t}{(X_A)_\infty}$ 对释放百分数作图,就能求出体内吸收分数与释放百分数之间的关系。

二、尿药排泄数据法求算药物动力学参数

对于血管外途径给药,在药物满足尿药法有关条件时,也可用尿药排泄数据法求算有关药物动力学参数。其方法包括速度法、亏量法及 Wagner-Nelson 法等。

(一)速度法

血管外给药后若药物大部分以原形(非代谢物)从尿中排出,并且药物经肾排泄过程符合一级速率过程,则尿中药物排泄速率与当时体内的药量成正比,可用下列微分方程表示。

$$\dfrac{\mathrm{d}X_u}{\mathrm{d}t} = k_e X \tag{8-70}$$

X 为体内药量。将血管外途径给药体内药量公式(8-45)代入上式,得

$$\dfrac{\mathrm{d}X_u}{\mathrm{d}t} = k_e X = \dfrac{k_e k_a F X_0}{k_a - k}(\mathrm{e}^{-kt} - \mathrm{e}^{-k_a t}) \tag{8-71}$$

当 $t\to\infty$ 时,$\mathrm{e}^{-k_a t}\to 0$,则上式简化为

$$\dfrac{\mathrm{d}X_u}{\mathrm{d}t} = \dfrac{k_e k_a F X_0}{k_a - k}\mathrm{e}^{-kt} \tag{8-72}$$

两边取对数,得

$$\lg\dfrac{\mathrm{d}X_u}{\mathrm{d}t} = -\dfrac{k}{2.303}t + \lg\dfrac{k_e k_a F X_0}{k_a - k} \tag{8-73}$$

NOTE

与静脉注射尿药排泄数据法一样,以 $\dfrac{\Delta X_u}{\Delta t}$ 代替 $\dfrac{\mathrm{d}X_u}{\mathrm{d}t}$,以 t_c 代替 t。然后以 $\lg\dfrac{\Delta X_u}{\Delta t}\rightarrow t_c$ 作图并进行线性回归,根据直线的斜率可以求出 k 值。

【例 8-9】 某患者口服某单室模型抗生素 250 mg,在不同时间间隔收集尿样,测定尿药量如下表所示。求消除速率常数 k、消除半衰期 $t_{1/2}$ 以及尿药排泄百分数。

t/h	t_c/h	Δt/h	ΔX_u/mg	$\Delta X_u/\Delta t$	$\lg(\Delta X_u/\Delta t)$
0	—	—	—	—	—
1	0.5	1	5.22	5.22	0.717 7
2	1.5	1	6.28	6.28	0.798 0
3	2.5	1	7.98	7.98	0.902 0
6	4.5	3	18.25	6.08	0.784 1
10	8.0	4	14.3	3.58	0.553 3
15	12.5	5	8.21	1.64	0.215 4
24	19.5	9	4.76	0.53	−0.276 6

解:以 $\Delta X_u/\Delta t$ 对 t_c 作图得图 8-10(a)及以 $\lg(\Delta X_u/\Delta t)$ 对 t_c 作图得图 8-10(b)。

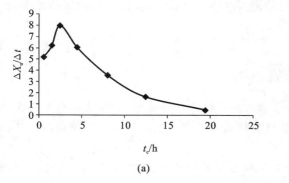

(a)

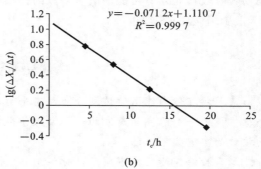

(b)

图 8-10　$\Delta X_u/\Delta t\text{-}t_c$ 图(a)及 $\lg(\Delta X_u/\Delta t)\text{-}t_c$ 图(b)

对图 8-10(b)后四点进行线性回归处理得回归方程:

$$\lg(\Delta X_u/\Delta t)=-0.071\,2t_c+1.110\,7$$

$$k=-(-0.0712\times2.303)=0.164\ (\mathrm{h}^{-1})$$

$$t_{1/2}=0.693/0.164=4.23\ (\mathrm{h})$$

$$X_u^\infty=[X_u]_{0\rightarrow24}+\frac{(\Delta X/\Delta t)_{24}}{k}$$

$$=65.0+0.53/0.164=68.23\ (\mathrm{mg})$$

尿药排泄百分数(%)$=X_u^\infty/X_0=(68.23/250)\times100\%=27.29\%$

（二）亏量法

将血管外给药后体内药物量的拉氏变换式 $\overline{X}=\dfrac{k_aFX_0}{(s+k)(s+k_a)}$ 代入 $s\overline{X_u}=k_e\overline{X}$,得

$$\overline{X_u}=\frac{k_ek_aFX_0}{s(s+k)(s+k_a)} \tag{8-74}$$

解得

$$X_u=\frac{k_ek_aFX_0}{k}\left[\frac{1}{k_a}+\frac{e^{-kt}}{k-k_a}-\frac{ke^{-k_at}}{k_a(k-k_a)}\right] \tag{8-75}$$

NOTE

因为
$$X_u^\infty = \frac{k_e F X_0}{k}$$

所以
$$X_u = X_u^\infty k_a\left[\frac{1}{k_a} + \frac{e^{-kt}}{k-k_a} - \frac{k e^{-k_a t}}{k_a(k-k_a)}\right] \tag{8-76}$$

整理,得
$$X_u^\infty - X_u = \frac{X_u^\infty}{k_a - k}[k_a e^{-kt} - k e^{-k_a t}] \tag{8-77}$$

上式为尚待排泄的原形药量即亏量与时间 t 的函数关系式。一般情况下,$k_a > k$,当 t 充分大时,$e^{-k_a t} \to 0$,则式(8-77)可简化为
$$X_u^\infty - X_u = \frac{X_u^\infty k_a}{k_a - k} e^{-kt} \tag{8-78}$$

两边取对数,得
$$\lg(X_u^\infty - X_u) = -\frac{k}{2.303}t + \lg\frac{X_u^\infty k_a}{k_a - k} \tag{8-79}$$

以 $\lg(X_u^\infty - X_u)$ 对 t 作图,从尾段直线的斜率即可求出 k。

理论上,亦可利用残数法作残数线,从残数线的斜率求出 k_a。然而,利用血管外给药后的尿药数据以残数法求 k_a 时,必须保证在吸收相内收集足够的尿样(3~5 个数据点),这只有在药物吸收较慢时才有可能。由于多数药物吸收较快,在吸收相内不易获得较多的尿药数据,因此,很少用该法求算 k_a。

本章小结

某药物在体内能迅速达到分布动态平衡,机体内各部位的转运速率处于"均一状态",将整个机体视为一个隔室而建立的药物动力学数学模型被称为单室模型。符合单室模型特征的药物被称为单室模型药物。

本章按给药途径的不同如静脉注射、静脉滴注和血管外给药分别建立了血药浓度与时间的数学方程式及其药物动力学参数的计算方法。

(1)静脉注射给药。

血药浓度法函数关系式:$C = C_0 \cdot e^{-kt}$ 或 $\lg C = -\frac{k}{2.303}t + \lg C_0$

基本参数计算:$k = -2.303b$,$t_{1/2} = \frac{0.693}{k}$,
$$V = \frac{X_0}{C_0}, \quad AUC = \frac{C_0}{k}, \quad Cl = \frac{X_0}{AUC}$$

尿药排泄速率法: $\lg\frac{dX_u}{dt} = -\frac{k}{2.303}t + \lg(k_e \cdot X_0)$

亏量法: $\lg(X_u^\infty - X_u) = -\frac{k}{2.303}t + \lg X_u^\infty$

(2)静脉滴注给药。

任意时刻的血药浓度: $C = \frac{k_0}{kV}(1 - e^{-kt})$

停止滴注后体内血药浓度经时过程的方程式:$C = C_0 e^{-kt'}$

稳态血药浓度: $C_{ss} = \frac{k_0}{kV}$

(3)血管外给药。

血药浓度法函数关系式：
$$C = \frac{k_a F X_0}{V(k_a - k)}(e^{-kt} - e^{-k_a t})$$

AUC 计算公式：
$$AUC = \frac{F X_0}{kV}$$

残数法求算 k 和 k_a 的基本原理和步骤。

Wagner-Nelson 法求算 k_a（本法只适用单室模型药物）。

尿药排泄数据法计算药物动力学参数，包括速度法（求 k）、亏量法（求 k 和 k_a）和 Wagner-Nelson 法（求 k 和 k_a）。

能力检测

能力检测
参考答案

一、简答题

1. 尿药排泄速率法、亏量法各有何优缺点？

2. 静脉滴注给药时给予负荷剂量的目的是什么？

3. 单室模型药物血管外给药时吸收速率常数 k_a 的求算方法有哪些？

4. 对于单室模型药物血管外给药，能够反映药物吸收速率和吸收程度的药物动力学参数有哪些？

在线答题

二、计算题

1. 给某受试者静脉注射 450 mg 某试验药物后计时，于给药后不同时间采取血样并对血样中血浆药物浓度进行测定，获得如下药-时数据。

（1）试求算该药物在该受试者体内的 $t_{1/2}$、V、Cl。

（2）根据以上参数，试写出静脉注射该药物 600 mg 后体内药物浓度的经时方程。

（3）若该药物的最小有效浓度为 7.5 $\mu g/mL$，试估计静脉注射给药 600 mg 时药物作用的时间。

（4）若临床仅需要药物作用能够维持 6 h，试设计静脉注射给药的剂量。（注：药物按单室模型处理。）

t/h	0.25	0.5	0.75	1.5	2.25	3	4	5	7	9	12
$C/(\mu g/mL)$	45.3	42.5	40.1	33.3	27.8	23.1	18.3	14.4	8.5	5.4	2.9

2. 已知某药物在临床应用时最小有效浓度为 4.9 $\mu g/mL$，最小中毒浓度为 11.8 $\mu g/mL$，消除半衰期为 1.5 h，表观分布容积为 0.72 L/kg。现给一体重 50 kg 的患者以每小时 360 mg 的速率进行恒速静脉滴注给药。

（1）试写出该给药方案的血药浓度-时间方程式。

（2）估计滴注时间足够长时可能达到的稳态浓度。

（3）估计该滴注方案允许滴注的最长时间。

（4）估计给予负荷剂量的范围。

（5）估计在给予负荷剂量时，滴注速率应控制的范围。（注：药物按单室模型处理。）

3. 某药物治疗所需血药浓度为 0.8～2.0 $\mu g/mL$，今对一患者先静脉注射 10 mg，半小时后以每小时 30 mg 的速率滴注，经 2.5 h 的静脉滴注后是否达到治疗所需浓度？（已知 $V = 60$ L，$t_{1/2} = 55$ h，药物按单室模型处理。）

4. 某患者服用某药物胶囊剂 300 mg 后，测得不同时间浓度-时间数据如下。

（1）求算该患者服用该药物时的吸收速率常数 k_a 和消除半衰期 $t_{1/2}$。

（2）吸收滞后时间 t_0。

（3）估计达峰时间 t_{max}、峰浓度 C_{max} 和药时曲线下面积 AUC。

（4）写出本次用药的血药浓度经时公式。（注：药物按单室模型处理。）

t/h	0.5	1	1.5	5	2.67	3	3.33	4	5	7	10	14	18	24
C/(μg/mL)	6.57	13.3	17.77	20.32	21.85	22.0	21.16	21.02	19.95	15.8	10.42	5.53	3.27	1.36

参 考 文 献

［1］ 刘建平. 生物药剂学与药物动力学［M］. 5 版. 北京：人民卫生出版社，2016.

［2］ 张奕，蒋经国. 鼻腔给药系统的鼻粘膜毒性及解决途径［J］. 中国医药工业杂志，2001,32(7)：323-327.

［3］ 印晓星，杨帆. 生物药剂学与药物动力学［M］. 北京：科学出版社，2009.

［4］ Boroujerdi M. Pharmacokinetics: principles and applications［M］. New York: McGraw Hill Medical Publishing Division,2002.

［5］ 郭涛. 新编药物动力学［M］. 北京：中国科学技术出版社，2005.

［6］ 魏树礼，张强. 生物药剂学与药物动力学［M］. 2 版. 北京：北京大学医学出版社，2004.

［7］ 邓树海，刘兆平. 药物动力学与生物药剂学［M］. 天津：天津科技翻译出版公司，1992.

［8］ 张淑秋，王建新. 生物药剂学与药物动力学［M］. 北京：中国医药科技出版社，2016.

（谢宝刚）

NOTE

第九章 多室模型

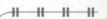

 学习目标

> 1. 掌握双室模型静脉注射给药的药物动力学特征、血药浓度-时间关系式及药物动力学参数的计算方法;掌握隔室模型的判别方法。
>
> 2. 熟悉双室模型血管外给药的药物动力学特征、血药浓度-时间关系式及药物动力学参数的计算方法。
>
> 3. 了解双室模型静脉滴注给药的药物动力学特征、血药浓度-时间关系式及药物动力学参数的计算方法。

本章 PPT

　　用单室模型模拟体内过程,在处理方法上虽然简单,但在应用上有其局限性。这是由于单室模型把整个机体看作一个隔室,严格来说,药物在进入体循环后,必须迅速完成向体内各可分布组织、器官与体液的分布过程,使药物在血浆与这些组织、器官、体液之间立即达到动态平衡的分布状态。实际上,体内各部分的血流速率是不同的,药物随血流进入到各组织、器官与体液时需要一定时间。因此,绝对符合单室模型的药物是不存在的,但经典的药物动力学为了简化数学处理,有必要把机体中药物分布速率相差不大的组织或体液合并成一个隔室,使机体内的隔室数减少到最低限度。

　　对某些药物而言,血浆与体内各可分布部位间的转运交换都较快,以致从药物吸收入血到获得分布上的动态平衡只需要较短时间,为了计算方便,故这类药物可以看作近似符合单室模型药物动力学,以单室模型拟合其体内动力学过程。但有不少药物被吸收后,向体内各部位分布速率的差异比较显著:药物在一部分组织、器官和体液的分布较快,分布时间可忽略不计,则可近似地把这些组织、器官和体液连同血液系统一起构成一个隔室,称为中央室。把药物分布较慢的组织、器官和体液等部分称为周边室,或称为外周室,从而构成双室模型。这种在体内形成中央室与周边室的药物,称为双室模型药物。一般而言,血流丰富,物质交换最方便的一些组织或器官,如心、肝、脾、肺、肾和血液等归属于中央室;而血流贫乏,不易进行物质交换的组织或器官,如肌肉、骨骼、皮下脂肪等归属于周边室;其他一些组织或器官的划分要视药物的特性而定。例如,脑组织血流丰富,但它具有亲脂性的血脑屏障,对于脂溶性药物,脑组织属于中央室;对于水溶性药物,它属于周边室。药物经中央室进入系统,并从中央室消除,在中央室与周边室之间药物进行着可逆性转运,且消除和转运过程均符合一级动力学过程。因此,周边室的作用好似一个与中央室相连的储存库。

　　有些药物需要用三室模型来表征,它是双室模型的扩展,即由中央室与两个周边室组成。药物以很快的速率分布到中央室(第 1 室),以较慢的速率进入浅外室(第 2 室),以更慢的速率进入深外室(第 3 室),此处中央室模型与双室模型相同;浅外室为血流灌注较差的组织,又称组织隔室;深外室为血流灌注很差的深组织,如骨髓、脂肪等,又称深部组织隔室,也包括那些与药物结合牢固的组织。与双室模型相同,药物消除仅发生在中央室。

　　从理论上讲,药物动力学可以建立任何多室模型,但从实用角度看,四室以上的模型很少

🖨 **NOTE**

见。某种药物的隔室数是以该药物在体内的全部动态,包括分布特征,依据实验数据来确定的,并不是凭主观意愿任意划分。但是隔室的划分又与实验条件、实验方法密切相关。比较同一药物,由于实验条件及数据处理方法不同,可分成不同的隔室。隔室分得是否合理,主要看它是否与实际情况相符(如药时曲线拟合程度),还要考虑数据处理是否简单易行。本章主要介绍双室模型。

第一节 双室模型血管内给药

一、静脉注射给药

1. 模型的建立 双室模型的药物静脉注射后,首先进入中央室,然后逐渐向周边室转运,在中央室与周边室之间药物进行着可逆性转运。药物在中央室按一级动力学过程消除,其体内过程模型如图 9-1 所示。

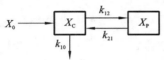

图 9-1 双室模型静脉注射给药示意图

注:X_0 为静脉注射给药剂量;X_C 为中央室的药量;X_P 为周边室的药量;k_{12} 为药物从中央室向周边室转运的一级速率常数;k_{21} 为药物从周边室向中央室转运的一级速率常数;k_{10} 为药物从中央室消除的一级速率常数。

假如药物的转运过程均服从一级速率过程,即药物的转运速率与该室药物浓度(或药量)成正比,则各室药物的转运可用下列微分方程组定量描述。

$$\begin{cases} \dfrac{\mathrm{d}X_C}{\mathrm{d}t} = k_{21}X_P - k_{12}X_C - k_{10}X_C & (9\text{-}1) \\[2mm] \dfrac{\mathrm{d}X_P}{\mathrm{d}t} = k_{12}X_C - k_{21}X_P & (9\text{-}2) \end{cases}$$

式中,$\mathrm{d}X_C/\mathrm{d}t$ 为中央室药物的转运速率,$\mathrm{d}X_P/\mathrm{d}t$ 为周边室药物的转运速率。

2. 血药浓度与时间的关系 式(9-1)和式(9-2)微分方程组采用拉氏变换和解线性方程组等方法可求得

$$X_C = \frac{X_0(\alpha - k_{21})}{\alpha - \beta} \cdot \mathrm{e}^{-\alpha t} + \frac{X_0(k_{21} - \beta)}{\alpha - \beta} \cdot \mathrm{e}^{-\beta t} \tag{9-3}$$

$$X_P = \frac{k_{12}X_0}{\alpha - \beta}(\mathrm{e}^{-\beta t} - \mathrm{e}^{-\alpha t}) \tag{9-4}$$

α 称为分布相混合一级速率常数或快配置速率常数;β 称为消除相混合一级速率常数或称为慢配置速率常数。α 和 β 又称为混杂参数,分别代表两个指数项即分布相和消除相的特征,由模型参数(k_{12}、k_{21}、k_{10})构成,可由式(9-5)和式(9-6)表示:

$$\alpha = \frac{(k_{12} + k_{21} + k_{10}) + \sqrt{(k_{12} + k_{21} + k_{10})^2 - 4k_{21} \cdot k_{10}}}{2} \tag{9-5}$$

$$\beta = \frac{(k_{12} + k_{21} + k_{10}) - \sqrt{(k_{12} + k_{21} + k_{10})^2 - 4k_{21} \cdot k_{10}}}{2} \tag{9-6}$$

α 和 β 与模型参数之间的关系如下:

$$\alpha + \beta = k_{12} + k_{21} + k_{10} \tag{9-7}$$

$$\alpha \cdot \beta = k_{21} \cdot k_{10} \tag{9-8}$$

由于中央室内的药量与血药浓度之间存在如下关系:

$$X_C = V_C \cdot C \tag{9-9}$$

式中,V_C 为中央室的表观分布容积,将上式代入式(9-3),得到血药浓度的表达式如下:

$$C = \frac{X_0(\alpha - k_{21})}{V_C(\alpha - \beta)} \cdot \mathrm{e}^{-\alpha t} + \frac{X_0(k_{21} - \beta)}{V_C(\alpha - \beta)} \cdot \mathrm{e}^{-\beta t} \tag{9-10}$$

式(9-10)中,令

$$A = \frac{X_0(\alpha - k_{21})}{V_C(\alpha - \beta)}, \quad B = \frac{X_0(k_{21} - \beta)}{V_C(\alpha - \beta)} \tag{9-11}$$

则式(9-10)可表示为

$$C = A \cdot e^{-\alpha t} + B \cdot e^{-\beta t} \tag{9-12}$$

3. 参数的计算

(1) 基本参数的估算:要掌握药物在体内的变化规律,首先应了解血药浓度随时间的变化规律,由式(9-12)可知,只要确定 A、B、α 和 β 这四个基本参数,就可以确定药物在体内的转运规律。

根据式(9-12),若以血药浓度的对数对时间作图,即得 $\lg C\text{-}t$ 图,将得到一条二项指数曲线,如图 9-2 所示。

对式(9-12)应用残数法进行分析,即可求出有关参数。

一般来说,分布相血药浓度的下降较消除相快得多,当 $\alpha \gg \beta$、t 充分大时,$A \cdot e^{-\alpha t}$ 趋向于零,则式(9-12)可简化为

$$C' = B \cdot e^{-\beta t} \tag{9-13}$$

两边取对数,得

$$\lg C' = -\frac{\beta}{2.303}t + \lg B \tag{9-14}$$

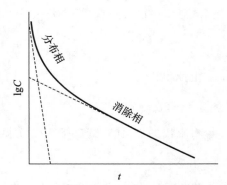

图 9-2　双室模型静脉注射血药浓度-时间关系图

以 $\lg C'$ 对 t(消除相末端浓度的对数对时间)作图得一直线,即图 9-2 中的尾段直线,直线的斜率为 $-\frac{\beta}{2.303}$,从斜率可求出 β 值。根据 β 值可求出消除相的生物半衰期 $t_{1/2(\beta)}$ 为

$$t_{1/2(\beta)} = \frac{0.693}{\beta} \tag{9-15}$$

将此直线外推至与纵轴相交,得截距为 $\lg B$,即可求出 B。根据该直线方程可以求出曲线前相(分布相)各对应时间点的外推浓度值 C',以对应时间点的实测浓度 C 减去外推浓度值 C',即以式(9-12)减去式(9-13)得残数浓度 C_r:

$$C_r = C - C' = A \cdot e^{-\alpha t} \tag{9-16}$$

对式(9-16)取对数得

$$\lg C_r = -\frac{\alpha}{2.303}t + \lg A \tag{9-17}$$

式(9-16)中,C_r 为残数浓度,C' 为外推浓度。以 $\lg C_r$ 对 t 作图,得到残数线(图 9-2 中虚线部分),根据残数线的斜率 $\left(-\frac{\alpha}{2.303}\right)$ 和截距($\lg A$)即可求出 α 和 A。其分布相的半衰期可按式(9-18)求出:

$$t_{1/2(\alpha)} = \frac{0.693}{\alpha} \tag{9-18}$$

在实际工作中,定时采集血样,测定血药浓度,绘制血药浓度-时间曲线,可反映药物在体内的分布相和消除相特征,根据实验数值,采用残数法可求出混杂参数 α、β、A 和 B,或借助药物动力学数据处理程序,直接对血药浓度-时间数据采用非线性最小二乘法回归分析求出以上混杂参数及模型参数。

应该注意的是,在分布相时间内,若取样太迟或太少,可能错过分布相而将双室模型当成

单室模型处理,在实验设计时应慎重考虑这一点。

(2) 模型参数的求法:当时间 $t=0$ 时,$e^{-\alpha t}=1$,$e^{-\beta t}=1$,$C=C_0$,根据式(9-12),得

$$C_0 = A + B \tag{9-19}$$

又因为当 $t=0$ 时,体内所有药物都在中央室,所以血药浓度 C_0 为

$$C_0 = \frac{X_0}{V_C} \tag{9-20}$$

则

$$V_C = \frac{X_0}{A+B} \tag{9-21}$$

式(9-21)也可写成 $A+B=\dfrac{X_0}{V_C}$,代入式(9-11)中,得

$$B = \frac{(A+B)(k_{21}-\beta)}{\alpha-\beta} \tag{9-22}$$

由此得出

$$k_{21} = \frac{A\beta + B\alpha}{A+B} \tag{9-23}$$

将求出的 k_{21} 代入式(9-8)中,可求出中央室的消除速率常数 k_{10},即

$$k_{10} = \frac{\alpha\beta}{k_{21}} = \frac{\alpha\beta(A+B)}{A\beta+B\alpha} \tag{9-24}$$

将 k_{21}、k_{10} 代入式(9-7)中,进一步求出 k_{12},即

$$k_{12} = \alpha + \beta - k_{21} - k_{10} \tag{9-25}$$

当 α、β、A、B、V_C、k_{12}、k_{21}、k_{10} 这些药物动力学模型参数均求出后,就可以基本掌握该药物的体内药物动力学特征,利用式(9-12)可以求出单剂量静脉注射给药后任何时间的血药浓度。

根据血药浓度-时间曲线 AUC 的定义,可有

$$AUC = \int_0^\infty C\mathrm{d}t = \int_0^\infty (Ae^{-\alpha t} + Be^{-\beta t})\mathrm{d}t \tag{9-26}$$

所以

$$AUC = \frac{A}{\alpha} + \frac{B}{\beta} \tag{9-27}$$

双室模型药物总体清除率的定义与单室模型相似,其计算公式为

$$Cl = \frac{X_0}{AUC} = \beta \cdot V_\beta \tag{9-28}$$

式(9-28)中,V_β 表示总表观分布容积,为 V_C 和 V_P 之和。

【例 9-1】 某药物静脉注射 100 mg,测得各时间的血药浓度符合双室模型特征,结果如下所示。

t/h	0.25	0.5	1.0	1.5	2.0	4.0	8.0	12.0	16.0
C/(mg/L)	43.00	32.00	20.00	14.00	11.00	6.50	2.80	1.20	0.52

试求出 α、β、$t_{1/2(\alpha)}$、$t_{1/2(\beta)}$、A、B、V_C、k_{21}、k_{10}、k_{12}。

解:(1) 根据后 4 点浓度的对数与时间构成的直线,求得回归方程为 $\lg C = 1.178\,5 - 0.091\,5t$,根据截距 $\lg B = 1.178\,5$,得 $B = 15.08\ \mu\mathrm{g/mL}$;斜率 $-\beta/2.303 = -0.091\,5$,得 $\beta = 0.210\,7\ \mathrm{h}^{-1}$。

(2) 将该尾段直线外推,得各时间点对应的外推浓度 C',以曲线上实测浓度减去外推浓度得残数浓度(见表 9-1),以 $\lg C_r$ 对 t 作图即得残数线,求得回归方程为 $\lg C_r = 1.673\,0 - 0.820\,6t$,根据截距 $\lg A = 1.673\,0$,得 $A = 47.09\ \mu\mathrm{g/mL}$;斜率 $-\alpha/2.303 = -0.820\,6$,$\alpha = 1.856\,6\ \mathrm{h}^{-1}$。

表 9-1 实测血药浓度与残数浓度

t/h	0.25	0.5	1.0	1.5	2.0	4.0	8.0	12.0	16.0
$C/(mg/L)$	43.00	32.00	20.00	14.00	11.00	6.50	2.80	1.20	0.52
$C'/(mg/L)$	14.31	13.58	12.22	11.00	9.90	—	—	—	—
$C_r/(mg/L)$	28.69	18.42	7.78	3.00	1.10	—	—	—	—

（3）计算其他参数如下：

$$t_{1/2(\alpha)} = \frac{0.693}{\alpha} = \frac{0.693}{1.856\,6} = 0.373\,(h)$$

$$t_{1/2(\beta)} = \frac{0.693}{\beta} = \frac{0.693}{0.210\,7} = 3.29\,(h)$$

$$C_0 = A + B = 47.09 + 15.08 = 62.17\,(mg/L)$$

$$V_C = \frac{X_0}{C_0} = \frac{100}{62.17} = 1.61\,(L)$$

$$k_{21} = \frac{A\beta + B\alpha}{A+B} = \frac{47.09 \times 0.210\,7 + 15.08 \times 1.856\,6}{47.09 + 15.08} = 0.609\,9\,(h^{-1})$$

$$k_{10} = \frac{\alpha\beta}{k_{21}} = \frac{1.856\,6 \times 0.210\,7}{0.609\,9} = 0.641\,4\,(h^{-1})$$

$$k_{12} = \alpha + \beta - k_{21} - k_{10} = 1.856\,6 + 0.210\,7 - 0.609\,9 - 0.641\,4 = 0.816\,0\,(h^{-1})$$

二、静脉滴注给药

1. 模型建立 在双室模型中，当静脉滴注给药时，一方面药物以恒定速率 k_0 逐渐进入中央室，不断补充中央室的药物量；另一方面，药物同时也在中央室与周边室间转运及从中央室消除。而静脉注射时，药物在瞬间全部进入中央室，此时药物只在中央室与周边室进行转运。因此，只需将静脉注射模型的给药部分改作恒速给药，即得静脉滴注给药的双室模型。双室模型药物静脉滴注给药的动力学模型如图 9-3 所示。

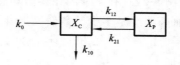

图 9-3 双室模型静脉滴注给药示意图
注：k_0 为静脉滴注给药的速率；X_C、X_P、k_{12}、k_{21}、k_{10} 等的意义同双室模型静脉注射给药。

设滴注时间 $t(0 \leqslant t \leqslant T)$ 时，中央室与周边室的药物量分别为 X_C 与 X_P，药物浓度分别为 C 和 C_P，表观分布容积分别为 V_C 和 V_P，除滴注速率 k_0 为零级速率过程外，其余各转运过程均符合一级速率过程，则双室模型静脉滴注给药，各隔室间药物的转运速率方程为

$$\begin{cases} \dfrac{dX_C}{dt} = k_0 + k_{21}X_P - (k_{12} + k_{10})X_C & (9\text{-}29) \\[3mm] \dfrac{dX_P}{dt} = k_{12}X_C - k_{21}X_P & (9\text{-}30) \end{cases}$$

2. 血药浓度与时间的关系 对式（9-29）和式（9-30）微分方程组应用拉氏变换等方法可求得

$$X_C = \frac{k_0(\alpha - k_{21})}{\alpha(\alpha - \beta)}(1 - e^{-\alpha t}) + \frac{k_0(k_{21} - \beta)}{\beta(\alpha - \beta)}(1 - e^{-\beta t}) \qquad (9\text{-}31)$$

$$C = \frac{k_0(\alpha - k_{21})}{V_C \cdot \alpha(\alpha - \beta)}(1 - e^{-\alpha t}) + \frac{k_0(k_{21} - \beta)}{V_C \cdot \beta(\alpha - \beta)}(1 - e^{-\beta t}) \qquad (9\text{-}32)$$

整理后得

$$C = \frac{k_0}{V_C k_{10}}\left(1 - \frac{k_{10} - \beta}{\alpha - \beta} \cdot e^{-\alpha t} - \frac{\alpha - k_{10}}{\alpha - \beta} \cdot e^{-\beta t}\right) \qquad (9\text{-}33)$$

173

式(9-33)反映了滴注给药过程中血药浓度随滴注时间的延长而升高的情况,当时间趋向于无穷大时,血药浓度趋近于一个恒定水平即稳态血药浓度,此时消除速率等于输入速率。

在式(9-33)中,当 $t \to \infty$ 时,稳态血药浓度(C_{ss})为

$$C_{ss} = \frac{k_0}{V_C k_{10}} \qquad (9\text{-}34)$$

式(9-34)即为双室模型药物静脉滴注给药的稳态血药浓度公式。稳态血药浓度与静脉滴注速率成正比。与单室模型药物静脉滴注时一样,当滴注时间达药物生物半衰期的 3.32 倍或 6.64 倍时,血药浓度分别可达稳态水平的 90% 和 99%。

设机体总表观分布容积为 V_β,则它与中央室表观分布容积 V_C 之间存在如下关系式:

$$V_\beta \cdot \beta = V_C \cdot k_{10} \qquad (9\text{-}35)$$

将式(9-35)代入式(9-34),则得到

$$C_{ss} = \frac{k_0}{V_\beta \cdot \beta} \qquad (9\text{-}36)$$

将式(9-36)重排,得

$$k_0 = C_{ss} \cdot V_\beta \cdot \beta \qquad (9\text{-}37)$$

当药物的总表观分布容积(V_β)、总消除速率常数(β)已知时,可根据临床所要求的稳态血药浓度(C_{ss}),计算所需的静脉滴注速率(k_0)。

式(9-36)重排后,得

$$V_\beta = \frac{k_0}{C_{ss} \cdot \beta} \qquad (9\text{-}38)$$

因此,若已知静滴速率(k_0)、稳态血药浓度(C_{ss}),并且从停止滴注后的血药浓度-时间曲线上求出 β,则可根据式(9-38)求出药物的总表观分布容积 V_β。

【例 9-2】 利多卡因在体内动态符合双室模型,给患者静脉滴注 10 min 利多卡因 120 mg 后的血药浓度是多少?欲使该患者维持稳态血药浓度 4 μg/mL,则滴注速率如何设计?已知 $t_{1/2(\alpha)} = 1$ h,$t_{1/2(\beta)} = 2$ h,$k_{10} = 1.04$ h^{-1},$V_C = 40$ L。

解:
$$\alpha = \frac{0.693}{t_{1/2(\alpha)}} = 0.693 \ (\text{h}^{-1})$$
$$\beta = \frac{0.693}{t_{1/2(\beta)}} = 0.347 \ (\text{h}^{-1})$$
$$k_0 = 120 \times 60/10 = 720 \ (\text{mg/h})$$

$t = 10/60$ h $= 0.167$ h 代入式(9-33),得

$$C = \frac{720}{40 \times 1.04}\left(1 + \frac{0.347-1.04}{0.693-0.347}e^{-0.693 \times 0.167} + \frac{1.04-0.693}{0.693-0.347}e^{-0.347 \times 0.167}\right) = 2.82 \ (\mu\text{g/mL})$$

在 10 min 内滴完 120 mg 药物后,其血药浓度为 2.82 μg/mL。欲使 $C_{ss} = 4$ μg/mL,其 k_0 为 $k_0 = 4 \times 40 \times 1.04 = 166.4$ (mg/h)。

3. 静脉滴注停止后的血药浓度-时间过程 设停止滴注后所经历的时间为 t',则 $t = t' + T$。当静脉滴注停止后,药物的体内过程与静脉注射相同,相当于在 $t' = 0$ 时刻静脉注射一定剂量的药物(图 9-4),停止滴注时的浓度即相当于静脉注射的初浓度,则停止滴注后血药浓度与时间的关系为

$$C = \frac{k_0(\alpha-k_{21})(1-e^{-\alpha T})}{V_C\alpha(\alpha-\beta)} \cdot e^{-\alpha t'} + \frac{k_0(k_{21}-\beta)(1-e^{-\beta T})}{V_C\beta(\alpha-\beta)} \cdot e^{-\beta t'} \qquad (9\text{-}39)$$

令

$$R = \frac{k_0(\alpha-k_{21})(1-e^{-\alpha T})}{V_C\alpha(\alpha-\beta)}$$

$$S = \frac{k_0(k_{21} - \beta)(1 - e^{-\beta T})}{V_C \beta(\alpha - \beta)} \quad (9\text{-}40)$$

则式(9-39)可写为

$$C = R \cdot e^{-\alpha t'} + S \cdot e^{-\beta t'} \quad (9\text{-}41)$$

R 和 S 与静脉注射双室模型中 A 和 B 的关系为

$$A = \frac{\alpha T}{1 - e^{-\alpha T}} R, \quad B = \frac{\beta T}{1 - e^{-\beta T}} S \quad (9\text{-}42)$$

根据式(9-41),静脉滴注结束后,在一定时间采血,测定血药浓度,以血药浓度的对数对时间作图,根据残数法原理,可求得基本参数 α、β、R 和 S 及模型参数 k_{21}、k_{10}、k_{12} 和 V_β 等参数。

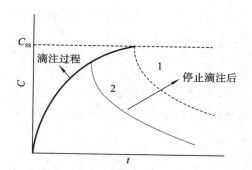

图9-4 双室模型静脉滴注血药浓度-时间关系图
注:1—达稳态后停止滴注;2—达稳态前停止滴注。

第二节 双室模型血管外给药

一、模型的建立

双室模型药物以血管外途径给药时,药物首先通过吸收部位吸收进入血液循环即进入中央室,然后进行分布和消除。进入中央室以后的转运情况与双室模型静脉注射给药一样,不同点在于:①给药后有一个吸收过程;②药物以一级吸收速率逐渐进入中央室。根据这一特点,只需要在静注给药的双室模型前增加一个吸收过程,就构成了血管外途径给药的双室模型,见图9-5。

图9-5 双室模型血管外给药示意图
注:X_0 为给药剂量;F 为吸收百分数;X_a 为吸收部位的药物量;k_a 为一级吸收速率常数;X_C 为中央室内药物量;X_P 为周边室内药物量;k_{12},k_{21} 和 k_{10} 含义同双室模型静脉注射给药。

双室模型药物血管外途径给药后,药物的吸收、分布、消除均为一级动力学过程,各房室间药物的转运符合下列方程:

$$\frac{dX_a}{dt} = -k_a X_a \quad (9\text{-}43)$$

$$\frac{dX_C}{dt} = k_a X_a - (k_{12} + k_{10})X_C + k_{21}X_P \quad (9\text{-}44)$$

$$\frac{dX_P}{dt} = k_{12}X_C - k_{21}X_P \quad (9\text{-}45)$$

式(9-43)中,dX_a/dt 为吸收部位药物的变化速率;式(9-44)中,dX_C/dt 为中央室药物的转运速率;式(9-45)中,dX_P/dt 为周边室药物的转运速率。

二、血药浓度与时间的关系

上述方程组利用拉氏变换或解线性方程组等方法可解得

$$X_C = \frac{k_a F X_0(k_{21} - k_a)}{(\alpha - k_a)(\beta - k_a)} \cdot e^{-k_a t} + \frac{k_a F X_0(k_{21} - \alpha)}{(k_a - \alpha)(\beta - \alpha)} \cdot e^{-\alpha t} + \frac{k_a F X_0(k_{21} - \beta)}{(k_a - \beta)(\alpha - \beta)} \cdot e^{-\beta t} \quad (9\text{-}46)$$

175

以 $X_C = V_C \cdot C$ 代入式(9-46),得到 C 与时间 t 的函数关系式如下:

$$C = \frac{k_a F X_0 (k_{21} - k_a)}{V_C (\alpha - k_a)(\beta - k_a)} \cdot e^{-k_a t} + \frac{k_a F X_0 (k_{21} - \alpha)}{V_C (k_a - \alpha)(\beta - \alpha)} \cdot e^{-\alpha t} + \frac{k_a F X_0 (k_{21} - \beta)}{V_C (k_a - \beta)(\alpha - \beta)} \cdot e^{-\beta t}$$

$$(9-47)$$

式(9-47)反映了双室模型药物血管外途径给药后,中央室内药物浓度即血药浓度随时间的变化规律,其血药浓度-时间曲线如图9-6所示。

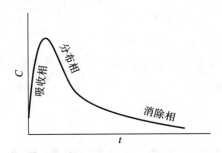

图 9-6 双室模型血管外给药后中央室药物浓度-时间曲线图

三、基本参数的估算

根据式(9-47),可通过中央室药物浓度与时间的函数关系来求算基本参数。将式(9-47)简写成如下形式:

$$C = N \cdot e^{-k_a t} + L \cdot e^{-\alpha t} + M \cdot e^{-\beta t} \tag{9-48}$$

式(9-48)中:

$$N = \frac{k_a F X_0 (k_{21} - k_a)}{V_C (\alpha - k_a)(\beta - k_a)} \tag{9-49}$$

$$L = \frac{k_a F X_0 (k_{21} - \alpha)}{V_C (k_a - \alpha)(\beta - \alpha)} \tag{9-50}$$

$$M = \frac{k_a F X_0 (k_{21} - \beta)}{V_C (k_a - \beta)(\alpha - \beta)} \tag{9-51}$$

式(9-48)所示为三项指数函数曲线,以血药浓度的对数对时间作图,如图9-7所示,也可以采用残数法原理求出药物动力学参数。

对于血管外途径给药剂型来说,通常吸收速率远大于消除速率,即 $k_a \gg \beta$,又因为 $\alpha \gg \beta$,因此当 t 充分大时,$e^{-k_a t}$ 和 $e^{-\alpha t}$ 均趋于零,式(9-48)可简化为

$$C' = M \cdot e^{-\beta t} \tag{9-52}$$

这个关系式代表了曲线尾段血药浓度(C')与时间的关系。对式(9-52)取对数得

$$\lg C' = -\frac{\beta}{2.303} t + \lg M \tag{9-53}$$

以 $\lg C'$ 对 t 作图,则曲线尾段为直线,其斜率为 $-\dfrac{\beta}{2.303}$,外推至与纵轴相交,得截距为 $\lg M$(图9-7),由斜率和截距即可求出 β 和 M。

将尾段直线外推可求出曲线前相不同时间点对应的血药浓度,以各时间点的实测血药浓度 C 减去外推直线上相应的浓度值 C',即式(9-48)减去式(9-52),得到第一残数浓度 C_{r1},残数浓度的方程如下:

$$C_{r1} = N \cdot e^{-k_a t} + L \cdot e^{-\alpha t} \tag{9-54}$$

通常,$k_a > \alpha$,当 t 较大时,$e^{-k_a t}$ 趋于 0,则式(9-54)简化为

$$C'_{r1} = L \cdot e^{-\alpha t} \tag{9-55}$$

两边取对数,得

$$\lg C'_{r1} = -\frac{\alpha}{2.303}t + \lg L \tag{9-56}$$

以 $\lg C'_{r1}$ 对 t 作图,得到残数半对数曲线,为第一残数线尾段。第一残数线尾段为直线 $(\lg C'_{r1}\text{-}t)$,斜率为 $-\frac{\alpha}{2.303}$,外推至与纵轴相交点的截距为 $\lg L$,通过斜率和截距,可求出 α 和 L。

第一残数线可依据上述方法进一步分解,以尾段直线方程 $\lg C'_{r1}\text{-}t$ 外推曲线前相浓度值 C'_{r1} 减去残数曲线前相相应时间点的浓度值 C_{r1},得到第二残数浓度,该残数线方程即将式(9-55)减去式(9-54),得

$$C_{r2} = -N \cdot e^{-k_a t} \tag{9-57}$$

两边取对数得

$$\lg C_{r2} = -\frac{k_a}{2.303}t + \lg(-N) \tag{9-58}$$

C_{r2} 代表第二残数浓度值。两边取对数后,以 $\lg C_{r2}$ 对 t 作图,得到一直线,为第二残数线,从其直线的斜率和截距即可求 k_a 和 N,N 为负值。

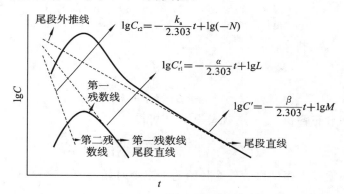

图 9-7 双室模型血管外给药后血药浓度与时间的半对数图

【例 9-3】 口服某药物 400 mg,体内药物动力学特征符合双室模型,设 $F=0.8$,测得不同时间点的血药浓度如下所示,试求该药的 β、M、α、L、k_a、N 等基本参数。

t/h	0.5	1.0	1.5	2.0	2.5	3.0	4.0	5.0	7.0	9.0	11.0	13.0
$C/(\mu g/mL)$	3.75	4.98	5.56	5.76	5.66	5.38	4.85	4.14	3.13	2.22	1.82	1.41

解:(1) 按式(9-48),当 $k_a \gg \alpha$、$\alpha \gg \beta$、t 充分大时,$e^{-k_a t} \rightarrow 0$,$e^{-\alpha t} \rightarrow 0$,以血药浓度的对数对时间作图,以曲线尾段直线后 3 点血药浓度的对数对时间进行线性回归,得 $\lg C' = -\frac{\beta}{2.303}t + \lg M$,得到直线的斜率为 $-0.049\,31$,截距为 $0.794\,2$。

所以

$$\beta = -0.049\,31 \times (-2.303) = 0.114 \ (h^{-1})$$
$$M = 6.23 \ (\mu g/mL)$$

(2) 将上述直线外推至纵轴,求出曲线前相不同时间点的外推浓度 C',以曲线前相各时间点的实测浓度 C 减去相应时间点的 C' 即为 C_{r1}。以 $\lg C_{r1}$ 对 t 作图得第一残数线,以残数线尾段直线后 3 点血药浓度的对数对时间进行线性回归,得 $\lg C'_{r1} = -\frac{\alpha}{2.303}t + \lg L$,得到直线的斜率为 $-0.146\,9$,截距为 $0.530\,3$,据此求得 $\alpha = -0.146\,9 \times (-2.303) = 0.34 \ (h^{-1})$,$L = 3.4$

（μg/mL）。

（3）依上法将上述直线外推求出残数曲线前各时间点的浓度 C'_{r1}，以 C'_{r1} 减去相应时间点的 C_{r1} 即得 C_{r2}。以 $\lg C_{r2}$ 对时间回归，$\lg C_{r2} = -\dfrac{k_a}{2.303}t + \lg(-N)$，得直线的斜率为 $-0.508\,2$，截距为 $0.975\,2$。

$$k_a = -0.508\,2 \times (-2.303) = 1.17\ (\text{h}^{-1})$$
$$-N = 9.4, \quad N = -9.4\ (\mu\text{g/mL})$$

该药物的动力学方程为 $C = 3.40\text{e}^{-0.34t} + 6.23\text{e}^{-0.114t} - 9.4\text{e}^{-1.17t}$。

四、模型参数及其他参数的求法

1. 转运速率常数 k_{12}、k_{21}、k_{10}　将式（9-50）除以式（9-51），得

$$\frac{L}{M} = \frac{(\alpha - k_{21})(k_a - \beta)}{(k_a - \alpha)(k_{21} - \beta)} \tag{9-59}$$

整理式（9-59），可解出 k_{21} 如下：

$$k_{21} = \frac{\dfrac{L}{M}\beta + \dfrac{k_a - \beta}{k_a - \alpha}\alpha}{\dfrac{L}{M} + \dfrac{k_a - \beta}{k_a - \alpha}} = \frac{L\beta(k_a - \alpha) + M\alpha(k_a - \beta)}{L(k_a - \alpha) + M(k_a - \beta)} \tag{9-60}$$

从而可继续求出 k_{10} 和 k_{12}，即

$$k_{10} = \frac{\alpha\beta}{k_{21}} \tag{9-61}$$

$$k_{12} = \alpha + \beta - k_{21} - k_{10} \tag{9-62}$$

2. 中央室表观分布容积 V_C　根据式（9-50），可得

$$V_C = \frac{k_a F X_0 (k_{21} - \alpha)}{(k_a - \alpha)(\beta - \alpha)L} \tag{9-63}$$

3. 半衰期　根据双室模型血管外途径给药的三个时相，共有三个半衰期。

（1）吸收相半衰期：

$$t_{1/2(a)} = \frac{0.693}{k_a} \tag{9-64}$$

（2）分布相半衰期：

$$t_{1/2(\alpha)} = \frac{0.693}{\alpha} \tag{9-65}$$

（3）消除相半衰期：

$$t_{1/2(\beta)} = \frac{0.693}{\beta} \tag{9-66}$$

4. 血药浓度-时间曲线 AUC　根据 AUC 的定义：

$$\text{AUC} = \int_0^\infty C\mathrm{d}t = \int_0^\infty (N\text{e}^{-k_a t} + L\text{e}^{-\alpha t} + M\text{e}^{-\beta t})\mathrm{d}t$$

可得

$$\text{AUC} = \frac{L}{\alpha} + \frac{M}{\beta} + \frac{N}{k_a} \tag{9-67}$$

根据式（9-49）、式（9-50）、式（9-51），可知 $N = -(L + M)$
则 AUC 又可表示为

$$\text{AUC} = \frac{L}{\alpha} + \frac{M}{\beta} - \frac{L + M}{k_a} \tag{9-68}$$

5. 总表观分布容积　V_β 为 V_C 与 V_P 之和。

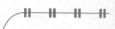

$$V_\beta = \frac{FX_0}{\beta \cdot \text{AUC}}\tag{9-69}$$

6. 总体清除率

$$\text{Cl} = \beta \cdot V_\beta = \frac{FX_0}{\text{AUC}}\tag{9-70}$$

第三节 隔室模型的判别

在药物动力学研究中,对实验测得的血药浓度或尿药浓度进行处理,求算各种动力学参数,此时遇到的首要问题是该药属于几室模型。只有模型确定以后,才能对该药物的动力学特征做出正确评价。

隔室数的确定主要取决于给药途径、药物的吸收速率、采样点及采样周期的时间安排、血药浓度测定分析方法的灵敏度等因素。应该注意的是,如果药物分布快,口服给药后,药物在吸收时间发生分布,进而观察不到分布相;如果采样点的安排不适当,可能错过分布期,就会误认为是单室模型;如果分析方法的灵敏度不够,不能测定消除相末端血药浓度,也会影响隔室数的判断。目前确定隔室模型可采用以下多种判据综合评判。

一、作图判断

以血药浓度的对数对时间作图进行初步判断,如静脉注射给药后,得 $\lg C$-t 曲线为一直线,则可能是单室模型;不呈直线,则可能属于多室模型。血管外给药后,得 $\lg C$-t 曲线后相为一直线,则可能为单室模型;曲线后相不为直线,则可能为多室模型。

若作图法无法判别究竟属于哪种隔室,可采用以下方法做进一步判断。

二、用残差平方和判断

残差平方和一般记为 SUM,其计算公式为

$$\text{SUM} = \sum_{i=1}^{n}(C_i - \hat{C}_i)^2\tag{9-71}$$

式(9-71)中,C_i 是实测血药浓度值;$\hat{C}_i$ 是按某一模型计算出来的理论血药浓度值。SUM 值越小,说明理论值与实测值的差别越小,表明所选择的模型能较好地拟合该药物的体内过程。

三、用拟合度(r^2)进行判断

拟合度(r^2)计算公式为

$$r^2 = \frac{\sum_{i=1}^{n}C_i^2 - \sum_{i=1}^{n}(C_i - \hat{C}_i)^2}{\sum_{i=1}^{n}C_i^2}\tag{9-72}$$

式(9-72)中,C_i、$\hat{C}_i$ 的含义同式(9-71)。其判别标准是 r^2 值越大,说明所选择的模型与数据的拟合度越好。

四、AIC 法

有时采用上述残差平方和及拟合度法仍难以做出正确的判断,一种用于判断线性药物动

力学模型的方法——AIC(Akaike's information criteria)法正在被广泛地运用。

AIC 法是由 Akaike 等所定义的一种判别方法,其公式为

$$AIC = N\ln R_e + 2P \tag{9-73}$$

式(9-73)中,N 为实验数据的个数;R_e 为权重残差平方和;P 为所设模型参数的个数,其值为模型隔室数的 2 倍。

权重残差平方和 R_e 的公式为

$$R_e = \sum_{i=1}^{n} W_i (C_i - \hat{C}_i)^2 \tag{9-74}$$

式(9-74)中,W_i 为权重系数,可取 1、$1/C_i$ 或 $1/(C_i^2)$。在模型拟合中,可根据高低浓度测定数据的精密度加以选择,常采用 $1/(C_i^2)$ 作为权重系数。当低浓度测定数据的精密度优于高浓度时,通常选择 $W_i = 1/C_i$;当高浓度测定数据的精密度优于低浓度时,通常选择 $W_i = 1$;当高、低浓度测定数据的精密度相近时,选择 $W_i = 1/(C_i^2)$。

根据不同模型计算出来的 AIC 值可以确定最佳的模型。AIC 值越小,则认为该模型拟合越好,特别是当两种模型的残差平方和很接近时,用 AIC 值作为判据较合适。

应该注意,在使用 AIC 值判断模型时,必须充分考虑到不同权重系数对结果的影响。如果权重系数选择不当,可能得到错误的结论。

五、F 检验

F 检验也可用于模型的判断,但需要查阅 F 值表。

$$F = \frac{R_{e1} - R_{e2}}{R_{e2}} \times \frac{df_2}{df_1 - df_2}, \quad (df_1 > df_2) \tag{9-75}$$

式(9-75)中,R_{e1}、R_{e2} 分别为由第一种和第二种模型得到的权重残差平方和;df_1 和 df_2 分别为第一种和第二种模型的自由度,即实验数据的个数减去各自参数的数目。

F 值的显著性可与 F 值表中自由度为 $(df_1 - df_2)$ 及 df_2 的 F 界值比较进行判定。若 $F > F_{界值}$,则说明模型 2 优于模型 1。

在实际工作中,主要根据 AIC 值来判断隔室模型,用 AIC 法判断有困难时,可采用 F 检验、权重残差平方和等方法综合评价。

【例 9-4】 某药采用口服给药,剂量为 500 mg,测得血药浓度数据如下所示。

t/h	2.0	4.0	6.0	8.0	10.0	12.0	14.0	18.0	24.0	36.0	48.0	60.0	72.0
C/(μg/mL)	10.7	18.2	22.5	24.7	25.1	24.1	22.9	19.4	14.9	7.4	3.5	2.1	1.3

试判断该药物口服给药后药物动力学属几室模型。

解:首先作图判断,以血药浓度的对数对时间作图,尾段不呈直线,可能为双室模型。将上述数据分别按单室模型和双室模型处理,得其药物动力学方程如下所示。

单室模型:$C = 47.63(e^{-0.051t} - e^{-0.299t})$

双室模型:$C = 37.017e^{-0.085t} + 25.241e^{-0.041t} - 75.666e^{-0.235t}$

根据所假定的模型计算出血药浓度理论值 $\hat{C}_i$,并结合实测浓度 C_i 分别计算出 SUM、r^2 与 AIC(设 $W_i = 1/C_i$)值。

单室模型:SUM = 106.64,$r^2 = 0.973$,AIC = 31.404

双室模型:SUM = 15.53,$r^2 = 0.996$,AIC = 14.834

以上结果表明,双室模型拟合结果明显优于单室模型,因此该药物静脉注射给药后药物动力学符合双室模型。

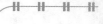

本章小结

　　掌握双室模型静脉注射给药的药物动力学特征、血药浓度-时间关系式及药物动力学参数的计算方法,隔室模型的判别方法。熟悉双室模型血管外给药的药物动力学特征、血药浓度-时间关系式、药物动力学参数的计算方法。

能力检测

一、简答题

1. 隔室模型的确定受哪些因素的影响? 如何判断?
2. 试述双室模型药物血管外给药的血药浓度-时间曲线的特征。

二、计算题

1. 某药静脉注射给药后在体内的药物动力学特征符合双室模型,其血药浓度数据如下所示。

t/h	0.05	0.08	0.17	0.5	1	3	6	12	24
C/(ng/mL)	2 053.8	1 712.2	1 064.7	200.9	49.9	34.5	27.1	16.7	6.4

求 α、β、$t_{1/2(\alpha)}$、$t_{1/2(\beta)}$、A、B、V_C、k_{21}、k_{12}、AUC、Cl。

2. 口服降血压药利血平是双室模型的药物。已通过实验求出部分药物动力学参数及混杂参数:$\alpha = 0.173\ 3\ h^{-1}$,$\beta = 0.004\ 132\ h^{-1}$,$k_a = 2\ h^{-1}$,$V_C = 102\ L$,$L = 0.002\ 4\ \mu g/mL$;$M = 0.000\ 26\ \mu g/mL$。某厂产的利血平 $F = 80\%$,求服用该片 0.25 mg 后,2 h 及 20 h 的血药浓度各为多少?

能力检测
参考答案

参 考 文 献

　　[1] L.夏盖尔,吴幼玲,余炳灼.应用生物药剂学和药物动力学[M].李安良,吴艳芬,译.北京:化学工业出版社,2006.

　　[2] 魏树礼.生物药剂学与药物动力学[M].北京:北京医科大学/中国协和医科大学联合出版社,1997.

　　[3] 蒋新国.生物药剂学与药物动力学[M].北京:高等教育出版社,2009.

　　[4] 印晓星,杨帆.生物药剂学与药物动力学[M].2版.北京:科学出版社,2017.

　　[5] 林宁.生物药剂学与药物动力学[M].2版.北京:中国中医药出版社,2017.

　　[6] 刘建平.生物药剂学与药物动力学[M].5版.北京:人民卫生出版社,2016.

　　[7] 鲁卫东,张景勋.生物药剂学与药物动力学[M].北京:科学出版社,2017.

　　[8] 袁进,石磊,赵树进.基于 Excel 函数求解血管外给药二室模型的药动学及隔室模型参数[J].中国药房,2008,19(2):106-108.

(王　晶)

在线答题

NOTE

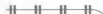

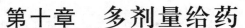

第十章 多剂量给药

 学习目标

1. 掌握多剂量函数及稳态平均血药浓度、蓄积系数、波动程度的定义与计算方法。
2. 熟悉多剂量给药的给药剂量或血药浓度计算方法。
3. 了解间歇静脉滴注血药浓度的经时变化及各种参数的计算。

在临床实践中,大多数疾病的药物治疗需要多次给药才可以获得满意疗效,即采用多剂量给药方案。多剂量给药是指按一定剂量、一定给药间隔多次重复给药,才能达到并保持在一定有效治疗血药浓度范围内的给药方法。多剂量给药的原理对临床合理用药及制剂设计都具有重要意义。

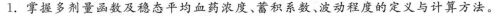

第一节 单室模型的多剂量给药

一、静脉注射给药

对于符合单室模型且按一级过程处置的药物,经连续多次静脉注射给药后,其血药浓度-时间曲线如图 10-1 所示。

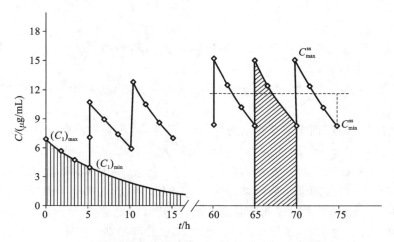

图 10-1 单室模型 n 次静脉注射给药的血药浓度-时间曲线

(一) 多剂量函数

设定每次静脉注射给药剂量为 X_0,给药间隔时间为 τ。当第一次静脉注射给药后,体内药量 X_1 与时间 $t(0 \leqslant t \leqslant \tau)$ 的函数关系式为

$$X_1 = X_0 e^{-kt} \tag{10-1}$$

式(10-1)中，X_0 为静脉注射给药剂量，k 为一级消除速率常数。

当 $t=0$ 时，体内药量最大，等于静脉注射剂量 X_0，体内最大药量 $(X_1)_{max}$ 为

$$(X_1)_{max} = X_0 \tag{10-2}$$

当 $t=\tau$ 时，即在一个给药剂量间隔结束时，体内药量为 $X_0 e^{-k\tau}$，此时体内药量最小，体内最小药量 $(X_1)_{min}$ 为

$$(X_1)_{min} = X_0 e^{-k\tau} \tag{10-3}$$

此时给予第二个剂量，则体内药物量为给第二个剂量后的体内最大药量 $(X_2)_{max}$，它等于静脉注射时第一个剂量在体内的剩余量与第二个剂量之和：

$$(X_2)_{max} = (X_1)_{min} + X_0 = X_0 e^{-k\tau} + X_0 = X_0(1 + e^{-k\tau}) \tag{10-4}$$

第二次给药体内最小药物量 $(X_2)_{min}$ 为

$$(X_2)_{min} = (X_2)_{max} e^{-k\tau} = X_0(e^{-k\tau} + e^{-2k\tau}) \tag{10-5}$$

依此类推，第 n 次给药后体内最大药物量 $(X_n)_{max}$ 为

$$(X_n)_{max} = X_0(1 + e^{-k\tau} + e^{-2k\tau} + \cdots + e^{-(n-1)k\tau}) \tag{10-6}$$

第 n 次给药后体内最小药物量 $(X_n)_{min}$ 为

$$(X_n)_{min} = X_0(e^{-k\tau} + e^{-2k\tau} + \cdots + e^{-(n-1)k\tau} + e^{-nk\tau}) \tag{10-7}$$

令

$$r = 1 + e^{-k\tau} + e^{-2k\tau} + \cdots + e^{-(n-1)k\tau} \tag{10-8}$$

式(10-8)等号左右两边乘以 $e^{-k\tau}$，得

$$r \cdot e^{-k\tau} = e^{-k\tau} + e^{-2k\tau} + \cdots + e^{-(n-1)k\tau} + e^{-nk\tau} \tag{10-9}$$

将式(10-8)减去式(10-9)，整理后得

$$r = \frac{1 - e^{-nk\tau}}{1 - e^{-k\tau}} \tag{10-10}$$

将式(10-10)写成一般通式：

$$r = \frac{1 - e^{-nk_i\tau}}{1 - e^{-k_i\tau}} \tag{10-11}$$

式(10-11)称为多剂量函数，n 为给药次数，k_i 为一级速率常数，τ 为给药间隔时间。

将式(10-10)代入式(10-6)及式(10-7)得

$$(X_n)_{max} = X_0 \cdot \frac{1 - e^{-nk\tau}}{1 - e^{-k\tau}} \tag{10-12}$$

$$(X_n)_{min} = X_0 \cdot \frac{1 - e^{-nk\tau}}{1 - e^{-k\tau}} \cdot e^{-k\tau} \tag{10-13}$$

（二）血药浓度与时间的关系

当第 n 次静脉注射给药后，血药浓度 C_n 与时间 $t(0 \leqslant t \leqslant \tau)$ 的关系式为

$$C_n = \frac{X_0}{V} \cdot \frac{1 - e^{-nk\tau}}{1 - e^{-k\tau}} \cdot e^{-kt} \tag{10-14}$$

由式(10-14)可知，在多剂量静脉注射给药时，第 n 次给药的血药浓度 C_n 与时间 t 的函数关系式，等于单剂量静脉注射给药后的血药浓度-时间关系式与多剂量函数的乘积。

（三）稳态血药浓度

按一定剂量、一定给药间隔，经多次给药后，随着给药次数 n 的增加，血药浓度不断增加，但当 n 足够大时，血药浓度不再升高，而是随每次给药做周期性变化，即达到稳态(steady state)水平，如图 10-1 所示，此时药物进入体内的速率等于从体内消除的速率，这时的血药浓度称为稳态血药浓度，或称坪浓度(plateau level)，以 C_{ss} 表示。

根据式(10-14)，当 $n \to \infty$ 时，$e^{-nk\tau} \to 0$，C_n 即为 C_{ss}：

183

$$C_{ss} = \frac{X_0}{V(1-e^{-k\tau})} \cdot e^{-kt} \qquad (10\text{-}15)$$

（四）稳态最大血药浓度

由图 10-1 可知，稳态时，在一个给药周期（τ）内，稳态血药浓度亦有波动。在注射给药瞬间，$t=0$，$e^{-kt}\to 1$，代入式（10-15），得稳态最大血药浓度，以 C_{max}^{ss} 表示。

$$C_{max}^{ss} = \frac{X_0}{V(1-e^{-k\tau})} \qquad (10\text{-}16)$$

（五）稳态最小血药浓度

稳态时，经过一个给药周期（τ）时的血药浓度最小，即 $t=\tau$ 时得稳态最小血药浓度，代入式（10-15），以 C_{min}^{ss} 表示。

$$C_{min}^{ss} = \frac{X_0}{V(1-e^{-k\tau})} \cdot e^{-k\tau} \qquad (10\text{-}17)$$

【例 10-1】 卡那霉素的最小有效血药浓度为 10 μg/mL，最大安全治疗浓度为 35 μg/mL，消除半衰期为 3 h，某患者以 7.5 mg/kg 的剂量静脉注射该药后测得 $C_0=25$ μg/mL，请问应以多大剂量及什么样的给药间隔时间给药，才能使该患者的稳态血药浓度在治疗范围内？

解： 该药消除半衰期 $t_{1/2}$ 为 3 h，则消除速率常数

$$k = \frac{0.693}{t_{1/2}} = \frac{0.693}{3} = 0.231 \ (h^{-1})$$

根据式（10-16）及式（10-17），得

$$\frac{C_{min}^{ss}}{C_{max}^{ss}} = e^{-k\tau} = \frac{10}{35}$$

则

$$\tau = \frac{1}{0.231} \cdot \ln\frac{35}{10} = 5.4 \ (h)$$

将 $C_0=25$ μg/mL 代入式（10-16）及式（10-17），得

$$C_{max}^{ss} = \frac{X_0}{V(1-e^{-k\tau})} = \frac{C_0}{1-e^{-k\tau}} = \frac{25}{1-e^{-0.231\times5.4}} = 35.1 \ (\mu g/mL)$$

$$C_{min}^{ss} = \frac{X_0}{V(1-e^{-k\tau})} \cdot e^{-k\tau} = C_{max}^{ss} \cdot e^{-k\tau} = 35.1 \times e^{-0.231\times5.4} = 10.1 \ (\mu g/mL)$$

因此以 7.5 mg/kg 的剂量、给药间隔时间 5.4 h 重复静脉注射，可使稳态血药浓度在治疗范围内。

（六）平均稳态血药浓度

多剂量给药达稳态后，稳态血药浓度 C_{ss} 不是一个常数，而是时间 t（$0 \leq t \leq \tau$）的函数，因此有必要从稳态血药浓度的起伏波动中找出一个特征性代表值，来反映重复给药后的血药浓度水平。由此提出"平均稳态血药浓度"的概念。

血药浓度达稳态后，在一个给药周期（$t=0\to\tau$）内，血药浓度-时间曲线下面积除以间隔时间 τ 所得的商称为平均稳态血药浓度，用 $\overline{C}_{ss}$ 表示。

$$\overline{C}_{ss} = \frac{\int_0^{\tau} C_{ss} dt}{\tau} \qquad (10\text{-}18)$$

具有单室模型特征的药物，多剂量静脉注射给药达稳态后，在一个给药周期（$t=0\to\tau$）内，血药浓度-时间曲线下的面积为

$$\int_0^{\tau} C_{ss} dt = \int_0^{\tau} \frac{X_0}{V}\left(\frac{1}{1-e^{-k\tau}}\right)e^{-kt} dt = \frac{X_0}{Vk} \qquad (10\text{-}19)$$

而单剂量静脉注射给药后,血药浓度-时间曲线下面积为

$$\int_0^\infty C \mathrm{d}t = \int_0^\infty \frac{X_0}{V} \cdot \mathrm{e}^{-kt} \mathrm{d}t = \frac{X_0}{Vk}$$

因此,有

$$\int_0^\tau C_{ss} \mathrm{d}t = \int_0^\infty C \mathrm{d}t = \frac{X_0}{Vk}$$

可见,多剂量静脉注射给药达稳态后,在一个给药周期($t=0 \rightarrow \tau$)内,血药浓度-时间曲线下面积,等于单剂量静脉注射给药时间从 $0 \rightarrow \infty$ 范围内血药浓度-时间曲线下面积。

因此多剂量静脉注射给药达稳态时,其平均稳态血药浓度为

$$\overline{C}_{ss} = \frac{\int_0^\tau C_{ss} \mathrm{d}t}{\tau} = \frac{\int_0^\infty C \mathrm{d}t}{\tau} = \frac{X_0}{Vk\tau} \tag{10-20}$$

由式(10-20)知,平均稳态血药浓度可以用多剂量给药或单剂量给药的数据进行求算。

当已知药物的表观分布容积及消除速率常数后,可以算出每经过 τ 时间静脉注射 X_0 剂量的药物时的平均稳态血药浓度。因此,临床上可以通过调整给药剂量及给药间隔时间来获得理想的平均稳态血药浓度。

因为 $t_{1/2} = \frac{0.693}{k}$,由此得 $k = \frac{0.693}{t_{1/2}}$,将其代入式(10-20),得

$$\overline{C}_{ss} = \frac{X_0}{Vk\tau} = \frac{X_0}{V \cdot \frac{0.693}{t_{1/2}} \cdot \tau} = \frac{X_0}{V} \times 1.44 \left(\frac{t_{1/2}}{\tau} \right) \tag{10-21}$$

式(10-21)中,$\frac{t_{1/2}}{\tau}$ 称为给药频数。若 $t_{1/2} = \tau$,则

$$\overline{C}_{ss} = 1.44 \frac{X_0}{V} = 1.44 C_0 \tag{10-22}$$

多剂量静脉注射后的平均稳态药量 $\overline{X}_{ss}$ 为

$$\overline{X}_{ss} = X_0 \times 1.44 \left(\frac{t_{1/2}}{\tau} \right) \tag{10-23}$$

若 $t_{1/2} = \tau$,则

$$\overline{X}_{ss} = 1.44 X_0 \tag{10-24}$$

由式(10-21)可知,平均稳态血药浓度 $\overline{C}_{ss}$ 与给药剂量 X_0 成正比,与半衰期对给药间隔时间的比值 $\frac{t_{1/2}}{\tau}$ 成正比。

(七)坪幅

多剂量给药达稳态时,在一个给药周期(τ)内,稳态血药浓度的波动幅度称为坪幅。将式(10-16)减去式(10-17),得

$$C_{max}^{ss} - C_{min}^{ss} = \frac{X_0}{V} \tag{10-25}$$

将该式乘以表观分布容积 V,得 $X_{max}^{ss} - X_{min}^{ss} = X_0$。

由此可见,稳态时体内药量的最大波动范围等于给药剂量 X_0。

(八)达坪分数

在临床用药过程中,常常会有这样的问题,需要经过多少次静脉注射给药后才能接近坪浓度? 或是经过多少个半衰期,血药浓度才能达到坪浓度的 90% 以上呢? 要回答这些问题,首先需要知道达坪分数的概念。

达坪分数指 n 次给药后的血药浓度 C_n 与坪浓度 C_{ss} 的比值,以 $f_{ss(n)}$ 表示。

$$f_{ss(n)} = \frac{C_n}{C_{ss}} \tag{10-26}$$

将式(10-14)和式(10-15)代入式(10-26)中,得

$$f_{ss(n)} = \frac{C_n}{C_{ss}} = \frac{\dfrac{X_0}{V} \cdot \dfrac{1-e^{-nk\tau}}{1-e^{-k\tau}} \cdot e^{-kt}}{\dfrac{X_0}{V(1-e^{-k\tau})} \cdot e^{-kt}} = 1-e^{-nk\tau} \tag{10-27}$$

由 $t_{1/2} = \dfrac{0.693}{k}$,求得 $k = \dfrac{0.693}{t_{1/2}}$,代入式(10-27),得

$$f_{ss(n)} = 1-e^{-0.693n\tau/t_{1/2}} \tag{10-28}$$

由式(10-28)可知,在一个给药周期内,任何时刻的达坪分数都相同。

在临床用药过程中,还可以通过达坪分数计算所需要的半衰期个数。

将式(10-27)移项,取对数,整理,得

$$n\tau = -\frac{2.303}{k}\lg(1-f_{ss(n)}) \tag{10-29}$$

或

$$n\tau = -3.32t_{1/2}\lg(1-f_{ss(n)}) \tag{10-30}$$

$f_{ss(n)} = 90\%$ 时,$n\tau = -3.32t_{1/2}\lg(1-f_{ss(n)}) = -3.32t_{1/2}\lg(1-0.9) = 3.32t_{1/2}$;$f_{ss(n)} = 99\%$ 时,$n\tau = -3.32t_{1/2}\lg(1-f_{ss(n)}) = -3.32t_{1/2}\lg(1-0.99) = 6.64t_{1/2}$。

二、间歇静脉滴注给药

(一)间歇静脉滴注给药的特点

间歇静脉滴注给药比单次静脉滴注给药更有实用价值。如图 10-2 所示,即每次固定滴注时间 T,然后停止滴注 $\tau-T$ 时间,给药间隔时间为 τ,如此反复进行。在每次滴注时血药浓度逐渐升高,停止滴注后血药浓度逐渐下降,由于下一次滴注时,体内药量尚未完全消除,造成体内药量不断蓄积,血药浓度不断升高,直到达稳态,才维持在一个相应时间上相等的血药浓度水平。

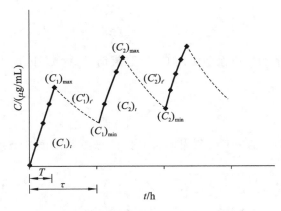

图 10-2　间歇静脉滴注给药血药浓度-时间曲线

(二)静脉滴注与停止静脉滴注过程的血药浓度

设定药物静脉滴注速率为 k_0,滴注时间为 T,停滴时间为 $\tau-T$,给药间隔时间为 τ。

滴注过程中,时间以 t 表示,$0 \leqslant t \leqslant T$。第一次滴注时的血药浓度以 C_1 表示,第 n 次滴注时的血药浓度为 C_n;第一次滴注停止时的血药浓度为第一次给药的最大血药浓度 $(C_1)_{max}$,第一次停滴期间在第二次即将滴注时的血药浓度为第一次给药的最小血药浓度 $(C_1)_{min}$。停滴期间,时间以 t' 表示,$0 \leqslant t' \leqslant \tau-T$,第一次滴注停止后的血药浓度以 C_1' 表示,第 n 次滴注停止后

NOTE

的血药浓度为 C_n'。

具有单室模型特征的药物,在间歇静脉滴注给药第一次滴注过程中,血药浓度-时间关系式为

$$C_1 = \frac{k_0}{kV}(1 - e^{-kt}) \quad (0 \leqslant t \leqslant T) \tag{10-31}$$

当静脉滴注停止时($t = T$),血药浓度最大,最大血药浓度$(C_1)_{max}$为

$$(C_1)_{max} = \frac{k_0}{kV}(1 - e^{-kT}) \tag{10-32}$$

滴注停止期间血药浓度与时间 $t'(0 \leqslant t' \leqslant \tau - T)$ 的关系式为

$$C_1' = \frac{k_0}{kV}(1 - e^{-kT}) \cdot e^{-kt'} \tag{10-33}$$

第二次滴注开始时,即第一次滴注停止经过了$(\tau - T)$时间,此时的血药浓度最小,最小血药浓度$(C_1)_{min}$为

$$(C_1)_{min} = \frac{k_0}{kV}(1 - e^{-kT}) \cdot e^{-k(\tau - T)} \tag{10-34}$$

同理,第二次滴注过程中的血药浓度 C_2、最大血药浓度$(C_2)_{max}$、滴注停止期间的血药浓度 C_2'、最小血药浓度$(C_2)_{min}$分别如下:

$$C_2 = (C_1)_{min} \cdot e^{-kt} + \frac{k_0}{kV}(1 - e^{-kt}) = \frac{k_0}{kV}(e^{kT} - 1) \cdot e^{-k(\tau + t)} + \frac{k_0}{kV}(1 - e^{-kt}) \tag{10-35}$$

$$(C_2)_{max} = \frac{k_0}{kV}(1 - e^{-kT})(e^{-k\tau} + 1) \tag{10-36}$$

$$C_2' = \frac{k_0}{kV}(1 - e^{-kT})(e^{-k\tau} + 1) \cdot e^{-kt'} \tag{10-37}$$

$$(C_2)_{min} = (C_2)_{max} \cdot e^{-k(\tau - T)} = \frac{k_0}{kV}(e^{kT} - 1)(e^{-2k\tau} + e^{-k\tau}) \tag{10-38}$$

依此类推,第 n 次给药,

$$C_n = \frac{k_0}{kV}(e^{kT} - 1)(e^{-(n-1)k\tau} + e^{-(n-2)k\tau} + \cdots + e^{-2k\tau} + e^{-k\tau}) \cdot e^{-kt} + \frac{k_0}{kV}(1 - e^{-kt})$$

整理得

$$C_n = \frac{k_0}{kV}(e^{kT} - 1)\left(\frac{1 - e^{-(n-1)k\tau}}{1 - e^{-k\tau}}\right)e^{-k(\tau + t)} + \frac{k_0}{kV}(1 - e^{-kt}) \tag{10-39}$$

$$(C_n)_{max} = \frac{k_0}{kV}(1 - e^{-kT})\left(\frac{1 - e^{-nk\tau}}{1 - e^{-k\tau}}\right) \tag{10-40}$$

$$C_n' = \frac{k_0}{kV}(1 - e^{-kT})\left(\frac{1 - e^{-nk\tau}}{1 - e^{-k\tau}}\right) \cdot e^{-kt'} \tag{10-41}$$

$$(C_n)_{min} = (C_n)_{max} \cdot e^{-k(\tau - T)} = \frac{k_0}{kV}(e^{kT} - 1)\left(\frac{1 - e^{-nk\tau}}{1 - e^{-k\tau}}\right) \cdot e^{-k\tau} \tag{10-42}$$

(三)稳态时滴注过程与停止滴注过程血药浓度

当给药次数 n 充分大时达到稳态,稳态时的血药浓度-时间曲线如图10-3所示。

在式(10-39)、式(10-41)中,令 $n \to \infty$,可得到稳态时的血药浓度与时间关系,结果如下。

滴注过程中,稳态血药浓度 C_{ss} 为

$$C_{ss} = \frac{k_0}{kV}(e^{kT} - 1)\left(\frac{e^{-k\tau}}{1 - e^{-k\tau}}\right) \cdot e^{-kt} + \frac{k_0}{kV}(1 - e^{-kt}) \quad (0 \leqslant t \leqslant T) \tag{10-43}$$

滴注停止期间的稳态血药浓度 C_{ss}' 为

$$C_{ss}' = \frac{k_0}{kV}(1 - e^{-kT})\left(\frac{1}{1 - e^{-k\tau}}\right) \cdot e^{-kt'} \quad (0 \leqslant t' \leqslant \tau - T) \tag{10-44}$$

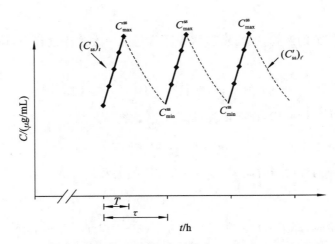

图 10-3　间歇静脉滴注达稳态后的血药浓度-时间曲线

（四）稳态最大血药浓度与稳态最小血药浓度

稳态时，当 $t = T$（即 $t' = 0$）时血药浓度最大，稳态最大血药浓度 C_{max}^{ss} 为

$$C_{max}^{ss} = \frac{k_0}{kV}(1 - e^{-kT})\left(\frac{1}{1 - e^{-k\tau}}\right) \qquad (10\text{-}45)$$

当 $t' = \tau - T$ 时血药浓度最小，稳态最小血药浓度 C_{min}^{ss} 为

$$C_{min}^{ss} = \frac{k_0}{kV}(e^{kT} - 1)\left(\frac{e^{-k\tau}}{1 - e^{-k\tau}}\right) \qquad (10\text{-}46)$$

由于

$$C_{min}^{ss} = C_{max}^{ss} e^{-k(\tau - T)} \qquad (10\text{-}47)$$

由此可得

$$\tau = T + \frac{1}{k}\ln\frac{C_{max}^{ss}}{C_{min}^{ss}} \qquad (10\text{-}48)$$

若以 C_{max}^{ss} 和 C_{min}^{ss} 作为治疗浓度范围的上、下限，则根据式（10-48），当 T 与 k 恒定时，对于治疗浓度范围窄的药物，给药间隔时间 τ 的取值应小。

【例 10-2】 已知某一抗菌药 $t_{1/2} = 9$ h，$V = 80$ L，以每天静脉滴注一次（经历 6 h）给药，希望达到血药浓度范围为 $1.25 \sim 5$ μg/mL。若每天给药剂量为 500 mg，求 C_{max}^{ss} 和 C_{min}^{ss}；若要符合以上浓度范围，给药剂量应为多少？

解： 已知 $C_{max}^{ss} = 5$ μg/mL、$C_{min}^{ss} = 1.25$ μg/mL、$T = 6$ h、$t_{1/2} = 9$ h、$V = 80$ L、$\tau = 24$ h、$X_0 = 500$ mg，则

$$k = \frac{0.693}{t_{1/2}} = \frac{0.693}{9} = 0.077 \ (\text{h}^{-1})$$

$$k_0 = \frac{500}{6} = 83.3 \ (\text{mg/h})$$

由式（10-45）得

$$C_{max}^{ss} = \frac{k_0}{kV}(1 - e^{-kT})\left(\frac{1}{1 - e^{-k\tau}}\right)$$

$$= \frac{83.3}{0.077 \times 80} \times (1 - e^{-0.077 \times 6}) \times \left(\frac{1}{1 - e^{-0.077 \times 24}}\right) = 5.9 \ (\text{μg/mL})$$

由式（10-46）得

$$C_{min}^{ss} = \frac{k_0}{kV}(e^{kT} - 1)\left(\frac{e^{-k\tau}}{1 - e^{-k\tau}}\right)$$

$$= \frac{83.3}{0.077 \times 80} \times (e^{0.077 \times 6} - 1) \times \left(\frac{e^{-0.077 \times 24}}{1 - e^{-0.077 \times 24}}\right) = 1.5 \ (\text{μg/mL})$$

要使血药浓度范围为 1.25～5 μg/mL，则需进行调整，将 $C_{\min}^{ss}=1.25$ μg/mL 代入式(10-46)，可求得

$$k_0 = kV \cdot C_{\min}^{ss}\left(\frac{e^{kr}-1}{e^{kT}-1}\right)$$

$$=0.077\times80\times1.25\times\left(\frac{e^{0.077\times24}-1}{e^{0.077\times6}-1}\right)=70 \text{ (mg/h)}$$

则给药剂量为 $70\times6=420$ mg，每次静脉滴注时间为 6 h，以此方案给药所达到的稳态最大血药浓度为

$$C_{\max}^{ss} = \frac{k_0}{kV}(1-e^{-kT})\left(\frac{1}{1-e^{-k\tau}}\right)$$

$$=\frac{70}{0.077\times80}(1-e^{-0.077\times6})\left(\frac{1}{1-e^{-0.077\times24}}\right)=5 \text{ (}\mu\text{g/mL)}$$

三、血管外给药

（一）血药浓度与时间的关系

具有一级吸收单室模型特征的药物，多剂量血管外给药后的血药浓度-时间曲线如图 10-4 所示。

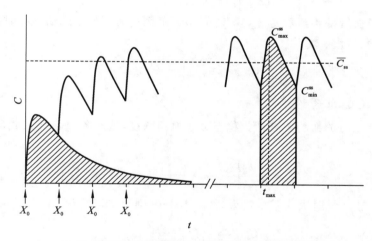

图 10-4 多剂量血管外给药的血药浓度-时间曲线

多剂量血管外给药后的血药浓度 C_n 与时间 $t(0\leqslant t\leqslant\tau)$ 的关系式，可在单剂量给药后的血药浓度-时间关系式中，将每一个指数项乘以多剂量函数 r，该函数的速率常数与指数项的速率常数相同，即可得

$$C_n = \frac{k_aFX_0}{V(k_a-k)}\left(\frac{1-e^{-nk\tau}}{1-e^{-k\tau}}\cdot e^{-kt} - \frac{1-e^{-nk_a\tau}}{1-e^{-k_a\tau}}\cdot e^{-k_at}\right) \tag{10-49}$$

【例 10-3】 已知某口服药物具有单室模型特征，$k_a=1.0$ h^{-1}，$k=0.1$ h^{-1}，$V=30$ L，$F=1$，若每隔 8 h 口服 0.5 g 该药物，求第 7 次口服给药后 3 h 的血药浓度。

解：根据式(10-49)，得

$$(C_7)_3 = \frac{1\times1\times500}{30\times(1-0.1)}\times\left(\frac{1-e^{-7\times0.1\times8}}{1-e^{-0.1\times8}}\cdot e^{-0.1\times3} - \frac{1-e^{-7\times1\times8}}{1-e^{-1\times8}}\cdot e^{-1\times3}\right)$$

$$=23.2 \text{ (}\mu\text{g/mL)}$$

即第 7 次口服给药后 3 h 的血药浓度为 23.2 μg/mL。

（二）稳态血药浓度

与静脉注射给药相同，对于血管外给药，若按一定剂量、一定给药周期多次给药，随着给药

次数 n 增加,体内药物量不断蓄积,当 n 充分大时,血药浓度逐渐达到稳定状态。

根据式(10-49),当 $n \to \infty$ 时,达到稳态,此时,在一个剂量间隔时间内消除一个剂量药物,在一个剂量间隔时间内,每一相应时间上的血药浓度相同,稳态药物浓度 C_{ss} 为

$$C_{ss} = \frac{k_a FX_0}{V(k_a - k)} \left(\frac{1}{1 - e^{-k\tau}} \cdot e^{-kt} - \frac{1}{1 - e^{-k_a\tau}} \cdot e^{-k_a t} \right) \quad (10\text{-}50)$$

（三）稳态达峰时间与稳态最大血药浓度

对于多剂量血管外给药,由于药物有一个吸收过程,因此,稳态时的最大血药浓度 C_{max}^{ss} 不是在 $t=0$ 时达到(由图 10-4 可见)。在每一个给药周期内,峰浓度是在两次给药时间内的某一点,可通过求函数极大值来求得稳态达峰时间,进而求得稳态最大血药浓度。

则稳态达峰时间 t_{max} 为

$$t_{max} = \frac{1}{k_a - k} \cdot \ln\left[\frac{k_a(1 - e^{-k\tau})}{k(1 - e^{-k_a\tau})} \right] \quad (10\text{-}51)$$

结合第八章有关内容,将式(10-51)减去单剂量血管外给药达峰时间,得

$$(t_{max})_{稳态} - (t_{max})_{单剂量} = \frac{1}{k_a - k} \cdot \ln \frac{(1 - e^{-k\tau})}{(1 - e^{-k_a\tau})}$$

由于 $k_a > k$,所以,

$$(t_{max})_{稳态} - (t_{max})_{单剂量} < 0$$

因此,多剂量血管外给药后稳态达峰时间小于单剂量血管外给药的达峰时间。

稳态最大血药浓度 C_{max}^{ss} 为

$$C_{max}^{ss} = \frac{FX_0}{V} \left(\frac{e^{-kt_{max}}}{1 - e^{-k\tau}} \right) \quad (10\text{-}52)$$

（四）稳态最小血药浓度

达稳态后,$t=\tau$ 时的血药浓度即为稳态最小血药浓度 C_{min}^{ss},将 $t=\tau$ 代入式(10-50),得稳态最小血药浓度 C_{min}^{ss} 为

$$C_{min}^{ss} = \frac{k_a FX_0}{V(k_a - k)} \left(\frac{e^{-k\tau}}{1 - e^{-k\tau}} - \frac{e^{-k_a\tau}}{1 - e^{-k_a\tau}} \right) \quad (10\text{-}53)$$

因为 $k_a \gg k$,在 $t=\tau$ 时吸收基本结束,故 $e^{-k_a\tau} \to 0$,则上式可简化为

$$C_{min}^{ss} = \frac{FX_0}{V} \left(\frac{e^{-k\tau}}{1 - e^{-k\tau}} \right) \quad (10\text{-}54)$$

（五）平均稳态血药浓度

根据平均稳态血药浓度的定义可知,具有单室模型特征的药物,多剂量血管外给药的平均稳态血药浓度为

$$\overline{C}_{ss} = \frac{\int_0^\tau C_{ss} dt}{\tau} = \frac{1}{\tau} \cdot \int_0^\tau \frac{k_a FX_0}{V(k_a - k)} \left(\frac{e^{-kt}}{1 - e^{-k\tau}} - \frac{e^{-k_a t}}{1 - e^{-k_a\tau}} \right) dt = \frac{FX_0}{Vk\tau} \quad (10\text{-}55)$$

结合第八章有关内容,具有单室模型特征的药物,单剂量血管外给药血药浓度-时间曲线下面积为

$$\int_0^\infty C dt = \int_0^\infty \frac{k_a FX_0}{V(k_a - k)} (e^{-kt} - e^{-k_a t}) dt = \frac{FX_0}{Vk}$$

所以,

$$\overline{C}_{ss} = \frac{\int_0^\tau C_{ss} dt}{\tau} = \frac{\int_0^\infty C dt}{\tau} = \frac{FX_0}{Vk\tau} \quad (10\text{-}56)$$

因此,对于具有单室模型特征的药物,当多剂量血管外给药时,平均稳态血药浓度亦可从单剂

NOTE

量给药来求算。

将 $k = \dfrac{0.693}{t_{1/2}}$ 代入式(10-56)，可用半衰期表示平均稳态血药浓度 $\overline{C}_{ss}$：

$$\overline{C}_{ss} = \frac{FX_0}{Vk\tau} = \frac{FX_0}{V} \times 1.44 \left(\frac{t_{1/2}}{\tau} \right) \tag{10-57}$$

平均稳态药量 $\overline{X}_{ss}$ 为

$$\overline{X}_{ss} = FX_0 \times 1.44 \left(\frac{t_{1/2}}{\tau} \right) \tag{10-58}$$

若 $t_{1/2} = \tau$，则

$$\overline{C}_{ss} = 1.44 \frac{FX_0}{V} \tag{10-59}$$

$$\overline{X}_{ss} = 1.44 FX_0 \tag{10-60}$$

（六）达坪分数

对于血管外多剂量给药，达坪分数可用第 n 次给药的平均血药浓度与平均稳态血药浓度的比值计算。

$$f_{ss(n)} = \frac{\dfrac{1}{\tau} \displaystyle\int_0^\tau C_n \, \mathrm{d}t}{\dfrac{1}{\tau} \displaystyle\int_0^\tau C_{ss} \, \mathrm{d}t} \tag{10-61}$$

整理得

$$f_{ss(n)} = 1 - \frac{k_a \mathrm{e}^{-nk\tau} - k \mathrm{e}^{-nk_a\tau}}{k_a - k} \tag{10-62}$$

因为 $k_a \gg k$，在 τ 时吸收基本结束，故 $\mathrm{e}^{-nk_a\tau} \to 0$，则上式可简化为

$$f_{ss(n)} = 1 - \mathrm{e}^{-nk\tau} \tag{10-63}$$

第二节　双室模型的多剂量给药

一、血药浓度与时间的关系

（一）静脉注射给药

对于多剂量静脉注射给药，第 n 次给药后的血药浓度与时间的关系式，可在单剂量静脉注射给药血药浓度-时间关系式中的各含 t 指数项乘以多剂量函数，即可转变成多剂量静脉注射给药后的血药浓度-时间关系式。

$$C_n = A \left(\frac{1 - \mathrm{e}^{-n\alpha\tau}}{1 - \mathrm{e}^{-\alpha\tau}} \right) \cdot \mathrm{e}^{-\alpha t} + B \left(\frac{1 - \mathrm{e}^{-n\beta\tau}}{1 - \mathrm{e}^{-\beta\tau}} \right) \cdot \mathrm{e}^{-\beta t} \tag{10-64}$$

（二）血管外给药

双室模型一级吸收单剂量血管外给药后的血药浓度-时间关系式中的各含 t 指数项乘以多剂量函数，即可转变成多剂量血管外给药后的血药浓度-时间关系式。

$$C_n = L \left(\frac{1 - \mathrm{e}^{-n\alpha\tau}}{1 - \mathrm{e}^{-\alpha\tau}} \right) \cdot \mathrm{e}^{-\alpha t} + M \left(\frac{1 - \mathrm{e}^{-n\beta\tau}}{1 - \mathrm{e}^{-\beta\tau}} \right) \cdot \mathrm{e}^{-\beta t} + N \left(\frac{1 - \mathrm{e}^{-nk_a\tau}}{1 - \mathrm{e}^{-k_a\tau}} \right) \cdot \mathrm{e}^{-k_a t} \tag{10-65}$$

二、稳态血药浓度

双室模型多剂量给药，当 n 充分大时，$\mathrm{e}^{-n\alpha\tau} \to 0$、$\mathrm{e}^{-n\beta\tau} \to 0$，体内药物浓度达到稳定状态，此

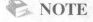

时进入体内的药物量等于从体内消除的药物量。

（一）静脉注射给药稳态血药浓度

$$C_{ss} = A\left(\frac{1}{1-e^{-\alpha\tau}}\right) \cdot e^{-\alpha t} + B\left(\frac{1}{1-e^{-\beta\tau}}\right) \cdot e^{-\beta t} \tag{10-66}$$

（二）静脉注射给药平均稳态血药浓度

具有双室模型特征的药物，多剂量静脉注射给药的平均稳态血药浓度为

$$\overline{C}_{ss} = \frac{1}{\tau}\int_0^\tau C_{ss}dt = \frac{1}{\tau}\int_0^\tau \left(\frac{Ae^{-\alpha t}}{1-e^{-\alpha\tau}} + \frac{Be^{-\beta t}}{1-e^{-\beta\tau}}\right)dt \tag{10-67}$$

$$= \frac{X_0}{V_C k_{10}\tau} = \frac{X_0}{V_\beta \beta \tau}$$

而单剂量静脉注射给药的血药浓度-时间曲线下面积为

$$\int_0^\infty Cdt = \int_0^\infty (A \cdot e^{-\alpha t} - B \cdot e^{-\beta t})dt = \frac{X_0}{V_C k_{10}} = \frac{X_0}{V_\beta \beta} \tag{10-68}$$

因此，

$$\overline{C}_{ss} = \frac{1}{\tau} \cdot \int_0^\tau C_{ss}dt = \frac{1}{\tau} \cdot \int_0^\infty Cdt \tag{10-69}$$

（三）血管外给药稳态血药浓度

双室模型一级吸收药物血管外给药的稳态血药浓度 C_{ss} 为

$$C_{ss} = L\left(\frac{1}{1-e^{-\alpha\tau}}\right) \cdot e^{-\alpha t} + M\left(\frac{1}{1-e^{-\beta\tau}}\right) \cdot e^{-\beta t} + N\left(\frac{1}{1-e^{-k_a\tau}}\right) \cdot e^{-k_a t} \tag{10-70}$$

（四）血管外给药平均稳态血药浓度

双室模型一级吸收药物血管外给药的平均稳态血药浓度为

$$\overline{C}_{ss} = \frac{1}{\tau}\int_0^\infty C_{ss}dt = \frac{1}{\tau}\int_0^\infty \left(\frac{L \cdot e^{-\alpha t}}{1-e^{-\alpha\tau}} + \frac{M \cdot e^{-\beta t}}{1-e^{-\beta\tau}} + \frac{N \cdot e^{-k_a t}}{1-e^{-k_a\tau}}\right)dt \tag{10-71}$$

$$= \frac{FX_0}{V_C k_{10}\tau} = \frac{FX_0}{V_\beta \beta \tau}$$

而单剂量血管外给药血药浓度-时间曲线下面积为

$$\int_0^\infty Cdt = \frac{1}{\tau} \cdot \int_0^\infty (L \cdot e^{-\alpha t} + M \cdot e^{-\beta t} + N \cdot e^{-k_a t})dt = \frac{FX_0}{V_C k_{10}} = \frac{FX_0}{V_\beta \beta} \tag{10-72}$$

因此，

$$\overline{C}_{ss} = \frac{1}{\tau} \cdot \int_0^\tau C_{ss}dt = \frac{1}{\tau} \cdot \int_0^\infty Cdt \tag{10-73}$$

从式（10-69）、式（10-73）可以看出，不论采取何种给药方法，双室模型的平均稳态血药浓度都可用单剂量给药后的血药浓度-时间曲线下面积来进行估算，而不必求出 F 及 V 值。

第三节 负荷剂量与体内药物蓄积

一、负荷剂量

临床上，希望建立并维持一个安全、有效且稳定的药物治疗浓度，通常稳态血药浓度即有效浓度。如果药物的消除半衰期较长，达到稳态血药浓度需要较长时间。如磺胺嘧啶的 $t_{1/2}$ 为 17 h，达稳态血药浓度的 90% 需要 56 h。在此期间，由于血药浓度尚未达到有效浓度范围，将影响药物治疗。因此在用药过程中，为了尽快达到有效治疗目的，通常首次剂量增大，使血药

浓度很快达到有效治疗浓度,之后再按给药周期给予维持剂量,使血药浓度维持恒定(图 10-5)。这个首次给予的较大剂量,称为负荷剂量(loading dose)或冲击量,亦称首剂量,常用 X_0^* 表示。

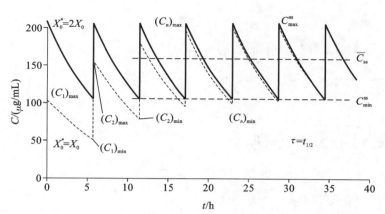

图 10-5　给予负荷剂量后对多剂量静脉注射血药浓度经时变化的影响

下面介绍单室模型特征药物两种给药途径负荷剂量求算。

(一)静脉注射给药负荷剂量求算

根据上述设想,第一次给予负荷剂量 X_0,经过一个给药周期时的血药浓度等于稳态最小血药浓度 C_1^*,即最小有效治疗浓度 $C_{\min}^{ss}$:

$$C_1^* = C_{\min}^{ss} \tag{10-74}$$

由于 $C_1^* = \dfrac{X_0^*}{V} \cdot e^{-k\tau}$,$C_{\min}^{ss} = \dfrac{X_0}{V(1-e^{-k\tau})} \cdot e^{-k\tau}$,所以,

$$X_0^* = \frac{1}{1-e^{-k\tau}} \cdot X_0 \tag{10-75}$$

$$= R \cdot X_0 \tag{10-76}$$

当 $\tau = t_{1/2}$ 时,有

$$X_0^* = 2X_0 \tag{10-77}$$

因此,当给药周期 τ 等于该药的半衰期 $t_{1/2}$ 时,负荷剂量是维持剂量的 2 倍,这就是通常所说的首剂加倍。

(二)血管外给药负荷剂量求算

由于存在一个吸收过程,血管外给药负荷剂量求算与静脉注射给药不同,推导出负荷剂量求算公式为

$$X_0^* = \frac{1}{(1-e^{-k\tau})(1-e^{-k_a\tau})}X_0 \tag{10-78}$$

当 τ 值较大,$k_a \gg k$ 时,上式可简化为

$$X_0^* = \frac{1}{1-e^{-k\tau}} \cdot X_0 \tag{10-79}$$

当 $\tau = t_{1/2}$ 时,同样得

$$X_0^* = 2X_0 \tag{10-80}$$

二、体内药物蓄积

多剂量给药,由于下一次给药时前一次给予的药物仍未消除完全,导致药物在体内不断蓄积,最终达到稳态血药浓度。药物蓄积程度过大有可能引起中毒,因此有必要对其进行计算。

通常用蓄积系数表示药物蓄积程度,蓄积系数又叫蓄积因子或积累系数,是指稳态血药浓度与第一次给药后的血药浓度的比值,以 R 表示。可以用以下几种方法计算。

1) 以稳态最小血药浓度 C_{min}^{ss} 与第一次给药后的最小血药浓度 $(C_1)_{min}$ 的比值表示

$$R = \frac{C_{min}^{ss}}{(C_1)_{min}}$$

对于单室模型多剂量静脉注射给药,因为

$$C_{min}^{ss} = \frac{X_0}{V(1 - e^{-k\tau})} \cdot e^{-k\tau}, \quad (C_1)_{min} = \frac{X_0}{V} \cdot e^{-k\tau}, \quad \text{所以}$$

$$R = \frac{1}{1 - e^{-k\tau}} \tag{10-81}$$

对于单室模型多剂量血管外给药,

$$R = \frac{1}{(1 - e^{-k\tau})(1 - e^{-k_a\tau})} \tag{10-82}$$

若 $k_a \gg k$,且 τ 值较大,则 $e^{-k_a\tau} \to 0$,所以

$$R = \frac{1}{1 - e^{-k\tau}} \tag{10-81}$$

2) 以平均稳态血药浓度 $\overline{C}_{ss}$ 与第一次给药后的平均血药浓度 $\overline{C}_1$ 的比值表示

$$R = \frac{\overline{C}_{ss}}{\overline{C}_1}$$

对于单室模型多剂量静脉注射给药,因为

$$\overline{C}_{ss} = \frac{X_0}{Vk\tau}, \overline{C}_1 = \frac{\int_0^\tau C_1 dt}{\tau} = \frac{\int_0^\tau \frac{X_0}{V}e^{-kt} dt}{\tau} = \frac{X_0}{Vk\tau}(1 - e^{-k\tau}), \quad \text{所以}$$

$$R = \frac{1}{1 - e^{-k\tau}} \tag{10-81}$$

对于单室模型多剂量血管外给药,

$$R = \frac{k_a - k}{k_a(1 - e^{-k\tau}) - k(1 - e^{-k_a\tau})} \tag{10-83}$$

若 $k_a \gg k$,且 τ 值较大,则 $k_a - k = k_a$,$e^{-k_a\tau} \to 0$,所以

$$R = \frac{1}{1 - e^{-k\tau}} \tag{10-81}$$

3) 以稳态最大血药浓度 C_{max}^{ss} 与第一次给药后的最大血药浓度 $(C_1)_{max}$ 的比值表示

$$R = \frac{C_{max}^{ss}}{(C_1)_{max}}$$

对于单室模型多剂量静脉注射给药,因为

$$C_{max}^{ss} = \frac{X_0}{V(1 - e^{-k\tau})}, (C_1)_{max} = \frac{X_0}{V}, \quad \text{所以}$$

$$R = \frac{1}{1 - e^{-k\tau}} \tag{10-81}$$

对于单室模型多剂量血管外给药,因为公式中含有稳态时的达峰时间 t_{max} 及第一次给药时的达峰时间 $(t_1)_{max}$ 函数,不适合采取该法计算。

4) 以平均稳态药物量 $\overline{X}_{ss}$ 与给药剂量 $\overline{X}_0$ 的比值表示

$$\frac{\overline{X}_{ss}}{\overline{X}_0} = \frac{\overline{C}_{ss}V}{X_0}$$

对于单室模型静脉注射给药,因为

$$\frac{\overline{X}_{ss}}{\overline{X}_0} = \frac{\overline{C}_{ss}V}{X_0} = \frac{\frac{X_0}{Vk\tau} \times V}{X_0} = \frac{1}{k\tau}$$

(10-84)

所以

$$\frac{\overline{X}_{ss}}{\overline{X}_0} = 1.44 \frac{t_{1/2}}{\tau}$$

(10-85)

蓄积系数表示药物在体内的蓄积程度。若已知药物的 $t_{1/2}$,则可计算出在任一给药间隔时间内该药在体内的蓄积系数。τ 越小,蓄积程度越大;当 τ 相同时,$t_{1/2}$ 较大的药物容易产生蓄积。

第四节 血药浓度的波动

多剂量给药达稳态时,稳态血药浓度 C_{ss} 仍在一定的范围内波动。对于一些有效血药浓度范围很窄的药物,血药浓度波动大,易引起中毒或达不到有效的治疗目的。如苯妥英钠的治疗浓度为 $10\sim20\ \mu g/mL$,血药浓度为 $20\sim40\ \mu g/mL$ 可引起眼球震颤等轻度至中度的神经毒性,血药浓度超过 $40\ \mu g/mL$ 时则会引起严重的神经毒性。因此,了解血药浓度波动情况,对设计合理的给药方案具有重要意义。血药浓度的波动程度并不是采用最高血药浓度与最低血药浓度的绝对差值来反映的,而是采用该差值与标准值的比值,根据所采用的标准值不同,有不同的表示方法。

一、波动百分数

波动百分数(percent of fluctuation,PF)指稳态最大血药浓度与稳态最小血药浓度之差与稳态最大血药浓度比值的百分数。

$$PF = \frac{C_{max}^{ss} - C_{min}^{ss}}{C_{max}^{ss}} \times 100\%$$

(10-86)

二、波动度

波动度(degree of fluctuation,DF)指稳态最大血药浓度与稳态最小血药浓度之差与平均稳态血药浓度的比值。

$$DF = \frac{C_{max}^{ss} - C_{min}^{ss}}{\overline{C}_{ss}}$$

(10-87)

三、血药浓度变化率

血药浓度变化率指稳态最大血药浓度与稳态最小血药浓度之差与稳态最小血药浓度比值的百分数。

$$血药浓度变化率 = \frac{C_{max}^{ss} - C_{min}^{ss}}{C_{min}^{ss}} \times 100\%$$

(10-88)

以上三种方法所用基准值不同,但都反映出多剂量给药达稳态时血药浓度的波动程度。

对于单室模型多剂量静脉注射达稳态时,波动程度是 k 或 $t_{1/2}$ 及 τ 的函数。对正常人而言,药物的 $t_{1/2}$ 是恒定的,因此主要通过调节 τ 来调节波动程度。

对于血管外给药,由于存在吸收过程,上述表达式相对复杂,C_{max}^{ss} 与 t_{max} 和 k_a 密切相关。随 k_a 变小(吸收变慢),波动程度变小。

减小体内药物浓度的波动度是开发缓(控)释制剂的主要目的之一。缓(控)释制剂可使药物的释放速率变慢,从而减慢药物的吸收速率,进而降低体内药物浓度的波动程度。因此,波动度是评价缓(控)释制剂质量的一个重要指标。

本章小结

　　多剂量给药是指按一定剂量、一定给药间隔多次重复给药才能达到并保持在一定有效治疗血药浓度范围内的给药方法。多剂量给药时,第 n 次给药血药浓度 C_n 与时间 t 的关系式,等于单剂量给药血药浓度公式中含 t 为指数的各项乘以多剂量函数。达稳态的过程中,血药浓度达到稳态的程度以达坪分数评估,体内药量的蓄积程度以蓄积因子评估。为尽快达到有效治疗浓度,通常首次给予较大的负荷剂量,使血药浓度达到有效治疗浓度,之后再按周期给予维持剂量,使血药浓度维持在一个恒定的范围内,其最大值为稳态最大血药浓度,最小值为稳态最小血药浓度,而稳态血药浓度波动程度可以用波动百分数、波动度和血药浓度变化率来评估。

　　合理的多剂量给药方案应使血药浓度水平尽快达到治疗浓度,并且达稳态时的血药浓度应在治疗浓度范围内呈可控的有限波动。多剂量给药的给药剂量和给药间隔时间与该药物的治疗指数和消除半衰期密切相关。通常消除半衰期较短的药物按多剂量给药方案时易产生较大的血药浓度波动,而减小其体内药物浓度的波动程度是这类药物缓(控)释制剂开发的重要目的之一。

能力检测

一、名词解释

1. 稳态血药浓度　　2. 平均稳态血药浓度　　3. 坪幅　　4. 达坪分数　　5. 蓄积系数

二、简答题

1. 多剂量给药与单剂量给药的药物体内过程有何不同?

2. 影响血管外给药稳态峰浓度的因素有哪些?

3. 对患者进行间歇静脉滴注时,为什么消除半衰期为 36 h 的药物比消除半衰期为 6 h 的药物更难进行给药方案调整?

4. 什么是蓄积系数? 静脉注射给药与血管外给药蓄积系数求算公式有何不同?

5. 可用哪些参数描述血药浓度的波动程度?

三、计算题

1. 某患者体重为 50 kg,肾功能正常,每 8 h 静脉注射给予 1 mg/kg 庆大霉素,已知庆大霉素的半衰期为 2 h,$V = 0.2$ L/kg。求稳态最大血药浓度、稳态最小血药浓度及平均稳态血药浓度。

2. 已知头孢噻肟的消除半衰期为 1.5 h,表观分布容积为 0.17 L/kg。给某患者(体重 75 kg)连续 3 天每天静脉注射 3 次该药 1.0 g,所得的血药峰浓度是多少?

能力检测
参考答案

在线答题

参考文献

[1]　刘建平.生物药剂学与药物动力学[M].5 版.北京:人民卫生出版社,2016.

［2］ 刘克辛.临床药物代谢动力学［M］.3 版.北京:科学出版社,2016.

［3］ 魏树礼,张强.生物药剂学与药物动力学［M］.北京:北京大学医学出版社,2004.

［4］ L.夏盖尔,吴幼玲,余炳灼.应用生物药剂学与药物动力学［M］.北京：化学工业出版社，2017.

［5］ Wagner J G. Relevant pharmacokinetic of antimicrobial drugs［J］. Medical Clinics of North America,1974,58:479.

［6］ 王广基.药物代谢动力学［M］.北京:化学工业出版社,2005.

（叶威良）

NOTE

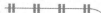

第十一章 非线性药物动力学

学习目标 .....

1. 掌握非线性药物动力学概念及特征。
2. 熟悉非线性药物动力学的成因及动力学方程。
3. 了解非线性药物动力学参数的计算方法。

本章PPT

第一节 概述

一、非线性药物动力学的特点

临床上,大多数药物在正常剂量范围内时,其在体内的动力学过程,都符合线性药物动力学(linear pharmacokinetics)。线性药物动力学存在 3 个基本假设:①吸收速率为零级或一级速率过程;②相比于消除相,药物分布相很快完成;③药物在体内的消除属于一级速率过程。血药浓度与体内药量(包括各组织间转运量)成正比是线性药物动力学的基本特征。除此之外,其基本特征还表现在:①药物的生物半衰期与剂量无关;②血药浓度、血药浓度-时间曲线下面积及尿中累积排药量与剂量成正比;③剂量改变时,其相应时间点的血药浓度与剂量成正比。根据线性药物动力学的基本假设和基本特征,可以用微分方程组来描述药物体内过程的动态变化规律。

但在临床使用过程中,有些药物的吸收、分布、代谢、排泄过程不满足线性药物动力学的特征,这种药物的动力学特征称为非线性药物动力学(nonlinear pharmacokinetics)。如苯妥英钠、奥美拉唑、紫杉醇等在体内的药物动力学符合非线性药物动力学的特点。此类药物在临床使用时应谨慎,剂量的微量增加可能会引起血药浓度的急剧增加,导致药物中毒现象。由于此类药物的一些药物动力学参数,如药物半衰期、清除率等,会随剂量的改变而改变,因此又称为剂量依赖药物动力学(dose-dependent pharmacokinetics)。符合非线性药物动力学特征的药物,其血药浓度-时间曲线下面积、最大血药浓度和尿中累积排药量不再与剂量成正比,药物半衰期和清除率也不再为常数。如奥美拉唑在美洲羊驼身上实验时,静脉注射 0.2 mg/kg、0.4 mg/kg 和 0.8 mg/kg 时,其半衰期分别为 0.61 h、0.72 h 和 1.07 h,其血药浓度-时间曲线下面积增加的比例超过剂量增加的比例,抗真菌药伏立康唑、抗老年痴呆症药卡巴拉汀、紫杉醇等药物中也存在类似情况。表 11-1 列出了水杨酸和乙酰水杨酸的生物半衰期随给药剂量变化而变化的情况。

NOTE

表 11-1　水杨酸和乙酰水杨酸生物半衰期的剂量依赖性

药物	给药剂量/g	给药途径	$t_{1/2}/h$
水杨酸	0.25	静脉注射	2.4
	1.30	静脉注射	6.1
	10~20	静脉注射	19.1
乙酰水杨酸	1.00	口服	5.0
	1.30	口服	6.1

　　与线性药物动力学相比,符合非线性药物动力学的药物有以下几个特点:①药物的消除不遵循一级动力学方程,而是非线性过程;②血药浓度和 AUC 与剂量不成正比;③药物半衰期随剂量增加而延长;④由于其他药物可能竞争酶或载体系统,其动力学特征可能受合并用药的影响;⑤药物代谢物的组成和(或)比例可能由于剂量变化而变化。

知识链接

　　具有非线性药物动力学特征的药物如乙酰水杨酸、苯妥英钠、保泰松等的半衰期均随剂量的增加而延长,当剂量增加到一定程度时,再稍有增加即可引起血药浓度的很大变化。

二、非线性药物动力学的成因

　　药物代谢及药物转运过程(如肠吸收、肾小管主动分泌、胆汁排泄及血浆蛋白结合)中所涉及的酶和载体都有一定的容量限制。在给药剂量或体内药物浓度超过某一限度时,酶的催化能力和载体的转运能力会达到饱和,故此类药物的动力学会呈现出明显的剂量(浓度)依赖性。所以,非线性药物动力学又称为容量限制动力学(capacity-limited pharmacokinetics)、饱和动力学或剂量依赖动力学。由于上述容量限制引起的非线性动力学过程符合米氏(Michaelis-Menten)动力学方程,所以也称米氏动力学。除了容量限制性的系统外,体内酶诱导、酶抑制作用和血浆蛋白结合等特殊过程也会导致非线性药物动力学,但其不符合米氏动力学方程,称为非米氏非线性动力学。引起非线性药物动力学的主要原因有以下几种。

(一)与药物代谢或生物转化有关的可饱和酶代谢过程

　　细胞色素 P450 酶参与的药物代谢是酶催化反应的一种。在此代谢过程中,药物是底物,药物代谢物是产物。因此,药物代谢应遵循酶动力学的一般规则。图 11-1 显示了酶催化反应速率与底物浓度之间的关系。

　　在给予较大剂量或多剂量给药情况下,会导致相应的底物药物出现可饱和的代谢过程。这时血药浓度和血药浓度-时间曲线下面积与剂量不成正比,会高于按一级动力学预测的值,可能会造成体内血药浓度显著升高,从而引起明显的临床效应和毒副作用。如苯妥英钠,应用一定剂量药物后肝代谢能力达到饱和,肝代谢清除率下降,此时即使增加很小的剂量,也可以引起血药

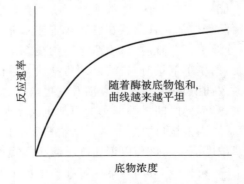

随着酶被底物饱和,曲线越来越平坦

反应速率

底物浓度

图 11-1　酶催化反应速率与底物浓度之间的关系

NOTE

浓度急剧增加。

（二）与药物吸收、排泄有关的可饱和载体的转运过程

有些药物的吸收受胃肠道限制性转运机制的影响。例如β-内酰胺类抗生素（羟氨苄青霉素）是通过小肠多肽转运机制所吸收的，当其剂量增加时，药物的生物利用度降低，但达峰时间几乎没有变化。生物利用度的降低可以通过胃肠道限制性转运机制的特征来解释。达峰时间变化不大是小肠吸收部位面积有限的结果，故剂量的大小并不影响药物从摄取至转运部位的时间。

此外，某些介导分泌的转运蛋白，如有机阴离子转运蛋白（OAT）、P-糖蛋白（P-gp）的饱和会导致外排分泌的药物比例减少，从而提高药物的生物利用度，血药浓度-时间曲线下面积与剂量的比值会随剂量的增加而增加。

（三）与药物分布有关的可饱和血浆／组织蛋白结合过程

与血浆蛋白高度结合及清除率低的药物，其剂量达到一定量后血浆蛋白结合发生饱和，此时如果再增大剂量，将显著提高游离型药物的百分比。由于只有游离型药物才能转运到肝和肾的组织间隙进行消除，因此增大剂量将促进其经肝代谢和肾排泄的消除过程，会提高全身清除率和表观分布容积，进而导致半衰期缩短，血药浓度和AUC较按剂量比例预测值低。由于药物效应与游离型药物直接相关，因此不仅要注意药物总浓度，更要注意游离型药物浓度随剂量变化的情况。

例如，丙戊酸具有非线性药物动力学的部分原因是药物与血浆蛋白结合具有非线性特征，丙戊酸的血药浓度为40 μg/mL和130 μg/mL时，其游离比例分别是10％和18.5％。

（四）其他特殊过程

（1）代谢产物抑制及酶诱导：某些药物能抑制自身代谢酶的活性，从而能使代谢减慢，半衰期延长，血药浓度及AUC升高，导致药理活性及毒副作用增强，称为自身代谢抑制，包括双香豆素和地西泮等。自身代谢抑制会产生另一类非线性药物动力学特征，即时间依赖药物动力学（time-dependent pharmacokinetics），这种非线性药物动力学不符合米氏动力学方程。

酶诱导与自身抑制代谢相似，一些药物（如苯妥英钠、苯巴比妥、保泰松和卡马西平等）能够诱导其自身的药物代谢酶的过量生成，从而促进自身的代谢，使药物代谢的半衰期缩短，血药浓度及AUC降低，进而导致药物的药理活性下降或无效，这种现象称为自身诱导代谢。

自身诱导代谢也会产生不符合米氏动力学特征的时间依赖药物动力学。这种时间依赖药物动力学与典型的剂量依赖性的米氏消除的区别在于，时间依赖药物动力学涉及与药物处置有关的机体器官的生理或生化改变，如自身诱导引起酶蛋白合成量增加，导致药物内在消除率增加。

能够产生自身代谢的典型药物是青蒿素。青蒿素连续给药后，可诱导自身药物代谢酶，使其清除率增加。青蒿素在健康志愿者及疟疾患者体内的药物动力学均呈现明显的时间依赖性，连续给药7日后，口服清除率约提高了5倍，AUC下降为单剂量给药的20％。值得注意的是，给予单剂量时，青蒿素的药物动力学仍表现为线性动力学特征，但多剂量给药后，其动力学参数如清除率、生物半衰期等发生改变，血药浓度也不遵循线性药物动力学多剂量给药的累加规律，因此时间依赖药物动力学也属于非线性药物动力学的范畴。另一个典型的药物是卡马西平，当人按口服多剂量方案给药后，血药浓度明显低于按单剂量给药的动力学参数预测的血药浓度值。当该药以恒速静脉滴注方式给予猴以后，血药浓度在不到1日内达峰值，然后逐渐下降，第2～7日内基本稳定在一个恒定的低水平。

（2）难溶性药物的消化道吸收：当给药剂量增加时，血药浓度的上升速率降低。

口服较大剂量时，对低溶解性药物而言，溶解度可能成为药物非线性吸收的原因。在通过

胃肠道的短暂时间内,药物的吸收量不可能与服用剂量成比例地增加。例如灰黄霉素,对于这种微溶于水(溶解度为 10 mg/L)的药物,当剂量从 250 mg 增加至 500 mg 时,其生物利用度降低。

三、非线性药物动力学的识别

非线性药物动力学出现的原因是多方面的,如药物的生物转化和排泄过程的饱和性、肾和胆汁排泄的区别、肝脏药物代谢酶活性引起代谢差异等。在这种情况下,治疗剂量范围内,剂量的微小改变就可以引起药物稳态血药浓度的大幅改变。多服或漏服一剂药物可能引起超出或低于治疗范围的血药浓度。

由于非线性药物动力学可能导致明显的毒副作用,所以识别药物的动力学特征对临床用药的安全性评价有重要的作用。

识别非线性药物动力学的方法可以归纳为以下几种。

(1) 以若干个不同的剂量静脉注射某一药物,分别在不同时间测定血清或血浆药物浓度,然后将每个血药浓度数据除以相应的剂量,并对时间 t 作图。若所得曲线明显不重叠,则可以预测该药物存在非线性过程。也可用各个血药浓度-时间曲线下面积分别除以相应的剂量,若所得各个比值明显不同,则可认为存在非线性过程。

(2) 实验设计基本上与上述相同,但将每个浓度-时间数据按线性模型处理,计算各个动力学参数,若有一些或所有药物的动力学参数明显随剂量大小而改变,则可认为存在非线性过程。

(3) 动物静脉注射给药一次,测定不同时间、不同剂量的组织和血药浓度,如果是线性动力学过程,则以组织浓度对相应的游离药物浓度作图,数据应呈直线分布。如果不呈直线分布,则存在非线性过程。

(4) 一个具有多种消除通路的药物,如其中某一通路是非线性的,则其尿排泄物(原形药及代谢产物)的组成随剂量不同而不同。

(5) 以三种剂量(高、中、低)单次给药的 AUC 对给药剂量作图。若不呈线性关系,则可认为存在非线性动力学过程。若 AUC 比线性过程增加得快,则可能存在非线性消除;若 AUC 比线性过程增加得慢,则可能存在非线性吸收。

F、k_a、V、Cl_r 和 Cl_h 这五个药动学参数基本上定义和总结了药物在体内的时间过程。通常这些参数在同一个个体内不随剂量变化而变化,但当药物符合非线性药物动力学时,参数中的任何一个或几个会随剂量变化而变化。

第二节 非线性药物动力学方程

一、米氏(Michaelis-Menten)方程

药物生物转化、肾小管分泌、胆汁排泄通常需要酶或载体系统的参与,这些系统呈现容量限制性的药物消除过程。这些过程通常用 Michaelis-Menten 方程[式(11-1)]加以描述,故称为米氏非线性药物代谢动力学。

$$-\frac{dC}{dt} = \frac{V_m \cdot C}{K_m + C} \tag{11-1}$$

其中:$-\dfrac{dC}{dt}$为药物在 t 时间的下降速率,表示消除速率的大小;V_m 为药物在体内消除过程中理

论上的最大消除速率；K_m 为 Michaelis-Menten 常数，简称米氏常数，是指药物在体内的消除速率为 V_m 的一半时所对应的血药浓度，即当 $-\dfrac{dC}{dt}=\dfrac{V_m}{2}$ 时，$K_m=C$（图 11-2）。

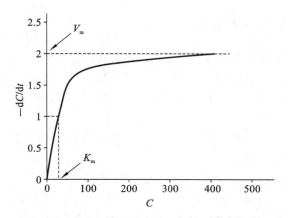

图 11-2　Michaelis-Menten 过程中药物的消除速率与药物浓度之间的关系

非线性药物代谢动力学过程的药物动力学参数 K_m、V_m，取决于药物的性质及酶或载体介导的过程，在一定条件下是个常数。相对而言，K_m 是更重要的动力学参数，它表征底物和酶或载体的亲和力（affinity），K_m 越小，底物与蛋白亲和性越强，代谢或转运能力越强。通常 K_m 最小的底物为酶或载体的最适底物或天然底物。

对于指定的酶或载体和底物，当培养条件一定时，K_m 就是定值，而与酶或载体蛋白的含量无关，可用于判断体外酶代谢、细胞或膜转运与体内实验结果的一致性，解析介导药物转运的蛋白及代谢酶的类型及底物和抑制剂所使用的浓度等。

Michaelis-Menten 方程有两种极端的情况，介绍如下。

（1）当 $C \ll K_m$ 时，式（11-1）可简化为

$$-\frac{dC}{dt} = \frac{V_m}{K_m} \cdot C \tag{11-2}$$

式（11-2）表明消除速率与血药浓度的一次方成正比，这与一级动力学线性特征一致。其消除速率常数（k）实际上等于 V_m/K_m。

此时

$$t_{1/2} = \frac{0.693 K_m}{V_m} \tag{11-3}$$

由上可知，低剂量时，消除速率与浓度成正比，半衰期与给药剂量无关，此时血药浓度过程服从一级动力学。

（2）当 $C \gg K_m$ 时，式（11-1）可简化为

$$-\frac{dC}{dt} = V_m \tag{11-4}$$

这种情况下，血药浓度的消除速率与血药浓度无关，消除过程达到饱和，消除速率接近一恒定值。

此时

$$C = C_0 - V_m t \tag{11-5}$$

此段范围内消除 50% 的时间为

$$t_{1/2} = \frac{C_0}{2V_m} \tag{11-6}$$

此时消除速率与浓度或剂量无关，是以恒量（V_m）进行，但单位时间转运的百分比则随时

间而改变，$t_{1/2}$ 与浓度（剂量）有关且随浓度（剂量）增加而增加。由上述可以看出，在高剂量时，该过程为零级动力学。

假定某药物 K_m 为 10 mg/L，V_m 为 2.0 mg/(L·h)，按式(11-1)计算不同血药浓度下消除速率及消除速率与血药浓度的比值，见表 11-2。

表 11-2 具有非线性动力学特征药物的血药浓度对消除速率的影响

$C/(mg/L)$	$-dC/dt/[mg/(L·h)]$	$(-dC/dt)/C/(h^{-1})$
1 000	1.980	0.001 98
900	1.978	0.002 19
800	1.975	0.002 47
400	1.951	0.004 88
100	1.818	0.018 18
10	1.000	0.100 0
1	0.181 8	0.181 8
0.1	0.019 80	0.198 0
0.01	0.001 998	0.199 8
0.001	0.000 199 9	0.199 98

从上表可以看出，当 $C \gg K_m$ 时，消除速率趋近于 V_m[2.0 mg/(L·h)]，近似于零级消除过程；当 $C \ll K_m$ 值时，则消除速率与血药浓度比值趋近于 V_m/K_m(0.2 h^{-1})，相当于一级消除过程的速率常数 k。以上是两种极端的情况，当血药浓度介于两种极端情况之间时，消除为混合的非线性过程。

有些药物在治疗浓度时呈线性动力学消除，当血药浓度过高而出现中毒反应时常出现显著偏离一级消除的情况。

二、血药浓度与时间的关系

具有非线性消除动力学特征的药物，静脉注射给药后，血药浓度的经时过程可通过 Michaelis-Menten 方程的积分式来表达。将式(11-1)移项，可得

$$-\frac{dC}{C}(C + K_m) = V_m dt \tag{11-7}$$

或

$$-dC - \frac{K_m}{C}dC = V_m dt \tag{11-8}$$

式(11-8)积分后整理得

$$t = \frac{C_0 - C}{V_m} + \frac{K_m}{V_m}\ln\frac{C_0}{C} \tag{11-9}$$

将式(11-9)整理得

$$\ln C = \frac{C_0 - C}{K_m} - \frac{V_m}{K_m}t + \ln C_0 \tag{11-10}$$

式(11-9)、式(11-10)中同时存在 C 及 $\ln C$，故不能如线性动力学中一样明确解出 C-t 关系式。

NOTE

三、非线性动力学参数的计算

（一）K_m 及 V_m 的计算

1. 单次给药静脉注射后以血药浓度变化速率求 K_m 与 V_m

（1）Lineweaver-Burk 双倒数法：采用将米氏方程直线化的方法，将式（11-1）移项后，其瞬时速率（dC/dt）以平均速率（$\Delta C/\Delta t$）表示，C 以取样间隔内中点时间的血药浓度或平均血药浓度 $C_中$（即 Δt 时间内开始血药浓度与末尾血药浓度的平均值）表示，可得

$$\frac{1}{-\Delta C/\Delta t} = \frac{K_m}{V_m \cdot C_中} + \frac{1}{V_m} \tag{11-11}$$

以 $\dfrac{1}{-\Delta C/\Delta t}$ 对 $\dfrac{1}{C_中}$ 作图或回归得一条直线，其斜率为 K_m/V_m，截距为 $1/V_m$。通常由于在低浓度取样点较少且为浓度的倒数，使得式（11-11）的数据点不均匀，因此计算斜率和截距的准确度较低。

（2）Hanes-Woolf 差商-几何均值法：此法是由双倒数法衍生出来的，结果可靠，公式为

$$\frac{C_中}{-\Delta C/\Delta t} = \frac{K_m}{V_m} + \frac{C_中}{V_m} \tag{11-12}$$

实际运算时，以 $\sqrt{C_n \cdot C_{n+1}}$ 代替 $C_中$，$\dfrac{\Delta t}{\Delta \ln C}$ 近似 $\dfrac{dt}{d\ln C}$，则上式改写为

$$\frac{t_{n+1} - t_n}{\ln C_n - \ln C_{n+1}} = \frac{K_m}{V_m} + \frac{1}{V_m} \sqrt{C_n \cdot C_{n+1}} \tag{11-13}$$

以 $\dfrac{t_{n+1} - t_n}{\ln C_n - \ln C_{n+1}}$ 对 $\sqrt{C_n \cdot C_{n+1}}$ 作图，回归直线斜率为 $\dfrac{1}{V_m}$，截距为 $\dfrac{K_m}{V_m}$。由于方程左侧为差商，右侧的 $\sqrt{C_n \cdot C_{n+1}}$ 为几何平均值，故此作图法习惯称为差商-几何均值法。

2. 用静脉注射后的 $\ln C\text{-}t$ 数据估算 K_m、V_m　单纯非线性消除的药物，其血药浓度-时间方程如式（11-10）所示，当血药浓度很低时，$C_0 - C \approx C_0$，该曲线尾段为直线，则该直线方程为

$$\ln C = \ln C_0 + \frac{C_0}{K_m} - \frac{V_m}{K_m}t \tag{11-14}$$

将其外推与纵轴相交，可得到纵轴上的截距，以 $\ln C_0^*$ 表示，则

$$\ln C_0^* = \ln C_0 + \frac{C_0}{K_m} \tag{11-15}$$

整理式（11-15）可得到 K_m：

$$K_m = \frac{C_0}{\ln C_0^* - \ln C_0} \tag{11-16}$$

式（11-16）中 $\ln C_0^*$ 可从 $\ln C\text{-}t$ 曲线末端直线段外推求得，故可应用式（11-16）求得 K_m，再根据直线的斜率求得 V_m，即 $V_m = -$ 斜率 $\times K_m$。

3. 根据不同给药速率 R 或给药剂量 D 与相应稳态血药浓度 C_{ss} 计算 K_m、V_m'

（1）当给药达到稳态时，药物的吸收速率等于消除速率。式（11-1）可改写为

$$R = \frac{V_m' \cdot C_{ss}}{K_m + C_{ss}} \tag{11-17}$$

式（11-17）中 R 为给药速率（可用给药剂量与给药间隔的比值求得），C_{ss} 为稳态血药浓度，V_m' 为以体内药量表示的最大消除速率（相当于 V_m 和表观分布容积的乘积），式（11-17）可转变为

$$C_{ss} = \frac{V_m' \cdot C_{ss}}{R} - K_m \tag{11-18}$$

以 C_{ss} 对 C_{ss}/R 作图或回归,截距为 $-K_m$,斜率为 V'_m。式(11-18)也可以转化为

$$R = V'_m - \frac{K_m \cdot R}{C_{ss}} \tag{11-19}$$

同样以 R 对 R/C_{ss} 回归,根据斜率和截距也可求得 K_m 和 V'_m。

该方法简单易行,但必须给予两种以上的不同剂量,并需测定相应的 C_{ss}。此法还可以根据已求得的 K_m 和 V'_m 预测不同剂量时的稳态血药浓度或预测要达到预期稳态血药浓度所需的给药剂量。该方法特别适合临床给药方案的调整,若 K_m 和 V'_m 来自受试患者则更理想。否则,在实际工作中可采用来自大量病例的平均值,K_m 值的个体差异较 V'_m 的个体差异小得多。

（2）直接计算法:将剂量1（给药速率 R_1）及其对应的稳态血药浓度（C_{ss1}）,剂量2（给药速率 R_2）及其对应的稳态血药浓度（C_{ss2}）直接代入式(11-17),然后解下列联立方程组,可解出 K_m 及 V'_m。

$$\begin{cases} R_1 = \dfrac{V'_m C_{ss1}}{K_m + C_{ss1}} \\[2mm] R_2 = \dfrac{V'_m C_{ss2}}{K_m + C_{ss2}} \end{cases}$$

上述方程的解为

$$K_m = \frac{R_2 - R_1}{\dfrac{R_1}{C_{ss1}} - \dfrac{R_2}{C_{ss2}}} \tag{11-20}$$

当 K_m 求得后,代入上述方程组中任一方程便可求出 V'_m。

【例 11-1】 一患者服用苯妥英钠,每天给药 150 mg 的稳态血药浓度为 8.6 mg/L,每天给药 300 mg 达稳态后的血药浓度为 25.1 mg/L。求该患者的苯妥英钠的 K_m 和 V'_m 值。如欲达到稳态血药浓度为 11.3 mg/L,每天应服用多大剂量?

解:用式(11-20)计算 K_m 值,即

$$K_m = \frac{R_2 - R_1}{\dfrac{R_1}{C_{ss1}} - \dfrac{R_2}{C_{ss2}}} = \frac{300 - 150}{\dfrac{150}{8.6} - \dfrac{300}{25.1}} = 27.3 \ (\text{mg/L})$$

将 K_m 值代入式(11-17),计算 V'_m 值为

$$V'_m = \frac{R_1(K_m + C_{ss1})}{C_{ss1}} = \frac{150 \times (27.3 + 8.6)}{8.6} = 626.2 \ (\text{mg/d})$$

将 K_m、V'_m 及 C_{ss} 值代入式(11-17),可计算出达到预期稳态血药浓度 11.3 mg/L 所需的天给药剂量 R 值为

$$R = \frac{V'_m \cdot C_{ss}}{K_m + C_{ss}} = \frac{626.2 \times 11.3}{27.3 + 11.3} = 183.3 \ (\text{mg})$$

（二）生物半衰期

生物半衰期即体内药物量或血药浓度消除一半所需的时间。在线性动力学中,药物的生物半衰期为定值,仅与消除速率常数有关,与体内药物量多少无关。对于具有非线性消除的药物,静脉注射后,其血药浓度与时间关系如式(11-9)所示,将 $C = \frac{1}{2}C_0$ 代入式(11-9),则可得

$$t_{1/2} = \frac{\frac{1}{2}C_0 + 0.693 K_m}{V_m} = \frac{C_0 + 1.386 K_m}{2 V_m} \tag{11-21}$$

由式(11-21)可见,非线性动力学药物由初浓度消除一半所需时间与初浓度成正比,随着血药浓度增大,其生物半衰期延长。

在任何时间 t,同样可以导出由浓度 C 消除一半所需的时间即生物半衰期 $t_{1/2}$:

$$t_{1/2} = \frac{\frac{1}{2}C + 0.693K_m}{V_m} = \frac{C + 1.386K_m}{2V_m} \tag{11-22}$$

当 $C \ll K_m$，即血药浓度下降到很低时，$t_{1/2} = 0.693 \cdot \dfrac{K_m}{V_m}$，血药浓度对生物半衰期影响不明显，表现为线性动力学特征，$t_{1/2}$ 与血药浓度无关。

当 $C \gg K_m$，即血药浓度较高时，$t_{1/2} = \dfrac{C}{2V_m}$，表明生物半衰期随血药浓度的增加而延长。

假设一种具有非线性动力学消除的药物，V'_m 为 200 mg/h 与 K_m 分别为 72 mg/L 及 36 mg/L 时，药物浓度下降到各浓度值一半所需时间值 $t_{1/2}$ 列于表 11-3 中。由表可见，在 V_m 相同的情况下，当浓度较高时，$t_{1/2}$ 主要受血药浓度影响；当血药浓度较低时，$t_{1/2}$ 主要受 K_m 的影响，$t_{1/2} = 0.693 \cdot \dfrac{K_m}{V_m}$，$K_m = 72$ mg/L 时的 $t_{1/2}$ 是 $K_m = 36$ mg/L 时的 2 倍。

表 11-3 非线性动力学消除药物血药浓度下降一半所需时间与 K_m 的关系

血药浓度/(mg/L)	$K_m = 72$ mg/L		$K_m = 36$ mg/L	
	药物消除时间*	$t_{1/2}^{**}$	药物消除时间*	$t_{1/2}^{**}$
800				
400	2.249 5	2.249 5	2.124 8	2.124 7
200	3.499 0	1.249 5	3.249 5	1.124 7
100	4.248 5	0.749 5	3.874 3	0.624 7
50	4.748 1	0.499 5	4.249 2	0.374 7
25	5.122 7	0.374 5	4.498 8	0.249 7
12.5	5.434 7	0.312 0	4.686 1	0.187 2
6.25	5.715 5	0.280 7	4.842 1	0.156 0
3.125	5.980 6	0.265 1	4.982 5	0.140 4
1.562 5	6.238 0	0.257 3	5.115 1	0.132 6
0.781 25	6.491 4	0.253 4	5.243 8	0.128 6
0.390 625	6.742 9	0.251 5	5.370 5	0.126 7
⋮		⋮		⋮
0		0.249 5		0.124 8

注：* 表示消除到该浓度所需时间，按式(11-9)计算得到；** 表示 $t_{1/2}$ 为药物浓度下降至所对应浓度一半所需时间，按式(11-21)计算得到。

(三) 清除率

单纯非线性消除的药物，其清除率为单位时间内所消除的药物量($-dX/dt$)与血药浓度的比值：

$$Cl = \frac{-\dfrac{dX}{dt}}{C} = \frac{-\dfrac{dC}{dt} \cdot V}{C}$$

将式(11-1)代入，得

$$Cl = \frac{V_m \cdot V}{K_m + C} \tag{11-23}$$

式(11-23)为具有可饱和消除过程的药物总体清除率，可以看出具有非线性消除的药物，其总体清除率与血药浓度有关,随血药浓度的增高总体清除率将变慢。

(1) 当血药浓度较高时,即 $C \gg K_m$ 的情况下,式(11-23)可简化为

$$\mathrm{Cl} = \frac{V_m \cdot V}{C} \tag{11-24}$$

即总体清除率与血药浓度成反比,血药浓度增大一倍,总体清除率减少至原来的一半。

(2) 当血药浓度较低时,即 $K_m \gg C$ 时,则总体清除率可写成

$$\mathrm{Cl} = \frac{V_m V}{K_m} \tag{11-25}$$

此时,清除率与血药浓度无关,相当于线性动力学药物总体清除率。

(3) 当一种药物既有线性消除又具有非线性消除时,药物清除率的方程式为

$$-\frac{\mathrm{d}X}{\mathrm{d}t} \cdot \frac{1}{V} = \frac{V_m C}{K_m + C} + kC \tag{11-26}$$

式(11-26)整理后得

$$\mathrm{Cl} = -\frac{\mathrm{d}X/\mathrm{d}t}{C} = \frac{V_m V}{K_m + C} + kV \tag{11-27}$$

则这种情况下总体清除率为

$$\mathrm{Cl} = \frac{V_m V}{K_m + C} + kV \tag{11-28}$$

式(11-28)同样表明,其清除率与血药浓度有关,血药浓度增大,清除率随之变小。但血药浓度对清除率的影响程度,除与血药浓度大小有关外,还与两种清除途径所占比例有关:如肾清除属于线性消除,而肝代谢属于非线性消除,药物绝大部分通过肾排泄,则其总体清除率受血药浓度影响的程度小;相反情况则影响显著。

(四) 血药浓度-时间曲线下面积

若药物静脉注射后,体内消除按饱和非线性过程进行,则其血药浓度-时间曲线下面积可按式(11-9)代入,即

$$\mathrm{AUC} = \int_0^\infty C\mathrm{d}t = \int_{C_0}^0 t\mathrm{d}C = \frac{1}{V_m}\int_{C_0}^0 \left[C_0 - C + K_m \ln\frac{C_0}{C} \right]\mathrm{d}C = \frac{C_0}{V_m}\left(\frac{C_0}{2} + K_m \right) \tag{11-29}$$

式(11-29)表明,血药浓度-时间曲线下面积与剂量不成正比。将 $C_0 = X_0/V$ 代入式(11-29)得

$$\mathrm{AUC} = \int_0^\infty C\mathrm{d}t = \frac{X_0}{V_m V}\left(K_m + \frac{X_0}{2V} \right) \tag{11-30}$$

当剂量低到 $X_0/(2V) \ll K_m$ 时,式(11-30)可简化为

$$\mathrm{AUC} = \int_0^\infty C\mathrm{d}t = \frac{K_m X_0}{V_m V} \tag{11-31}$$

即血药浓度-时间曲线下面积直接与剂量成正比,相当于一级消除过程。

当 $X_0/(2V) \gg K_m$,即剂量较大、浓度较高时,则式(11-30)简化为

$$\mathrm{AUC} = \frac{X_0^2}{2V^2 V_m} \tag{11-32}$$

表明血药浓度-时间曲线下面积与剂量的平方成正比,此种情况下,剂量的少量增加,会引起血药浓度-时间曲线下面积比较大的增加,如乙酰水杨酸、苯妥英钠等药物的体内过程就属于此类情况,在临床应用时尤其应该引起注意。

(五) 稳态血药浓度

具有非线性药物动力学性质的药物,当多次给药达到稳态浓度时,其药物消除速率和给药速率(即给药剂量与给药时间间隔的比值)相等,则

207

$$R = \frac{X_0}{\tau} = \frac{V_m C_{ss}}{K_m + C_{ss}} \qquad (11\text{-}33)$$

由式(11-33)可进一步推导得到

$$C_{ss} = \frac{K_m X_0}{\tau V_m - X_0} \qquad (11\text{-}34)$$

式(11-34)表明,当增加药物剂量时,稳态血药浓度的升高幅度将高于正比例的增加。

在临床用药上发生过类似的情况。如水杨酸盐以每间隔 8 h 给药一次,当每次给药剂量由 0.5 g 增加到 1.0 g 时,其体内的 C_{ss} 增加到原有水平的 6 倍以上。此外由于 $t_{1/2}$ 随浓度的增加而延长,给药剂量增大后也会使其达稳态所需时间延长。当给药剂量由 0.5 g 倍增到 1.0 g 时,其达稳态所需时间也由原来的 2 天增加到 7 天。临床上由于非线性药物动力学所引起的这些问题,应该引起足够的重视。

本章小结

本章介绍了非线性药物动力学的概念、特征及可能存在非线性动力学特征的体内过程,同时对非线性药物动力学过程的识别方法及动力学方程进行了详细介绍。作为一种常见的体内过程,实际应用中应注意与线性动力学过程进行区分。

能力检测

能力检测
参考答案

简答题
1. 什么是非线性药物动力学?
2. 非线性药物动力学的特点是什么?
3. 引起非线性药物动力学的主要原因是什么?

在线答题

参 考 文 献

[1] Shargel L,Wu P S,Yu A B C.应用生物药剂学和药物动力学[M].李安良,吴艳芬译.北京:化学工业出版社,2006.

[2] Shargel L,Yu A B C. Clinical pharmacokinetics. Concepts and Applications[M]. New York:McG raw Hill,2016.

[3] Gabrielsson J,Weiner D. Pharmacokinetic & Pharmacodynamic Data Analysis:Concepts and Applications[M]. 4th ed. Sweden:Swedish Pharmaceutical Press,2007.

[4] 王广基.药物代谢动力学[M].北京:化学工业出版社,2005.

[5] 刘克辛.临床药物代谢动力学[M].2 版.北京:人民卫生出版社,2014.

[6] Rowland M,Tozer T N. Clinical Pharmacokinetics and Pharmacodynamics:Concepts and Applications[M]. Netherlands:Lippincott Williams & Wilkins,2010.

(沈　松)

NOTE

第十二章 统计矩分析

学习目标

　　1. 掌握零阶矩和一阶矩的定义和计算,以及应用统计矩分析方法计算药物动力学参数。

　　2. 熟悉统计矩在药物剂型研究中的应用。

　　3. 了解二阶矩的一般表述形式。

　　统计矩理论(statistical moment theory)是研究随机现象的一种数学方法。统计矩分析方法基于如下假设:单个药物分子通过体内隔室的运行是由概率支配的,而血浆中药物浓度的经时过程一般视作某种概率的统计分布曲线,即药物分子在体内的驻留时间可以认为是一个连续型随机变量,药物体内过程便是这些随机变量的总体效应,即药物在体内的滞留时间的概率分布曲线,横坐标代表滞留时间,纵坐标代表它的随机分布概率(图12-1)。统计矩分析方法以血药浓度-时间曲线下面积为主要依据,不依赖于隔室模型,故又被称为非隔室分析法。该法不需要对药物或代谢物设定专门的隔室,只要药物在体内符合线性动力学过程,都能采用此法,该法是处理体内药物分布和消除不规则的药物动力学分析的主要手段,各国药品审评部门均推荐采用。需要指明的是,统计矩分析方法和隔室模型各有优缺点,并不互相排斥。

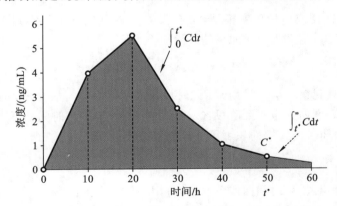

图 12-1　血药浓度-时间曲线(药物分子的随机分布概率-滞留时间曲线)

知识链接

　　早在 1969 年 Perl 等首次用矩量法分析了胆固醇的药物动力学。1975 年 Oppenheimer 等应用统计矩理论分析了碘甲腺氨酸在人体内的代谢与分布。1978 年山冈清志和 Culter 分别将统计矩分析方法应用于药物动力学研究并阐述了血药浓度-时间曲线与尿排泄速率-时间曲线的统计矩定义。自此以来,这一理论得到了广泛的应用,包括药物在体内吸收及消除过程时间的求算、药物体内吸收过程的模拟、药物体外溶出曲线等效性的检验、控释制剂体内外相关性研究和缓释制剂的评价等。

第一节 统计矩的基本概念

在概率论和数理统计学中,数学期望是实验中每次可能结果的概率乘以其结果的总和。对于连续变量 t,其概率密度函数为 $f(t)$,如随机变量的取值范围为 (a,b),则积分 μ_k 称为随机变量 t 的 k 阶原点矩, $\mu_k = \int_a^b t^k f(t) \mathrm{d}t (k = 0,1,2,\cdots)$。

当 $k=1$ 时, μ_1 为一阶原点矩,通常称为数学期望值,是表示随机变量取值的平均水平或中心位置的特征数,记为 μ,即 $\mu = \int_a^b t f(t) \mathrm{d}t$。

随机变量 t 的离差的 k 次幂的数学期望叫作随机变量 t 的 k 阶中心矩, $\nu_k = \int_a^b (t - \mu)^k f(t) \mathrm{d}t (k = 0,1,2,\cdots)$。

当 $k=2$ 时, ν_2 为二阶中心矩,通常称为方差,是表示随机变量取值的分散程度或变异大小的特征数,即 $\nu_2 = \int_a^b (t - \mu)^2 f(t) \mathrm{d}t$。

非隔室模型的统计矩方法以概率论和数理统计学中的统计矩方法为理论基础,对数据进行解析。不论何种给药途径,从统计学上可以定义三个统计矩,包括零阶矩、一阶矩和二阶矩,体现平均值和标准差等概念,反映了随机变量的数字特征。

一、零阶矩

不管何种给药途径或何种房室模型,将血药浓度-时间曲线下从零到无限大的面积(area under the curve,AUC)定义为药时曲线的零阶矩 S_0,即

$$S_0 = \mathrm{AUC} = \int_0^\infty C \mathrm{d}t \tag{12-1}$$

通常血药浓度只观察到某一时刻 t^*,此时血药浓度记为 C^*,故 $0 \to \infty$ 时间内血药浓度-时间曲线下面积的计算可划分为两个阶段: $0 \to t^*$ 时间内血药浓度-时间曲线下面积可用梯形法计算; $t^* \to \infty$ 时间内药时曲线下面积可用外延方程进行计算。

$$\mathrm{AUC} = \int_0^{t^*} C \mathrm{d}t + \frac{C^*}{k} \tag{12-2}$$

时间由 $0 \to t^*$ 血药浓度-时间曲线下面积,可用梯形法求出:

$$\mathrm{AUC}_{0 \to t^*} = \sum_{i=1}^n \frac{C_i + C_{i-1}}{2}(t_i - t_{i-1}) \tag{12-3}$$

由于血药浓度-时间曲线的尾端一般符合指数消除:

$$\mathrm{AUC}_{t^* \to \infty} = \int_{t^*}^\infty C \mathrm{d}t = \int_{t^*}^\infty C^* \mathrm{e}^{-kt} \mathrm{d}t = \frac{C^*}{k} \tag{12-4}$$

则

$$S_0 = \mathrm{AUC} = \sum_{i=1}^n \frac{C_i + C_{i-1}}{2}(t_i - t_{i-1}) + \frac{C^*}{k} \tag{12-5}$$

其中,外延部分 k 为一级消除速率常数,通过血药浓度-时间曲线末端直线部分求得($\ln C$-t),一般采用最后两点直接计算斜率或末端多点直线回归求斜率。

二、一阶矩

药时曲线的一阶矩 S_1 定义为时间从零至无限大的时间和血药浓度的乘积-时间曲线下的面积（area under the moment curve，AUMC），即

$$S_1 = \text{AUMC} = \int_0^\infty tC\,dt = \int_0^{t^*} tC\,dt + \int_{t^*}^\infty tC\,dt \tag{12-6}$$

同样，$\int_0^{t^*} tC\,dt$ 可用梯形法求出，$\int_{t^*}^\infty tC\,dt$ 可用外推法求出，即

$$\int_0^{t^*} tC\,dt = \sum_{i=1}^n \frac{t_iC_i + t_{i-1}C_{i-1}}{2}(t_i - t_{i-1}) \tag{12-7}$$

$$\int_{t^*}^\infty tC\,dt = \frac{t^*C^*}{k} + \frac{C^*}{k^2} \tag{12-8}$$

计算 AUMC 的公式如下。

$$S_1 = \text{AUMC} = \sum_{i=1}^n \frac{t_iC_i + t_{i-1}C_{i-1}}{2}(t_i - t_{i-1}) + \left(\frac{t^*C^*}{k} + \frac{C^*}{k^2}\right) \tag{12-9}$$

式（12-8）和式（12-9）中，t^*、C^* 及 k 含义同上。

体内药物的平均驻留时间（mean residence time，MRT）指药物在体内的平均滞留时间，反映药物分子在体内的平均停留时间，可用下式定义：

$$\text{MRT} = \frac{\text{AUMC}}{\text{AUC}} = \frac{S_1}{S_0} = \frac{\int_0^\infty tC\,dt}{\int_0^\infty C\,dt} \tag{12-10}$$

这里的平均是统计学上的含义，对于正态分布，均值正好出现在样本总数的 50% 处，即

$$均值 = \frac{1}{n}\sum_{i=1}^n (Y_i) \tag{12-11}$$

而血药浓度通常呈指数衰减，符合对数正态分布，均值发生在累积曲线的 63.2% 处，代表静脉注射给药后达 MRT 时，已有 63.2% 的药物被清除。

$$均值 = \frac{1}{n}\sum_{i=1}^n (\lg Y_i) \tag{12-12}$$

三、二阶矩

药时曲线的二阶原点矩 S_2 定义为时间的平方和血药浓度的乘积与时间曲线下的面积即以 t^2C 对 t 作图，所得曲线下面积：

$$S_2 = \int_0^\infty t^2C\,dt = \int_0^{t^*} t^2C\,dt + \int_{t^*}^\infty t^2C\,dt \tag{12-13}$$

S_2 的计算方法和 S_0、S_1 相似，计算公式如下：

$$S_2 = \sum_{i=1}^n \frac{t_i - t_{i-1}}{2}(t_i^2 \cdot C_i + t_{i-1}^2 \cdot C_{i-1}) + \frac{C^*}{k}\left(t^{*2} + \frac{2t^*}{k} + \frac{2}{k^2}\right) \tag{12-14}$$

药物在体内平均滞留时间的方差（variance of mean residence time，VRT）指药物在体内滞留时间的概率密度函数的二阶中心矩，反映药物分子在体内滞留时间的变异程度。

$$\text{VRT} = \frac{\int_0^\infty (t - \text{MRT})^2 C\,dt}{\int_0^\infty C\,dt} = \frac{\int_0^\infty (t - \text{MRT})^2 C\,dt}{\text{AUC}} \tag{12-15}$$

通常在药物动力学中，二阶矩误差已很大，更高阶的矩，如表示曲线不对称性的三阶矩，表示峰态的四阶矩，由于误差过大，实用价值不大。近年来在药物动力学的研究中主要应用

NOTE

AUC 和 MRT。

不论是统计矩理论的非隔室研究方法,还是隔室研究方法,要取得准确可靠的结论,在很大程度上依赖于实验设计。若实验设计不当,则估算值准确度差,甚至得出错误的结论。由于 C^* 和 k 对 S_0、S_1 和 S_2 的计算有影响,所以实验设计应科学、合理,方可获得满意的结果。

统计矩理论仅适用于在体内符合线性动力学过程的药物,但对于非线性动力学药物,目前尚不能恰当处理,有待今后进一步深入研究。

第二节 药物动力学参数的计算

一、生物半衰期

血药浓度-时间曲线的一阶矩,即 MRT,是类似于生物半衰期($t_{1/2}$)的统计矩。实际上,静脉注射给药时的一阶矩(MRT_{iv})指的是消除体内 63.2% 的药物量所需要的时间,即

$$MRT_{iv} = t_{0.632} \tag{12-16}$$

当单室模型药物静脉注射给药时,根据一级消除动力学公式:

$$\ln C = -kt + \ln C_0, \quad t = -\frac{1}{k} \cdot \ln \frac{C}{C_0}$$

$$MRT_{iv} = t_{0.632} = -\frac{1}{k} \cdot \ln \frac{(1-0.632)C_0}{C_0} = \frac{1}{k} \tag{12-17}$$

$$t_{1/2} = \frac{0.693}{k} \tag{12-18}$$

由式(12-17)和式(12-18)换算可得

$$t_{1/2} = 0.693 MRT_{iv} \tag{12-19}$$

对于双室模型,则

$$MRT_{iv} = \frac{1}{\beta}, \quad t_{1/2(\beta)} = 0.693 MRT_{iv} \tag{12-20}$$

上式中,β 为双室模型的消除相混杂参数,$t_{1/2(\beta)}$ 为双室模型药物消除半衰期。

平均滞留时间 MRT 是药物给药方式的函数。一般非快速给药的 MRT 值大于单剂量静脉快速给药的值。对于短时的恒速静脉滴注后,其血药浓度-时间曲线的一阶矩可用下式表示:

$$MRT_{inf} = MRT_{iv} + \frac{T}{2} \tag{12-21}$$

上式中,T 为滴注时间。

对于多剂量给药,因为有前面给药的残留,所以不能计算 MRT;由于 AUC 和 MRT 的计算都要用到 k 值,所以药物的消除必须符合线性动力学特征。

二、吸收动力学

对于血管外给药,由于存在复杂的吸收过程,求得 MRT 显然是表示药物在生物体内总的动力学过程。药物的平均吸收时间(mean absorption time,MAT)表示非血管给药的药物在被吸收之前,药物分子在吸收部位驻留时间的平均值,也就是大约 37% 的药物驻留在给药部位等待吸收所经历的时间。如口服片剂时,平均吸收时间包括吸收前的崩解、溶出及吸收、分布、代谢和排泄等。

由于固体药物在体内崩解、溶出和吸收都具有对数常态分布的特点,可分别用其崩解速

NOTE

率-时间曲线、溶出速率-时间曲线和吸收速率-时间曲线的一阶矩来计算。但实际上在体内测定这些速率是比较困难的，因为每一个过程都是连续发生的。可以由非血管给药和静脉给药的 MRT 值来间接计算。由平均吸收时间 MAT 定义可以得到：

$$MAT = MRT_{ni} - MRT_{iv} \tag{12-22}$$

上式中，MRT_{ni} 为非瞬间方式（即非静脉注射途径）给药后的平均滞留时间。

如果药物的吸收可描述为单一的一级过程，则

$$MAT = \frac{1}{k_a} \tag{12-23}$$

上式中，k_a 为表观一级吸收速率常数。

将式(12-23)代入式(12-22)，可得到：

$$MRT_{ni} = \frac{1}{k_a} + \frac{1}{k} \tag{12-24}$$

当已知 MRT_{ni} 和 k 时，即可算出 k_a 值。

另外，由式(12-23)可得，吸收半衰期 $t_{1/2(a)}$ 为

$$t_{1/2(a)} = 0.693MAT \tag{12-25}$$

如果药物的吸收为零级过程，则

$$MAT = \frac{T}{2} \tag{12-26}$$

三、清除率

清除率是指单位时间内多少表观分布容积内的药物被清除掉。体内总清除率 Cl(clearance)等于总消除速率常数 dX/dt 与全血或血浆药物浓度 C 的比值：

$$Cl = -\frac{dX/dt}{C} \tag{12-27}$$

对于静脉注射给药，则

$$Cl = \frac{(X_0)_{iv}}{(AUC)_{iv}} \tag{12-28}$$

在上式中，X_0 为静脉注射给药剂量。

对于血管外给药，由于存在吸收过程，在计算清除率时，应乘以吸收分数 F。

$$Cl = \frac{FX_0}{AUC} \tag{12-29}$$

四、表观分布容积

在统计矩理论中，表观分布容积是血药浓度达到稳态时的表观分布容积 V_{ss}，定义为清除率与平均滞留时间的乘积：

$$V_{ss} = Cl \cdot MRT \tag{12-30}$$

对于静脉注射给药，则

$$Cl = \frac{X_0}{AUC}, \quad MRT = \frac{1}{k}$$

$$V_{ss} = \frac{Cl}{k} = \frac{X_0 \cdot MRT}{AUC} = \frac{X_0 \cdot AUMC}{AUC^2} \tag{12-31}$$

虽然上式只适用于一次大剂量静脉注射给药，但是这种关系也很容易改成适用于其他给药方式的形式。

对于静脉滴注给药，则

NOTE

$$MRT_{inf} = MRT_{iv} + \frac{T}{2}$$

$$MRT_{iv} = MRT_{inf} - \frac{T}{2} = \frac{AUMC}{AUC} - \frac{T}{2} \tag{12-32}$$

$$V_{ss} = Cl_{iv} \cdot MRT_{iv} = \frac{X_0}{AUC}\left(\frac{AUMC}{AUC} - \frac{T}{2}\right) \tag{12-33}$$

上式中,静脉滴注剂量 X_0 等于静脉滴注速率 k_0 乘以静脉滴注持续时间 T。

对于血管外给药,则

$$Cl = \frac{FX_0}{AUC}$$

$$MRT_{iv} = MRT_{ni} - MAT = MRT_{ni} - \frac{1}{k_a} = \frac{AUMC}{AUC} - \frac{1}{k_a} \tag{12-34}$$

$$V_{ss} = \frac{FX_0}{AUC} \cdot \left(\frac{AUMC}{AUC} - \frac{1}{k_a}\right) \tag{12-35}$$

五、稳态血药浓度

当药物按一定剂量、一定给药周期多次给药后,达到稳态血药浓度(C_{ss})时,任何一个给药周期(τ)内的血药浓度-时间曲线下面积($AUC_{0\to\tau}$)等于单剂量给药时的血药浓度-时间曲线下面积($AUC_{0\to\infty}$),因此稳态平均血药浓度($\overline{C}_{ss}$)可定义为单剂量给药后的 $AUC_{0\to\infty}$ 除以给药周期 τ,即

$$\overline{C}_{ss} = \frac{AUC_{0\to\infty}}{\tau} \tag{12-36}$$

六、绝对生物利用度

绝对生物利用度指的是血管外途径给药后经吸收进入血液循环的药物百分数(F),可用血药浓度-时间曲线的零阶矩来反映。

对于一次快速静脉给药:$F=1$。

对于口服给药:

$$F = \frac{X_{iv} AUC_{po}}{X_{po} AUC_{iv}} \times 100\% \tag{12-37}$$

若口服与静脉注射给药剂量相等,则绝对生物利用度 F 为口服与静脉注射给药后的零阶矩之比,即

$$F = \frac{AUC_{po}}{AUC_{iv}} \times 100\% \tag{12-38}$$

【例 12-1】 某药物在经典药物动力学研究中为双室模型,当静脉注射该药 1.0 g 时,测得不同时间血药浓度数据见表 12-1。

表 12-1 例 12-1 中不同时间的血药浓度

t/h	0	0.165	0.5	1.0	1.5	3.0	5.0	7.5	10
$C/(\mu g/mL)$	100	65.03	28.69	10.04	4.93	2.29	1.36	0.71	0.38

试用统计矩法估算 β、$t_{1/2(\beta)}$、Cl 和 V_{ss} 等药物动力学参数。

解: 将尾端 4 组数据以 $\lg C$ 对 t 进行线性回归,将求得的斜率与 2.303 相乘,得

$$k = 0.257 \ (h^{-1})$$

$$S_0 = AUC = \sum_{i=1}^{n} \frac{C_i + C_{i-1}}{2}(t_i - t_{i-1}) + \frac{C^*}{k} = 55.75 + \frac{0.38}{0.257} = 57.23 \ (\mu g \cdot h/L)$$

$$S_1 = \text{AUMC} = \sum_{i=1}^{n} \frac{t_i C_i + t_{i-1} C_{i-1}}{2}(t_i - t_{i-1}) + \left(\frac{t^* C^*}{k} + \frac{C^*}{k^2}\right)$$

$$= 66.47 + \left(\frac{10 \times 0.38}{0.257} + \frac{0.38}{0.257^2}\right) = 87.12 \ (\mu g \cdot h^2 / L)$$

$$\text{MRT}_{iv} = \frac{\text{AUMC}}{\text{AUC}} = \frac{S_1}{S_0} = 1.52 \ (h)$$

$$\beta = \frac{1}{\text{MRT}_{iv}} = \frac{1}{1.52} = 0.66 \ (h^{-1})$$

$$t_{1/2(\beta)} = 0.693 \cdot \text{MRT}_{iv} = 0.693 \times 1.52 = 1.05 \ (h)$$

$$\text{Cl} = \frac{X_0}{\text{AUC}} = \frac{1 \times 1\ 000}{57.23} = 17.47 \ (L/h)$$

$$V_{ss} = \text{Cl} \cdot \text{MRT}_{iv} = 17.47 \times 1.52 = 26.6 \ (L)$$

第三节 统计矩在药物制剂研究中的应用

统计矩作为一种不依赖隔室模型的分析方法有很多突出的优点。统计矩分析法可以很好地将口服给药的崩解、溶出、吸收和分布时间加以区别,找出限速因素,以便更好地对药物及其制剂进行评价。在生物药剂学的研究中,药物在体内的驻留过程包括崩解(口服片剂、丸剂、胶囊剂)、溶出(口服片剂、胶囊剂、丸剂、混悬剂)、吸收(口服、肌内注射)、分布、消除(口服、肌内注射、静脉注射)。

以氨苄西林胶囊剂为例,采用统计矩法比较两种胶囊的体内过程及生物利用度,其中 A 胶囊为三结晶水合物,B 胶囊为无水物。由图 12-2 可以看出,氨苄西林胶囊的崩解时间极短,溶解过程对血药浓度无明显的影响,且不同胶囊的生物利用度相近,而通过胃肠壁黏膜吸收进入体循环为限速过程,仅有 53% 溶解状态的药物能通过胃肠道的吸收进入血液循环,47% 溶解状态的药物在此之前损失,且吸收过程需要最长的时间。因此,在吸收过程中氨苄西林的损失率较大,改变药物本身的性能增加透过胃肠壁的能力(不是改变剂型因素)是提高生物利用度的关键,故可以考虑制备其酯化的衍生物来改善吸收率以提高血药浓度。

在寻找新药的过程中,往往需要对一系列结构类似的新化合物进行药物动力学的比较。这些结构类似物的血药浓度变化往往不属于同一隔室模型,无法直接比较,而统计矩分析可以直接根据血药浓度等数据计算体内过程的各种参数,从而选出最优的候选化合物。

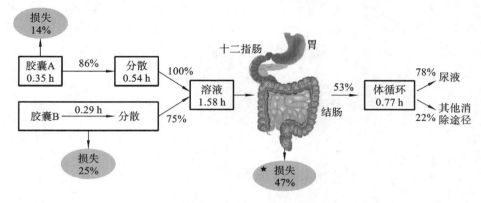

图 12-2 两种氨苄西林胶囊体内过程示意图

对许多药物来说,生物利用度为吸收的速率和程度,易受食物的影响。统计矩分析可以比较非药物因素,如食物对生物利用度的影响。头孢菌素Ⅳ为一种广谱抗生素,以原形在体内发挥作用,毒性低,口服吸收速率快,血浆蛋白结合弱。通过对男性志愿者口服头孢菌素Ⅳ的尿样分析,发现同食高糖、高蛋白质和高脂肪食物可明显降低其尿药排泄速率(出峰时间延迟1~1.5 h)。

不论对动物或是对人,体内药物动力学实验都是困难和复杂的,而对某些药物而言,体内、体外溶出往往有很好的相关性,因此统计矩方法有助于根据体外实验数据推算出体内实验数据。

总之,统计矩是直接基于对血药浓度数据对时间的积分来计算,不需要提前知道药物动力学隔室模型,不仅提供了一个清楚表明时间过程的特性的有利方法,还可以对不同模型的资料进行比较。除此之外,统计矩分析也有很多局限,比如其仅适用于线性药物动力学,且计算存在误差,对实验设计(采样点、采样时间和灵敏度)有较高的要求。

统计矩理论以血药浓度-时间曲线下面积为主要依据,不依赖于隔室模型,不仅提供了一个清楚表明时间过程的特性的有利方法,同时也可以对不同模型的资料进行比较。但是它的应用有一定的限度,仅适用于线性药物动力学。

能力检测

能力检测
参考答案

简答题

为什么要在药物动力学中应用统计矩分析?

参考文献

[1] 刘建平.生物药剂学与药物动力学[M].5版.北京:人民卫生出版社,2016.

[2] Yamaoka K,Nakagawa T,Uno T. Moment analysis for disposition kinetics of several cephalosporin antibiotics in rats[J]. Journal of Pharmacy and Pharmacology,1983,35 (1):19-22.

[3] Haginaka J,Yamaoka K,Nakagawa T,et al. Evaluation of effect of food ingestion on bioavailability of cephalexin by moment analysis[J]. Chemical & Pharmaceutical Bulletin, 1979,27(12):3156-3159.

在线答题

(王彩虹)

NOTE

第十三章 药物动力学在新药研究中的应用

 学习目标 ▎⋯

1. 掌握新药药物动力学研究的基本内容与方法。
2. 熟悉缓（控）释制剂的药物动力学研究。
3. 了解缓（控）释制剂体内外质量评价的方法，了解中药制剂的药物动力学研究。

本章 PPT

在新药研发过程的各个阶段，药物的体内行为（吸收、分布、代谢、排泄，简称 ADME）是评价候选化合物成药可能性的重要因素。本章将从临床前药物动力学、临床药物动力学、缓（控）释制剂的药物动力学研究、中药制剂药物动力学等方面展开讨论。

知识链接

新药从研发到上市需要经过大量工作，包括药物临床前研究（药物的设计与筛选、化学合成与改造、提取工艺、理化性质、处方筛选、制备工艺、质量检测与控制、稳定性、药理、毒理、临床前药物动力学研究等）、临床研究（Ⅰ期临床试验，初步临床药理学研究、人体安全性研究；Ⅱ期临床试验，治疗作用初步评价、安全性研究；Ⅲ期临床试验及其准备工作，扩大临床试验、特殊临床试验、补充临床试验、不良反应观察）、上市后监测等。

第一节 新药药物动力学的研究内容

新药研究过程是一个药物发现，临床前有效性、安全性和药物代谢动力学研究，临床Ⅰ、Ⅱ、Ⅲ和Ⅳ期试验的漫长过程。临床前及临床研究均涉及药物动力学研究，即临床前药物动力学研究（preclinical pharmacokinetics）和临床药物动力学研究（clinical pharmacokinetics）。临床前药物动力学研究的受试对象是实验动物，因此又被称为动物药物动力学实验；临床药物动力学研究的受试对象是人，因而又被称为人体药物动力学试验。

临床前药物动力学研究通过体外和体内研究方法，揭示药物在动物体内的动态变化规律，获得药物的基本动力学参数，阐明药物的吸收、分布、代谢和排泄的过程和特征。临床前药物动力学研究在新药研发过程中发挥重要作用。在药物制剂学研究中，临床前药物动力学研究数据是评价药物制剂特性和质量的重要依据，为设计和优化临床用药方案提供参考。此外，对于缓（控）释制剂，通过临床前药物动力学研究考察单次给药和多次给药后该制剂的药物动力学特征，与原研产品或普通制剂比较，考察试验制剂是否具有缓（控）释特征。

临床药物动力学研究旨在阐明药物在人体内吸收、分布、代谢和排泄的动态变化规律，全

📖 **NOTE**

面认识人体与药物的相互作用,揭示疾病对药物体内过程的影响,探讨联合用药的药物体内过程、相互作用等,是新药上市后制订临床药物治疗方案的重要依据。临床药物动力学研究分为健康志愿者药物动力学研究、目标适应证患者的药物动力学研究以及特殊人群(肝功能损害患者、肾功能损害患者、老年患者和儿童患者)的药物动力学研究等。

一、新药临床前药物动力学研究

(一)基本要求

1. 基本原则 按照《药物非临床药代动力学研究技术指导原则》要求,新药临床前药物动力学研究应遵循以下基本原则:实验目的明确、实验设计合理、分析方法可靠、所得参数全面、满足评价要求、对实验结果进行综合分析与评价、具体问题具体分析。

2. 受试物 化学药物的受试物应采用工艺相对稳定、纯度和杂质含量能反映临床试验拟用样品和(或)上市样品质量和安全性的样品。受试物应与药效学或毒理学研究所用实验药品一致,使药物动力学研究结果对药理学和毒理学研究有直接的参考意义,为解释药物效应产生机制提供依据。受试物应注明名称、来源、批号、含量(或规格)、保存条件、有效期及配制方法等,并提供质量检验报告。实验中所用溶媒和(或)辅料应标明名称、标准、批号、有效期、规格和生产单位等,并符合实验要求。中药、天然药物的受试物应能充分代表临床试验拟用样品和(或)上市样品质量和安全性的样品,一般采用中试或中试以上规模的样品。

3. 实验动物 一般采用成年和健康的动物。动物选择的一般原则如下:首选动物尽可能选择与毒理学和药效学研究相同的动物;尽量在动物清醒的状态下进行实验;最好从同一动物多次采样获取药物动力学参数;创新性药物应选用两种或两种以上的动物,其中一种为啮齿类动物;另一种为非啮齿类动物(如犬、小型猪或猴等)。其他药物,可选用一种动物,建议首选非啮齿类动物;经胃肠道给药的药物不宜选用兔等食草类动物。

临床前药物动力学研究常用动物有小鼠、大鼠、兔、豚鼠、犬、小型猪和猴等。选取与人代谢性质相近的动物进行临床前药物动力学评价。以血药浓度-时间曲线的每个采样时间点一般不少于 5 个数据为限计算所需动物数。受试动物建议雌雄各半,如发现药物动力学存在明显的性别差异,应增加动物数以便认识受试物的药物动力学的性别差异。对于单一性别用药,选择与临床用药一致的性别。

4. 给药途径和剂量选择 临床前药物动力学研究的给药途径和方式应尽可能与临床用药一致。口服给药一般在给药前禁食 12 h 以上,以排除食物对药物吸收的影响。设置至少三个剂量组,其中低、中剂量根据药效学研究确定的有效剂量的上、下限范围选取,高剂量一般接近最大耐受剂量。不同物种之间根据体表面积或药物暴露量进行剂量换算。主要考察在所设剂量范围内,药物的体内动力学过程是属于线性还是非线性,以利于解释药效学和毒理学研究中的发现。如为非线性药物动力学,还应研究剂量对药物动力学的影响。

5. 采样时间点 血药浓度-时间数据对药物动力学研究结果有重大影响,为保证最佳取样点,在正式实验前进行预实验,然后根据预实验的结果,审核并修正原设计的采样点。为获得完整的血药浓度-时间曲线,采样时间点的设计应兼顾药物的吸收相、平衡相($C_{\max}$附近)和消除相。取样点设计 9~13 个不等,一般吸收相至少需要 2 个采样点,平衡相需要 3 个采样点,消除相需要 4~6 个采样点。对于吸收快的血管外给药药物,应尽量避免第一个采样点是$C_{\max}$;整个采样时间应持续 3~5 个半衰期,或持续到血药浓度为 $C_{\max}$ 的 1/20~1/10(如图 13-1 所示)。给药前采集血样作为空白样品。整个实验周期的采血总量不影响动物的正常生理功能和血流动力学,一般不超过动物总血量的 15%~20%。

6. 药物动力学参数 根据实验获得的血药浓度-时间数据,采用适宜的房室模型或非房

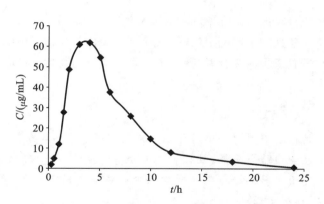

图 13-1　口服给药血样采集时间点设计示意图

室模型方法进行数据处理,求算药物动力学参数。新药药物动力学研究通常要求提供的基本药物动力学参数:静脉注射给药,应提供 $t_{1/2}$、V、AUC、Cl 等参数;血管外给药,除上述参数外,还应提供 k_a、C_{max} 和 t_{max} 等参数,以反映药物吸收、消除的规律。

对于单次给药,应提供各受试动物的血药浓度-时间数据及曲线,各组数据的平均值、标准差及平均血药浓度-时间曲线,各组主要药物动力学参数及其平均值、标准差,并对单次给药临床前药物动力学的规律和特点进行讨论和评价。对于多次给药,应提供各受试动物首次给药后的血药浓度-时间数据及曲线和主要药物动力学参数及各组数据平均值、标准差,3 次稳态谷浓度数据及各组平均值、标准差,血药浓度达稳态后末次给药后血药浓度-时间数据和曲线、主要药物动力学参数,及各组数据平均值、标准差和平均血药浓度-时间曲线。比较首次与末次给药的血药浓度-时间曲线和有关参数,对受试制剂多次给药临床前药物动力学的规律和特点进行讨论和评价。

（二）研究内容

1. 吸收　对血管外给药的制剂而言,药物吸收的速率与程度是制剂的最主要特征,对吸收过程的研究有助于药物的结构设计、处方筛选、工艺优化等。对于血管外给药的新药,进行整体动物实验时应尽可能同时进行血管内给药的实验,提供绝对生物利用度。如有必要,可进行体外细胞实验、在体或离体肠道吸收实验等以阐述剂型对药物吸收的影响。

2. 分布　通过组织分布研究,可以获得实验药物在动物体内的分布规律、主要蓄积的组织和器官、蓄积程度等信息,一方面可以确定药物作用的靶器官,另一方面了解药物在体内的蓄积情况,研究药物的长期毒性。一般选用大鼠或小鼠进行组织分布实验,必要时也可在非啮齿类动物(如犬)中进行。通常选择一个剂量(以有效剂量为宜)给药,参考血药浓度-时间曲线的变化趋势,选择至少 3 个时间点分别代表吸收相、平衡相和消除相,每个时间点一般应有 6 个动物(雌雄各半)的数据。至少测定药物及主要代谢产物在心、肝、脾、肺、肾、胃、肠道、生殖腺、脑、体脂、骨骼肌等组织或器官的浓度,以了解药物在体内的主要分布组织和器官,特别是效应靶器官和毒性靶器官的分布特征。对于药物浓度高、蓄积时间长的组织和器官,应增加观测点,进一步研究该组织中药物消除的情况。以下情况可考虑进行多次给药后特定组织的药物浓度研究:①药物/代谢产物在组织中的半衰期明显超过其血浆消除半衰期,并超过毒性研究给药间隔的 2 倍;②在短期毒性研究、单次给药的组织分布研究或其他药理学研究中观察到未预料的,而且对安全性评价有重要意义的组织病理学改变;③定位靶向释放的药物。同位素标记物的组织分布实验,应尽可能提供给药后不同时相的整体放射自显影图像。

3. 血浆蛋白结合　药物与蛋白的结合会影响药物分布与消除,降低药物在靶部位的浓度。根据药物的理化性质及实验室条件,选择一种测定方法时至少进行 3 个浓度(包括有效浓度)的血浆蛋白结合实验,每个浓度至少重复实验 3 次,以了解药物与血浆蛋白结合率以及可能存在的浓度依赖性和血浆蛋白结合率的种属差异。

对血浆蛋白结合率高且安全范围窄的药物,建议开展体外药物竞争结合实验,即选择临床上有可能合并使用的高血浆蛋白结合率药物,考察其对受试药物蛋白结合率的影响。

知识链接

举例说明药物血浆蛋白结合率对药物作用的影响。

磺胺嘧啶血浆蛋白结合率低,吸收后广泛分布于全身各个组织,易通过血脑屏障发挥抗颅内感染作用。保泰松与双香豆素竞争血浆蛋白结合位点,前者使游离型双香豆素增加、抗凝作用增强。

4. 代谢 对于创新性药物,需要了解药物在体内的代谢类型、主要代谢途径及可能涉及的代谢酶。对于新的前体药物,除对其代谢途径和主要活性代谢产物的结构进行研究外,还应对原形药物和活性代谢产物进行系统的药物动力学研究。如果药物的排泄百分数低(原形药排泄<50%),且代谢产物结构不能确定时,可先采用色谱方法或放射性同位素标记方法分析和分离可能存在的代谢产物,并用色谱-质谱联用等方法初步推测其结构。如果临床研究提示代谢产物在有效性和安全性方面有开发前景,需进一步研究并阐明其代谢途径、结构及酶催化机制。对可能存在较强活性或毒性的代谢产物,也应尽早开展药理和毒理研究。体内药物代谢可与血药浓度-时间曲线和排泄实验同时进行,应用这些实验采集的样品进行代谢产物的鉴定及浓度测定。新药的代谢研究应尽早考察药效和毒性实验所用的实验动物与人体代谢的差异。这种差异有两种情况:其一是量的差异,动物与人的代谢产物是一致的,但各代谢产物的量不同或所占的比例不同;其二是质的差异,即动物与人的代谢产物是不一致的,这时应考虑代谢的种属差异是否会影响其药效和毒性,并以此作为药效和毒性实验动物选择的依据。

在早期临床前药物动力学研究时,应进行体外代谢实验,以预测动物与人体体内代谢有无差异。对于创新性药物,应研究药物对药物代谢酶或转运体,特别是 CYP_{450} 同工酶的诱导或抑制作用。

知识链接

许多药物既是 CYP3A 的底物又是 CYP3A 的诱导剂,如地塞米松、利福平等,上述药物与经 CYP3A 代谢的药物合并用药时,能加快后者的代谢速率。联合用药时,多个药物可互为 CYP3A 竞争性抑制剂,如红霉素、酮康唑、硝苯地平等含氮药物经 CYP3A4 代谢过程中,形成抑制性 P450-Fe(II)代谢复合物。因此,对于 CYP_{450} 代谢依赖性药物联合用药时,明确药物的代谢酶系及其对同工酶的作用(诱导或抑制),对于预防不良药物相互作用是必要的。有些化合物并不是 CYP_{450} 同工酶的底物,却也能诱导或抑制该酶,如奎尼丁是 CYP2D6 的强抑制剂,其本身则通过 CYP3A 代谢转化;氟伏沙明经 CYP2D6 代谢,却能同时抑制 CYP1A2、CYP3A4、CYP2D6。可见,仅仅明确药物的代谢酶是不够的,还需了解药物对其他代谢酶的影响。

5. 排泄 排泄研究在于确定药物的排泄途经、排泄速率和排泄量。药物排泄实验建议同时提供啮齿类和非啮齿类动物的排泄数据,啮齿类(如大鼠、小鼠等)每个性别 3 只动物,非啮齿类(如犬)每个性别 2～3 只动物。进行药物排泄实验时,先收集给药前的尿液及粪便;给药后收集样品的时间点应包括药物从尿液、粪便和胆汁中开始排泄、排泄高峰及排泄结束全过程。每个时间段至少有 5 只动物的实验数据。记录药物及主要代谢产物自粪便、尿液、胆汁排出的速率及总排出量(占总给药量的百分比),提供物质平衡的数据。

【例 13-1】 有学者制备了灯盏花素 β-环糊精包合物,并考察其在大鼠体内的药物动力学。

12 只雄性大鼠随机均分为 2 组,单剂量灌胃灯盏花素(breviscapine)或其 β-环糊精包合物(breviscapine β-CD)10.8 mg/kg,两组动物分别在给药前及给药后 0.17 h、0.5 h、0.75 h、1.0 h、2.0 h、2.5 h、3.0 h、3.5 h、4.0 h、6.0 h、8.0 h 和 12.0 h 于眼眶后静脉丛取血 0.5 mL,检测血浆灯盏乙素浓度。血药浓度-时间数据采用 3P97 药代动力学软件进行拟合,统计矩原理求算药物动力学参数,并计算包合物的相对生物利用度 F。研究结果如表 13-1 及图 13-2 所示。

表 13-1 大鼠灌胃灯盏花素或其 β-环糊精包合物后药物动力学参数($\overline{X} \pm SD, n = 6$)

药物动力学参数	灯盏花素	灯盏花素 β-环糊精包合物
$C_{max}/(ng/mL)$	154 ± 18	328 ± 31 ***
t_{max}/h	3.50 ± 0.18	3.00 ± 0.21 **
$AUC_{0 \to 12 h}/(ng \cdot h/mL)$	710 ± 126	$1\,093 \pm 200$ **
$AUC_{0 \to \infty}/(ng \cdot h/mL)$	839 ± 132	$1\,547 \pm 210$ ***
MRT/h	4.5 ± 1.2	4.6 ± 1.8
$VRT/(h \cdot h)$	9.1 ± 2.4	10.0 ± 3.0
$F_{0 \to 12 h}/(\%)$		154 ± 20
$F_{0 \to \infty}/(\%)$		184 ± 48

注:** $p < 0.01$,*** $p < 0.001$,与灯盏花素组比较。

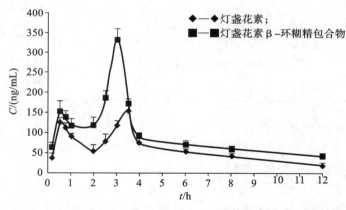

图 13-2 大鼠灌胃灯盏花素及其 β-环糊精包合物后血药浓度-时间曲线

本研究采用血药浓度法考察了灯盏花素 β-环糊精包合物在大鼠体内的药物动力学,并计算其相对生物利用度。灯盏花素在大鼠体内存在两个吸收峰,两者均在第 2 个峰时达最高血药浓度。黄酮类化合物口服吸收后多存在双峰现象,本研究中灯盏花素在大鼠体内的吸收存在同样的现象。其原因可能是灯盏花素在大鼠胃及小肠上段呈弱酸性,以分子形式存在,易以被动扩散方式吸收入血而形成第 1 个吸收峰;当药物到达结肠部位,一方面结肠的细胞间隙较大,对分子屏障作用小,有利于药物通过,另一方面肠道菌群中的水解酶将黄酮苷类水解为苷元后吸收入血,从而形成第 2 个吸收峰。与灯盏花素相比,灯盏花素 β-环糊精包合物的 C_{max} 提高 2.13 倍,相对生物利用度 $F_{0 \to 12 h}$ 和 $F_{0 \to \infty}$ 分别为(154 ± 20)% 和(184 ± 48)%,两种制剂各药物动力学参数间存在极显著差异,说明灯盏花素制成 β-环糊精包合物后,吸收程度得到显著

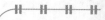

改善。

二、新药临床药物动力学的研究内容

新药临床药物动力学研究旨在阐明药物在人体内的吸收、分布、代谢和排泄的动态变化规律,是制订临床研究方案和临床用药方案、指导临床合理用药的基础。药物研发单位应根据相关指导原则进行科学、合理的临床药物动力学研究,尽可能提供全面的人体药代动力学信息,以保证临床用药的安全、有效(表 13-2)。

表 13-2　新药各期临床研究的特点及一般要求

研究阶段	病例数/例	受试者	目的	研究单位资质
Ⅰ期	20～30	健康志愿者	初步的临床药理学及人体安全性评价试验。观察人体对于新药的耐受程度和药代动力学,为制订给药方案提供依据	国家药物临床试验机构
Ⅱ期	≥100	目标适应证患者	初步评价药物对目标适应证患者的治疗作用及安全性,为Ⅲ期临床试验研究设计和给药剂量方案的确定提供依据	国家药物临床试验机构
Ⅲ期	≥300	目标适应证患者	进一步验证药物对目标适应证患者的治疗作用及安全性,评价利益与风险关系,最终为药物注册申请获得批准提供充分的依据	国家药物临床试验机构
Ⅳ期	≥2 000	目标适应证患者	新药上市后的应用研究阶段,考察在广泛使用条件下,药物的安全性和有效性;评价在普通或者特殊人群中使用的利益与风险关系;改进给药剂量等	负责单位必须是参加该药品Ⅱ期、Ⅲ期临床试验的研究单位;协作单位由申办者和临床研究的负责单位选择国家药物临床试验机构

1. 基本原则　新药临床药物动力学研究必须严格遵守《赫尔辛基宣言》和《人体生物医学研究国际道德指南》,必须在国家药物临床试验机构中选择临床研究单位,严格按照 GCP 原则制订试验方案并经伦理委员会讨论批准。

2. 试验药物　新药临床药物动力学研究的试验药物应在 GMP 车间制备,经国家药检部门检验合格,符合临床研究用质量标准的中试放大产品,且为报送生产及Ⅰ期临床耐受性试验的同批次药品。

3. 受试者　按照 GCP 原则制订试验方案并经伦理委员会讨论批准,受试者必须自愿参加试验,经体检合格并签订书面知情同意书。Ⅰ期临床试验通常在健康受试者中行下列研究:①单次给药的药物动力学研究;②多次给药的药物动力学研究;③人体耐受性试验;④进食对口服药物制剂药物动力学影响的研究;⑤药物代谢产物的药物动力学研究;⑥药物-药物相互作用的药物动力学研究。受试者原则上应男女各半,年龄以 18～45 岁为宜,体重指数(BMI)一般在 19～24 范围内,同批受试者的体重应尽量接近。

Ⅱ、Ⅲ、Ⅳ期临床试验一般选择目标适应证患者进行药物动力学研究、特殊人群药物动力学研究等。肝、肾功能损害患者的药物动力学研究可选择Ⅲ、Ⅳ期临床试验;老年人群的药物动力学研究可选择老年健康志愿者或患者,在Ⅰ～Ⅳ期临床试验期间进行;儿科人群的药物动力学研究多选择目标适应证患儿,在Ⅰ~Ⅳ期临床试验期间进行。

女性受试者应注意生理周期或避孕药物的影响。有性别针对性的药物,如性激素类药物、治疗前列腺肥大药物,治疗男性性功能障碍药物及妇产科专用药物等则应选用相应性别的受试者。受试药物的主要药物代谢酶具有遗传多态性,应查明受试者该酶的基因型或表型,使试验设计更加合理和结果分析更加准确。

4. 药物剂量 一般选用低、中、高三种剂量。剂量的确定主要根据Ⅰ期临床耐受性试验的结果,并参考药效学、药物动力学及毒理学实验的结果,以及拟在Ⅱ期临床试验时采用的治疗剂量推算。高剂量组剂量必须接近或等于人体最大耐受的剂量。多次给药试验应根据单次给药的药物动力学参数中的消除半衰期确定服药间隔以及给药日数。

5. 血药浓度-时间曲线数据的测定 血药浓度-时间曲线数据测定分单剂量试验和多剂量试验。

单剂量试验:确定8~12例受试者,试验前一晚进入监护室或Ⅰ期临床试验病房,统一清淡饮食后禁食不禁水过夜。次日晨空腹(注射给药可以不空腹)给药,200~250 mL温开水送服。试验期间受试者均应在监护室或病房内,避免剧烈活动,禁止饮茶、咖啡和含咖啡饮料,禁止吸烟。

多剂量试验:8~12例受试者集中在监护室或Ⅰ期临床试验病房内进行服药、采样和活动,受试者早、中、晚三餐均统一饮食。对每日一次给药的方案,受试者应禁食10 h左右后于次日晨空腹服药;对每日两次给药的方案,受试者应禁食10 h左右后于次日晨空腹服药,晚上则至少应在进晚餐2 h后服药;每日三次给药的方案,受试者应禁食10 h左右后于次日晨空腹服药,其他服药时间则按每6 h或每8 h间隔服药。

进食对口服制剂药物动力学影响的研究旨在观察口服药物在饮食前、后服药时对药物代谢动力学,特别是对药物的吸收过程的影响,为后续临床研究制订科学、合理的用药方案提供依据。研究时所进的试验餐应是高脂、高热量的配方,使进食对所研究药物的药物动力学的影响达到最大。通常采用随机双周期交叉设计,也可以根据药物的代谢特性与单剂量交叉试验结合在一起进行。将受试者随机分为2组,每组10~12例。空腹给药组禁食10 h左右后于次日晨服用药物,用200~250 mL温开水送服,统一饮食,并严格控制进餐量。进食给药组禁食10 h左右,统一饮食后立即口服药物(5 min内),用200~250 mL温开水送服,统一饮食。两组受试者经清洗期后交叉进行试验。

采样时间点设计可参考临床前药物动力学研究结果,建议进行预试验,然后根据预试验的结果,审核并修正原设计的采样点。一条完整的血药浓度-时间曲线,应包括药物各时相的采样点,即血管内给药应该有分布相和消除相数据;血管外给药应该有吸收相、分布相和消除相数据。一般在吸收相至少需要2个采样点,峰浓度附近至少需要3个采样点,消除相至少需要3个采样点。一般不少于11个采样点,应覆盖3~5个消除半衰期的时间,或采样持续到血药浓度为C_{max}的1/20~1/10。如果同时收集尿样,则应收集服药前尿样及服药后不同时间段的尿样。尿样取样点应包括开始排泄时间、排泄高峰及排泄基本结束的全过程。

6. 血药(尿药)浓度-时间曲线数据的处理 受试者的血药(尿药)浓度-时间数据一般选用房室模型或非房室模型进行分析,估算新药的主要药物动力学参数,以全面反映药物在人体内吸收、分布和消除的特征。单剂量试验主要药物动力学参数有t_{max}(实测值)、C_{max}(实测值)、$AUC_{0\to\tau}$、$AUC_{0\to\infty}$、V、k、$t_{1/2}$、MRT、Cl或Cl/F。根据试验结果,分析药物是否具有非线性动力学特征。多剂量试验主要药物动力学参数有t_{max}(实测值)、C_{max}^{ss}、$\overline{C}_{ss}$、$t_{1/2}$、Cl或Cl/F、AUC_{ss}及波动系数(DF)等。

7. 新药临床药物动力学研究报告 新药临床药物动力学研究报告,应提供各受试者的血

NOTE

药浓度-时间数据及曲线图、各组血药浓度-时间数据平均值及曲线图、主要药物动力学参数及其平均值,对多次给药与单次给药的药物动力学规律与特点进行比较,并对药物的蓄积进行评价、提出用药建议。

【例 13-2】 氟康唑在健康人体的药物动力学和生物等效性研究。

将 20 名男性健康志愿者随机分为 2 组,分别口服氟康唑片受试制剂 150 mg 和氟康唑胶囊参比制剂 150 mg;两次给药间隔一周,然后进行交叉试验。受试者于试验前一日晚 8 时起禁食,次日 7 时空腹口服药物,用 200 mL 温开水送服。于服药前(0 h)和服药后 0.33 h、0.67 h、1 h、1.5 h、2 h、3 h、5 h、8 h、12 h、24 h、48 h、84 h、120 h 采集血样,检测氟康唑血浆药物浓度。采用 DAS2.0 统计软件计算两种制剂的主要药物动力学参数,并评价两种制剂的生物等效性。研究结果如表 13-3 及图 13-3 所示。

表 13-3　氟康唑主要药物动力学参数($\overline{X} \pm SD, n = 20$)

药物动力学参数	氟康唑片	氟康唑胶囊
$C_{max}/(\mu g/mL)$	3.26 ± 0.54	3.17 ± 0.41
t_{max}/h	1.42 ± 0.65	1.62 ± 0.75
$AUC_{0 \to 120 h}/(\mu g \cdot h/mL)$	710 ± 126	$1\,093 \pm 200$
$AUC_{0 \to \infty}/(\mu g \cdot h/mL)$	131.40 ± 23.40	135.20 ± 20.60
$t_{1/2}/h$	140.50 ± 26.30	145.0 ± 23.60

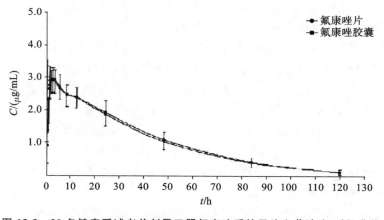

图 13-3　20 名健康受试者单剂量口服氟康唑后的平均血药浓度-时间曲线

t_{max}用非参数法分析,受试制剂与参比制剂无显著性差异;C_{max}、$AUC_{0 \to 120 h}$、$AUC_{0 \to \infty}$经对数转换后做方差分析,C_{max}、$AUC_{0 \to 120 h}$仅个体间有显著性差异,周期间及制剂间均无显著性差异。双向单侧 t 检验结果表明受试制剂 C_{max} 的 90% 可信限落在参比制剂 70%～143% 范围内,受试制剂 AUC 的 90% 可信限落在参比制剂 80%～125% 范围内;以氟康唑的 $AUC_{0 \to 120 h}$ 计算,受试制剂的相对生物利用度为(97.2 ± 7.6)%。表明两制剂具有生物等效性。

第二节　药物动力学在缓(控)释制剂研究中的应用

缓释制剂是指在规定释放介质中,按要求缓慢地非恒速释放的药物。控释制剂是指在规定释放介质中,按要求缓慢地恒速或接近恒速释放的药物。与相应的普通制剂相比,缓(控)释制剂的给药频率比普通制剂减少一半或有所减少,能显著增加患者顺应性。缓(控)释制剂中的药物按适当的速率缓慢释放,"峰谷"波动较小,防止药物波动引起的药物浓度过低达不到药物治疗窗以及药物浓度过高造成的毒副作用,保证药物的安全性与有效性。缓(控)释制剂可延长治疗作用持续时间,减少用药次数,特别适用于高血压、哮喘、糖尿病、精神失常等需要长期用药的慢性病患者。

知识链接

缓(控)释制剂的研发已成为当今医药发展的一个重要方向。当前有多种技术来制备缓(控)释制剂,主要有骨架型、膜控型缓(控)释制剂等。缓(控)释片剂或胶囊剂服用时需用水吞服,严禁掰开、嚼碎或分次使用,否则易造成药物突然释放(突释),引起过量中毒。有些特殊制剂如单硝酸异山梨酯(依姆多缓释片)、卡左双多巴控释片(息宁)等经特殊工艺制造,可沿着药物的刻度线掰开使用,但同样不可嚼碎服用。

一、缓(控)释制剂研究的一般原则

缓(控)释制剂一般适用于半衰期短的药物,如 $t_{1/2}$ 为 2~8 h。但 $t_{1/2}$ 小于 1 h 或大于 24 h 的药物则不适宜制成缓(控)释制剂;给药剂量大、治疗窗很窄的药物,以及血药浓度与药效没有相关性的药物不宜制成缓(控)释制剂;浓度依赖型抗生素由于抗菌效果依赖峰浓度,一般不宜制成缓(控)释制剂;药效激烈的药物,如因设计、工艺等问题导致释药太快,可能使患者中毒,通常也不适宜制成缓(控)释制剂;溶解度差、吸收不规则或吸收差、体内吸收部位受限的药物制成口服缓释制剂应特别慎重,必须充分考虑制成缓释制剂后对释放、吸收、蓄积效应等的改变或影响。因此,缓(控)释制剂的研发立题应根据临床治疗的需要、药物的理化性质及生物药剂学性质等综合考虑确定。

随着胃内滞留技术、生物黏附技术、离子交换技术等新技术和设计思路的发展,越来越多过去认为不适宜制备成缓(控)释制剂的药物逐渐被成功开发。例如普萘洛尔、维拉帕米等首过效应强的药物,半衰期很短的硝酸甘油,半衰期很长的地西泮、头孢氨苄、环丙沙星等抗菌药物以及布洛芬、可待因、吗啡等镇痛药均已制备成缓(控)释制剂。另外,复方缓(控)释制剂也陆续上市,如复方盐酸伪麻黄碱缓释胶囊、复方丙戊酸钠缓释片、复方单硝酸异山梨酯缓释片等。

二、缓(控)释制剂的设计要求

药物在消化道内停留的时间有限,吸收良好的药物在胃内滞留 2~3 h,小肠内滞留 4~6 h,给药后 9~12 h 才到达大肠。若药物的主要吸收部位为胃与小肠,宜设计每 12 h 服药一次,若在大肠也存在吸收,则设计为每 24 h 服药一次。为了保证缓(控)释制剂的生物利用度,处方设计时还要考虑到胃肠道 pH、胃排空、胃肠活动度及食物等因素的影响。

缓(控)释制剂的波动百分数应等于或小于普通制剂。对于半衰期短、治疗窗窄的药物,可设计每 12 h 服药一次,而半衰期长、治疗窗宽的药物,则设计每 24 h 服药一次。

通常缓(控)释制剂中所含的药物量比单剂量的普通制剂多,为了既能获得可靠治疗效果又不致引起突释所带来毒副作用的危险,必须在设计、生产等环节避免或减少突释。缓(控)释制剂体内、外释放行为应符合临床要求,且不受或少受生理与食物因素的影响。

三、缓(控)释制剂血药浓度与时间的关系

缓(控)释制剂释放的基本动力学模式有 4 种:①零级释放;②慢一级释放;③初始快一级,

NOTE

随后零级释放;④初始快一级,随后慢一级释放。动力学参数以吸收程度和吸收速率为主。一般设计以慢一级和(或)零级溶出和释放为主。缓(控)释制剂口服后的体内过程通常可以表示为

$$X_s \xrightarrow[\text{释放}]{k_r^1} X_{gi} \xrightarrow[\text{吸收}]{k_a} X \xrightarrow[\text{消除}]{k}$$

上式中,X_s 为缓(控)释制剂中的药物量,k_r^1 为一级释放速率常数,X_{gi} 为胃肠道可吸收的药物量,X 为体内药物量。

缓释制剂的 $k_r^1 \ll k_a$,符合单室模型药物的血药浓度与时间的关系为

$$C = \frac{FX_s k_r^1}{(k_r^1 - k)V}(e^{-kt} - e^{-k_r^1 t}) \tag{13-1}$$

控释制剂中药物以零级释放,药物很快被吸收,则它们的血药浓度与时间的关系为

$$C = \frac{k_r^0}{kV}(1 - e^{-kt}) \tag{13-2}$$

上式中,k_r^0 为零级释放速率常数。如果吸收过程不能被忽略,则为

$$C = \frac{k_r^0}{kV}(1 - e^{-kt}) - \frac{k_r^0}{(k_a - k)V}(e^{-kt} - e^{-k_a t}) \tag{13-3}$$

如果控释部分以零级释放药物,同时有速释部分剂量 X_i 时,血药浓度与时间关系为

$$C = \frac{Fk_a X_i}{(k_a - k)V}(e^{-kt} - e^{-k_a t}) + \frac{k_r^0}{kV}(1 - e^{-kt}) \tag{13-4}$$

四、缓(控)释制剂的剂量设计

一般根据普通制剂的给药方案确定缓(控)释制剂的剂量,即每日给药总量相同,给药频率减小。给药间隔设计应考虑药物在胃肠道吸收特征、临床需要、患者顺应性。依据药物的动力学参数设计合理的给药剂量和间隔。

控释制剂以零级释放药物:稳态时,为了维持血药浓度稳定,维持剂量 X_m 等于释放速率 k_r^0 与维持时间 T 的乘积,而释放速率 k_r^0 应与体内药物消除量相等,即 $X_m = k_r^0 \cdot T$,$k_r^0 = kX_b$,X_b 为稳态体内药量。如临床治疗希望该药物达到的稳态血药浓度为 C_{ss},则 $X_b = C_{ss} \times V$,$k_r^0 = \dfrac{C_{ss}Vk}{F}$,则维持剂量 X_m 可用下式表示:

$$X_m = \frac{C_{ss}VkT}{F} \tag{13-5}$$

F 为口服缓(控)释制剂的生物利用度。

(一)缓释制剂以一级释放药物

达到稳态时,体内药物消除速率与药物释放速率相等,则 $X_m k_r' = C_{ss}Vk$,k_r' 为药物的一级释放速率常数,则维持剂量 X_m 可用下式表示:

$$X_m = \frac{C_{ss}Vk}{k_r'} \tag{13-6}$$

(二)速释和缓(控)释同时释放药物

为了很快达到有效血药浓度,需要给予速释剂量 X_i。如果给予一个普通剂量 X 作为速释剂量,则在速释剂量释放药物的同时,维持剂量亦释放药物,导致最初阶段药物浓度超出了期望的水平,因此必须对速释剂量 X_i 进行校正:

$$X_i = X - (k_r^0 \cdot t_{max}) \tag{13-7}$$

药物按一级动力学消除,为了维持治疗血药浓度水平,要求 $X_m = k_r^0 \cdot T$,$k_r^0 = C_{ss}Vk$。缓(控)释制剂的总剂量为速释剂量与维持剂量之和,即

$$X_{\text{tot}} = X_i + k_r^0 \cdot T \tag{13-8}$$

或

$$X_{\text{tot}} = X - (k_r^0 \cdot t_{\max}) + k_r^0 \cdot T \tag{13-9}$$

（三）先速释后缓（控）释释放药物

若维持剂量有时间滞留，即速释剂量达峰值后才开始释药，亦可避免给药开始阶段血药浓度超出期望水平。给予速释剂量为 X_i，缓释部分以零级速率 k_r^0 释放，维持剂量 $X_m = k_r^0(T - t_{\max})$，缓（控）释制剂的总剂量为

$$X_{\text{tot}} = X_i + k_r^0(T - t_{\max}) \tag{13-10}$$

【例 13-3】 某单室模型药物为口服给药，普通制剂的给药方法为每天给药 4 次，每次 250 mg。临床上需要长期用药，该药 $k = 0.3\ h^{-1}$，胃肠道吸收速率常数 $k_a = 2.0\ h^{-1}$，表观分布容积 $V = 10\ L$，假设其生物利用度 $F = 1$，拟研制每天给药 2 次的控释制剂，试设计给药剂量。

根据常规给药剂量与给药间隔，计算平均稳态血药浓度，即为需要达到的血药浓度。

$$\overline{C}_{ss} = \frac{FX_0}{kV\tau} = \frac{1 \times 250}{0.3 \times 10 \times 6} = 13.89\ (\text{mg/L})$$

$$X_b = \overline{C}_{ss} \times V = 13.89 \times 10 = 138.9\ (\text{mg})$$

$$k_r^0 = kX_b = 0.3 \times 138.9 = 41.67\ (\text{mg/h})$$

$$X_m = k_r^0 \cdot T = 41.67 \times 12 = 500\ (\text{mg})$$

如该药的体内过程符合单室模型，产生期望的血药浓度所需的速释部分剂量可用下式计算：

$$C = \frac{Fk_a X_i'}{(k_a - k)V}(e^{-kt_{\max}} - e^{-k_a t_{\max}})$$

$$t_{\max} = \frac{-2.303}{k_a - k}\lg\frac{k_a}{k} = \frac{-2.303}{2.0 - 0.3}\lg\frac{2.0}{0.3} = 1.12\ (\text{h})$$

$$\overline{C}_{ss} = C = 13.89\ (\text{mg/L}), \quad X_i' = 194.21\ (\text{mg})$$

如控释部分与速释部分同时释药，则速释剂量校正为

$$X_i = X_i' - k_r^0 \times t_{\max} = 194.21 - 41.67 \times 1.12 = 147.54\ (\text{mg})$$

该制剂的总剂量为

$$X_{\text{tot}} = X_i + X_m = 500 + 147.54 = 647.54\ (\text{mg})$$

如果控释部分是在速释部分释放后血药浓度达峰值时释放，则

$$X_i = X_i' = 194.21\ (\text{mg})$$

$$X_m = k_r^0(T - t_{\max}) = 41.67 \times (12 - 1.12) = 453.37\ (\text{mg})$$

该制剂的总剂量为

$$X_{\text{tot}} = X_i + X_m = 194.21 + 453.37 = 647.58\ (\text{mg})$$

缓释制剂中缓释剂量与药物的半衰期及期望缓释时间有关。表 13-4 为不同半衰期药物不同缓释时间的缓释与速释的剂量比。如某药半衰期为 4 h，常用剂量为 250 mg，治疗血药浓度希望维持 12 h。查表得 X_m/X_i 为 2.08，则缓释剂量 $X_m = 250 \times 2.08 = 520\ (\text{mg})$。

表 13-4 不同半衰期药物不同缓释时间的缓释剂量与速释剂量比

半衰期/h	缓释 6 h	缓释 8 h	缓释 12 h
1	4.60	5.54	8.32
2	2.08	2.77	4.16
3	1.39	1.85	2.77
4	1.01	1.29	2.08

续表

半衰期/h	缓释 6 h	缓释 8 h	缓释 12 h
5	0.83	1.11	1.66
6	0.69	0.92	1.39
7	0.59	0.79	1.19
8	0.52	0.69	1.04
9	0.46	0.62	0.92
10	0.42	0.55	0.83

五、缓(控)释制剂的药物动力学研究

(一)缓(控)释制剂临床前药物动力学研究

对于国内未上市的缓(控)释制剂,必须先开展动物实验,与已上市的普通制剂比较,验证其在动物体内的药物动力学过程是否符合缓(控)释特征。

1. 单剂量研究 参照《药物非临床药代动力学研究技术指导原则》项下要求设计实验。给药剂量参照人体临床用药剂量。与同剂量普通制剂的药物动力学参数比较,判断 AUC 是否生物等效,C_{max} 和 t_{max} 是否具有缓(控)释特征,即 C_{max} 下降,t_{max} 延长,控释制剂的血药浓度-时间曲线应比普通制剂或缓释制剂平稳。

2. 多剂量研究 参照《药物非临床药代动力学研究技术指导原则》项下要求设计实验。实验制剂与参比制剂每日剂量相等。连续给药至稳态后(7 个消除半衰期以上),最后一日空腹给药后收集血样,获得稳态时一个给药间隔内完整的血药浓度-时间曲线。比较实验制剂与参比制剂的药物动力学参数,判断实验制剂是否具有缓(控)释特征,即 $AUC_{0\to\tau}$ 是否生物等效,实验制剂的 C_{max} 应比普通制剂下降,t_{max} 应比普通制剂延长。

(二)缓(控)释制剂人体生物利用度与生物等效性研究

对于缓(控)释制剂,一般要求生物利用度研究应在单次给药和多次给药两种条件下进行。由于缓(控)释制剂释放时间长,可能受食物影响大,因此还应考虑食物对吸收的影响。

参比制剂一般选择国内外上市的同类缓(控)释制剂的原研产品或主导产品;若为创新的缓(控)释制剂,则选择国内外上市的同类普通制剂的原研产品或主导产品。

1. 单剂量双周期交叉试验 本试验旨在比较受试者于空腹状态下单剂量服用缓(控)释制剂与参比制剂的吸收速率和吸收程度,确认受试制剂与参比制剂是否生物等效,及受试制剂是否具有缓(控)释特征。参照《化学药物制剂人体生物利用度和生物等效性研究技术指导原则》项下要求设计试验。试验结果应提供各受试者血药浓度-时间曲线,计算各受试者的药物动力学参数与生物利用度,如 C_{max}、t_{max}、$AUC_{0\to\tau}$、$AUC_{0\to\infty}$ 和 F 值,并尽可能提供其他参数如平均滞留时间(MRT)等体现缓(控)释特征的指标。

2. 多剂量双周期交叉试验 本试验旨在比较缓(控)释制剂与参比制剂连续用药达稳态后,药物的吸收速率和程度、稳态血药浓度的波动情况。参照《化学药物制剂人体生物利用度和生物等效性研究技术指导原则》项下要求设计试验。

给药方法:采用随机交叉试验,每日用药 1 次的缓(控)释制剂,受试者应空腹 10 h 后于次日晨空腹服药,服药后继续禁食 2 h;每日用药 2 次的缓(控)释制剂,首次于空腹 10 h 后服药,并继续禁食 2 h,第二次应在餐前或餐后 2 h 服药,并继续禁食 2 h。每次用 150~200 mL 温开水送服,并禁水 1~2 h。以普通制剂作为参比制剂时,按常规方法服药,每日总剂量应与受试制剂相等。

取样点的确定:按临床推荐的给药方案连续用药达 7 个消除半衰期后,连续测定 3 日谷浓

NOTE

度（$C_{\min}$），以证实受试者血药浓度已达稳态。达稳态后参照单次给药采样时间点设计，测定末次给药间隔内完整的血药浓度-时间数据。

试验结果应提供各受试者受试制剂与参比制剂血药浓度达稳态后末次给药的血药浓度-时间曲线，计算各受试者的药物动力学参数与生物利用度，如 $C_{\max}^{ss}$、$C_{\min}^{ss}$、$t_{\max}$、$AUC_{0\to\tau}$、$AUC_{0\to\infty}$、DF、MRT、$t_{1/2}$、F 值等。对于特殊的缓（控）释剂型，如结肠定位片、延迟释放片等，还应当考虑剂型的特殊性来设计试验，增加相应考察指标以体现剂型特点。

缓（控）释制剂的重要特征表现在血药浓度波动幅度小，且在治疗所需浓度范围内维持时间长。需要采用适宜的指标描述上述特征，目前常用的参数有以下几种。

（1）坪时间（plateau time）：血药浓度维持在某一范围内的时间。有三种表示方法。

①半峰浓度维持时间（half-value duration，HVD）：半峰浓度维持时间指单次给药后，血药浓度维持在峰浓度一半以上水平的时间。

②治疗维持时间：血药浓度超过 $75\%C_{\max}^{ss}$ 值的维持时间[$T(75\%C_{\max}^{ss})$]。

③延迟商（retard quotients，R_Δ）：延迟商是受试制剂与参比制剂 HVD 的比值，可表示血药浓度-时间曲线峰的宽度。缓（控）释制剂的半峰浓度维持时间应该延长。当 $R_\Delta\leqslant1$，HVD 没有增加，无缓释作用；$R_\Delta=1.5$，表示有弱缓释作用；$R_\Delta=2$，有中等程度的缓释作用；$R_\Delta\geqslant3$，有强缓释作用。可见，R_Δ 可用于评价制剂的缓（控）释效果。

$$R_\Delta = HVD_{受试制剂} / HVD_{参比制剂} \tag{13-11}$$

（2）血药浓度超过平均稳态血药浓度 $\overline{C}_{ss}$ 的维持时间：$T(C>\overline{C}_{ss})$。

（3）波动度（degree of fluctuation，DF）。

$$DF = \frac{C_{\max}^{ss} - C_{\min}^{ss}}{\overline{C}_{ss}}$$

（4）血药浓度变化率。

$$血药浓度变化率 = \frac{C_{\max}^{ss} - C_{\min}^{ss}}{C_{\min}} \times 100\%$$

（5）AUC 波动百分率（AUC-fluctuation，AUCF%）。

$$AUCF\% = \frac{100 \times [AUC(C>\overline{C}_{ss}) + AUC(C<\overline{C}_{ss})]}{AUC_{0\to\tau}} \tag{13-12}$$

（6）波动系数（fluctuation index，FI）。

$$FI = 2 \times \frac{C_{\max}^{ss} - C_{\min}^{ss}}{C_{\max}^{ss} + C_{\min}^{ss}} \tag{13-13}$$

（7）面积偏差法（method of area deviation，R_A）：将受试制剂与参比制剂的 R_A 进行比较，反映整个用药间隔中血药浓度偏离坪浓度的程度。

$$R_A = \frac{AUC(C>\overline{C}_{ss})}{AUC(C<\overline{C}_{ss})} \tag{13-14}$$

【例 13-4】 盐酸特拉唑嗪口服渗透泵控释片人体药物动力学研究。

本研究进行了盐酸特拉唑嗪口服渗透泵控释片在健康人体内的药物动力学分析。运用随机交叉试验设计，20 名健康受试者单剂量、多剂量口服受试制剂（控释片）或参比制剂（普通片）各 4 mg，采用 HPLC 法测定血浆中盐酸特拉唑嗪的浓度，3P97 软件计算药物动力学参数。研究结果见图 13-4 及表 13-5 和表 13-6。

表 13-5 单剂量口服盐酸特拉唑嗪后主要药物动力学参数（$\overline{X}\pm SD$，$n=20$）

药物动力学参数	盐酸特拉唑嗪口服渗透泵控释片	盐酸特拉唑嗪普通片
$C_{\max}$/(ng/mL)	95.27 ± 16.35	120.56 ± 23.15
$t_{\max}$/h	2.65 ± 0.82	1.27 ± 0.61
$t_{1/2}$/h	10.31 ± 2.17	9.52 ± 1.76

续表

药物动力学参数	盐酸特拉唑嗪口服渗透泵控释片	盐酸特拉唑嗪普通片
$AUC_{0\to48\,h}/(ng \cdot h/mL)$	$1\,276.15\pm172.51$	$1\,205.56\pm161.35$
$AUC_{0\to\infty}/(ng \cdot h/mL)$	$1\,307.26\pm195.27$	$1\,286.39\pm191.62$
$F/(\%)$	105.85 ± 6.12	

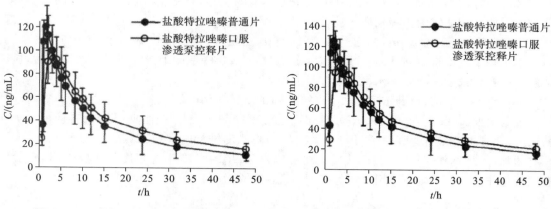

图 13-4　20 名健康受试者单剂量(左)和多剂量口服(右)盐酸特拉唑嗪后的血药浓度-时间曲线

表 13-6　多剂量口服盐酸特拉唑嗪后主要药物动力学参数($\overline{X}\pm SD$, $n=20$)

药物动力学参数	盐酸特拉唑嗪口服渗透泵控释片	盐酸特拉唑嗪普通片
$C_{max}/(ng/mL)$	98.57 ± 18.16	128.15 ± 22.37
t_{max}/h	2.76 ± 0.85	1.35 ± 0.71
$t_{1/2}/h$	10.15 ± 2.12	9.83 ± 1.82
$C_{min}/(ng/mL)(d5)$	5.03 ± 0.51	8.16 ± 0.32
$C_{min}/(ng/mL)(d6)$	5.12 ± 0.55	8.35 ± 0.31
$C_{min}/(ng/mL)(d7)$	5.25 ± 0.52	8.51 ± 0.33
$\overline{C}_{ss}/(ng/mL)$	57.61 ± 9.25	53.13 ± 9.12
$DF/(\%)$	1.62 ± 0.25	2.25 ± 0.26
$AUC_{ss}/(ng \cdot h/mL)$	$1\,382.65\pm205.31$	$1\,275.17\pm175.35$
$F/(\%)$	108.43 ± 6.26	

单剂量口服控释片、普通片后,普通片的 C_{max}[(120.56 ± 23.15) ng/mL]明显高于控释片的 C_{max}[(95.27 ± 16.35) ng/mL];控释片口服给药后的 t_{max} 为(2.65 ± 0.82) h,较普通片 t_{max}[(1.27 ± 0.61) h]明显延迟($p<0.05$);控释片相对生物利用度为$(105.85\pm6.12)\%$。多剂量口服普通片、控释片后,C_{max} 分别为(128.15 ± 22.37) ng/mL、(98.57 ± 18.16) ng/mL;t_{max}分别为(1.35 ± 0.71) h、(2.76 ± 0.85) h;平均稳态血药浓度 $\overline{C}_{ss}$ 分别为(53.13 ± 9.12) ng/mL、(57.61 ± 9.25) ng/mL;稳态时曲线下面积(AUC_{ss})分别为$(1\,275.17\pm175.35)$ ng·h/mL、$(1\,382.65\pm205.31)$ ng·h/mL;血药浓度波动度(DF)分别为$(2.25\pm0.26)\%$ 和$(1.62\pm0.25)\%$;控释片相对生物利用度为$(108.43\pm6.26)\%$。这两种制剂的 $AUC_{0\to48\,h}$、$AUC_{0\to\infty}$具有生物等效性,普通片与控释片口服时吸收程度等效但吸收速率不等效。控释片的达峰时间明显滞后于普通制剂,该控释片显示出控释特征。

(三)食物影响试验

食物尤其是高脂食物可以影响药物的吸收,导致缓(控)释制剂体内释放行为改变,增加药物突释的风险或影响药物吸收速率。食物影响试验采用单剂量三周期三制剂二重拉丁方 $2\times$ 3 交叉设计,受试者随机分成 6 组,每个受试者在不同周期采用不同的给药方案:a.空腹受试制剂;b.高脂早餐＋受试制剂;c.高脂早餐＋参比制剂,需提供的药物动力学参数主要有 AUC 及 C_{max}。受试制剂与参比制剂在进食后 $AUC_{0\to t}$、$AUC_{0\to\infty}$ 及 C_{max} 差的平均值 $<20\%$,认为食物对两种制剂的影响相似;若上述参数有显著差异,应进一步研究食物-效应的关系。

【例 13-5】 他克莫司在预防及治疗肝移植和肾移植术后急性排斥反应具有良好疗效,但其治疗指数窄,临床应用时应进行血药浓度监测。一项研究纳入 23 例男性健康志愿者,评估了饮食对他克莫司缓释胶囊(TSRC)药物动力学参数的影响。结果显示,与空腹状态服药相比,进食时服用 TSRC,他克莫司血药浓度达峰时间延长达 80%,峰浓度降低 20%,AUC 下降 26%。高脂食物亦对 TSRC 的药物动力学有一定影响。一项前瞻性随机标签开放性研究中,21 例男性健康志愿者,进食高脂食物后服用 TSRC 5 mg,与空腹状态相比,他克莫司峰浓度下降约 25%(6.8 ng/mL 比 9.04 ng/mL),AUC 下降约 25%(136.3 ng·h/mL 比 182.3 ng·h/mL)。

（四）等效性检验标准

CFDA 规定若参比制剂为缓(控)释制剂,受试制剂的评价标准与常规制剂一致:$AUC_{0\to\infty}$、C_{max} 符合生物等效性要求,t_{max} 无显著性统计差异时,则认为两种制剂生物等效。若参比制剂为普通制剂,受试制剂与参比制剂的 $AUC_{0\to\infty}$ 比值的 90% 可信限在 80%～125% 置信区间内,双向单侧 t 检验 $p<0.05$,$t_1\geqslant t_{1-\alpha}(v)$、$t_2\geqslant t_{1-\alpha}(v)$,则认为受试制剂与参比制剂生物等效;$C_{max}$、DF 和 C_{max}^{ss} 有显著降低,t_{max} 有显著延长,表明受试制剂具有缓(控)释特征。此外,还应比较两种制剂的血药浓度-时间曲线、吸收速率、平均滞留时间以及治疗窗内的时间等,以获得客观的评价结果。

六、缓(控)释制剂体内外相关性评价

体内外相关性(in vivo-in vitro correlation,IVIVC)是用数学模型描述药物体外性质(体外药物释放度)与生物学特征参数(AUC、t_{max}、C_{max})的关系。IVIVC 模型创建的目的主要体现在两方面:①在初期批准阶段或批准前后发生某些变更(如制剂、设备、工艺和生产产地变更)时,可用 IVIVC 模型的相关指标替代体内 BE 试验;②依据 IVIVC 模型制订溶出度质量标准。《美国药典》(USP39-NF34)将 IVIVC 划分为 A 级、B 级、C 级,《中国药典》2015 年版则将 IVIVC 分为 3 个水平,与美国药典的评级相一致。

A 级:表示体外整个释放度/释放时间过程与整个体内反应过程如血浆药物浓度或吸收的药物数量之间的点对点关系。此种缓释制剂的体外药物释放基本与溶剂无关,体外溶出曲线可以直接和药物吸收的百分数相比较。这种相关的主要优点在于体外溶出的质量控制和药物释放试验可预测药物在体内的过程。

B 级:根据统计矩原理对体外释放时间平均值(MDT vitro)与滞留时间平均值(MRT)或体内释放时间平均值(MDT vivo)进行比较。与 A 级相比,B 级不属于点对点的相关性,仅依靠 B 级相关性并不能预测实际的体内血药浓度-时间曲线,因为不同的血药浓度-时间曲线可能有相同的滞留时间平均值。

C 级:构建体外释放度参数(如 $t_{50\%}$、$t_{90\%}$ 等)与药物动力学参数(如 AUC、t_{max}、C_{max})之间的单点相关性,此种相关性仅代表部分相关性,所得的相关参数不能反映血药浓度-时间曲线形状,也不能反映整个释放过程与整个吸收过程特征。此模型多用于选择制剂和制订质量标准。

除上述 A 级、B 级、C 级外,美国 FDA 还提出多重 C 级。多重 C 级构建了一个或数个相关药物动力学参数与体外溶出实验中不同时间点的药物溶出量的多点相关性。多重 C 级别 IVIVC 至少包括 3 个时间点的药物释放特征参数,选择的时间点应能反映出早期、中期和晚

NOTE

期的溶出特征。多重 C 级相关性的获得很可能创建出 A 级相关性,因此建立模型时优先选择 A 级相关。

A 级相关模型提供的信息量最多,是药品审评机构推荐的首选方法;C 级相关一般用于制剂处方筛选早期阶段;B 级相关一般不适用于药政注册。以 A 级相关为例,创建 IVIVC 一般步骤:选用几种不同释放速率(如慢速、中速、快速释放)的处方,对于不受释放介质影响的药物,也可选用具有单一释放速率的处方;获得上述处方的体外评价数据和体内血浆浓度数据;选择适当的逆卷积分方法、室模型依赖法等评估每种处方和每名受试者的体内吸收/释放时间过程,建立体外释放度与体内吸收/释放时间过程的相关性。

(一)室模型依赖法

为了证明体外释放度与体内生物利用度相关性,可以比较累积释放分数与吸收百分率。体内吸收百分率的计算通常采用给予某制剂后测定得到的血药浓度-时间数据,应用 Wagner-Nelson 法求得不同时间的吸收分数(f),此法适用于单室模型。根据吸收的药物量等于体内的药物量加消除了的药物量,则 f 为

$$f = \frac{C_t + k \int_0^t C_t \, \mathrm{d}t}{k \int_0^\infty C_t \, \mathrm{d}t} \times 100\%$$

以体外累积释放百分率为自变量,体内吸收分数为应变量,进行最小二乘法线性回归,求得相关方程和相关系数,判断体外释放与体内吸收的相关性。

双室模型药物可用 Loo-Riegelman 法求得不同时间的药物吸收分数。吸收的药物量等于血浆中的药物量加周边室的药物量与已消除的药物量,则吸收分数 f 为

$$f = \frac{C_t + k_{10} \int_0^t C_t \, \mathrm{d}t + \frac{(X_\mathrm{P})_t}{V_\mathrm{c}}}{k_{10} \int_0^\infty C_t \, \mathrm{d}t}$$

式中,C_t 和 $(X_\mathrm{P})_t$ 分别是 t 时刻血药浓度和周边室药物量。

(二)逆卷积分方法

该法不需使用模型而直接根据实验数据就可以得到关于药物体内动态的情况。原理:根据质量守恒原则,可以用数学方法严格证明,药物在体内的浓度 C_t 可以用下面的卷积分(convolution)方程来表示:

$$C_t = \int_0^t R(\theta) \cdot W(t - \theta) \, \mathrm{d}\theta$$

$R(\theta)$ 为给药速率,称为输入函数。对于控释制剂来说,就是药物体内释放特性(模型)。

$W(\theta)$ 是单位脉冲给药后体内药物浓度变化(时间 θ 的函数),称为权函数。

此式的意义:t 时刻体内药物浓度 C_t 可以表示为无限个微小输入函数与权函数乘积的和。W 是口服溶液或标准速释制剂的药物浓度函数,$R(\theta)$ 是口服控释制剂的输入函数,C 为口服控释制剂的药物浓度函数。已知输入函数 R 和权函数 W 求浓度 C_t 的过程称为卷积分方法;反之,如果已知 W 和 C_t 求输入函数 R 的过程就称为逆卷积分方法。

(三)平均释放时间与平均滞留时间之间的相关

缓(控)释制剂在体内释放的平均时间等于口服缓(控)释制剂和溶液剂(或标准速释制剂)的平均滞留时间差。即

$$\mathrm{MDT}_{体内} = \mathrm{MRT}_{缓(控)释} - \mathrm{MRT}_{溶液(参比)}$$

对体外溶出过程:

$$MDT_{体外} = \frac{\int_0^\infty t\left(\dfrac{dm}{dt}\right)dt}{\int_0^\infty \left(\dfrac{dm}{dt}\right)dt} = \frac{\int_0^\infty t\left(\dfrac{dm}{dt}\right)dt}{M_\infty}$$

M_∞ 是无限时间药物的溶出量。$MDT_{体内}$ 和 $MDT_{体外}$ 分别表示 62.3% 的药物在体内和体外释放所需要的时间。两者的关系可用一直线方程来描述。

$$MDT_{体内} = A \cdot MDT_{体外} + B$$

式中，A 越接近 1，表明体内、体外释放特性越接近，相关性越好。

第三节 中药制剂的药物动力学研究

对于化学药物制剂来说，其药效成分明确，制备工艺严格按照《中国药典》规定进行，质量较易控制，生物等效性研究体系也较为完善和成熟。中药的药物动力学研究却一直是个难点：①中药制剂组分复杂、各组分作用机制不明确；②中药制剂的药理效应是多方面的；③中药制剂质控缺乏明确的定量方法与指标；④生产厂家不同，原材料产地不同，生产工艺也不尽相同，导致中药制剂质量存在差异。随着中药新剂型的不断发展及中药现代化的进程，如何对中药制剂产品进行生物等效性研究是中药制剂质量控制的重点。

一、中药制剂药物动力学研究方法

当前，中药及其制剂的药物动力学研究方法大致分为两种类型。

第一种是对有效成分明确并能分离检测者，体内过程可直接应用血药浓度或尿药浓度法，与化学药品的研究方法基本一致。研究用样品必须为原料药或临床用制剂，不能使用标准品。药物动力学研究采用的剂量应在药效学有效剂量和毒性剂量之间，给药途径之一必须与临床用药途径一致，口服药物尽可能提供生物利用度。体内药物浓度检测方法，应符合生物样品测定的要求。这一方法虽能定量表达一种或几种成分在体内的动态过程，客观反映它们对机体的作用及在机体内的命运，但由于所测化学成分只是复方中众多化学成分的几种，因而只能部分反映"母方"，不能完全代替"母方"的药物动力学情况。第二种类型是对有效成分不明确且不能用特定化学、物理手段测定者，或有效成分虽明确却缺乏有效的定量分析方法者，可采用药理效应法、毒理效应法、微生物法等。

1. 药理效应法 在一定条件下，体内药量与药理效应存在对应关系，药理指标常能定量地反映药物在体内的动态过程。本法假定药物在体内呈线性分配，药物在作用部位（生物相）的药量（Q）与给药量（D）成正比，又与药效强度（E）存在对应的函数关系 $E_t = f[Q(t)]$。因而给药后某一时刻的 Q 与该时刻的 E 之间的函数关系便可以用 D 与 E 的函数关系 $D = f[E(t)]$ 来表示，建立时间-效应曲线，再变换为血药浓度-时间曲线，并求出药物动力学参数。本法应先选择适当的药理效应作为观测指标，如血压、痛阈等。例如，有学者以血小板聚集抑制率作为药理效应指标，测定了四物汤的药物动力学参数，结果表明，家兔口服四物汤后符合开放单室模型，$t_{1/2(e)} = 0.37$ h，$t_{1/2(B)} = 0.4$ h，$t_P = 0.56$ h。又如，有学者以解热药效为指标，成功得出了麻黄汤、桂枝汤、银翘散、桑菊饮 4 个以治疗表征为主要作用的复方的药物动力学参数。本法以药理效应为观测指标，反映的是药物的整体药效动力学过程，对于有效成分不明的中药复方有应用价值，所得参数能用于指导临床用药。

2. 毒理效应法 也称药物累积法，该法是将血药浓度法中多点测定原理与动物急性死亡率测定药物蓄积性的方法结合，以急性死亡率为指标，推算药动学参数，适用于药理效应和毒理效应为同一组分(单体或有效部分)产生的中药复方。此法又分为急性死亡率法和LD_{90}补量法。本法首先需要建立药物剂量对数死亡概率单位(DP)直线,根据LD_{90}确定合适的用药剂量和不同的给药间隔时间,然后将实验动物随机分为6～8个时间组,均给药2次,记录各组动物死亡率,求出体内药物百分率,以体内药物百分率或其对数与用药间隔时间作图,即得到不同时相药物体内情况的经时变化曲线,再按照常规的药物动力学计算方法求出其药物动力参数。本法能在一定程度上反映药物整体在动物体内的动力学过程,对有一定或明显毒性的中药复方有实用价值。但当毒性成分与药效成分不一致时,所得动力学参数将难以用作临床用药指导。由于使用剂量多已远超临床常用剂量,机体可能受到损害,可能对药物在体内的动力学过程产生较大影响,使所得结果不能表征生理药物动力学过程。因此,本法不是中药药物动力学研究的发展方向。

3. 微生物法　微生物法是血清药理学法的一种,主要用于测定体液中的抗菌药物浓度,选择适宜的标准实验菌株,根据抗菌药在含有实验菌株的琼脂平板中扩散产生抑菌环,在一定浓度范围内,其抑菌环直径大小与浓度对数呈线性关系,由此可根据回归方程求出未知的样品浓度,计算药物动力学参数。本法的优点:①测定的是体液总体抗菌药效,与临床关心的实际药效相一致,对临床有指导价值;②适用于具有或以抗菌活性为主要药效的中药制剂;③有简便易行、体液用量少等优点。本法的缺点:①参数反映的可能是药物抗菌成分、具有抗菌活性的药物代谢产物、机体本身的抗菌活性成分等多成分总体的经时效应变化;②机体内外抗菌效应作用机制的差异,细菌选择得当与否,可在一定程度上影响药物动力学参数的准确性。

二、中药药物动力学研究面临的问题和对策

1. 中药组成的复杂性　每味生药含多种化学成分,多味生药组成的复方所含成分更是多达几十种甚至几百种,无法对每种成分进行研究,选择何种(类)成分为指标成分"代表"整方显得尤为关键。例如,大黄含有数种极性小的游离型蒽醌类成分,数种极性较大的结合型蒽醌苷类成分以及数十种极性大的鞣酸类成分。有学者研究了大黄中大黄素、大黄酚的药物动力学参数,发现二者虽结构相似,但由于活性基团不同,因而药物动力学参数也不同。

2. 有效成分含量低,杂质多,检测难度大　多数中药有效成分含量低,只有少数成分在药材中含量较高。随着微量和超微量检测仪器的发展,这一问题有望解决。

3. 处方环境不确定,药物动力学研究难具规律性　中药大多辨证施治,处方因证而异,同一药味在不同处方环境中起不同作用,这是与西药显著不同之处。

(1)中药多种有效成分动力学研究:随着中药研究的深入,特别是血清药理学的研究证实中药药效产生的物质基础是血液中的化学成分。若要揭示中药在体内的动态变化,多种药效成分的药动学研究是中药药物动力学研究的趋势。

(2)中药药物动力学-药效动力学(PK-PD)模型研究:将PK-PD模型运用到中药药物动力学研究中将有助于阐明中药在体内的药效物质基础,找出浓度-效应-时间三维关系,指导临床用药和剂型改革。

(3)代谢物动力学研究:许多中药药效成分经体内代谢或肠道菌群激活生成,对中药复方代谢物的种类、代谢途径及代谢场所进行研究,阐明代谢物与方剂药效的关系及代谢物的动力学规律。

(4)建立药物的指纹图谱库:鉴于色谱法对大分子化合物的分离和鉴定高效准确,以液相色谱分析为主建立中药的指纹图谱,并以此作为中药及其制剂质量控制的标准。

【例13-6】　牡丹皮炭在血热出血大鼠体内的整合药物动力学与药效学的相关性研究。

雄性大鼠分为空白组、模型组和给药组,模型组采用血热出血模型,给药组大鼠灌胃给予牡丹皮炭提取液,空白组和模型组分别灌胃等剂量的生理盐水。各组大鼠于给药前后不同时

间点采血,HPLC方法检测多个成分的血药浓度;酶联免疫吸附法测定TXB$_2$和6-Keto-PGF$_{1\alpha}$值;结合AUC自定义权重系数,计算牡丹皮炭多成分整合药物动力学浓度,并与止血药效指标相结合,进行浓度-效应-时间相关性分析,研究结果见表13-7和表13-8及图13-5。

表13-7 牡丹皮炭在各组大鼠体内主要入血成分的$AUC_{0 \to \infty}$及自定义权重系数W_i

参数	5-羟甲基糠醛	没食子酸	芍药苷	3,8-二羟基-2-甲基色酮	苯甲酸	对羟基苯甲酸甲酯	丹皮酚	槲皮素
$AUC_{0 \to \infty}$/$(\mu g \cdot h/mL)$	4 300.29	1 007.69	1 714.36	202.21	511.61	24.27	98.55	4 098.11
W_i	0.36	0.08	0.14	0.02	0.04	0.00	0.01	0.34

表13-8 牡丹皮炭多成分在血热出血大鼠体内整合药物动力学参数$(\overline{X} \pm SD, n=10)$

药物动力学参数	$t_{1/2}$/h	t_{max}/h	C_{max}/$(\mu g/mL)$	$AUC_{0 \to \infty}$/$(\mu g \cdot h/mL)$	MRT/h	Cl/F/$(mL \cdot h/mg)$
值	7.74±1.15	3.00±0.00	40.22±0.65	362.03±1.14	86.36±57.00	0.09±0.05

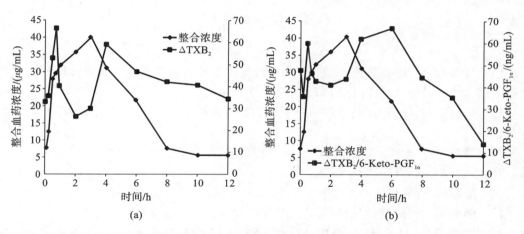

图13-5 牡丹皮炭血热出血模型组多成分整合血药浓度与ΔTXB$_2$(a)和ΔTXB$_2$/6-Keto-PGF$_{1\alpha}$(b)拟合图

长期临床实践表明牡丹皮炭具有明显的止血作用且疗效确切,对牡丹皮炭中多成分在血热出血大鼠体内的多成分药物动力学进行研究得到5-羟甲基糠醛、槲皮素、芍药苷等8种入血成分的AUC及其权重,并获得整合时间-整合浓度曲线。结合大鼠血清的整合血药浓度与药效指标TXB$_2$和6-Keto-PGF$_{1\alpha}$差值进行PK-PD模型拟合,得到浓度-效应-时间曲线。ΔTXB$_2$和ΔTXB$_2$/6-Keto-PGF$_{1\alpha}$药效曲线呈现双峰现象。从第一个峰谷开始,ΔTXB$_2$和ΔTXB$_2$/6-Keto-PGF$_{1\alpha}$与整合血药浓度的值呈正相关关系,表明牡丹皮炭中主要效应成分在体内的动态变化过程与其止血作用消长之间的相关性良好,为牡丹皮炭的药效物质基础、止血作用机制及炮制机制的研究提供依据。

本章小结

药物动力学通过研究药物在体内外的吸收、分布、代谢、排泄特征并获得基本药物动力学参数,指导新药的研发,优化临床给药方案,增强临床用药的安全性和有效性。掌握药物动力学研究是现代药物研究的基本要求之一。

与普通制剂相比,缓(控)释制剂能缓慢或恒速释放药物,减少给药次数,降低药物的毒副

NOTE

作用,增加患者的顺应性。药物动力学研究可以更好地评价缓(控)释制剂的体外释药特征与体内药物动力学过程的相关性及相对生物利用度。

与现代医学相比,中医药的药物动力学研究一直是个难点。时辰药物动力学、群体药物动力学、药动学-药效学结合模型等药物动力学研究方法逐渐成为中药学研究的重要组成部分。重视中药的药物动力学研究旨在阐明和完善中医药理论,填补中药体内过程研究空白,为提高中药制剂的质量和发现新的药物提供科学依据。

能力检测

能力检测
参考答案

在线答题

简答题

1. 新药临床前药物动力学研究的目的是什么?
2. 新药临床前药物动力学研究的动物应如何选择?
3. 新药临床药物动力学研究分为哪几期? 研究目的是什么?
4. 缓(控)释制剂体外释放度实验应如何设计?

参 考 文 献

[1] 张海燕,平其能,郭健新,等.灯盏花素及其β-环糊精包合物在大鼠体内的药代动力学[J].药学学报,2005,40(6):563-567.

[2] 刘昌孝.药代动力学在新药成药性转换医学研究中的作用[J].科技导报,2012,30(5):67-71.

[3] 蒋学华,贾运涛,袁媛,等.Caco-2细胞模型在口服药物吸收过程研究中的应用[J].中国药学杂志,2002,37(5):325-327.

[4] 陈西敬.药物代谢动力学研究进展[M].北京:化学工业出版社,2008.

[5] 颜耀东.缓释控释制剂的设计与开发[M].北京:中国医药科技出版社,2006.

[6] L.夏盖尔,吴幼玲,余炳灼.应用生物药剂学与药物动力学[M].李安良,吴艳芬,译.北京:化学工业出版社,2006.

[7] 印晓星,杨帆.生物药剂学与药物动力学[M].2版.北京:科学出版社,2017.

[8] 魏俊杰,刘晓冬.有机化学[M].2版.北京:高等教育出版社,2010.

[9] Fischer L, Trunečka P, Gridelli B, et al. Pharmacokinetics for once-daily versus twice-daily tacrolimus formulations in denovo liver transplantation:a randomized,open-label trial[J]. Liver Transplantation,2011,17(2):167-177.

[10] Barraclough K A, Isbel N M, Johnson D W, et al. Once-versus twice-daily tacrolimus:are the formulations truly equivalent? [J]. Drugs,2011,71(12):1561-1577.

[11] 魏树礼,张强.生物药剂学与药物动力学[M].2版.北京:北京大学医学出版社,2004.

[12] 路咪咪,庞璐,程沛,等.牡丹皮炭在血热出血证大鼠体内的整合药代动力学与药效学的相关性研究[J].中药材,2018,41(11):2304-2308.

(张丽芳)

NOTE

第十四章　药物动力学在临床药学研究中的应用

本章 PPT

知识链接

在临床治疗中,有时会出现不同患者使用相同剂量的同一种药物,甚至同一患者在不同时间使用相同剂量的同一种药物,出现不同的疗效或不良反应等情况。如苯妥英钠在肝脏主要经 CYP2C9 和 CYP2C19 代谢,而苯妥英钠本身为 CYP2C19 的诱导剂,患者长期使用苯妥英钠,可诱导加速其自身的代谢,导致相同剂量下疗效降低甚至无效。

第一节　给药方案设计

一、概述

给药方案(dosage regimen)是指临床治疗中,为了达到合理用药的目的,医生根据患者的具体情况以及药物的药效学和药动学特点拟定的一种包括药物、药物剂型、给药剂量及间隔的服药计划。药物治疗的成功与否依赖于给药方案的设计。但由于不同个体间的药动学和药效学存在差异,某些经验的给药方案已不能达到满意的治疗效果。因此,给药方案的设计、调整需要实行个体化给药。

根据临床个体患者具体病情设计,以最佳给药途径、优良的药物制剂、最适宜给药剂量和最佳给药间隔,使治疗安全、有效、经济,特别是使治疗既产生最佳疗效又不引起不良反应、能满足治疗目的要求的给药方案,即是最佳给药方案。但并非所有药物都需要给药方案个体化。通常治疗指数小的药物,如地高辛、抗心律失常药等,要求血药浓度的波动范围在最低中毒浓度和最小有效浓度之间,个体在吸收、分布、消除方面的差异常常造成血药浓度的变化,因此需要个体化给药。此外,在治疗剂量即具有非线性药物动力学特征及生理活性很强的药物,例如苯妥英钠,剂量的微小改变可能会导致治疗效果的显著差异,甚至会出现严重的毒副作用,此

　NOTE

类药物也需要个体化给药。而一般治疗窗宽、安全范围广的药物无须实行个体化给药方案,例如青霉素、头孢菌素等抗生素,药物剂量只要维持在最低有效血药浓度以上即可。

当患者病情诊断明确、治疗药物确定后,设计给药方案应考虑以下因素:①与药物的有效性和安全性有关的因素,即药物的药效学性质;②药物的一般药动学性质(如药物的 ADME 规律和特点);③患者的生理状态(如年龄、体重、性别和营养状况等)、病理因素(如是否有肝脏疾病、肾功能衰竭或心功能疾病等);④最后还要考虑给药剂型、给药途径、遗传差异、耐药性及药物相互作用、合并用药、患者顺应性、某些外源性物质如饮酒或吸烟等因素。

(一)血药浓度与药物效应的关系

对大多数药物而言,药效的强弱和持续时间与药物受体部位的药物浓度成正比。目前尚无法做到直接测定受体部位的浓度。但血液中的药物浓度与细胞外液及细胞内液的药物浓度是一个可逆的平衡。因此,血液中的药物浓度间接反映了药物在受体部位的浓度,可反映药理作用的强弱。大多数药物的血药浓度可以作为反映药效的一个客观指标。如苯妥英钠在大部分患者中抗惊厥和抗心律失常的有效血药浓度在 $10\sim20$ $\mu g/mL$ 之间,随着血药浓度的升高,毒性反应增大;在血药浓度达 $20\sim30$ $\mu g/mL$ 时出现眼球震颤;达 $30\sim40$ $\mu g/mL$ 时出现运动失调;超过 40 $\mu g/mL$ 即可出现精神异常。

治疗窗(therapeutic window)即有效血药浓度范围,是指最低有效浓度(minimum effect concentration,MEC)和最低中毒浓度(minimum toxic concentration,MTC)之间的血药浓度。有效血药浓度范围是一个统计学结果,建立在大量临床观察的基础之上,是对大部分人而言的有效且发生毒副作用概率小的范围,但并不是适用于每个人的具体情况。同时,在临床给药方案设计调整过程中,要注意药效延迟产生的情况。

(二)影响血药浓度的因素

影响血药浓度的主要因素:①生理因素,如年龄、性别、种族(民族)、肥胖,如茶碱有效浓度范围是 $10\sim20$ $\mu g/mL$,而有的老年患者的有效浓度仅为 4 $\mu g/mL$,当其血药浓度达到 10.7 $\mu g/mL$(一般人的 MEC)时,却出现了茶碱中毒反应。②病理因素,如肝功能损害、肾功能损害、心脏疾病及胃肠疾病。③遗传因素:机体的血浆蛋白水平及药物代谢酶的差异等。④药物因素,包括制剂因素。⑤药物相互作用。⑥患者的顺应性。⑦其他:某些外源性物质如饮酒或吸烟等因素。最终导致的结果是不同患者接受相同的常规剂量后,有的患者达不到疗效,有的患者已出现了毒性反应。

(三)制订给药方案的一般步骤

对于已确定有效治疗浓度的药物,可按以下步骤制订临床给药方案。①根据治疗目的和药物的性质,选择最佳给药途径和药物制剂。②根据药物治疗指数和药物的半衰期,按药物动力学方法估算血药浓度允许波动的幅度,确定最佳给药间隔(τ)。③根据已知有效治疗血药浓度范围,按药物动力学方法计算最适给药剂量(包括负荷剂量和维持剂量)。④将前三步确定的试用方案用于患者,观察疗效与反应,监测血药浓度,进行安全性和有效性评价与剂量调整,直至获得临床最佳给药方案。

二、给药方案的设计

设计临床给药方案的目的是使血药浓度维持在有效治疗浓度范围(MEC~MTC)之内,以便最大程度地发挥药物疗效和限制药物的毒副作用。根据患者的具体药物动力学参数进行设计的给药方案是最精确的方法,但临床实践中要获得每个患者的参数非常困难,因此多数情况下是应用患者易得的个体参数(如体重、年龄等)和已知的群体平均药物动力学参数进行给药方案的设计,后期根据疗效及治疗药物监测等进行给药方案调整。临床常见的给药方案设计

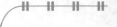

一般有以下五种方法。

(一)根据生物半衰期设计给药方案

常用药物按生物半衰期($t_{1/2}$)的长短可分为四大类:①超速处置类药物,其 $t_{1/2} \leqslant 1\ h$,如胰岛素 $t_{1/2}$ 为 $0.1\ h$,青霉素 G $t_{1/2}$ 为 $0.5\ h$,头孢拉啶 $t_{1/2}$ 为 $1\ h$;②快速处置类药物,$t_{1/2}$ 为 $1 \sim 4\ h$,如吲哚美辛 $t_{1/2}$ 为 $2\ h$,链霉素 $t_{1/2}$ 为 $2.5\ h$;③中速处置类药物,$t_{1/2}$ 为 $4 \sim 8\ h$,如磺胺异噁唑 $t_{1/2}$ 为 $6\ h$,多黏菌素 B $t_{1/2}$ 为 $4.4\ h$;④慢速处置类药物,$t_{1/2}$ 为 $8 \sim 24\ h$;⑤极慢速处置类药物 $t_{1/2} > 24\ h$,如地高辛 $t_{1/2}$ 为 $40.8\ h$,洋地黄毒苷 $t_{1/2}$ 为 $120\ h$。影响药物体内半衰期的因素有剂量效应(非线性药物动力学特征的药物)、尿液 pH、个体差异、年龄、药物相互作用、生理及疾病因素等。

药物的生物半衰期($t_{1/2}$)在临床给药方案的设计中具有重要的指导意义,其与药物在体内的消除速率常数(k)是制订给药计划最重要的药物动力学参数,特别是仅知道半衰期而不能得到其他任何参数时,则可根据半衰期来制订给药方案,但该法不适用于半衰期过短或过长的药物。

1. $t_{1/2}$ 很短的药物($t_{1/2} \leqslant 1\ h$) 对于 $t_{1/2}$ 很短的药物,根据药物治疗窗的大小,有两种给药方案可供选择。①若该药物治疗窗较宽,可采用适当加大给药剂量,适当延长给药间隔的给药方案,但要保证给药间隔末期仍能保持有效血药浓度水平。如青霉素 G 钠临床给药方案;②若药物治疗窗较窄,可采用静脉滴注给药方案,如利多卡因。

2. $t_{1/2}$ 为 $1 \sim 4\ h$ 对于该类药物,主要考虑治疗窗和给药的方便性。①对于治疗窗较宽的药物,可采用适当加大给药剂量和适当延长给药间隔的给药方案;②对于治疗窗较窄的药物,可采用静脉滴注或选择缓(控)释制剂给药,以免血药浓度波动幅度大。

3. $t_{1/2}$ 为 $4 \sim 8\ h$ 对于中速处置类药物($t_{1/2}$ 为 $4 \sim 8\ h$),为迅速达到有效治疗浓度,临床多采用按 $t_{1/2}$ 给药($\tau = t_{1/2}$)、首次给予负荷剂量、维持剂量必须在出现疗效的最小剂量以上的给药方案(如某些抗生素及磺胺类药物)。

4. $t_{1/2}$ 较长的药物 对于 $t_{1/2}$ 较长的药物,若按 $t_{1/2}$ 给药,给药间隔等于半衰期,则可能引起血药浓度较大波动,临床多采用适当缩短给药间隔(给药间隔小于半衰期)、多次分量给药方案,以减小血药浓度波动性。

5. $t_{1/2} > 24\ h$ 对于极慢速处置类药物,为了提高患者对医嘱的顺应性,多采用 1 天 1 次或者数天 1 次的给药方案。对于某些半衰期特别长的药物如甲氟喹($t_{1/2}$ 为 20 天)、阿仑膦酸钠($t_{1/2}$ 为数年),采用每周 1 次的方案。

根据药物的 $t_{1/2}$ 设计给药方案比较简单、方便,但必须根据药物的 $t_{1/2}$ 长短、$t_{1/2}$ 的变动来调整临床给药方案。因为对于具体的某一药物,生物半衰期 $t_{1/2}$ 并非恒定,通常文献中的 $t_{1/2}$ 是正常情况下的平均值,不同的个体间有时存在较大的差异。有许多因素会引起 $t_{1/2}$ 变动,如给药剂量、个体差异、年龄、药物相互作用、生理及疾病因素等。临床药物动力学研究中,有时需对患者的药物半衰期做个体测定,然后调整给药方案。对于非线性药物动力学特性的药物,如苯妥英钠、地高辛等,半衰期 $t_{1/2}$ 随给药剂量增加而延长,血药浓度与给药剂量不成正比,为保证其临床用药的安全性和有效性,必须进行药物监测,采用个体化给药。对肾功能减退的患者,药物从患者体内消除速率发生变化,$t_{1/2}$ 也随患者的肾功能变化而变动,所以进行临床给药方案设计时,必须根据患者的肾功能变化来调整给药方案。

(二)根据平均稳态血药浓度设计给药方案

此法是将多剂量口服给药后的平均稳态血药浓度作为制订给药计划最适当的指标,使给药后的血药浓度迅速达到该指标。用此法制订给药计划时对安全区狭窄的药物需注意 $C_{\max}^{ss}$ 与 $C_{\min}^{ss}$ 超出治疗范围所带来的危险。平均稳态血药浓度,用公式表示如下:

$$\overline{C}_{ss} = \frac{\int_0^\infty C \mathrm{d}t}{\tau} = \frac{FX_0}{kV\tau} \tag{14-1}$$

符合单室模型的药物平均稳态血药浓度 $\overline{C}_{ss}$ 为

$$\overline{C}_{ss} = \frac{FX_0}{Cl \cdot \tau} \tag{14-2}$$

将式(14-1)整理,得

$$X_0 = \overline{C}_{ss}kV\tau \cdot \frac{1}{F} \tag{14-3}$$

$$\tau = \frac{FX_0}{kV \cdot \overline{C}_{ss}} \tag{14-4}$$

符合双室模型的药物平均稳态血药浓度 $\overline{C}_{ss}$ 为

$$\overline{C}_{ss} = \frac{FX_0}{k_{10}V_C \cdot \tau} \tag{14-5}$$

将式(14-5)整理,得

$$X_0 = \overline{C}_{ss}k_{10}V_C\tau \cdot \frac{1}{F} \tag{14-6}$$

$$\tau = \frac{FX_0}{\overline{C}_{ss} \cdot k_{10}V_C} \tag{14-7}$$

具体调整方法:由于每种药物对于肝、肾功能正常的患者,其 k、V 是一定值,根据平均稳态血药浓度设计临床给药方案,主要是指调整给药剂量 X_0 或给药周期 τ。由式(14-1)可知,调整给药方案时,当给药间隔和给药剂量改变时,只要式中给药速率 FX_0/τ 保持不变,平均稳态血药浓度 $\overline{C}_{ss}$ 就不会改变。但给药后的 C_{max}^{ss} 与 C_{min}^{ss} 会随着 X_0 和 τ 的变化而改变。给药间隔越长,则稳态血药浓度的峰谷波动性越大,因波动度 $DF = k\tau$,因此对于治疗窗非常窄的药物必须小剂量多次给药,使 τ 较小或采取静脉滴注的方式给药。临床上对治疗指数小的药物应根据 C_{max}^{ss} 和 C_{min}^{ss} 来设计给药方案,使血药浓度控制在 C_{max}^{ss} 和 C_{min}^{ss} 安全范围内。

【例 14-1】 已知普鲁卡因酰胺胶囊生物利用度 F 为 85%,$t_{1/2}$ 为 3.5 h,V 为 2.0 L/kg。

①若患者每 4 h 给药 1 次,剂量为 7.45 mg/kg,求 $\overline{C}_{ss}$。

②若保持 $\overline{C}_{ss}$ 为 6 μg/mL,每 4 h 给药 1 次,给药剂量应为多少?

③若口服剂量为 500 mg,体重为 70 kg 的患者,要维持 $\overline{C}_{ss}$ 为 4 μg/mL,求给药周期。

④若口服剂量为 500 mg,给药周期为 4 h,求负荷剂量 X_0^*。

解: 已知 $F = 0.85$,$t_{1/2} = 3.5$ h,$V = 2.0$ L/kg。

① $\overline{C}_{ss} = \dfrac{FX_0}{kV\tau} = \dfrac{0.85 \times 7.45}{\dfrac{0.693}{3.5} \times 2 \times 4} = 4$ (μg・kg/mL)

② $X_0 = \overline{C}_{ss}kV\tau \dfrac{1}{F} = 6 \times \dfrac{0.693}{3.5} \times 2 \times 4 \times \dfrac{1}{0.85} = 11.18$ (mg/kg)

③ $\tau = \dfrac{FX_0}{kV \cdot \overline{C}_{ss}} = \dfrac{0.85 \times 500}{\dfrac{0.693}{3.5} \times 2 \times 70 \times 4} = 3.83$ (h) ≈ 4 (h)

④ $X_0^* = 2X_0 = 2 \times 500 = 1\,000$ (mg)

（三）根据稳态血药浓度 C_{max}^{ss} 和 C_{min}^{ss} 制订给药方案

对临床实用药物而言,药物治疗指数(TI)是指无不良反应的最大血药浓度(MTC)与产生治疗效应的最小血药浓度(MEC)的比值。进行临床给药方案设计时,将 MEC 定为最小稳态血药浓度 C_{min}^{ss},MTC 定为最大稳态血药浓度 C_{max}^{ss}。设计临床给药方案的目的是希望治疗时将稳态血药浓度维持在安全有效的血药浓度范围内，即 MTC 和 MEC 之间的治疗窗。多次给药应有一个最佳给药周期，以使最大稳态血药浓度 C_{max}^{ss} 与最小稳态血药浓度 C_{min}^{ss} 的比值小于治疗指数，即 $\dfrac{C_{max}^{ss}}{C_{min}^{ss}}<$ TI，以确保临床用药的安全性与有效性。

1. 单室模型多次静脉注射给药方案设计 连续静脉注射在体内呈现单室模型的药物血药浓度达到稳态时，血药浓度仅在 C_{max}^{ss} 和 C_{min}^{ss} 之间简单地上下波动。如以 τ 表示给药间隔时间，C_{max}^{ss} 为静脉注射后药物瞬时浓度，C_{min}^{ss} 为下一次静脉注射前的血药浓度，药物血药浓度的减少可用单项指数式表示，则 C_{max}^{ss} 和 C_{min}^{ss} 之间的关系如下：

$$C_{min}^{ss} = C_{max}^{ss} \cdot e^{-k\tau} \tag{14-8}$$

所以，$\tau = \dfrac{1}{k}\ln\dfrac{C_{max}^{ss}}{C_{min}^{ss}}$，整理得

$$\tau = 1.44 t_{1/2}\ln\frac{C_{max}^{ss}}{C_{min}^{ss}} \tag{14-9}$$

或

$$\tau = \frac{2.303}{k}\lg\frac{C_{max}^{ss}}{C_{min}^{ss}} \tag{14-10}$$

故可根据药物的治疗指数和半衰期计算给药间隔。

因为

$$\frac{C_{max}^{ss}}{C_{min}^{ss}} \leqslant TI$$

所以

$$\tau \leqslant 1.44\, t_{1/2}\cdot \ln TI \quad 或 \quad \tau \leqslant \frac{2.303}{k}\lg TI$$

单室模型静脉注射多剂量给药方案设计中的几种情况归纳如下。

（1）如从 C_{max}^{ss} 和 C_{min}^{ss} 先求给药间隔 τ，而不考虑给药剂量 X_0，则方法如下。

$$\tau = \frac{2.303}{k}\lg\frac{C_{max}^{ss}}{C_{min}^{ss}}$$

然后根据 τ 计算 X_0，$X_0 = C_{max}^{ss}V(1-e^{-k\tau})$ 或 $X_0 = \dfrac{C_{min}^{ss}V(1-e^{-k\tau})}{e^{-k\tau}}$

（2）如已知 C_{max}^{ss} 和 C_{min}^{ss} 以及 X_0，求 τ，则方法如下。

$$C_{max}^{ss} = \frac{X_0}{V}\cdot\frac{1}{1-e^{-k\tau}}$$

$$\tau = -\frac{1}{k}\cdot\ln\left(1-\frac{X_0}{VC_{max}^{ss}}\right)$$

或

$$C_{min}^{ss} = \frac{X_0}{V}\cdot\frac{e^{-k\tau}}{1-e^{-k\tau}}$$

$$\tau = -\frac{1}{k}\cdot\ln\frac{VC_{min}^{ss}}{X_0 + VC_{min}^{ss}}$$

【例 14-2】 某抗生素的生物半衰期为 8 h，临床要求其最高血药浓度不超过 50 $\mu g/mL$，最低稳态血药浓度在 25 $\mu g/mL$ 以上。现静脉注射，问其静脉注射的间隔时间为多少小时才能满足上述临床要求？给药量为多少？（已知 $V = 30$ L）

解：已知 $t_{1/2} = 8$ h，$V = 30$ L，$C_{max}^{ss} = 50\ \mu g/mL$，$C_{min}^{ss} = 25\ \mu g/mL$。

$$\tau = \frac{2.303}{k}\lg\frac{C_{max}^{ss}}{C_{min}^{ss}} = \frac{2.303}{\dfrac{0.693}{8}}\lg\frac{50}{25} = 8\ (h)$$

$$X_0 = C_{max}^{ss}V(1-e^{-k\tau}) = 50\times30\times(1-e^{-\frac{0.693}{8}\times8}) = 750\ (mg)$$

2. 单纯静脉滴注给药方案 对于 $t_{1/2}$ 短、治疗指数窄的药物，为避免用药麻烦和减小由于

NOTE

241

延长给药间隔而引起的血药浓度的波动性,临床多采用静脉滴注给药方案。

由前面的知识,我们可知单室模型特征的药物静脉滴注达稳态时血药浓度 C_{ss} 为

$$C_{ss} = \frac{k_0}{kV} \tag{14-11}$$

整理得

$$k_0 = C_{ss}kV \tag{14-12}$$

双室模型特征的药物静脉滴注达稳态时血药浓度 C_{ss} 为

$$C_{ss} = \frac{k_0}{k_{10}V_C} = \frac{k_0}{\beta V_\beta} \tag{14-13}$$

整理得

$$k_0 = C_{ss}k_{10}V_C = C_{ss}\beta V_\beta \tag{14-14}$$

即根据所希望的稳态血药浓度可求出滴注速率 k_0。

3. 静脉滴注与静脉注射同时给药方案　由前面的知识,我们可知静脉滴注给药要达到稳态血药浓度的 95%,需要 4.32 个 $t_{1/2}$,如 $t_{1/2}$ 为 1.9 h 的药物,需长达 8 h;要达到稳态血药浓度的 90%,需要 3.32 个 $t_{1/2}$。为克服这一缺点,尽快达到有效治疗目的,临床给药方案设计时,采用静脉注射一定底药量即负荷剂量,使其立即达到有效治疗血药浓度,同时静脉滴注给药以维持有效血药浓度水平。静脉滴注与静脉注射同时给药时,其血药浓度-时间关系式为

$$C = \frac{X_0}{V} \cdot e^{-kt} + \frac{k_0}{kV}(1 - e^{-kt}) \tag{14-15}$$

【例 14-3】　已知某药物 $t_{1/2}$ 为 50 h,表观分布容积 V 为 60 L,治疗所需血药浓度为 0.9~2.8 μg/mL,临床用药时,给患者静脉注射 20 mg,同时以 20 mg/h 速率静脉滴注给药,试问滴注后 4 h 能否达到治疗所需浓度?

解:依式 $C = \frac{X_0}{V} \cdot e^{-kt} + \frac{k_0}{kV}(1 - e^{-kt})$,有

$$C = \frac{20}{60} \cdot e^{-0.693 \times 4/50} + \frac{20}{0.693 \times 60/50}(1 - e^{-0.693 \times 4/50}) = 1.614 \ (mg/L)$$

滴注 4 h 后血药浓度在治疗所需血药浓度范围内。

4. 先静脉注射后静脉滴注给药方案　如果药物 $t_{1/2}$ 较长,按 $t_{1/2}$ 给药,则血药浓度波动性较大;临床用药时,可先静脉注射一定的底药量,使之立即产生治疗作用,等一段时间后,再静脉滴注给药以维持有效血药浓度水平。先静脉注射后静脉滴注给药时,其血药浓度-时间关系式为

$$C = \left(\frac{X_0}{V} \cdot e^{-kt}\right) e^{-kt'} + \frac{k_0}{kV}(1 - e^{-kt'}) \tag{14-16}$$

其中 t 为静脉注射给药开始至静脉滴注给药开始之间的时间;t' 为静脉滴注给药时间。

【例 14-4】　已知某药物 $t_{1/2}$ 为 55 h,V 为 60 L,有效治疗血药浓度为 0.5~2.5 mg/L,住院患者治疗时,首先静脉注射给药 10 mg,0.5 h 后,以 10 mg/h 的速率静脉滴注给药,试问静脉滴注 3 h,血药浓度是否在治疗所需范围之内?

解:依式 $C = \left(\frac{X_0}{V} \cdot e^{-kt}\right) e^{-kt'} + \frac{k_0}{kV}(1 - e^{-kt'})$,有

$$C = \left(\frac{10}{60} \cdot e^{-0.693 \times 0.5/55}\right) e^{-0.693 \times 3/55} + \frac{10}{0.693 \times 60/55}(1 - e^{-0.693 \times 3/55}) = 0.649 \ (mg/L)$$

滴注 3 h 后血药浓度在治疗所需血药浓度范围内。

5. 间歇静脉滴注给药方案　在开始静脉滴注给药时,血药浓度逐渐升高,达到治疗要求水平,停止滴注,间隔一定时间,再开始滴注给药,根据临床治疗需要确定给药间隔和滴注速

率。由前面的知识可知,给药间隔时间 τ 及滴注速率 k_0 可按下列公式计算:

$$\tau = T + \frac{1}{k} \ln \frac{C^{ss}_{max}}{C^{ss}_{min}} \tag{14-17}$$

$$k_0 = C^{ss}_{max} \cdot kV \cdot \frac{1-e^{-k\tau}}{1-e^{-kT}} \tag{14-18}$$

【例 14-5】 已知某药物 $t_{1/2}$ 为 2.15 h,V 为 17.6 L,临床治疗时给患者在 0.5 h 内快速滴注 80 mg 药物,欲维持有效治疗浓度在 1.4~8.0 μg/mL 范围内,试求最佳给药间隔与静脉滴注速率 k_0。

解:依式 $\tau = T + \frac{1}{k} \ln \frac{C^{ss}_{max}}{C^{ss}_{min}} = 0.5 + \frac{1}{\frac{0.693}{2.15}} \ln \frac{8.0}{1.4} = 5.91$ (h)$\approx$6 (h),得

$$k_0 = C^{ss}_{max} \cdot kV \cdot \frac{1-e^{-k\tau}}{1-e^{-kT}} = 8 \times \frac{0.693 \times 17.6}{2.15} \times \frac{1-e^{-\frac{0.693}{2.15} \times 6}}{1-e^{-\frac{0.693}{2.15} \times 0.5}} = 544 \text{ (mg/h)}$$

6. 口服药单室模型多剂量血管外给药 对于符合单室模型且吸收和消除均表现为一级速率过程的药物,多剂量血管外给药时,其稳态最大血药浓度 C^{ss}_{max} 为

$$C^{ss}_{max} = \frac{k_a FX_0}{V(k_a-k)} \left(\frac{e^{-kt_{max}}}{1-e^{-k\tau}} - \frac{e^{-k_a t_{max}}}{1-e^{-k_a\tau}} \right) \tag{14-19}$$

稳态达峰时间 t_{max} 为

$$t_{max} = \frac{1}{k_a-k} \ln \frac{k_a(1-e^{-k\tau})}{k(1-e^{-k_a\tau})} \tag{14-20}$$

稳态最小血药浓度 C^{ss}_{min} 为

$$C^{ss}_{min} = \frac{k_a FX_0}{V(k_a-k)} \left(\frac{e^{-k\tau}}{1-e^{-k\tau}} - \frac{e^{-k_a\tau}}{1-e^{-k_a\tau}} \right) \tag{14-21}$$

当 $k_a \gg k$ 时,$C^{ss}_{max} = \frac{FX_0}{V} \left(\frac{e^{-kt_{max}}}{1-e^{-k\tau}} \right)$ 和 $C^{ss}_{min} = \frac{FX_0}{V} \left(\frac{e^{-k\tau}}{1-e^{-k\tau}} \right)$,整理得

$$C^{ss}_{min} = C^{ss}_{max} e^{-k(\tau-t_{max})} \tag{14-22}$$

所以

$$\tau = t_{max} + \frac{1}{k} \ln \frac{C^{ss}_{max}}{C^{ss}_{min}} \tag{14-23}$$

血药浓度峰值过后的血药浓度变化,假设用一级消除速率过程表示,则 C^{ss}_{max} 和 C^{ss}_{min} 之间的关系用下式表示:

$$C^{ss}_{min} = C^{ss}_{max} \cdot e^{-k(\tau-t'_m)}$$

所以

$$\tau = t'_m + \frac{2.303}{k} \lg \frac{C^{ss}_{max}}{C^{ss}_{min}} \tag{14-24}$$

稳态后达峰时间为

$$t'_m = \frac{2.303}{k_a-k} \lg \frac{k_a(1-e^{-k\tau})}{k(1-e^{-k_a\tau})} \tag{14-25}$$

所以,如已知稳态达峰时间与 k,即可求得使血药浓度维持在 C^{ss}_{max} 和 C^{ss}_{min} 之间所必需的给药时间间隔 τ。当 C^{ss}_{min} 和 C^{ss}_{max} 分别为 MEC 和 MTC 时,根据上式所求得的 τ 为血管外给药可选的最大给药间隔 τ_{max},然后参照静脉注射的方法进行给药方案设计。

此外,虽然血管外给药的吸收速率常数 k_a 有差异,但通常 $k_a \gg k$,为了计算方便,临床上常忽略吸收过程,其给药方案的估算所用方法和计算公式与静脉给药相类似,但要注意将药物的生物利用度(F)和药物吸收达峰时间(t_{max})两个因素考虑进去,以校正进入体循环的药。

【例 14-6】 已知某药生物半衰期为 7 h,临床要求最高稳态血药浓度不超过 30 μg/mL,

NOTE

最低稳态血药浓度在 15 μg/mL 以上，口服后达到最高血药浓度的时间为 2 h，现有每片含主药 0.25 g 的片剂，经试验发现只要选择适当的给药间隔时间，即可以满足上述临床要求，问给药间隔时间为多少小时？ 如该药 $V=20$ L，$F=0.8$，求给药剂量 X_0。

解：已知 $t_{1/2}=7$ h，$V=20$ L，$F=0.8$，则

$$k=\frac{0.693}{7}=0.099 \ (\text{h}^{-1})$$

$$\tau=t'_{m}+\frac{2.303}{k}\lg\frac{C^{ss}_{max}}{C^{ss}_{min}}=2+\frac{2.303}{0.099}\lg\frac{30}{15}=9 \ (\text{h})$$

$$C^{ss}_{max}=\frac{FX_0}{V}\left(\frac{e^{-kt'_m}}{1-e^{-k\tau}}\right)$$

$$X_0=C^{ss}_{max}V\frac{1-e^{-k\tau}}{Fe^{-kt'_m}}=30\times20\times\frac{1-e^{-0.099\times9}}{0.8\times e^{-0.099\times2}}=539 \ (\text{mg})$$

$$539\div250=2.156（片）$$

若 $\tau=8$ h，则

$$X_0=C^{ss}_{max}V\frac{1-e^{-k\tau}}{Fe^{-kt'_m}}=30\times20\times\frac{1-e^{-0.099\times8}}{0.8\times e^{-0.099\times2}}=500.14 \ (\text{mg})$$

$$500.14\div250\approx2（片）$$

（四）非线性药物动力学给药方案设计

具有非线性药物动力学特征的药物，其药物动力学参数 K_m 和 V_m 存在较大个体差异。在实际工作中，为保证临床用药的安全性和有效性，给药方案设计关键在于确定每个患者的 K_m 和 V_m。这类药物多次给药时体内药量的变化速率等于给药速率（R）与米氏消除速率之差，即 $\frac{dC}{dt}=R-\frac{V_m \cdot C}{K_m+C}$，多次给药达稳态后，给药速率 R 等于药物消除的速率，即

$$R=\frac{V'_m \cdot C_{ss}}{K_m+C_{ss}} \tag{14-26}$$

（1）当静脉滴注给药时，$R=k_0$，代入式（14-26），则有 $k_0=\frac{V'_m \cdot C_{ss}}{K_m+C_{ss}}$

（2）重复静脉注射给药时，$R=\frac{X_0}{\tau}$，代入式（14-26），则有 $\frac{X_0}{\tau}=\frac{V'_m \cdot C_{ss}}{K_m+C_{ss}}$，整理得

$$X_0=\frac{V'_m \cdot C_{ss}}{K_m+C_{ss}}\tau \tag{14-27}$$

$$\tau=\frac{K_m+C_{ss}}{V'_m \cdot C_{ss}} \cdot X_0 \tag{14-28}$$

（3）血管外重复给药时，$R=FX_0/\tau$，代入式（14-26），则有 $\frac{FX_0}{\tau}=\frac{V'_m \cdot C_{ss}}{K_m+C_{ss}}$，整理得

$$X_0=\frac{V'_m \cdot C_{ss}}{F(K_m+C_{ss})}\tau \tag{14-29}$$

$$\tau=X_0\frac{F(K_m+C_{ss})}{V'_m \cdot C_{ss}} \tag{14-30}$$

（五）抗菌药物的给药方案设计

抗菌药物在控制人类感染性疾病中起着举足轻重的作用。中国住院患者抗生素使用率高达 80%，其中广谱和联合使用者占 58%，抗生素耐药和院内感染已成重大隐患。不恰当的抗菌药物给药方案是导致耐药的重要原因。

抗菌药物给药方案设计的目的是获得最大疗效并使不良反应降至最低，同时避免耐药菌的产生。近年来将药物浓度、作用时间和抗菌活性进行整合，研究提出药动学（PK）与药效学

（PD）相关参数，可以更准确地反映药物在体内抗菌作用的时间过程，根据 PK/PD 一般原理制订的给药方案可以达到更高的疗效和清除病原菌的作用，提高临床治疗效果，并能防止治疗过程中细菌产生耐药性，对指导临床合理用药具有重要意义。其主要内容是在明确致病病原体的前提下，结合抗菌药物的性质、药效学和药动学特点以及患者本身的生理病理特点，考虑给药剂量和给药间隔两个因素。

1. 抗菌药物 PK/PD 综合参数　衡量抗菌药物抗菌活性，目前通用的体外指标是最低抑菌浓度（minimal inhibitory concentration，MIC）或最低杀菌浓度（minimal bactericidal concentration，MBC），它也是判断耐药非常重要的参数。由于抗菌药物作用于靶位的浓度无法测定，常用 MIC 和 MBC 代表药效学参数，MIC、MBC 可用于比较不同药物的药效强度，两者数值比较接近时说明该药可能为杀菌剂。但是 MIC（或 MBC）仅是从浓度上反映抗菌活性，只能说明药物对相应的病原菌的作用强弱，没有包括时间的因素，不能说明药物杀菌活性的持续时间、杀菌率和能否通过提高浓度来增强杀菌活性，也不能说明抗菌药物是否有抗菌药物后效应（post antibiotic effect，PAE）。因此对抗生素进行剂量设计时仅基于血中药物的浓度和最低抑菌浓度等信息是不够的。图14-1 为抗菌药物药动学/药效学相关性模式图。

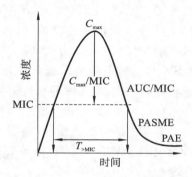

图 14-1　抗菌药物药动学/药效学相关性模式图

根据 MIC 衍生的 PK/PD 参数：①$AUC_{0\rightarrow24h}$/MIC（AUIC，浓度依赖型或非浓度依赖型抗菌药物的 24 h 血药浓度-时间曲线下面积 AUC 和 MIC 的比值）；②C_{max}/MIC，浓度依赖型抗菌药物的峰浓度和 MIC 的比值；③$T_{>MIC}$（非浓度依赖型抗菌药物的浓度保持高于 MIC 的时间，常以该部分占一个给药间歇的百分比 $T_{>MIC}\%$ 表示）；$AUC_{0\rightarrow t}>$MIC，血药浓度-时间曲线图中 MIC 以上的 AUC 部分。根据抗菌药物药动学/药效学特征，可将抗菌药物分为浓度依赖型抗菌药物和时间依赖型抗菌药物，见表 14-1。

表 14-1　抗菌药物的 PK/PD 分类

抗菌药物分类	PK/PD 参数	相关药物
浓度依赖型	$AUC_{0\rightarrow24h}$/MIC 或 C_{max}/MIC	氨基糖苷类、喹诺酮类、甲硝唑、两性霉素 B
时间依赖型		
短 PAE	$T_{>MIC}$	β-内酰胺类、部分大环内酯类、氨曲菌、噁唑烷酮类、氟胞嘧啶、青霉素类、头孢菌素类
长 PAE	$AUC_{0\rightarrow24h}$/MIC	林可霉素、克林霉素、四环素类、链阳霉素、氟康唑、阿奇霉素等大环内酯类、糖肽类抗真菌药等

与抗菌药物抗菌活性持续时间密切相关的药效学参数：①抗菌药物后效应（PAE）是指细菌与抗菌药物短暂接触，当抗菌药物被清除后，细菌生长仍然受到持续抑制的效应。PAE 的存在使血药浓度即使低于 MIC 仍可持续使细菌生长受到抑制，目前已将 PAE 作为评价新的抗菌药物药效动力学合理给药的重要依据。②抗菌药物后促白细胞效应（post antibiotic leukocyte enhancement，PALE）指抗菌药物与细菌接触后，使菌体变形及其生长受抑，更易被吞噬细胞所识别和杀伤，产生抗菌药物与白细胞协同效应，从而使细菌损伤加重、修复再生时间延长，从而产生 PALE。③亚抑菌浓度下的抗菌药物后效应（post antibiotic sub-MIC effect enhancement，PASME）指细菌与超抑菌浓度的药物接触后，当再次接触亚抑菌浓度（sub-MIC）的药物时，细菌生长受到长时间延缓的效应。④首次接触效应（first exposure effect）是

抗菌药物在初次接触细菌时有强大的抗菌效应,再度接触或连续与细菌接触,并不明显增强或再次出现这种明显的效应,需要间隔相当时间(数小时)以后,才会再起作用。

PK/PD 得到的参数可以量化抗菌药物抗菌活性,并评价抗生素对敏感细菌的累积杀伤力,但它们只是从浓度上反映了抗菌活性,其指导策略是治愈感染,却没有涉及临床上另一个很重要的问题——耐药,简单地认为血药浓度低于 MIC 就可能导致耐药菌的出现是远远不够的,于是科学家们提出了防突变浓度(mutant prevention concentration,MPC)和突变选择窗(mutant selection window,MSW)理论。MPC 指在接种菌量为 10^{10} CFU 的琼脂上应用稀释法测定药敏,在此数量级细菌与抗生素孵育不出菌落的抗生素浓度,是防止耐药突变菌株被选择所需的最低抗菌药物浓度,或是抗菌药物的阈值浓度,即耐药菌株突变折点。而 MIC 和 MPC 之间的差异即为 MSW,表示可产生耐药菌株的范围。近年来,针对病原菌 MPC 和 MSW 作为抗菌药物药效学理论的延伸,正引起临床高度重视。MSW 作为 PK/PD 的新模式,它将药物浓度、作用时间和抗菌活性加以整合,直接预测病原菌-抗菌药物引起细菌耐药突变体选择的发生,对于指导临床制订最佳给药方案具有重要作用。

细菌之所以出现耐药,是因为抗生素的血药浓度在 MSW 之中,因此要避免细菌耐药,就必须关闭或缩小 MSW。简单来说,MSW 越小,抗生素处在该窗口的时间越短,细菌耐药可能性越小。关闭 MSW 可以通过以下方式获得:①提高给药剂量。始终保持抗菌药物浓度在 MPC 之上,这样既可以杀灭所有细菌,又能克服耐药菌的出现。但由于药物安全性问题,临床用药无法保证无限提高用药剂量,因此该法难以在临床上推广。②临床尽量选用 MSW 窄的抗菌药物。不同药物 MPC 和 MSW 具有显著差异。一些新喹诺酮类药物对于肺炎链球菌的 MPC_{pr} 和 MIC_{90} 十分接近或相等,即 MSW 很窄,明显优于一些老喹诺酮类药物。对肺炎链球菌的 MPC 值可以推测,用药后药物浓度处于 MSW 的时间为左氧氟沙星>加替沙星>吉米沙星>莫西沙星。③通过联合药物关闭 MSW。但应注意,被联合药物在人体内 PK 过程应该具有同步性,药物浓度应该超过对细菌的 MIC 值,抗生素长疗程者应该及早联合,避免先单独用药一段时间再联合用药等,这样可以避免不合理用药反而导致细菌耐药。"突变选择窗"这一理论为防止耐药拓展了思路,也为新药开发提出了更高要求。

此外,与细菌耐药性有关的指标还有选择期(selective period)。所谓选择期就是体内药物浓度落在细菌耐药范围内所持续的时间。在抗生素浓度-时间曲线上,低于 MIC 的曲线下面积即为"选择性压力"。抗菌活性低且半衰期长的抗菌药物,较活性高而体内清除快($t_{1/2}$ 短)的抗菌药物的选择性压力大。选择期越长、选择性压力越大、持续时间越长,越易产生耐药。当存在低水平耐药菌群(MIC 为 0.1~1.0 mg/L)时,若给予迅速达峰和较快清除的抗菌药物每日 2 次,其"选择期"甚短。倘若应用达峰和清除均偏慢的抗菌药物同样是每日 2 次,其对低水平耐药的"选择期"明显延长。假如应用峰值较低和慢清除、每日给药 1 次的抗菌药物,其"选择期"更长。通常需要抗菌活性强的抗菌药物或者适当增加抗菌药物剂量,以提高血清(或组织)药物浓度,缩短耐药菌株的"选择期"。

2. 抗菌药物给药方案制订 抗菌药物的选择及其用药方案的制订,不仅要考虑药物的临床疗效,而且要考虑减少耐药菌株的选择和扩散。对于具有不同 PK/PD 特点的抗菌药物必须执行不同的给药方案,以获得尽可能高的疗效,同时降低耐药性和不良反应的发生。

(1)浓度依赖型抗菌药物:浓度依赖型抗菌药物的特点是抗菌效果主要与其血清浓度有关,即在一定范围内药物浓度越高,杀菌活性越强,且具有首剂效应(FEE)和较长的抗菌药物后效应(PAE)。因其杀菌效应及其后效应与其血药浓度峰值有关,只需 1/4 时间在 MIC 以上疗效较好,故无须在任何时间都使其血药浓度保持在 MIC 以上。这种类型的抗菌药物有氨基糖苷类、喹诺酮类、两性霉素 B、甲硝唑等。评估其疗效的 PK/PD 参数主要为 $AUC_{0\rightarrow24\,h}$/MIC、C_{max}/MIC。这类药物的 $AUC_{0\rightarrow24\,h}$/MIC 与疗效的关系非常密切,而临床观察认为 C_{max}/

MIC 的意义更为重要。$C_{max}/MIC \geqslant 8 \sim 10$ 或 $AUC/MIC \geqslant 100 \sim 125$ 时疗效良好,亦可防止在治疗过程中产生耐药突变株。通常氨基糖苷类药物的药效学参数偏向于 C_{max}/MIC,喹诺酮类药物的药效学参数更倾向于 $AUC_{0 \to 24 h}/MIC$。研究表明,氨基糖苷类 C_{max}/MIC 在 10 以上,喹诺酮类 $AUC_{0 \to 24 h}/MIC$ 高于 125,疗效较好。一般情况下,免疫健全患者 $AUC_{0 \to 24 h}/MIC$ 要求大于 25,免疫抑制患者要求大于 100;治疗轻、中度感染时,宜在 $100 \sim 300$,重度感染则应大于 300。如用环丙沙星治疗肺炎患者时,$AUC_{0 \to 24 h}/MIC$ 与治愈率明显相关。AUIC 必须大于 125,才能保证疗效,若 $AUC_{0 \to 24 h}/MIC < 100$,则细菌对环丙沙星耐药逐日增加,最终几乎全部耐药。

浓度依赖型抗菌药物因其具有较长的 PAE,在设计给药方案时还应考虑 PAE 对预测抗菌药物的 PK/PD 参数的影响。因此,在不增加其毒副作用的前提下,可适当增加给药剂量,延长给药间隔时间,减少给药次数,这样既保证疗效又降低了不良反应。此类药物(如阿米卡星、妥布霉素、奈替米星等)无论半衰期长短,日剂量单次与分成 $2 \sim 3$ 次给药相比,其药效更好或不变,但肾毒性及高频耳毒性降低。对于大多数氨基糖苷类药物,只有将日剂量集中一次使用,才有可能达到较理想的 C_{max}/MIC。这一类药物体内浓度越高,病原体清除越快,因此临床应用该类药物时应注意保证每日给予量,而给药次数在药量足够时尽可能减少,最好每日给药一次。此法比分次给药疗效好,不良反应小,如静脉滴注要在 2 h 内滴完。在日剂量不变的情况下,单次给药可以获得比多次给药更高的 C_{max},使 C_{max}/MIC 增大,从而明显提高抗菌活性和临床疗效。但应注意 C_{max} 不得超过最低毒性剂量。

氨基糖苷类每日一次给药的原因:①本类药物属于浓度依赖型,杀菌活性和临床疗效与 C_{max}/MIC 和 $AUC_{0 \to 24 h}/MIC$(即 AUIC)密切相关,PK/PD 评价参数用 C_{max}/MIC。只有将日剂量集中一次使用,才有可能达到较理想的 C_{max}/MIC。氨基糖苷类每 8 h 给药 1 次的 C_{max}/MIC 为 3;以充分的每日剂量每日 1 次投药为 10。资料表明,此值在 $8 \sim 10$,杀菌有效率达 90%。因此,减少给药次数,加大每次用药剂量有利于提高血药峰浓度,从而增强疗效。②氨基糖苷类药物通常对革兰阴性菌产生较长的 PAE。利用 PAE 可在原剂量或适当增加剂量的前提下,适当延长给药间隔;也可在保持给药间隔不变的情况下适当减少用药剂量。但临床使用时,要关闭或尽量缩小"突变选择窗"。③本类药物有首剂效应(FEE),首剂效应即细菌首次接触氨基糖苷类抗菌药物时,能被迅速被杀灭,当未被杀灭的细菌再次或多次接触同种抗生素时,杀菌效果明显降低。④每日 1 次的给药方案可降低肾毒性和耳毒性。由于氨基糖苷与肾脏细胞刷状缘的结合呈饱和动力学,故低浓度比高的间歇性浓度摄取多。因此,每日 1 次给药有潜在的降低肾毒性和耳毒性的作用;而且,有利于抑制耐药菌的产生。但氨基糖苷类每日 1 次的给药方案不宜用于感染性心内膜炎、革兰阴性杆菌脑膜炎、骨髓炎等感染患者,以及肾功能减退者、大面积烧伤者、肺囊性纤维化者、新生儿和孕妇。

(2)无明显 PAE 的时间依赖型抗菌药物:时间依赖型抗菌药物的药物浓度在一定范围内与杀菌活性有关,通常在药物浓度达到对细菌 MIC 的 $4 \sim 5$ 倍时,杀菌效应便达到了饱和状态,药物浓度继续增高时其杀菌效应不会再增加,杀菌活性主要取决于细菌与抗菌药物接触的时间。临床疗效取决于血药浓度或感染组织的药物浓度超过 MIC 的持续时间($T_{>MIC}$)。时间依赖型抗菌药物根据有无 PAE,又可分为无明显 PAE 的时间依赖型抗菌药物和有明显 PAE 的时间依赖型抗菌药物。

无明显 PAE 的时间依赖型抗菌药物包括大环内酯类的多数品种、林可霉素、青霉素、利奈唑胺、克林霉素、噁唑烷酮类、头孢菌素类等 β-内酰胺类等,其特点是当药物浓度低于 MIC 时,细菌可迅速重新生长繁殖,临床疗效评价参数是 $T_{>MIC}$,最佳用药方案是尽可能延长 $T_{>MIC}$。因为要求 $T_{>MIC}$ 较长,临床上宜采用持续静脉滴注或 1 日多次给药方案,以达到最佳疗效。根据 $T_{>MIC}$ 理论,时间依赖型抗菌药物对临床常见细菌感染 $T_{>MIC}$ 期望值应为青霉素类 20%~

35%,头孢菌素类 $35\%\sim55\%$,碳青霉烯类 $20\%\sim25\%$。对于此类药物,临床经验用药最简单的方案就是每日多次给药或持续静脉滴注,以使 $T_{>MIC}$ 的时间尽可能长。当 $T_{>MIC}$ 为 $40\%\sim50\%$,即血药浓度超过 MIC 的时间达到两次给药间期的 $40\%\sim50\%$ 时,细菌清除率可达 85% 以上。

根据 $C=C_0 e^{-kt}$,有

$$C_{eff}=C_0 e^{-k\cdot t_{eff}}$$

其中 C_{eff} 为最小有效浓度,t_{eff} 为作用持续时间。将 $C_0=X_0/V$ 代入上式,得

$$t_{eff}=\frac{\ln X_0-\ln(C_{eff}\cdot V)}{k} \tag{14-31}$$

或

$$t_{eff}=1.44 t_{1/2}[\ln X_0-\ln(C_{eff}\cdot V)] \tag{14-32}$$

t_{eff} 与 $t_{1/2}$ 成正比;剂量增加 1 倍,t_{eff} 增加一个 $t_{1/2}$。

【例 14-7】 某抗菌药物符合单室模型,表观分布容积为 10 L,消除速率常数为 $1.0\ h^{-1}$,它的最低有效浓度为 $0.1\ \mu g/mL$,如单剂静脉注射 100 mg,t_{eff} 为多少?如剂量增加至 400 mg,t_{eff} 为多少?如剂量增加至 1 000 mg,t_{eff} 为多少?

解:当剂量为 100 mg 时,

$$t_{eff}=\frac{\ln X_0-\ln(C_{eff}\cdot V)}{k}=\frac{\ln100-\ln(0.1\times10)}{1.0}=4.61\ (h)$$

当剂量为 400 mg 时,

$$t_{eff}=\frac{\ln X_0-\ln(C_{eff}\cdot V)}{k}=\frac{\ln400-\ln(0.1\times10)}{1.0}=5.99\ (h)$$

当剂量为 1 000 mg 时,

$$t_{eff}=\frac{\ln X_0-\ln(C_{eff}\cdot V)}{k}=\frac{\ln1\ 000-\ln(0.1\times10)}{1.0}=6.91\ (h)$$

剂量增加 10 倍时,t_{eff} 增加的百分率为

$$\frac{6.91-4.61}{4.61}\times100\%=50\%$$

这个例子说明,剂量翻两番,作用持续时间增加了两个半衰期;当剂量增大 10 倍,作用持续时间仅增加 50%。故不适当地增加此类抗生素剂量以及减少给药次数都是非常错误的。但是,假如药物对靶致病菌的效价甚高,则可减少给药次数。如头孢噻肟,只需每隔 12 h 给药就足以治疗下呼吸道感染。半衰期较长的 β-内酰胺类抗生素具有较高水平的血清蛋白结合力,使药物消除缓慢,延长药物浓度超过 MIC 的持续时间,允许有较宽的时间间隔。

大环内酯类药物在组织与细胞内浓度常较同期血药浓度高,且各药物在体内情况及 PD 特征差异较大,难以用某一参数描述 PK/PD 特性,应将感染部位药物浓度或细胞内药物浓度结合 MIC 进行分析。老一代大环内酯类(如红霉素)的 PK/PD 参数为 $T_{>MIC}$,其期望值为 $40\%\sim50\%$,临床经验用药应每日多次给药。半衰期和 PAE 较短的红霉素,应按半衰期推荐的给药时间间隔给药。

(3) 有明显 PAE 的时间依赖型抗菌药物:有明显 PAE 的时间依赖型抗菌药物包括四环素类、链阳菌素、碳青霉烯类、万古霉素类、氟康唑、阿奇霉素等大环内酯类、糖肽类抗真菌药物等,其特点是具有明显的 PAE,在有效浓度以上,增加药物浓度并不显著增强抗菌效果,主要 PK/PD 评价参数是 $AUC_{0\to24\ h}/MIC$,同时兼顾 C_{max}、$T_{>MIC}$。半衰期和 PAE 较长的克拉霉素、罗红霉素,药物浓度大于等于 MIC 时才会产生 PAE,且在 $5\sim10$ 倍 MIC 时 PAE 最长;细菌与药物接触时间越长,其 PAE 越长。采用每日 $1\sim2$ 次给药方案能收到良好效果。$AUC_{0\to24\ h}/MIC$ 为 125 是长 PAE 时间依赖型抗菌药物细菌学和临床疗效的重要判断点。但并非所有细

菌都要大于 125，如对肺炎链球菌，$AUC_{0 \to 24 h}/MIC$ 为 25～35 就能有效地抗菌。如糖肽类抗菌药物万古霉素，有较长的 $t_{1/2}$ 和 PAE，对金黄色葡萄球菌的杀菌作用在最初的 4 h 内最为明显，以后细菌量维持在一恒定水平且与药物浓度无关，其最佳杀菌浓度为 MIC 的 4～5 倍，对金黄色葡萄球菌的清除率与 C_{max}/MIC 无关，而与 $T_{>MIC}$ 有关，故盐酸万古霉素用法为每 6～12 h 静脉滴注 1 次。

但新一代大环内酯类（如阿奇霉素），由于其组织分布快，组织半衰期长，血清浓度低，有效期长，其抗菌疗效的 PK/PD 参数为 $AUC_{0 \to 24 h}/MIC$，期望值应大于 30，临床只需每日 1 次给药即能取得理想疗效，持续静脉滴注并无必要。

碳青霉烯类抗菌药物中的亚胺培南、美洛培南对繁殖期和静止期细菌均有强大杀菌活性，又有较长的 PAE，故临床上用该类药物可适当延长给药间隔，采取每日 1～2 次的给药方案。

临床上对严重感染、混合感染以及为了防止细菌产生耐药，常联合使用抗菌药物。抗菌药物按其作用性质可分为四大类：第一类为繁殖期杀菌剂，如青霉素类、头孢菌素类、氟喹诺酮类等；第二类为静止期杀菌剂（对繁殖期和静止期细菌均具杀灭作用），如氨基糖苷类、多黏菌素类等；第三类为快效抑菌剂，如四环素类、氯霉素类、大环内酯类等；第四类为慢效抑菌剂，如磺胺类药物、环丝氨酸等。第一类与第二类合用常可获得协同作用，这是由于细菌细胞壁的完整性被破坏后，第二类药物易进入菌体内作用于靶位。第三类与第一类药物合用时有导致后者活性减弱的可能，这是由于第三类药物可迅速抑制细菌蛋白质的合成，使细菌基本处于静止状态。第三类与第二类合用可获得相加或协同作用。第三类与第四类合用常可获得相加作用。第四类对第一类的抗菌活性无明显影响，合用有时可获得相加作用。联合用药的给药顺序和间隔时间对抗菌作用也有重要影响，如青霉素和四环素合用。

目前 PAE 与 MIC 和 MBC 一起作为联合用药合理性的指标。判定标准：两药联合的 PAE 比单用的 PAE 之和延长超过 1 h 为协同；大致相等为相加；与单用 PAE 较大值相近为无关；比单用较小值还小为拮抗。

除此之外，还可以考虑以下给药方案：①抗菌药物的序贯给药方案。在感染的早期阶段采用静脉注射或肌内注射方式给药，疗程一般为 2～3 天，待临床症状基本稳定或改善后，改为口服给药。②抗菌药物的降阶梯给药方案。在细菌感染性疾病经验性治疗的开始即选用广谱、强效抗菌药物，达到迅速控制感染的目的；在用药 48～72 h，病情已得到控制，此时病原学检测及药敏实验结果也已明确，再换用有针对性的窄谱抗菌药物。

三、特殊病理条件下给药方案的设计

（一）肾功能减退患者给药方案的设计

肾脏是人体药物消除的重要器官之一，肾功能决定肾脏排泄药物的能力。肾功能出现异常会对药物体内 ADME 产生影响。①吸收和生物利用度：慢性尿毒症患者常出现胃肠功能紊乱（如恶心、呕吐和腹泻）和胃肠壁水肿等，药物吸收减少，生物利用度降低。②分布：慢性尿毒症患者常伴发低白蛋白血症和全身水肿，血浆蛋白结合率和药物分布受到影响。③代谢：肾脏也是机体重要的代谢器官（如代谢蛋白质）。肾功能不全可能代偿性增加肝代谢。④排泄：肾功能不全时药物排泄往往减慢。总体来说，肾功能不全时，药物的半衰期延长。

引起肾功能减退的常见原因：肾盂肾炎、高血压、糖尿病、肾毒性药物、血容量减少、肾过敏原等。肾功能减退患者的给药方案常用的调整方法：①剂量不变，给药间隔延长；②给药间隔不变，剂量降低；③同时延长给药间隔和降低剂量。

1. 根据肌酐清除率（Cl_{cr}）调整给药方案 肾功能损害程度可通过肌酐清除率来评估。肌酐是小分子物质，可通过肾小球滤过，在肾小管内很少吸收，每日体内产生的肌酐，几乎全部随

NOTE

尿排出。肾在单位时间内,将若干毫升血浆中的肌酐全部清除出去,称为肌酐清除率(creatinine clearance,Cl_{cr})。肌酐清除率可反映肾小球滤过功能,故为测定肾损害的定量试验,是目前临床常用的较好的肾功能试验之一。表 14-2 为肾功能损害程度与肌酐清除率、血清肌酐浓度的关系。

表 14-2　肾功能损害程度与肌酐清除率、血清肌酐浓度的关系

	肾功能减退			
	正常	轻度	中度	重度
Cl_{cr}/(mL/min)	90～120	50～80	10～50	＜10
S_{cr}/(μmol/L)	53～106	133～177	177～442	＞442

(1) 肌酐清除率的估算:临床上常用血清肌酐浓度(serum creatinine concentration,S_{cr})、患者年龄、体重和性别来估算肌酐清除率。

①男性患者。

$$Cl_{cr}=\frac{140-年龄}{72\times S_{cr}}\times 体重(kg)\quad (S_{cr}单位:mg/dL) \tag{14-33}$$

或者

$$Cl_{cr}=\frac{1.23\times(140-年龄)}{S_{cr}}\times 体重(kg)\quad (S_{cr}单位:\mu mol/L) \tag{14-34}$$

②女性患者:对于女性,采用男性肌酐清除率的 85%。

$$Cl_{cr}=\frac{140-年龄}{72\times S_{cr}}\times 体重(kg)\times 0.85\quad (S_{cr}单位:mg/dL) \tag{14-35}$$

或者

$$Cl_{cr}=\frac{1.23\times(140-年龄)}{S_{cr}}\times 体重(kg)\times 0.85\quad (S_{cr}单位:\mu mol/L) \tag{14-36}$$

③儿童。

$$Cl_{cr}=\frac{因子\times 身高(cm)}{S_{cr}}\quad (S_{cr}单位:mg/dL) \tag{14-37}$$

或者

$$Cl_{cr}=\frac{88.3\times 因子\times 身高(cm)}{S_{cr}}\quad (S_{cr}单位:\mu mol/L) \tag{14-38}$$

因子:早产儿至 1 岁为 0.33,足月儿至 1 岁为 0.43,儿童及青春期女孩 0.55,青春期男孩 0.77。

(2) 由肌酐清除率估算消除速率常数:根据药物的消除情况不同而可将药物分成 A、B、C 三类。A 类:从肾脏排泄的药物,此类药物有 80% 以原形从肾脏排泄。如头孢类、氨基糖苷类抗生素,乙胺丁醇,5-氟尿嘧啶,万古霉素、锂盐和大多数利尿药等。B 类:从肝脏代谢的药物,此类药物的消除主要取决于肝脏的代谢(80% 以上)。如茶碱、氯霉素、洋地黄苷、三环类抗抑郁药、抗惊厥药、可待因、异烟肼、奎尼丁、利血平、心得安等。C 类:既依赖于肾脏的排泄,又依赖于肝脏代谢的药物(约各一半),如地高辛、甲氰咪胍、羧苄青霉素、氨苄青霉素、苯巴比妥、普鲁卡因胺等。

临床上制订给药方案时,需要两个基本药物动力学参数,即表观分布容积 V 和消除速率常数 k。当患者出现水肿、心肌梗死发作、肝功能衰竭、肾功能衰竭或低蛋白血症等情况时,表观分布容积会有较大变化;而肝脏功能不好与肾功能衰竭时,会引起消除速率常数 k 的变化。对肾功能衰竭患者用 A、C 类药物(要通过肾消除)时,如仍按正常人设计给药方案,则会因肾功能衰竭而积蓄中毒。因此需用患者的 k、V 等参数设计给药方案。药物在体内消除的两个

参数,k 为总的消除速率常数,Cl 为总的清除率,二者具有加和性。

$$k = k_e + k_{nr} \tag{14-39}$$
$$Cl = Cl_r + Cl_{nr} \tag{14-40}$$

即药物体内总清除率(Cl)等于肾清除率(Cl_r)和非肾清除率(Cl_{nr})之和。假如药物的非肾清除率 Cl_{nr} 与肾功能无关,由于肾清除率 Cl_r 与肌酐清除率 Cl_{cr} 成正比,则肾功能减退患者的药物总清除率 $Cl_{(r)}$ 和药物消除速率常数 $k_{(r)}$ 为

$$Cl_{(r)} = A \cdot Cl_{cr} + Cl_{nr} \tag{14-41}$$
$$k_{(r)} = a \cdot Cl_{cr} + k_{nr} \tag{14-42}$$

其中 A 和 a 为药物的特性常数,Cl_{nr} 和 k_{nr} 分别为非肾清除率和非肾消除速率常数。

利用公式由 S_{cr} 计算 Cl_{cr} 后,可采用 Wagner 法或 Giusti-Hayton 法估算肾功能减退患者的消除速率常数 $k_{(r)}$。

①Wagner 法:1975 年 Wagner 通过大量统计学研究,建立了肌酐清除率与肾功能减退患者药物消除速率常数之间的线性关系,其基本公式为

$$k_{(r)} = a + bCl_{cr} \tag{14-43}$$

式中 $k_{(r)}$ 为患者的药物消除速率常数,a 为该药物非肾消除速率常数,b 为比例常数,Cl_{cr} 为患者的肌酐清除率,表示肾功能的状态。a 和 b 可查表得到,一些抗菌药物的 a、b 值见表 14-3。该法假设患者肾功能减退时药物 k_{nr} 不变,其优点是通过患者的肌酐清除率直接计算药物消除速率常数 k_r,因而无须通过参数提取方法测算 k_r,使用方便、准确。

表 14-3　Wagner 法估算肾功能减退患者消除速率常数

药物	$k_{(r)} = a + bCl_{cr}$		正常人	正常人
	$a \times 100/h^{-1}$	$b \times 100$	$k \times 100/h^{-1}$	$t_{1/2}/h$
氨苄青霉素	8.3	0.45	53	1.3
羧苄青霉素	6	0.54	60	1.2
头孢氨苄	3	0.67	70	1.0
青霉素	3	1.37	140	0.5
头孢噻吩钠	3	0.37	40	1.7
头孢噻啶	6	1.34	140	0.5
氯霉素	20	0.10	30	2.3
金霉素	8	0.04	12	5.8
多黏菌素 E	8	0.23	31	2.2
5-氟尿嘧啶	0.7	0.243	25	2.8
红霉素	13	0.37	50	1.4
磺胺嘧啶	3	0.05	8	8.7

②Giusti-Hayton 法:若已知原形药物的肾排泄分数,可用此法进行肾功能减退患者的给药方案设计。假设肾功能减退患者的肾清除速率常数与正常人的肾清除速率常数之比等于肾功能减退患者的肌酐清除率和正常人的肌酐清除率之比。即

$$\frac{k_{r(r)}}{k_r} = \frac{Cl_{cr(r)}}{Cl_{cr}} \tag{14-44}$$

则

$$k_{r(r)} = \frac{Cl_{cr(r)}}{Cl_{cr}} k_r \tag{14-45}$$

又由于肾功能减退患者药物的总消除速率常数 $k_{(r)}$ 等于肾消除速率常数 $k_{r(r)}$ 与非肾消除

NOTE

速率常数 k_{nr} 之和,假设肾功能障碍时 k_{nr} 不变,则有

$k_{(r)} = k_{r(r)} + k_{nr} = \dfrac{Cl_{cr(r)}}{Cl_{cr}} k_r + k_{nr}$,两边同时除以正常人的消除速率常数 k,有

$$\frac{k_{(r)}}{k} = \frac{Cl_{cr(r)}}{Cl_{cr}k} k_r + \frac{k_{nr}}{k} \tag{14-46}$$

令原形药物的肾排泄分数 $f_r = \dfrac{k_r}{k}$,则非肾消除的分数 $1 - f_r = \dfrac{k_{nr}}{k}$,结合式(14-46),有

$$\frac{k_{(r)}}{k} = \frac{Cl_{cr(r)}}{Cl_{cr}} f_r + (1 - f_r)$$

或者

$$\frac{k_{(r)}}{k} = 1 - \left(1 - \frac{Cl_{cr(r)}}{Cl_{cr}}\right) f_r = G \tag{14-47}$$

G 为 Giusti-Hayton 因子,可通过上式计算得到。

(3) 给药方案调整。

因为有

$$C_{ss} = \frac{FX_0}{kV\tau} = \frac{F_{(r)} X_{0(r)}}{k_r V_r \tau_r}$$

若 F 和 V 与肾功能减退程度无关,即 $F = F_{(r)}$、$V = V_{(r)}$,则 $\dfrac{X_0}{k\tau} = \dfrac{X_{0(r)}}{k_{(r)} \tau_{(r)}}$。

若给药间隔 τ 不变,即 $\tau = \tau_{(r)}$,即 $\dfrac{X_0}{Cl} = \dfrac{X_{0(r)}}{Cl_{(r)}}$,则肾功能减退患者给药剂量为

$$X_{0(r)} = \frac{Cl_{(r)}}{Cl} X_0 \tag{14-48}$$

若给药剂量 X_0 不变,有 $k\tau = k_{(r)} \tau_{(r)}$ 或 $Cl\tau = Cl_{(r)} \tau_{(r)}$,则肾功能减退患者给药周期为

$$\tau_{(r)} = \frac{k}{k_{(r)}} \cdot \tau \tag{14-49}$$

或

$$\tau_{(r)} = \frac{Cl}{Cl_{(r)}} \cdot \tau \tag{14-50}$$

所以,可根据肾功能减退后的 $k_{(r)}$ 或 $Cl_{(r)}$ 调整给药间隔。

2. 根据血药浓度调整给药方案 由于缺少药物动力学参数或不同个体间存在较大差异,不少药物无法直接设计合理的临床给药方案。而为了求得患者的药物动力学参数,需要反复抽取患者血样,这将带来诸多不便,因此在临床工作中,希望通过监测尽量少的血液样本而求得患者的药物动力学参数,从而设计合理的给药方案并实现个体化给药。为此,1977 年 Ritschel 提出了一点法,并于 1978 年对此法进行改进,提出重复一点法。该法可以用于水肿、急性心肌梗死、肝肾功能减退等病理状况时的剂量调整。

(1) Ritschel 一点法:该法的应用前提是要求患者的两个基本药物动力学常数 V 和消除速率常数 k 中,只有一个参数发生变化,另一个参数不变或者变化很小。当两项都发生变化或无法准确测定时,误差较大。具体方法:①给予患者一个试验剂量($X_{0试}$);②在第一个给药间隔 τ 的消除相的某个时间点 t_x 取一个血样,测定血药浓度(C_x)和血清肌酐浓度(S_{cr});③以血清肌酐浓度(S_{cr})换算出患者肌酐清除率 $Cl_{cr(r)}$;④以患者肌酐清除率换算出患者消除速率常数 $k_{(r)}$;⑤根据患者血药浓度(C_x)和消除速率常数 $k_{(r)}$ 推算出 C_{min}^{ss};⑥最后根据该治疗所要求的最小稳态血药浓度 C_{min}^{ss} 调整剂量。

①通过血清肌酐浓度 S_{cr} 计算患者消除速率常数 $k_{(r)}$,根据式(14-47)有

$$k_{(r)} = G \cdot k = \left[1 - \left(1 - \frac{Cl_{cr(r)}}{Cl_{cr}}\right) \cdot f_r\right] k \tag{14-51}$$

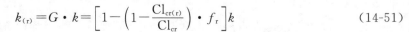

②通过一个血样的浓度 C_x 计算稳态浓度。在多剂量口服给药达稳态时有

$$C_{\min}^{ss} = \frac{Fk_aX_0}{V(k_a-k)}\left(\frac{e^{-k\tau}}{1-e^{-k\tau}} - \frac{e^{-k_a\tau}}{1-e^{-k_a\tau}}\right)$$

当 $k_a \gg k$ 时，在 τ 时吸收基本完成，故 $e^{-k_a\tau} \to 0$，则有

$$C_{\min}^{ss} = \frac{Fk_aX_0}{V(k_a-k)} \cdot \frac{e^{-k\tau}}{1-e^{-k\tau}} \tag{14-52}$$

单剂量口服给药的血药浓度-时间关系为 $C = \frac{Fk_aX_0}{V(k_a-k)}(e^{-kt} - e^{-k_at})$，由于 t_x 为消除相的某一时间点，此时吸收基本完成，故 $e^{-k_at} \to 0$，则

$$C_x = \frac{Fk_aX_0}{V(k_a-k)}e^{-kt_x} \tag{14-53}$$

所以有

$$\frac{Fk_aX_0}{V(k_a-k)} = \frac{C_x}{e^{-kt_x}} \tag{14-54}$$

由此可得稳态一点法计算稳态最小血药浓度公式

$$C_{\min,试}^{ss} = \frac{Fk_aX_0}{V(k_a-k)} \cdot \frac{e^{-k\tau}}{1-e^{-k\tau}} = \frac{C_x}{e^{-kt_x}} \cdot \frac{e^{-k\tau}}{1-e^{-k\tau}} \tag{14-55}$$

式中 τ 为给药间隔，上式中实际就是单室模型口服给药当 t 充分大时计算最小稳态血药浓度的公式，但系数项用 $\frac{C_x}{e^{-kt_x}}$ 代替，式中 k 是患者的 k_r，由患者的 C_s 算得。给患者一个测试剂量 D_t，在消除后相取一个血液样本测得其 C_x，同时又测得患者血清肌酐浓度 S_{cr} 并换算出患者的 k_r，从而根据临床要求的 $C_{\min}^{ss}$，就可调整患者的剂量。

$$\frac{D_t}{C_{\min(\tau)}^{ss}} = \frac{D_{调整}}{C_{\min(调整)}^{ss}}$$

则

$$D_{调整} = \frac{D_t}{C_{\min(\tau)}^{ss}} \times C_{\min(调整)}^{ss} \tag{14-56}$$

一点法的优点是仅需测定一次血药浓度，缺点是仍需通过测定肌酐清除率来估算患者的消除速率常数 k。

（2）重复一点法：此法是 Ritschel 于 1978 年所创。具体方法：①给予第一个实验剂量 $(X_{0(t)})$，在消除相的某一个时间点 t_{x1} 取一个血液样本，测定血药浓度 C_{x1}（此步与一点法相同）；②然后再给予第二个相同的实验剂量，相隔同样的时间 t_{x2}，再取一个血样，测定血药浓度 C_{x2}。具体步骤如下。

①$k_{(r)}$ 的计算：t_{x2} 与 t_{x1} 之差为 τ，$C_{x2} - C_{x1}$ 是第一个剂量经过 τ 时间后所残余的浓度。

$$C_{x2} - C_{x1} = C_{x1}e^{-k_{(r)}\tau}$$

则

$$k_{(r)} = \frac{\ln\frac{C_{x1}}{C_{x2} - C_{x1}}}{\tau} \tag{14-57}$$

②求出 $k_{(r)}$ 后，再根据下式计算最小稳态血药浓度 $C_{\min}^{ss}$。

$$C_{\min}^{ss} = \frac{Fk_aX_0}{V(k_a-k)} \cdot \frac{e^{-k\tau}}{1-e^{-k\tau}} = \frac{C_x}{e^{-kt_x}} \cdot \frac{e^{-k\tau}}{1-e^{-k\tau}} \tag{14-58}$$

③调整剂量：再利用一点法的方法求调整剂量。即 $D_{调整} = \frac{D_t}{C_{\min(\tau)}^{ss}} \times C_{\min(调整)}^{ss}$。

在这个实验设计中要注意：①重复一点法两次取血的时间间隔应等于两次给药的时间间

NOTE

隔;②两次给药必须分别是初次给药和第二次给药,不是指在给药过程中的任意两次连续给药。

重复一点法通过对一点法的改进,不需要测定血清肌酐浓度,也不需要计算患者的消除速率常数,临床使用方便,准确性高。特别适合于肝、肾功能减退,急性肾功能衰竭,尿毒症等患者的剂量调整。

【例 14-8】 以 250 mg 为维持剂量,每 6 h 给某患者静脉注射某药。第一次给药后经 5 h 取血一次,第二次给药后经 5 h 再取血一次,两次浓度分别为 6.6 μg/mL 和 10 μg/mL,已知该药有效浓度范围为 5~13 μg/mL,此给药方案是否达到治疗要求? 应如何调整?

解:已知 $\tau=6$ h,$C_{x1}=6.6$ μg/mL,$C_{x2}=10$ μg/mL。

$$k_{(r)}=\frac{\ln\dfrac{C_{x1}}{C_{x2}-C_{x1}}}{\tau}=\frac{\ln\dfrac{6.6}{10-6.6}}{6}=0.111\text{ (h}^{-1})$$

$$C_{\min(\tau)}^{ss}=\frac{C_{x1}}{e^{-k_{(r)}t_{x1}}}\cdot\frac{e^{-k_{(r)}\tau}}{1-e^{-k_{(r)}\tau}}=\frac{6.6}{e^{-0.111\times5}}\times\frac{e^{-0.111\times6}}{1-e^{-0.111\times6}}=12.14\text{ (}\mu\text{g/mL)}$$

所以

$$D_{调整}=\frac{D_t}{C_{\min(\tau)}^{ss}}\times C_{\min(调整)}^{ss}=\frac{250}{12.14}\times5=100\text{ (mg)}$$

肾功能减退患者的临床用药原则:①避免使用肾毒性药物,如氨基糖苷类;②避免使用肾排泄率高的药物,尽量使用以肝为主要消除途径的药物;③注意药物的肾排泄率。一般肾排泄率低于 30% 的药物,无须调整给药方案。

(二)肝病患者给药方案的设计

1. 肝功能改变对药动学的影响 肝功能改变对药动学的主要影响:①分布:肝功能不全时,血浆蛋白浓度降低,导致药物血浆蛋白结合率降低,血中游离药物增加,药物向组织中分布,作用增强。②代谢:肝功能不全时药物代谢酶 CYP450 活性降低,肝血流量降低。③排泄:肝功能不全时胆汁淤积,影响药物胆汁排泄。④吸收:肝硬化时药物的生物利用度提高。总体上讲,肝功能损害后,药物代谢受到影响,半衰期延长。所以,对肝功能不全患者的药物剂量进行调整是很有必要的,尤其是主要通过肝脏生物转化的药物。

2. 肝功能不全患者剂量调整 由于肝脏清除药物的途径有多种,且不同类型的肝病对药物代谢的影响有显著差异,因此目前缺乏合理的肝功能指标来估计肝脏疾病对药物肝清除率的影响,使患者的剂量调整异常困难。应注意以下几点:①尽量避免使用肝损害药物;②尽量避免使用主要通过肝消除的药物;③主要经肾脏消除的药物,无须调整剂量。

肝功能不全患者剂量调整是基于肝病患者残存肝功能进行的,假设:①所有代谢过程都发生在肝脏;②所有原形药物均由尿液排泄;③药物代谢符合线性动力学特征且蛋白结合率低或没有特定的结合。

机体的药物消除由两个部分组成:一为以原形被排泄的部分 f_r;二为被代谢部分,通常由药物代谢分数 $(1-f_r)$ 计算,或者由 Cl_h/Cl 的比值算出。其中 Cl_h 为肝清除率,Cl 为总清除率。当药物肝清除率已知时,可估算肝病患者的总清除率,再依次计算剂量调整。肝病患者残存肝功能(RL)为

$$RL=\frac{Cl_{h(r)}}{Cl_h} \tag{14-59}$$

其中,$Cl_{h(r)}$ 为肝病患者的肝清除率,Cl_h 为正常情况下的肝清除率。

肝清除率与总清除率之间的关系为

$$Cl_h=(1-f_r)Cl \tag{14-60}$$

$$Cl_{h(r)} = RL \cdot Cl_h = RL(1 - f_r)Cl \tag{14-61}$$

假设肝病患者肾清除率 Cl_r 不变,即

$$Cl_{(r)} = Cl_{h(r)} + Cl_r \tag{14-62}$$

其中 $Cl_{(r)}$ 为肝病患者药物总清除率。

综合式(14-61)、式(14-62)得

$$Cl_{(r)} = RL(1 - f_r)Cl + Cl_r = [RL(1 - f_r) + f_r]Cl \tag{14-63}$$

则

$$\frac{X_{0(r)}}{X_0} = \frac{Cl_{(r)}}{Cl} = RL(1 - f_r) + f_r \tag{14-64}$$

四、特殊人群给药方案的设计

(一)儿童给药方案的设计

目前对人类年龄的划分没有统一的标准。通常,将未足月分娩的称为婴幼儿,足月分娩到满月(28 日)称为新生儿,从满月到 1 周岁称为婴儿,1~12 岁的称为儿童。儿童的许多组织器官随年龄增长而迅速发育,其生理、生化发生连续变化,使得其药动学和药效学在小儿各年龄组中差异非常大,与成年人的差异更为明显。

1. 儿童的药动学特点

(1)药物吸收:幼儿的胃肠尚处于发育阶段,新生儿及婴幼儿胃酸分泌少,胃肠道蠕动不稳定,顺应性差,口服给药吸收率可随药物而不同。刚出生的新生儿的胃液呈中性,出生 24 h后胃液 pH 迅速降至 1~3,10 h 左右又逐渐回升至中性,随后胃液 pH 逐渐降低,到 2~3 岁时达到成年人水平。因此口服不同药物的吸收不规则,吸收率个体差异大。例如,对酸不稳定、弱碱性药物吸收增加,如氨苄青霉素。同时,小儿的肌肉组织和皮下脂肪少,药物吸收不良,一般不宜皮下或肌内注射;但新生儿及婴幼儿皮肤黏膜薄,体表面积较大,血流丰富,穿透性高,药物较易经皮肤吸收,口腔给药、喷雾给药、直肠给药、经皮给药,吸收较迅速而充分。静脉给药药物吸收稳定,是新生儿最常使用的给药方式。但应注意防止血栓性静脉炎及医源性高渗血症,如颅内出血、高血糖、坏死性肠炎。

(2)药物分布:新生儿及婴幼儿的体液含量大(主要存在于细胞外液),脂肪含量低,水溶性药物分布容积增大,难以进入细胞;峰浓度降低,消除变慢,作用时间延长。而脂溶性药物分布容积降低,血药浓度升高,易导致药物中毒。此外,儿童血浆蛋白含量较少,亲和力低,血pH 较低,血浆中存在竞争性抑制物,血浆蛋白结合率低,药物分布容积增加,游离药物浓度升高,药物敏感性提高。如水杨酸类、磺胺类、地西泮等竞争性地与白蛋白结合,置换胆红素,形成核黄疸。儿童的脑组织和血脑屏障尚未发育完全,药物容易进入中枢系统,往往使药物的中枢作用发生改变。这一方面有助于细菌性脑膜炎的治疗,另一方面,全麻药、镇静催眠剂、吗啡等可造成中枢损害。

(3)药物代谢(较为复杂):肝脏的代谢速率取决于肝药酶系统的代谢能力。新生儿的肝脏分泌能力差,药物代谢功能较低,主要参与药物代谢的酶活性低。其代谢酶随年龄增加迅速发育,大约 6 个月龄时与成年人相当。一般新生儿 I 相代谢反应活性是成人的 50%~75%,2岁时会超过成年人。II 相代谢反应在 2~4 岁可达成年人水平。因此主要通过生物转化消除的药物代谢率低,半衰期延长,可能造成药物蓄积中毒。此外,新生儿的葡萄糖醛酸酶缺乏,葡萄糖醛酸结合力差,使用氯霉素导致灰婴综合征。另一方面,新生儿血浆蛋白结合率低,血浆游离药物浓度升高,使药物代谢加速。总之,新生儿对药物代谢能力差,半衰期延长,血药浓度偏高。

（4）药物排泄：新生儿肾小球滤过率仅为成人的 $25\%\sim40\%$，肾有效血流量仅为成人的 $20\%\sim40\%$，肾小管排泄能力仅为成人的 $20\%\sim30\%$，肾清除率低下；经肾排泄的原形药物清除减慢，$t_{1/2}$ 延长，如青霉素 G、氨基糖苷类、磺胺类、地高辛等。小儿胆汁不易排出，经胆汁排泄的药物易蓄积。总体来讲，新生儿药物处置能力差，剂量较成人低。

此外，要注意哺乳期妇女用药后对婴儿的影响。多数药物在乳汁中的药量非常有限，不会在婴儿体内达到有效浓度。哺乳期妇女在使用安全性高的药物时，不必停药，但需要调整给药时间。为了保证母亲有充足的时间清除血中药物，理想的给药时间为下次哺乳前 $3\sim4$ h。但乳汁比血液稍偏酸性，会使乳汁中弱碱性药物的浓度高于血中浓度。一些镇静催眠药由于脂溶性较大，在乳汁中的浓度和药量使婴儿出现药理作用。如母亲服用苯巴比妥时可使婴儿出现镇静作用和吸吮反应消失。母亲吸食阿片类毒品，可使婴儿成瘾。

2. 儿童给药药物剂量的计算　小儿的用药原则包括选择合适的药物、给药途径和剂型，计算好适当剂量以及个体化给药及监测等。小儿给药剂量的计算方法有很多，包括根据体重进行计算、根据年龄计算、根据体表面积计算、根据成人剂量折算及按药物动力学参数计算。虽然按年龄的有关公式较简单，但可靠性不高。此外，由于药物剂量与体重并不严格成正比，而机体的许多生理过程（如心输出指数、肝血流量、肾血流量和肾小球滤过率等）与体表面积的关系更为密切，因此按体表面积计算儿童的给药剂量比较合理，即

$$小儿剂量＝成人剂量\times\frac{体表面积(m^2)}{1.8(m^2)}$$

小儿体表面积可根据 Gostell 公式计算：

$$体表面积(m^2)=\frac{4\times体重(kg)+7}{体重(kg)+90}$$

按药动学参数计算时，首先根据血药浓度监测计算出药物的各种药动学参数，用药时再根据这些参数计算出达到有效血药浓度的剂量。

（二）老年人给药方案的设计

老年人一般指年龄超过 65 岁的人。我国已步入老龄化社会，随着社会人口老龄化加剧，老年人用药机会多，且药物不良反应随年龄而增加，因此重视老年人的安全用药是非常有必要的。

1. 老年人的药动学特点

（1）年龄增加对药物吸收的影响：随着年龄的增长，老年人机体将发生许多生理变化，进而改变药物从胃肠道吸收和非口服给药途径（肌内注射、皮下注射、皮内注射等）的吸收。

老年人胃壁细胞功能减退，胃酸缺乏和胃液 pH 升高。胃液 pH 升高将直接影响弱酸性药物和弱碱性药物的解离度，从而影响药物的吸收。一些酸性药物如巴比妥类、地高辛因 pH 升高，药物解离型的量增多，而使吸收减少，造成起效慢，对弱碱性药物则可能导致吸收增多。老年人胃肠道肌肉萎缩，张力降低，胃空速率减慢，致使大多数药物进入小肠的时间延迟，吸收速率降低，血药浓度达峰时间延迟，峰浓度降低，吸收半衰期和 t_{max} 延长，影响药效的发挥。老年人消化道黏膜吸收面积可减少 30% 左右。对于以被动扩散方式吸收的药物几乎没有影响，如乙酰水杨酸、对乙酰氨基酚、保泰松、复方新诺明等；对于按主动转运方式吸收的药物、需要载体参与吸收的药物老年人均吸收减少，营养物质的吸收也减少。如铁剂、半乳糖、葡萄糖、钙剂和维生素 B_1、维生素 B_6、维生素 B_{12} 及维生素 C 等。老年人心输出量减少，造成肠道和肝血流量较正常成年人减少 $40\%\sim50\%$，若伴有心功能不全，则使地高辛、奎尼丁、普鲁卡因胺、氢氯噻嗪等药物的吸收明显减少。肝血流量减少也会使一些主要经肝消除的药物如普萘洛尔、利多卡因等首过效应降低，消除速率减慢，血药浓度升高，甚至产生不良反应，须适当调整给药量。总体来讲，老年人体内药物的生物利用度可能降低。

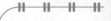

（2）年龄增加对药物分布的影响：老年人水分减少约 15％，脂肪组织增加，而总体液及非脂肪组织减少，导致脂溶性药物分布容积增大，而水溶性药物则相反。脂溶性药物如氯氮䓬、地西泮等更容易分布到周围脂肪组织中，使分布容积增大。亲水性药物如乙醇、吗啡、奎宁、对乙酰氨基酚、安替比林、醋丁洛尔、哌替啶等在老年人组织中的分布容积减小，血药浓度增加。

老年人血浆白蛋白浓度下降 15％～20％，尤其是营养状态差、病情严重或极度虚弱的老年人下降更为明显。应用蛋白结合率高的药物如甲苯磺丁脲、吗啡、地西泮、华法林等，可因结合量减少使游离型药物比例增大，导致药物作用增强，甚至出现毒性反应，如成人剂量的华法林、注射等剂量的哌替啶、吗啡。

（3）年龄增加对药物代谢的影响：年龄增加，功能性肝细胞数量减少，肝质量减轻，肝微粒体酶活性降低，肝血流量减少，使得药物在老年人体内代谢缓慢，半衰期延长。因此，老年人应用须经肝代谢的药物（如氯霉素、利福平、普萘洛尔等）时，应考虑代谢减慢造成的血药浓度偏高，不良反应的发生，但Ⅱ相代谢基本不变。

（4）年龄增长对药物排泄的影响：随年龄增长，心输出量减少、肾脏质量减轻、肾脏血管硬化、肾血流量减少、肾小球滤过率降低、肾小管的主动分泌功能减弱，一般老年人的肾功能比青年人降低 50％左右。某些慢性疾病减少肾脏的灌注，影响药物排泄，使药物在体内蓄积，容易产生不良反应或中毒。此外，老年人肌肉有不同程度的萎缩，使肌酐产生减少，因此肌酐清除率降低，而血清肌酐浓度可能正常。因此，评价肾小球滤过是否正常应测定内源性肌酐清除率，以此作为肾功能减退时的给药方案调整的依据。主要经肾排泄的药物消除缓慢，排泄量减少，消除半衰期延长，易发生药物蓄积中毒。老年人应用肾排泄药物时，必须相应减少用量或延长给药间隔。如地高辛、普萘洛尔、苯巴比妥、头孢菌素类、四环素类、乙酰水杨酸、磺胺类、降血糖药、锂盐、甲氨蝶呤。避免使用肾损害明显的药物：解热镇痛药中的非那西丁、中药朱砂（含汞）、关木通中的马兜铃酸。

2. 老年人用药特点与调整 老年人用药机会多、种类多、疗程长。在工业化国家，65 岁以上老年人的药品消耗量占总人群药品消耗量的 1/4～1/2。英国医疗保健的药物开支，30％用于老年人，75 岁以上的人中有 3/4 是常规用药者，其中 2/3 的人每天用药 1～3 种，1/3 的人每天用药 4～6 种。老年人基础疾病较多，用药品种较多，用药时间比较长，容易出现药物相互作用和药物蓄积。

老年人主观选择药物的要求高，用药顺应性差、个体差异大（缺乏按生理年龄分组的标准，也不可能像婴幼儿那样有各种年龄或体重折算用药剂量的公式），因此不良反应发生率高。

在调整老年人的给药剂量时应考虑以下三个因素：原形药物的肾排泄分数、药物代谢的活性或毒性、药物治疗的安全范围。当药物如华法林代谢后生成无活性、无毒性的代谢物，则肾功能下降时不需要调整剂量。若药物如氨基糖苷类大多以原形从肾排泄，则应减少给药剂量。临床用药时，肌酐清除率可反映肾脏的排泄能力。肌酐清除率降低，血清肌酐浓度可能正常。老年人肌肉有不同程度的萎缩，肌酐产生减少。因此，评价肾小球滤过是否正常应测定内源性肌酐清除率，以此作为肾功能减退时的给药方案调整的依据。

（三）孕妇给药方案的设计

妊娠期的合理用药，应充分考虑妊娠期的药动学特点，充分了解孕妇用药时药物经胎盘转运及胎儿的药动学规律，以实现安全、有效的治疗并保证胎儿正常生长发育。

1. 孕妇的药动学特点/变化

（1）母体药动学的变化：孕期母体的生理变化可对药物的体内过程产生影响。

①药物的吸收：孕期胃排空延长 30％～50％，肠蠕动下降，胃酸分泌减少，使口服药物吸收变慢，达峰时间延迟。不同妊娠期胃酸分泌的变化，将影响弱酸性和弱碱性药物的吸收。此

外,妊娠期肺的通气量和血流量增加,可促进经肺吸收。总体来讲,孕妇对药物的吸收变慢,达峰时间延长。

②药物的分布:妊娠期血容量增加 $35\%\sim50\%$,药物分布容积增加,药物峰浓度下降,消除加快,稳态浓度降低。此外,内源性皮质激素和妊娠激素将血浆蛋白结合位点占据,造成药物血浆蛋白结合率降低,游离药物浓度升高,药效增强。

③药物的代谢:一些在肝脏代谢的药物(如苯妥英钠)的代谢加快,一些药物(如茶碱和咖啡因)则代谢减慢。同时要考虑胎盘和胎儿均能代谢药物,胎儿循环(脐静脉)直接到达心脏和脑,药物在胎儿体内代谢较慢,疗效增加,作用时间延长。此外,孕激素增多,易引起胆汁淤积,药物胆汁排泄和肝脏代谢减慢。

④药物的排泄:肾血流量和肾小球滤过率增加,排泄加快。妊娠晚期,仰卧位时肾血流量减少,药物作用时间延长。妊娠高血压使药物排泄减慢、减少。

(2)胎盘药动学的变化:药物通过胎盘转运主要取决于药物的理化性质、药物在母体的药动学以及胎盘的结构和功能状态。药物通过胎盘转运的机制有被动转运、主动转运、胞饮作用、经膜孔直接进入胎儿血液循环。随妊娠时间延长,脐血流量增加,药物在胎盘内的分布量增加,同时也使药物在胎儿与母体之间扩散时间延长。胎盘可代谢某些药物。

(3)胎儿药动学的变化。

①吸收:经胎盘转运,一些药物经羊膜转运进入羊水。羊水中蛋白质含量很低,致使药物多呈游离型。要注意胎儿各器官处于发育完善阶段,大多数药物可经胎盘转运到胎儿体内。

②药物的分布:从胎儿发育开始到妊娠终止,胎儿体液比例下降,脂肪比例增加。药物分布改变。胎儿血液循环中蛋白质含量较低,将增加游离型药物进入组织的量。胎儿的肝脏、脑相对较大,血流量大,肝内药物分布增高。胎儿的血脑屏障功能较差,导致药物容易进入中枢神经系统。

③药物的代谢:胎儿肝脏代谢能力较弱。一些药物(如水杨酸盐和巴比妥等)的解毒能力差,易达到中毒浓度。

④药物的排泄:胎儿体内药物的排出要通过母体。药物代谢后极性大,不易通过胎盘转运到母体中,代谢物易在胎儿体内蓄积。胎儿的肾小球滤过率低,肾脏排泄药物功能差,更易引起药物及其代谢物的蓄积。

2. 孕妇的用药原则

①孕妇不要随便使用非处方药,一切用药都应在医生指导下进行;②应选择对胚胎、胎儿危害小的药物;③应按照最少有效剂量、最短有效疗程使用,避免盲目大剂量、长时间使用,避免联合用药;④尽量避免在妊娠早期用药;⑤应使用多年广泛应用于孕妇的药物,尽量避免使用尚难确定对胚胎、胎儿、新生儿有无不良影响的药物,仅有理论上评价的药物慎用。

第二节 治疗药物监测与个体化给药

一、治疗药物监测的临床意义

口服药物从给药到产生效应,需经历药物释放、吸收、转运至靶部位、与相应受体结合等过程,任何影响这些步骤的因素都可能影响药物疗效和副作用。对于多数药物而言,疗效和副作用与特定部位浓度有关,人体靶器官药物浓度不能离体测定,需要寻求相关解决办法。大多数药物在靶器官部位的浓度与体液中浓度具有相关性,因此可通过监测体液中药物浓度来评估药物疗效和发生不良反应的风险。治疗药物监测(therapeutic drug monitoring,TDM)是在药物动力学原理的指导下,应用现代的分析技术,测定血液中或其他体液中的药物浓度,用于药物治疗的指导与评价,达到降低毒性、优化剂量/治疗反应、检测药物动力学变化、监控顺应性等目的。TDM 不仅限于某种生物基质中的药物浓度,还应该包含对结果的正确理解和评估,以及就药物浓度评估给药剂量是否合适并提出合理用药意见。

20 世纪 70 年代初期,TDM 开始成为实施精准医学管理的有效工具。随着研究不断深入,人们发现不同患者服用同一剂量下的同种药物,甚至同一患者在不同病理生理状态下服用同一剂量下的同种药物,稳态谷浓度都可能存在明显的变化。患者给药后血药浓度受多种因素影响:一方面,合并用药、年龄、性别、遗传、体重、生活习惯和并发症等因素会改变药物在体内的吸收、分布、代谢和排泄过程;另一方面,剂型、用药顺应性也影响药物吸收的程度和速率,使体内药物暴露量发生变化。此外,血清蛋白结合率、药物跨膜性质、药物转运蛋白亲和力等,均可能改变靶部位游离药物浓度,进而对药物的疗效产生影响。通过结合血液中药物浓度、药物性质和患者特征等信息,TDM 可以针对性地为患者提供个体化的给药方案。本节将介绍TDM 的理论知识和实施方法,结合具体案例,为 TDM 临床实践提供参考。

二、治疗药物监测的适用范围

需要实施 TDM 的药物一般分为以下几种。

(1)具有明确有效浓度范围的药物,在给药初期或更改剂量方案后可以通过测量血药浓度调整药物剂量,使得浓度平稳地到达参考范围。

(2)治疗指数低、安全范围窄、浓度与毒性反应关联性明确的药物,如地高辛、锂盐等。

(3)具有非线性药物动力学特征或个体间差异较大的药物,难以通过给药剂量预测血药浓度,如茶碱、苯妥英钠等。

(4)治疗作用与毒性反应类似、临床中难以鉴别的药物,如地高辛可引起房颤、环孢素 A 的肾毒性与肾移植的排斥反应相似。

(5)需要长期使用的药物,如抗抑郁药、抗精神病药、免疫抑制剂等。

(6)具有相互作用的药物联合使用,如两性霉素 B 或泼尼松可降低茶碱的血药浓度。

(7)特殊病理或生理条件下用药,如肝肾功能不全甚至衰竭的患者服用主要经肝、肾消除的药物,可能导致药物在体内蓄积,建议实施 TDM,及时调整给药方案。

(8)抗生素、肿瘤化疗药物等。

在临床实践中,应该根据药物自身的特点选择适当的化合物,如环磷酰胺为前体药物,其本身没有生物活性,在体内水解为活性代谢产物磷酰胺氮芥,此时需要监测活性代谢产物而非原形药的浓度。用于 TDM 的生物基质也多种多样,传统的有血浆、血清、全血、尿液等,近年来还出现检测唾液、头发或干血斑中药物浓度等新技术。血浆和血清是最常用于 TDM 的生物基质,但实际工作中应根据药物的特点选择合适的基质,例如,有些药物(如环孢素)浓集于红细胞内,则测定药物在全血中的浓度能够更好地反映疗效。此外,不同的专科用药具有不同的特点和临床需求,在实际工作中根据相关领域的指南开展 TDM,如神经精神药理学与药物精神病学协会(AGNP)《神经精神药理学治疗药物监测共识指南(2017 年版)》提到的神经、精神科 TDM 指征达到 24 条之多。

三、治疗药物监测的分析技术

(一)高效液相色谱法

高效液相色谱(high performance liquid chromatography,HPLC)是以液体为流动相,采用高压输液系统在固定相中完成组分分离的检测分析技术,具有高速、高效、高灵敏度等特点。

NOTE

高效液相色谱仪一般由高压输液系统、进样系统、分离系统、检测系统和数据处理系统等五个基本系统组成,流动相通过高压泵打入系统,待测样品通过进样系统与流动相混合后载入填装有固定相的色谱柱中,样品在固定相和流动相中做相对运动,样品中各组分经过多次吸附-洗脱的过程被分离并依次进入检测器记录信号,最终通过数据处理系统转换为色谱图。

根据流动相和固定相的极性大小,HPLC 可分为正相色谱(normal-phase liquid chromatography,NPLC)和反相色谱(reversed-phase liquid chromatography,RPLC)。NPLC 固定相极性大于流动相,其固定相多采用硅胶键合极性基团,如氨基、氰基等,流动相为非极性或弱极性溶剂,如正己烷、四氢呋喃、氯仿等,可根据待测化合物的理化性质加入三氟乙酸、三乙胺等调节流动相的 pH。RPLC 与 NPLC 相反,固定相为硅胶键合非极性基团,固定相极性较小,流动相极性较大。RPLC 最常用的固定相是十八烷基(C_{18}),此外还有辛烷基(C_8)、苯基等。RPLC 的流动相为极性溶剂,常用甲醇-水或乙腈-水体系,也可采用甲醇-乙腈-水体系。RPLC 流动相中常用缓冲液磷酸盐、醋酸盐等。RPLC 的洗脱顺序与 NPLC 相反,即极性大的化合物先洗脱,极性小的化合物后洗脱。流动相极性越小,洗脱能力越强。RPLC 的流动相通常具有较好的溶解性能,在生物样本分析中的应用较为广泛,但是对于极性较大的化合物,在 RPLC 中保留时间较短,难以和内源性物质完全分离,用 RPLC 检测时可能出现内源性物质干扰。亲水相互作用色谱(hydrophilic interaction chromatography,HILIC)是 NPLC 衍变出来的一种新的色谱系统,以硅胶键合中性亲水基团(如酰胺基团)为固定相,极性溶剂为流动相。与 NPLC 相比,HILIC 能在极性固定相中更好地分离大极性化合物,即通过 RPLC 的流动相体系实现 NPLC 的分离效果,能够解决大极性化合物在 NPLC 的非极性流动相中的溶解性问题。

HPLC 常用的检测器有紫外检测器、荧光检测器、电化学检测器、质谱检测器等。紫外检测器是 HPLC 应用最广泛的检测器,具有信号稳定,对温度、流动相组成变化和流速波动等不敏感等优点,但选择性较差。紫外检测器用于体内药物分析时易受内源性物质干扰,且灵敏度无法满足低浓度药物检测的要求。相对于紫外检测器而言,荧光检测器选择性更高,尤其适用于自带荧光的化合物。但对于没有荧光的化合物,需要通过进一步的化学反应使其转变为具有荧光活性的衍生物,操作较为烦琐。电化学检测器具有较高的灵敏度,适用于具有氧化还原性质的化合物的检测,缺点为干扰较多、电极寿命有限,以及对温度、流速等条件变化比较敏感等。

近年来,高效液相色谱串联质谱技术(LC-MS/MS)因其高选择性、高灵敏度、适用范围广等优点,越来越多地被用于治疗药物监测。但是,对部分药物而言,基质效应对浓度测定的影响较大,方法学验证过程中应充分考察基质效应。同时,磷酸盐等非挥发性缓冲盐会在质谱离子源蓄积,长期使用将损害质谱寿命。因此,质谱一般常用甲酸-甲酸铵、乙酸-乙酸铵等挥发性酸碱组成的缓冲体系。

(二)免疫分析法

根据标记物种类不同,免疫分析法可以分为放射免疫分析法、酶免疫分析法和荧光免疫分析法。放射免疫分析(radioimmunoassay,RIA)使用同位素标记抗原(*Ag),*Ag 可与非标记抗原(Ag,即待测药物)竞争结合特异性抗体(Ab)。通过测定 *Ag-Ab 或 *Ag 的放射性,计算出药物 Ag 浓度。RIA 是最早用于血药浓度测定的免疫分析方法,但是该方法存在准确度和精密度不足、易交叉干扰、放射性污染、标记物有使用时限等缺点,目前已经较少用于 TDM。

酶免疫分析法(enzyme immunoassay,EIA)是 20 世纪 70 年代在 RIA 基础上发展起来的技术,使用酶标记抗原或抗体,催化底物显色或发光,通过检测显色反应判定待测药物浓度。相对于 RIA 而言,EIA 无放射性污染,但是酶催化反应往往不够稳定,容易受到外界温度、接触时间、pH 的影响；另一方面，同分异构体、药物代谢产物等与药物有类似抗原决定簇的化合物，均与酶发生交叉反应，干扰测定结果。

　　荧光免疫分析法（fluorescence immunoassay，FIA）无 RIA 同位素污染，又比 EIA 稳定，是目前较为常用的免疫分析方法。FIA 使用非标记待测药物（Ag）和标记药物（*Ag）与特异性抗体（Ab）进行竞争性结合，通过比较 Ag 对 *Ag-Ab 的抑制程度，求出被测药物的浓度。根据测定方法和标记物不同，FIA 又可以分为荧光偏振免疫分析（fluorescence polarescence immunoassay，FPIA）、荧光淬灭免疫分析、荧光酶免疫分析（FRIA）和荧光增强免疫分析。以美国雅培公司生产的 TDx 荧光偏振免疫分析仪为例，该仪器使用钨卤灯光源，发出的光经滤片过滤后成为波长在 481～489 nm 的单色光，再经过一个偏振光片成为单一方向的蓝色偏振光，照射荧光物后，荧光物中电子吸收光能后发生跃迁，处于不稳定的激发态，释放能量回到基态，发射出单一平面的偏振荧光。荧光偏振程度的强弱与荧光体受激发时分子的旋转速度有关，分子越小，旋转速度越快，则荧光偏振程度越弱。荧光标记的药物与患者体液中的药物共同竞争抗体，体液中药物浓度低时，*Ag-Ab 所占比例较高，因抗体分子大，复合物 *Ag-Ab 转动变慢，荧光偏振程度高；体液中药物浓度高时，*Ag-Ab 所占比例较低，荧光偏振程度低。在完成抗原抗体反应后，需要用垂直方向的激发光照射，减去 *Ag 偏振荧光对测定的干扰，得到反应液中纯粹的 *Ag-Ab 偏振荧光强度。在荧光偏振免疫分析中，并非直接利用偏振荧光强度建立标准曲线，而是将测得的偏振荧光经过数学处理，计算出偏振度（*Ag-Ab 偏振荧光强度占偏振荧光总强度的比例），建立血药浓度与偏振度关系的表征曲线，再计算体液中待测药物浓度。FRIA 的专属性、灵敏度、精密度、准确度、稳定性佳，可全自动化操作，目前已经用于多种抗癫痫药物、抗生素和心血管药物的测定。

四、生物样本预处理方法

　　采集的生物样本通常需要进行预处理，即在进入检测器前对样品进行分离、富集、纯化。常用的预处理方法有直接稀释法、蛋白沉淀法、液液萃取法和固相萃取法（表 14-4）。直接稀释法最为简单、成本最低，有利于不稳定样品的处理，但选择性有限，目前一般用作尿液样品的预处理。蛋白沉淀法（protein precipitation，PP）通过使蛋白变性将其分离出体系，操作相对较简单、回收率较高、用时短，适用于多数血清、血浆和全血样品的预处理。蛋白沉淀剂可选用与水互溶的有机溶剂（如甲醇、乙腈）、重金属类沉淀剂（如钨酸盐、硫酸铜、硫酸锌）、酸性沉淀剂（如10％三氯醋酸）和无机盐（如饱和硫酸铵）等。液液萃取法基于"相似相溶"原理，使用不同极性的水不溶性有机溶剂提取样本的目标成分，并且可以通过调节体系 pH 进一步改变目标成分的解离状态和提取回收率。液液萃取法能够有效除去大多数磷脂、蛋白质和无机盐，灵敏度较高、选择性较好，但相比蛋白沉淀法需要消耗较多的时间和人力，且不适用于大极性、易挥发、热不稳定的化合物。常用有机溶剂的极性从低到高依次为正己烷、甲苯、苯、二氯甲烷、异丙醇、四氢呋喃、氯仿、乙酸甲酯、乙酸乙酯。固相萃取法由液固萃取柱和液相色谱技术相结合发展而来，主要用于样品的分离、纯化和浓缩，具有高选择性、高富集率、高适用性、节省有机溶剂等优点，但耗时较长，成本较高，较少用于临床样本检测。

表 14-4　不同样品预处理方法的特点

样品预处理方法	优点	缺点
直接稀释法	最简单、回收率 100％、成本低	选择性差、应用有限，不适用于组分复杂的基质
蛋白沉淀法	速度快、稳定性好	灵敏度低、杂质较多
液液萃取法	样品较干净、灵敏度高	稳定性差、速度慢

续表

样品预处理方法	优点	缺点
固相萃取法	样品干净、灵敏度高、专属性好、适用范围广、节省有机溶剂	成本高、速度慢、萃取柱易堵塞

五、治疗药物监测的质量控制

血药浓度测定是 TDM 的基础,因此临床检测实验室需要建立完善的质量控制体系,保证测定结果的准确性和一致性。TDM 的质量控制可分为实验室内部质控和室间质量评价。

实验室内部质控(internal quality control,IQC)指的是自行配制标准物和选用质控样品进行方法精密度和准确度的测定,通过绘制质量控制图等方法分析检测的稳定性,找出引起误差的原因并及时纠正,以确保日常工作质量。实验室内部质控通常包括经过充分验证的分析方法(专属性、检测限、线性范围、准确度、精密度、重现性等)、定期组织比对试验(人员、方法、仪器)、关键步骤双人核对等,以确保操作准确、一致。同时,每个分析批中应插入已知浓度的质控样品,通过考察实测浓度与理论浓度的偏离评估结果的准确性,或者将多个分析批中质控浓度绘制成质量控制图,以考察方法长期可靠性。IQC 贯穿于整个分析过程中。

室间质量评价(external quality assessment,EQA)简称室间质评,是通过不同实验室对同一样本的检测结果进行比对,以此评价实验室检测能力的活动。EQA 的目的是评估实验室的检测分析能力和不同实验室之间检测结果的一致性,同时可发现实验室存在的问题并及时制订改进措施。为了使 EQA 的结果能真实可靠地反映实验室的临床检验能力,EQA 样本应视为普通的临床样本,在日常分析中处理和检测。

六、药物分析方法的建立与验证

用于临床检测的分析方法需经过完整的验证,免疫分析法自动化程度较高,已有较为成熟的商业化体系,其试剂盒在上市前已经过验证,分析实验室仅需按照说明书操作即可,而高效液相色谱法通常需要分析实验室自行建立方法并进行验证,高效液相色谱分析方法的建立和验证一般流程见图 14-2。

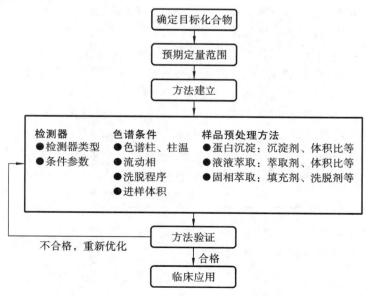

图 14-2 高效液相色谱分析方法的建立和验证流程

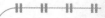

LC-MS/MS测定抗抑郁药文拉法辛血清药物浓度方法的建立和验证

1. 检测化合物的选择

文拉法辛为非典型抗抑郁药,能抑制5-羟色胺、去甲肾上腺素和多巴胺的再摄取,在体内被代谢为O-去甲基文拉法辛和N-去甲基文拉法辛,其中O-去甲基文拉法辛也具有药理活性。为更好地评估疗效,服用文拉法辛的患者应同时监测文拉法辛和O-去甲基文拉法辛的血药浓度。

2. 预期定量范围

根据AGNP发布的《神经精神药理学治疗药物监测共识指南(2017年版)》,在稳态谷浓度中,文拉法辛和O-去甲基文拉法辛浓度之和的参考范围是100～400 ng/mL,预警值为800 ng/mL。为包含参考范围和预警值,并能准确测定大部分低于有效浓度或高于预警值样本的浓度,将文拉法辛和O-去甲基文拉法辛的预期定量范围均设为10～2 000 ng/mL。

3. 选择合适的预处理方法

目标化合物待测浓度较高,且LC-MS/MS具有较高的灵敏度和专属性,可选用简便快捷的蛋白沉淀法。

4. 分析方法的建立

文拉法辛和O-去甲基文拉法辛具有一定的脂溶性,可选用反相色谱系统,根据化合物的保留时间、峰形、是否有干扰等优化色谱柱、流动相体系和洗脱程序。

5. 分析方法的验证

已建立好的方法,应验证其专属性、线性范围、定量下限、准确度、精密度、提取回收率、基质效应和稳定性等,并根据临床检测的实际情况进行其他相关的验证,如浓度高于定量上限需稀释后测定的,应验证稀释可靠性。

七、治疗药物监测的临床实施流程

(一)样本采集

患者用药后,药物在体内的浓度是一个动态变化的过程,当给药方案不变,连续给药3～5个半衰期后,体内药物浓度达到稳态,即血药浓度在一个稳定的范围内波动(图14-3),在大多数情况下,TDM应监测稳态谷浓度,即给药或调整剂量至少5个半衰期后于每次给药前采血,因为峰浓度可能存在较大的个体差异,且受生理状态、合并用药、食物等多种因素影响,临床实践中很难准确采集到峰浓度。但是,并非所有药物都适合监测稳态谷浓度,如对于治疗窗非常窄、毒性较大的药物,检测峰浓度评估毒性作用可能是更为有效的监测方式。

(二)样本运送与储存

临床样本采集后应及时运送至分析实验室(如待测药物不稳定应注意用冰袋或碎冰降低运输箱的温度),分析实验室接收到样本后根据样本基质类别进行处理,如血浆应及时离心分离,血清应于样本凝血后分离。若样本接收后未能立刻检测,应根据基质类别和药物稳定性采取冷藏或冷冻保存。例如,血浆和血清是成分复杂的基质,采集和处理后,基质中各成分呈动态变化,样品静置时,二氧化碳损失,体系pH可能改变,随着时间延长,样品中的酶可能丧失活性或活性增加,分离后,内源和外源性物质之间可能继续发生相互作用。如果采集临床

NOTE

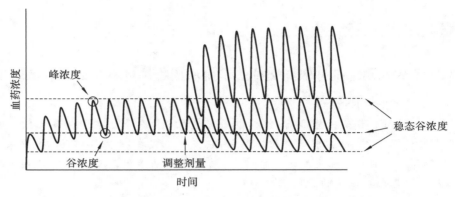

图 14-3　多次口服给药的血药浓度-时间曲线

标本后不能及时测定,则应将标本置于−20 ℃以下冷冻保存。

（三）样本检测

用经过验证合格的方法测定样本中待测药物的浓度。

（四）指导临床合理用药

结果的解读是 TDM 的核心,有效浓度范围、血药浓度/给药剂量比(C/D)和代谢物/原形药浓度比是指导临床调整剂量的关键要素。如血药浓度不在有效范围内,且治疗效果不佳或出现不良反应,可根据 C/D 计算出使血药浓度落在有效范围内所需要的给药剂量。代谢物/原形药浓度比可作为患者代谢速率的参考指标,如该比值异常,提示可能存在基因多态性或其他影响代谢酶的因素。值得注意的是,有效浓度范围不能作为判断是否调整剂量的唯一标准,不同患者对药物的敏感性或耐受性不同,有些患者血药浓度低于参考范围仍有较好的疗效,也有部分患者浓度超过参考范围上限才能达到满意的疗效,因此 TDM 需结合患者的临床表现(如疗效和耐受性)才能最终给出指导意见(图 14-4)。

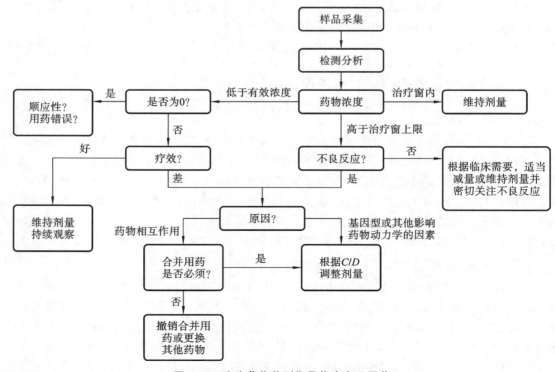

图 14-4　治疗药物监测指导临床合理用药

八、治疗药物监测应用实例

(一)神经精神科药物

神经精神药理学与药物精神病学协会(AGNP)的TDM专家组在2004年发表了《神经精神药理学治疗药物监测共识指南》,并在2011和2017年进行了更新。该指南列出了血液中神经精神科药物浓度监测的理论,定义了TDM在神经精神治疗领域的适用范围,并且给出了184种神经精神科药物的目标血药浓度范围以优化用药方案和最佳TDM实践过程,是神经精神科临床医师和药师实施TDM的重要工具书。

下面分别以抗精神病药氯氮平(摘自2017版AGNP指南)和抗癫痫药丙戊酸、卡马西平为例(改自魏晓霞的报道),介绍使用TDM实现神经精神科个体化给药。

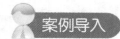

一例偏执型精神分裂症患者服用氯氮平的TDM

患者,男,51岁,入院诊断为偏执型精神分裂症,予口服氯氮平片250 mg/d,患者症状未见缓解,遂予治疗药物监测,患者血浆氯氮平谷浓度为224 ng/mL,低于350~600 ng/mL的治疗参考范围下限,代谢产物N-去甲氯氮平浓度为175 ng/mL。经计算,N-去甲氯氮平和氯氮平的浓度比为0.781,在参考范围(0.45~0.78)的上限以上,提示该患者可能氯氮平代谢较快。经询问,该患者为重度吸烟者(每日吸烟量超过10支),吸烟可诱导CYP1A2的活性,而氯氮平主要经CYP1A2代谢,因此该患者为吸烟诱导加速氯氮平代谢,导致血药浓度低于治疗窗下限。

给药方案调整:根据以上监测结果计算该患者的C/D为0.9 ng·mg/mL,需将给药剂量增加至400 mg/d才能达到有效血药浓度范围。

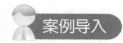

一例症状性癫痫患者服用丙戊酸和卡马西平的TDM

患者,男,24岁,无吸烟史,入院诊断为症状性癫痫和左侧大脑发育不全,予口服丙戊酸钠500 mg/d和卡马西平200 mg/d,疗效不明显,予TDM,卡马西平血药浓度为2.2 μg/mL(参考范围为4~10 μg/mL),丙戊酸血药浓度为32 μg/mL(参考范围为50~100 μg/mL),查阅病史得知,该患者自年幼开始使用卡马西平维持治疗,但剂量一直未改变,随着年龄与体重的增长,该剂量已明显不足。在剂量为100 mg/d的情况下,卡马西平的预期剂量相关参考范围为0.2×4.99=0.998 μg/mL至0.2×6.47=1.294 μg/mL,卡马西平的实测浓度高于预期浓度,提示该药代谢受到抑制(丙戊酸为肝药酶抑制剂)。在剂量为500 mg/d的情况下,丙戊酸的预期剂量相关参考范围为0.5×54.4=27.20 μg/mL至0.5×74.4=37.32 μg/mL,丙戊酸的实测浓度符合预期浓度。该患者长期使用这两种药物,除药物的相互作用外,年龄、体重增加都有可能引起血药浓度变化,导致疗效欠佳。

给药方案调整:根据以上结果,建议增加丙戊酸剂量,同时将卡马西平改为相互作用较少的奥卡西平或左乙拉西坦。从64 μg·mg/mL的丙戊酸C/D可以推测需要800 mg/d才能使丙戊酸的血药浓度达到推荐的治疗浓度范围(50~100 μg/mL)。

NOTE

（二）免疫抑制剂

为避免剂量不足导致器官排斥反应,避免药物的毒性作用,建议免疫抑制剂常规实施 TDM。由于环孢素、他克莫司、西罗莫司、依维莫司在血细胞中有分布,一般建议监测全血浓度,而霉酚酸通常测定血清浓度即可。

以免疫抑制剂他克莫司为例(改自张晓丹的报道),介绍使用 TDM 实现移植科个体化给药。

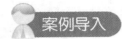

一例肾病综合征患者使用他克莫司的 TDM

患者,男,7 岁,体重 22.5 kg,入院诊断为原发性单纯型肾病综合征,肝功能正常,CYP3A5 中等代谢型,予口服他克莫司胶囊 3 mg/d,患者临床症状无改善,经 TDM 发现患者他克莫司血药浓度为 3.3 ng/mL,低于参考范围(5～10 ng/mL)下限。他克莫司主要经 CYP3A5 代谢,患者 CYP3A5 基因型为 *1/*3,分析该患儿可能的表型为 IM(中等代谢型),给予同样剂量的他克莫司,可能获得较低的他克莫司浓度,降低达到其目标血药浓度的可能性。

给药方案调整:建议提高该患儿的他克莫司给药浓度为推荐浓度的 1.5～2.0 倍,整体的起始浓度不应该超过 0.3 mg/(kg·d),并且嘱患儿固定他克莫司服用时间,餐后服用尤其是高脂饮食(如牛奶送服药物)可能导致吸收不完全。定期结合 TDM,根据血药浓度动态调整他克莫司剂量,并密切关注可能出现的药物不良反应。

（三）抗生素

目前,仅氨基糖苷类、糖肽类和三唑氮类抗生素中的个别药物(如万古霉素)已经有 TDM 实践指引。实施抗感染药物 TDM 的适应证主要有合并用药、ICU、肥胖、烧伤、肝肾功能不全、老年患者,一般推荐采集稳态谷浓度。需要注意,感染程度不同,TDM 参考范围也不同,严重感染患者的 TDM 参考范围高于一般感染患者。

以万古霉素为例(改自魏晓霞的报道),介绍使用 TDM 实现抗生素个体化给药。

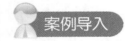

一例双下肺肺炎患者使用万古霉素的 TDM

患者,男,82 岁,体重 62 kg,肌酐清除率为 77.5 mL/min,入院诊断为双下肺肺炎,细菌培养见耐甲氧西林金黄色葡萄球菌,予万古霉素 1 000 mg/d,患者出现肾功能损伤,可能与万古霉素相关。予 TDM,患者万古霉素血药浓度为 22.6 μg/mL,高于 10～20 μ/mL 的治疗参考范围上限。

给药方案调整:老年人肝脏血流量降低、肝脏体积减小、Ⅰ 相和 Ⅱ 相代谢酶活性改变,影响药物体内药动学行为。另一方面,老年人血清白蛋白浓度下降,游离药物比例上升,疗效增强的同时可能增加发生不良反应风险,因此建议将万古霉素减量为 500 mg/d。

九、中毒药物筛查

质谱检测器具有较好的特异性,在初步排查可能中毒的药物范围时可利用 LC-MS/MS,通过保留时间和离子对筛查中毒的药物,从而帮助临床制订抢救方案。中毒药物筛查流程见图 14-5。

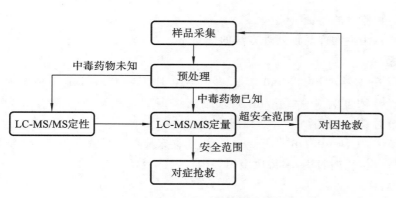

图 14-5　LC-MS/MS 中毒药物筛查流程

以阿米替林为例(改自温预关的报道),介绍使用 LC-MS/MS 技术快速筛查中毒药物的品种及 TDM 协助抢救。

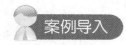

一例服用过量精神科药物自杀的 TDM

患者,女,21 岁,入院呈嗜睡昏迷状态,疑为精神科药物中毒,具体药物不详,予中毒药物筛查。经 LC-MS/MS 筛查初步确定中毒药物为阿米替林,进一步测定其血药浓度为 7 212.49 ng/mL,远超阿米替林治疗浓度范围(80~200 ng/mL)上限。

临床建议:予洗胃、血液透析,加速药物消除,并继续监测血药浓度。如有可能可同时检测胃液、尿液药物浓度。

本章小结

本章介绍应用药动学方法与参数制订临床药物治疗方案;介绍了给药方案设计的目的、决定给药方案的因素及制订临床给药方案的步骤,详细介绍了临床给药方案设计的主要方法,包括根据半衰期设计给药方案、根据平均稳态血药浓度设计给药方案、根据稳态血药浓度 C_{max}^{ss} 和 C_{min}^{ss} 制订给药方案、非线性动力学药物给药方案设计及抗菌药物的给药方案设计。应用上述方法原理,对肝病患者及肾功能减退患者的用药剂量进行调整;同时也介绍了特殊人群的给药方案设计。

治疗药物监测是在药动学原理的指导下,应用现代的分析技术,测定血液中或其他体液中的药物浓度,用于药物治疗的指导与评价,达到降低毒性、优化剂量/治疗反应、检测药动学变化、监控顺应性等目的。其常用分析技术有高效液相色谱法和免疫分析法等,常用样品预处理方法包括直接稀释法、蛋白沉淀法、液液萃取法和固相萃取法等,临床主要应用于调整个体化用药方案和中毒药物筛查。

能力检测
参考答案

能力检测

一、简答题

1. 什么是给药方案?

2. 给药方案设计的基本方法有哪些?

3. 治疗药物监测的指征有哪些？

4. 请简述常用生物样品预处理方法的优缺点。

二、计算题

1. 已知某药 $k_a=1\ h^{-1}$，$k=0.1\ h^{-1}$，$V=10\ L$，$F=0.8$，其最小稳态血药浓度为 2.2 $\mu g/mL$（最佳治疗浓度为 3～4 $\mu g/mL$），求临床按每日 3 次给药的剂量和规格。规格有 70 mg/片、40 mg/片、30 mg/片，应选哪种规格？

2. 某药 $V=5\ L$，$k=0.1\ h^{-1}$，$F=80\%$，该药临床最佳血药浓度为 20 $\mu g/mL$，今欲将该药每隔 8 h 口服一次，长期服用，求每次服用多少？

在线答题

参 考 文 献

［1］ 刘建平. 生物药剂学与药物动力学［M］. 5 版. 北京：人民卫生出版社，2016.

［2］ 梁文权. 生物药剂学与药物动力学［M］. 3 版. 北京：人民卫生出版社，2007.

［3］ L. 夏盖尔，吴幼玲，余炳灼. 应用生物药剂学与药物动力学［M］. 李安良，吴艳芬，译. 北京：化学工业出版社，2006.

［4］ 邵志高. 治疗药物监测与给药方案设计［M］. 南京：东南大学出版社，2010.

［5］ Hiemke C，Bergemann N，Clement H，et al. Consensus guidelines for therapeutic drug monitoring in neuropsychopharmacology：Update 2017［J］. Pharmacopsychiatry，2018，51 (1/2)：9-62.

［6］ 印晓星. 治疗药物监测［M］. 北京：人民军医出版社，2011.

［7］ 魏晓霞，黄旭慧，蒋秀焰，等. 治疗药物监测指导个体化给药方案案例分析［J］. 中国医院药学杂志，2014，34(11)：941-943.

［8］ 张晓丹，解染，崔一民. 肾病综合征患者个体化应用他克莫司的病例分析［J］. 中国临床药理学杂志，2017，34(19)：2345-2347.

［9］ Ye Z K，Chen Y L，Chen K，et al. Therapeutic drug monitoring of vancomycin：a guideline of the division of therapeutic drug monitoring，Chinese Pharmacological Society［J］. Journal of Antimicrobial Chemotherapy，2016，71(11)：3020-3025.

［10］ Matsumoto K，Takesue Y，Ohmagari N，et al. Practice guidelines for therapeutic drug monitoring of vancomycin：a consensus review of the Japanese Society of Chemotherapy and the Japanese Society of Therapeutic Drug Monitoring［J］. Journal of Infection and Chemotherapy，2013，19(3)：365-380.

［11］ 倪晓佳，王占璋，卢浩扬，等. 基于液相色谱-二级质谱联用技术精神科药物中毒筛查平台的构建与临床应用［J］. 中国医院药学杂志，2017，37(17)：1671-1674.

（王纠 温预关）

NOTE

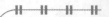

第十五章 生物利用度与生物等效性

 学习目标 |...

1. 掌握生物利用度与生物等效性的概念和计算公式。
2. 熟悉生物利用度与生物等效性实验方法。
3. 了解生物等效性实验开展的一般要求和生物等效性研究在仿制药开发中的作用。

本章 PPT

药物在临床上以药物制剂的形式给药,药物制剂要产生最佳疗效,其药物活性成分应当在预期时间内释放吸收并被转运到作用部位达到预期的有效浓度。大多数药物是进入血液循环后产生全身治疗效果的,作用部位的药物浓度和血液中药物浓度存在一定的比例关系,因此可以通过测定血液循环中的药物浓度来反映药物被吸收进入体循环的程度和速率,从而预测药物制剂的临床治疗效果,评价制剂的内在质量。

知识链接

市面上销售的药品一般包括两大类,单一来源药品和多来源药品。单一来源药品是指该药品的专利尚未过期或者具有一定的排他性,只能由某一个生产厂家来生产该药品,单一来源药品通常也就是原创药物。但是随着药品专利期或者其他专用权期满后,其他制药企业就可以生产替代该药物的仿制药品。由于药品的配方和生产方法会影响药品的生物利用度和稳定性,所以仿制药生产企业必须证明该仿制药与原创药品具有生物等效性和治疗等效性。

| 第一节 概述 |

一、生物利用度和生物等效性基本概念

生物利用度(bioavailability,BA):药物需要进入体循环才能很好地发挥治疗作用,可能由于其辅料和剂型的差异,同一种活性物质的药物吸收进入全身循环的程度和速率不同,而生物利用度就是用于反映制剂中的药物进入体循环的速率与程度的主要参数。常用血药浓度达峰时间(t_{max})及峰浓度(C_{max})来反映药物进入体循环的快慢,用血药浓度-时间曲线下面积(AUC)来反映药物吸收的程度。

生物利用度分为绝对生物利用度与相对生物利用度。绝对生物利用度(absolute bioavailability,F_{abs})是以静脉制剂(一般认为静脉制剂生物利用度为100%)为参比制剂获得

NOTE

的药物活性成分吸收进入体循环的相对量;相对生物利用度(relative bioavailability,F_{rel})则是以其他非静脉途径给药的制剂(如片剂和口服溶液)为参比制剂获得的药物活性成分吸收进入体循环的相对量,是同一种药物不同制剂之间比较吸收程度与速率而得到的生物利用度。二者的计算公式如下。

相对生物利用度:

$$F_{rel} = \frac{AUC_T \times D_R}{AUC_R \times D_T} \times 100\%$$
(15-1)

绝对生物利用度:

$$F_{abs} = \frac{AUC_T \times D_{iv}}{AUC_{iv} \times D_T} \times 100\%$$
(15-2)

在式(15-1)和式(15-2)中,T 与 R 分别代表受试制剂与参比制剂,iv 表示静脉注射给药,D 表示给药剂量。

生物等效性(bioequivalence,BE)是指一种药物的不同制剂在相同试验条件下,给予相同剂量时,其吸收程度和速率的主要药物动力学参数无统计学差异。通常意义的生物等效性研究是指采用生物利用度的研究方法,以药物动力学参数为终点指标,根据预先确定的等效标准和限度进行的比较研究。根据 2015 年版《中华人民共和国药典》(简称《中国药典》)有关指导原则对生物等效性的判定标准,我国要求 AUC 或 C_{max} 几何均值比值的 90% 置信区间均必须落在 80.00%~125.00% 范围内,并且保留 2 位有效数字后下限≥80.00%、上限≤125.00%。对于治疗窗窄的药物,AUC 缩小范围至 90.00%~111.11%。在 C_{max} 对安全性、药效或药物浓度检测特别重要时,该参数也应在 90.00%~111.11% 范围内。对于高变异性药物,如果认为 C_{max} 差异较大对临床的影响不大,基于临床的充分理由,C_{max} 最宽可以扩大至 69.84%~143.19%。但是,无论药物变异有多大,AUC 必须落在 80.00%~125.00% 范围内。在药物动力学方法难以用于评价的时候,也可以考虑以临床综合疗效、药效学指标或体外实验指标等进行比较性研究,但需充分证实所采用的方法具有科学性和可行性。

二、与生物等效性有关的概念

原创药(innovator product):已经过全面的药学、药理学和毒理学研究以及临床研究数据证实其安全、有效并首次被批准上市的药品。

药品商品名(brand name):药品的商品名称,此名称为制造商或经销商私有,主要用于区分特定药品与竞争对手的产品。例如:氯雷他定片,上海先灵葆雅制药有限公司的商品名为开瑞坦,西安杨森制药有限公司的商品名为息斯敏,而氯雷他定是药品的化合物名称。

药学等效性(pharmaceutical equivalence):两制剂含等量的相同活性成分,具有相同的剂型,符合同样的或可比较的质量标准,可认为药学等效。药学等效不一定意味着生物等效,因为辅料的不同或生产工艺差异等可能会导致生物不等效。

治疗等效性(therapeutic equivalence):如果两制剂含有相同活性成分,并且在临床上显示了相同的有效性和安全性,则可以认为这两个制剂具有治疗等效性。如果两制剂中所用辅料本身并不会导致有效性和安全性问题,生物等效性研究是证实两制剂治疗等效性最合适的办法。如果药物吸收速率与临床疗效无关,吸收程度相同但吸收速率不同的药物也可能达到治疗等效。含有相同的活性成分而活性成分化学形式不同(如某一化合物的盐、酯等)或剂型不同(如片剂和胶囊剂)的药物制剂也可能具有治疗等效性。

基本相似药物(essentially similar product):如果两个制剂具有等量且符合同一质量标准的药物活性成分,具有相同剂型,并且经过证明具有生物等效性,则这两个制剂可以认为是基本相似药物。目前的一致性评价,就是通过生物等效性评价的方法,来验证仿制药厂家所仿制的药物与原创药是基本相似药物。从广义上讲，这一概念也应适用于含同一活性成分的不同的剂型，如片剂和胶囊剂。

三、生物利用度与生物等效性在新药研究中的作用

生物利用度和生物等效性均是评价制剂质量的重要参数。通过生物利用度研究可以说明药物本身的理化性质和制剂（包括制剂工艺、处方组成等）改变对药物体内药物动力学参数的影响，是新药研究过程中选择合适给药途径和确定用药方案的重要依据之一。生物等效性则强调以预先确定的等效标准和限度进行的比较，是保证含同一药物的不同制剂体内行为一致性的依据，是判断所研发产品是否可替换已上市药品使用的依据。在新药研究阶段，为了确定处方、工艺的合理性，需要考察上述因素对生物利用度的影响；开发新剂型时，要对拟上市剂型进行生物利用度研究以确定剂型的合理性，通过与原剂型比较的生物利用度研究来确定新剂型的给药剂量，也可通过生物等效性研究来证实新剂型与原剂型是否等效；在仿制生产已有国家标准药品时，可通过生物等效性研究来证明仿制产品是否可与原创药替换使用。

另外，在药品批准上市后，如处方组成成分、比例以及工艺等出现一定程度的变更时，也需要根据产品变化的程度来确定是否进行生物等效性研究，以考察变更前后产品是否具有生物等效性。以提高生物利用度为目的研发的新制剂，需要进行生物利用度研究，了解变更前后生物利用度的变化。

第二节 生物利用度和生物等效性的研究方法

生物利用度研究是实验制剂和参比制剂间的比较性研究，生物等效性研究实际上是在生物利用度研究的基础上进行的。两者概念虽有差异，但试验方法与步骤基本一致。可通过直接和间接的方法来评估药物的生物利用度和生物等效性。药物产品的体内生物利用度通过药物吸收的速率和程度来阐明，通过比较测量参数，例如血液中活性药物成分的浓度，尿累积排泄率等参数来确定。对于没有吸收进入血液的药物成分，其生物利用度可通过测定活性成分在作用位点产生反应活性的速率和程度来评估。生物利用度研究的设计取决于研究的目标、体内药物（和代谢物）的分析能力、药物的药效学、给药途径以及药物的性质等因素。目前最常用、优先考虑的方法是血药浓度法，其他可用的方法还包括尿药浓度法、药理效应法、临床比较和体外研究等。其中血药浓度法和尿药浓度法也称为药物动力学研究方法（表 15-1）。

表 15-1 评价生物利用度和生物等效性的方法

方法	评价参数
血药浓度法	血药浓度-时间曲线下面积（AUC）、达峰浓度（C_{max}）、达峰时间（t_{max}）
尿药浓度法	尿液中药物累积排泄量（D_u）、尿中药物排泄率（dD_u/dt）、最大排尿时间（t）
药理效应法	最大药效学效应（E_{max}）、达最大药效的时间、药效-时间曲线下面积、药效作用起始时间
临床比较	双盲临床药效学试验
体外研究	药物溶出度测定

1. 血药浓度法 给药后测定血液、血浆或血清中药物浓度是测定全身药物生物利用度最直接、最客观的方法。受试者分别给予试验制剂和参比制剂后，通过采集适当的血液样品，使用经全面验证的药物测定分析方法可准确获得治疗药物活性成分的血药浓度-时间曲线图，从而估算药物的生物利用度。对于很多药物而言，AUC 与剂量成正比。常用于比较的参数有血

药浓度-时间曲线下面积（AUC）、达峰浓度（C_{max}）、达峰时间（t_{max}）等。

2. 尿药浓度法　当体内药物或其代谢物的全部或大部分经尿排泄，并且排泄量与药物吸收量的比值恒定时，则药物吸收的程度可以通过尿中排泄量进行计算，从而进行药物制剂生物等效性评价。这类方法多针对某些体内药物浓度存在自动调节而保持恒定的药物，例如利用尿钾排泄参数研究钾补充剂的生物利用度。但该方法因引起误差的因素较多，需要严格控制实验条件，否则重现性较差，一般不提倡采用。

3. 药理效应法　如果药物的吸收程度与速率采用血药浓度法与尿药浓度法均不便评价，或者药物浓度和效应之间不存在线性相关，则可以考虑用药效学指标进行生物等效性评价，此方法称药理效应法。

使用药理效应法来确定生物利用度通常需要测定剂量-效应曲线和时间-效应曲线。生物等效性测定的药效学参数包括最大药效学效应（E_{max}）、达最大药效的时间、药效-时间曲线下面积、药效作用起始时间等。

例如，阿卡波糖是一种治疗糖尿病的 α-糖苷酶抑制剂，其作用靶点在胃肠道，血药浓度与其临床疗效无直接关系。基于阿卡波糖特殊的作用机制，美国 FDA 在阿卡波糖生物等效性评价的指导草案中，推荐以药效学指标进行生物等效性研究。由于阿卡波糖是降血糖药物，所以可以采用血清血糖的变化作为效应指标。碳酸镧咀嚼片、奥利司他胶囊等多种药品也推荐采用药理效应法进行生物等效性研究（表 15-2）。

表 15-2　美国 FDA 建议生物等效性研究使用药效学终点的药品实例

药品	适应证	作用机制	终点
阿卡波糖片	治疗 2 型糖尿病	抑制肠道 α-葡萄糖苷酶，从而减少淀粉和葡萄糖的吸收	血糖浓度的降低
碳酸镧咀嚼片	降低末期肾病患者的血清磷酸盐水平	通过在胃肠道中形成高度不溶的磷酸镧络合物来抑制磷酸盐的重吸收	尿磷酸盐排泄的降低
奥利司他胶囊	治疗肥胖症	抑制肠道脂肪酶，从而减少游离脂肪酸和单酰基甘油的吸收	在稳定状态下 24 h 内粪便排出的脂肪量
静脉注射的低分子肝素	抗凝血	凝血级联中因子 Ⅹa 和因子 Ⅱa 的失活	为了确保两种配方的生物等效性，测量抗 Ⅹa 和抗 Ⅱa 的活性

注：引自 Shargel L，Yu A B C. Applied biopharmaceutics & pharmacokinetics，7th ed. New York：McGraw-Hill Education Publishing Division，2016.

4. 临床比较试验　控制良好的人体临床试验是药物产品安全性和有效性的保障，也可以用于确定生物利用度。但是，临床试验方法是测定体内生物等效性的一般方法中最不精确、最不敏感、重现性最差的方法。只有当分析方法和药效学方法均不可以使用的时候，才考虑这种方法。表 15-3 列举了一些美国 FDA 推荐使用临床比较试验的药物。

表 15-3　美国 FDA 推荐的具有临床终点的生物等效性研究的药品实例

药品	研究患者	研究持续时间	终点
硝唑尼特片	兰加甲第虫引起的腹泻	10 天	具有良好临床反应的患者比例，定义：无症状，无水样便，过去 24 h 内不超过 2 次无血的软便或在 48 h 内无症状且无大便

续表

药品	研究患者	研究持续时间	终点
咪喹莫特霜	光化性角化病	14 周	在每个方案中,治疗成功(100％清除所有 AK 病变)的受试者的比例
硝酸咪康唑阴道霜	外阴阴道念珠菌病	21～30 天	在治疗试验中,治疗性治愈的患者比例,定义为黏膜病学和临床治愈

注:引自 Shargel L, Yu A B C. Applied biopharmaceutics & pharmacokinetics, 7th ed. New York: McGraw-Hill Education Publishing Division, 2016.

5. 体外研究 药物溶出度研究可在一定条件下反映药物的生物利用度。理想情况下,体外药物溶出率应与体内药物生物利用度相关。建议至少在 3 种不同 pH 溶媒(例如 pH 1.2、4.5 和 6.8)中通过相似因子 f_2 值判断溶出曲线的相似性。

第三节 临床生物等效性研究方案设计

一、基本要求

(一)研究单位基本要求

新药生物利用度研究是新药临床试验,须具备临床试验管理规范要求的各项必要条件,并按规范要求进行试验。该研究要求研究单位有良好的医疗监护条件,良好的分析测试条件和良好的数据分析处理条件,一般应是国家药品临床研究基地,若因特殊需要选择非基地医疗机构参加药品临床研究,应是在国家食品药品监督管理总局登记备案的医疗机构。同时,鉴于生物利用度研究需要多学科、多部门的协同合作,参加生物利用度研究的人员,应包括临床药物动力学研究人员、临床医师、分析检验技术人员和护理人员等。

(二)受试制剂和参比制剂

不同剂型药品的生物等效性研究所需批次样品批量要求不同,对于片剂和胶囊剂(包括缓释制剂、咀嚼片、口崩片等),生物等效性研究批次样品批量(以投料量计,下同)应不低于 10 万制剂单位。对于散剂、颗粒剂,生物等效性研究批次样品批量应不低于拟定商业化生产批量的 1/10。对不符合上述要求的,按照上述要求进行批量放大的补充研究。将放大后的样品与生物等效性研究批次样品和参比制剂进行全面的质量一致性对比研究。若评估后两者质量一致,可认为放大研究批次的批量为商业化生产的最大批量;若不能证明两者质量一致,则采用符合批量要求的样品重新进行生物等效性研究。特殊情况下,如用于罕见病治疗的药物、按国家规定进行管制的药物,生物等效性研究批次的样品批量可低于上述要求,但该批量应在实际生产线的正常批量范围内。除非另外说明理由,受试制剂和参比制剂含量差别不能超过 5％。

为了保证试验样品的真实性及可溯源性,试验机构在生物利用度和生物等效性试验中应当对试验样品进行留存。留存样品的数量应满足进行五次按质量标准全检的要求。对于口服固体制剂(如片剂、胶囊),试验制剂及参比制剂分别提供 300 个单位(片/粒)应可满足五次全检量的要求。对于临用前配制的制剂(如临用前配制的混合溶液、混悬液等),应保存尚未配制的制剂。对于多中心生物利用度或生物等效性研究,建议保存在各试验机构的留存样品总量应符合五次全检量的要求。各中心留存样品量的确定应考虑以下因素:①参与研究的试验机构总数;②各试验机构预期入选的受试者数量;③试验用药品的最小留存量(如 5 个剂量单位)。在将多个试验机构的留存样品运送至独立的第三方机构进行储存的情况下,建议独立的第三方机构分开储存来自各个试验机构的留存样品,以便能够对各留存样品进行溯源。

二、生物样品分析方法的建立和确证

检测方法的选择:生物样品中药物的分析测定应选灵敏度高、专属性强、精密度好、准确度高的分析方法。如抗生素测定,能用色谱法测定时,最好不要用微生物法测定。目前进行临床生物等效性试验,分析方法上首选为液相色谱-三重四级杆串联质谱(LC-MS/MS)技术。建立好的方法,需要根据最新版《中国药典》有关指导原则,进行方法的验证工作。

三、临床设计常用方案

临床生物等效性研究可采用交叉设计或者平行组设计。

(一)交叉设计

生物等效性研究一般建议采用交叉设计的方法。交叉设计的优势:可以有效减少个体间变异给试验评价带来的偏倚;在样本量相等的情况下,使用交叉设计比平行组设计具有更高的检验效能。

(1)两制剂、两周期、两序列交叉设计:两制剂、两周期、两序列交叉设计是一种常见的交叉设计,见表15-4。

表15-4 两制剂、两周期、两序列交叉设计

序列	周期	
	Ⅰ	Ⅱ
1	T	R
2	R	T

案例导入

某厂家的某口服药品设计如下。

总体设计:采用单中心、随机、开放、两周期、两序列、双交叉、单次空腹/餐后给药生物等效性研究。研究周期给药1次,健康受试者随机分为2组,每组人数相等。

受试者例数:试验共计48例健康受试者,其中空腹24例,餐后24例。

给药方法:受试者按照1:1比例随机分配到2个给药程序(T-R或R-T)之一。即第Ⅰ周期服用受试制剂(T)1片或参比制剂(R)1片,240 mL水送服;第Ⅱ周期交叉给药,清洗期7天。研究中心的研究者根据随机化列表为每阶段研究分配研究药物。

(2)重复交叉设计:如果需要准确估计某一制剂的个体内变异,可采用重复交叉设计,主要适用于部分高变异药物(个体内变异≥30%),优势在于可以入选较少数量的受试者进行试验。重复交叉设计包括部分重复(如两制剂、三周期、三序列)或者完全重复(如两制剂、四周期、两序列),见表15-5和表15-6。

表15-5 两制剂、三周期、三序列重复交叉设计

序列	周期		
	Ⅰ	Ⅱ	Ⅲ
1	T	R	R
2	R	T	R
3	R	R	T

表 15-6 两制剂、四周期、两序列重复交叉设计

序列	周期			
	I	II	III	IV
1	T	R	T	R
2	R	T	R	T

案例导入

某厂家的某口服药品为高变异药物,采用两制剂、三周期、三序列重复交叉设计如下。

总体设计:单中心、随机、开放、三周期、三交叉、单次给药、餐后状态下健康人体生物等效性研究。每个研究周期给药 1 次,健康受试者随机分为三组,每组人数相等。

受试者例数:试验共计 96 例健康受试者,其中空腹 48 例,餐后 48 例。

给药方法:受试者按照 1∶1∶1 的比例随机分配到 3 个给药程序(T-R-R、R-T-R 或 R-R-T)之一。即第 I 周期 T-R-R 组受试者空腹/餐后口服受试制剂(T)1 片,240 mL 水送服;R-T-R 组受试者空腹/餐后口服参比制剂(R)1 片,240 mL 水送服;R-R-T 组受试者空腹/餐后口服参比制剂(R)1 片,240 mL 水送服。第 II 周期、第 III 周期交叉给药。研究中心的研究者根据随机化列表为每阶段研究分配研究药物。

(二)平行组设计

在某些特定情况下(例如半衰期较长的药物),也可以使用平行组设计。平行组设计因个体间变异给试验带来的影响较交叉设计大,应有更严格的受试者入选条件,如年龄、性别、体重、疾病史等,且需使用合理的随机化方案确保组间的基线水平均衡以得到更好的组间可比性。

(三)长半衰期药物

对于半衰期较长的口服常释制剂,若试验设计了足够长的清洗期,仍然可以采用单次给药的交叉设计进行生物等效性研究。交叉试验难以实施时,可采用平行组设计。无论是交叉设计还是平行组设计,均应有足够长的生物样品采集时间,以覆盖药物通过肠道并被吸收的时间段。可分别用 C_{max} 和适当截取的 AUC 来描述药物浓度的峰值和总暴露量。如对于药物分布和清除个体内变异较小的药物,可用 $AUC_{0 \to 72 h}$ 来代替 $AUC_{0 \to t}$ 或 $AUC_{0 \to \infty}$。但对于药物分布和消除个体内变异较大的药物,则不能采用截取的 AUC 评价生物等效性。

案例导入

某厂家的枸橼酸托瑞米芬片口服药品,半衰期约 5 天,属于长半衰期药物且个体内变异小于 30%,设计如下。

总体设计:采用单中心、随机、开放、两周期、两序列、双交叉、单次空腹/餐后给药生物等效性研究。研究周期给药 1 次,健康受试者随机分为两组,每组人数相等。

受试者例数:试验共计 56 例健康受试者,其中空腹 28 例,餐后 28 例。

给药方法及样本采集:受试者按照 1∶1 比例随机分配到 2 个给药程序(T-R 或 R-T)之一。即第 I 周期服用受试制剂(T)1 片或参比制剂(R)1 片,240 mL 水送服;第 II 周期交叉给药,清洗期 28 天。于服药前及服药后 72 h 内收集不同时间点血样。

(四)内源性化合物

内源性化合物是指体内产生或饮食中含有的化合物。建议先估算内源性化合物在血样中的基线值,再从给药后测得的总血药浓度中减去这一基线值,依此估算自药物释放的药量。因内源性化合物来源不同,生物等效性研究方法可能有所不同:①若内源性化合物由机体产生:建议给药前根据药物动力学特征多点测定基线值,从给药后的血药浓度中减去相应的基线值。②若内源性化合物来源于食物:建议试验前及试验过程中严格控制该化合物自饮食摄入。受试者应在试验前即进入研究中心,统一标准化饮食。

有些内源性化合物的基线值可能是周期特异性的,此时建议每个试验周期均采集基线值。若经过基线校正后血药浓度出现负值,则以零计。校正前和校正后的数据应分别进行药物动力学参数计算和统计分析。采用校正后的数据进行生物等效性评价。

案例导入

某厂家的熊去氧胆酸胶囊口服药品,设计如下。

总体设计:采用单中心、随机、开放、两周期、两序列、双交叉生物等效性研究。研究周期给药 1 次,健康受试者随机分为 2 组,每组人数相等。

受试者例数:试验共计 48 例健康受试者,其中空腹 24 例,餐后 24 例。

给药方法及样本采集:受试者按照 1∶1 比例随机分配到 2 个给药程序(T-R 或 R-T)之一,清洗期 35 天。每周期,受试者将在给药前第 3 天(−3 天)到达临床试验中心,统一生活管理,禁止统一饮食以外的任何食物和饮料。受试者于每周期试验的−3 天 21:00 左右开始禁食。第−2 天和第−1 天为基线采集期,每天约 7:30、12:00、18:00 进食标准餐,从第−2 天早上约 8 时(进食标准餐后 30 min)开始采集静脉血,每 6 h 一次,第 1 天早上进食标准早餐后给予试验制剂 1 粒(250 mg)或参比制剂 1 粒(250 mg),240 mL 温水送服。于服药后 72 h 内收集不同时间点的血样。

第四节 生物等效性研究需要特殊考虑的几个问题

根据《以药动学参数为终点评价指标的化学药物仿制药人体生物等效性研究技术指导原则》,在进行生物等效性研究时,需要考虑到多个特殊问题,例如代谢产物、对映体及内源性物质的测定等。

一、检测物质

(一)原形药/代谢产物

一般推荐仅测定原形药,因为原形药物的血药浓度-时间曲线比代谢产物能更灵敏地反映制剂间的差异。对于原形药直接代谢产生的主要代谢产物,如果同时满足以下两点,则应同时予以测定:①代谢产物主要产生于进入体循环以前,如源自首过效应或肠道内代谢等;②代谢产物显著影响药物的安全性和有效性。以上原则适用于包括前体药物在内的所有药物。建议以原形药评价生物等效性,代谢产物的相关数据用于进一步支持临床疗效的可比性。如果原形药浓度过低,不足以获得生物样品中足够长时间的药物浓度信息,则可用代谢产物的相关数据评价生物等效性。用非参数检验法的秩和检验虽然考虑到了 t_{max} 的分布特点,但秩和检验是一种差异性检验,而非双向单侧 t 检验和 90%置信区间法的等效性检验。

(二)外消旋体/对映体

对于外消旋体,通常推荐用非手性的检测方法进行生物样品测定。若同时满足以下条件,则需分别测定各对映体:①对映体药效动力学特征不同;②对映体药物动力学特征不同;③药效主要由含量较少的异构体产生;④至少有一个异构体的吸收过程呈现非线性特征(随药物吸收速率的变化,对映体浓度比例发生改变)。

二、首个生物样品的浓度为 C_{max}

生物等效性研究中,有时会出现首个生物样品的浓度为 C_{max} 的现象。预试验有助于避免此种现象的出现。第 1 个采样点设计在给药后 5~15 min 以内,之后在给药后 1 h 内采集 2~5 个样品,一般就足以获得药物的峰浓度。对首个样品为 C_{max},且未采集早期(给药后 5~15 min)样品的受试者数据,一般不纳入整体数据分析。

三、含酒精饮料对调释制剂的影响

饮用含酒精的饮料可能会影响药物自调释制剂中释放。酒精会改变药物释放特性,导致药物过快释放,并改变药物体内暴露量,进而影响药物的安全性和有效性。建议研发缓释口服固体制剂时进行相应的体外研究,以评价制剂在体内酒精环境中出现药物突释的可能性。应考察制剂在不同浓度的酒精溶媒中的释放情况。某些特定情况下可能需要进行制剂与酒同服时的生物等效性研究。

四、内源性化合物

内源性化合物是指体内产生或饮食中含有的化合物。建议先估算内源性化合物在血样中的基线值,再从给药后测得的总血药浓度中减去这一基线值,依此估算药物释放的药量。

内源性化合物检测可以采用以下几种方法。

(1) 替代基质法:因为实际样品基质中含有内源性物质,会对实际质控样品配制等造成影响,所以在实际使用中,内源性物质最常使用的方法是替代基质法。常用的替代基质包括缓冲液(最常用的是 PBS:pH 7.4,150 mmol/L)、经过净化的基质(例如采用活性炭吸附,免疫亲和提取净化等)、商品化的人造生物基质或其他种属的生物基质(适用于内源性化合物在不同种属含量差异大的化合物)。这类方法的优点是可以获得不含内源性化合物的空白基质,从而避免内源性化合物对分析方法的影响。但由于替代基质并不是真实的基质,所以在实际运用中可能会发生多种原因导致的系统性偏差。

(2) 替代化合物法:稳定同位素标记的化合物,理论上具有和非标记分析物相同的理化性质和 LC-MS 分析特性,但不存在于实际基质中。可用实际基质配制校正标样和 QC 样品。同时为了确保分析方法的可靠性,通常采用另一种同位素标记的化合物,或非内源性结构类似物作为内标。该方法使用了与待测样品完全相同的基质,但是同位素标记的化合物并不完全等同于待分析化合物。两者可能会存在一定的质谱响应差异,需要做相应的核实。在稳定性考察中,同位素化合物的稳定性有可能和实际分析物存在差异,所以稳定性试验要尽量使用实际分析物进行考察。另外,由于同位素化合物为人工合成,需要确认其同位素程度,并且保证其他未被标记上的杂质不会对分析造成影响。

(3) 标准物质添加法:在每份生物基质中加入递增浓度水平的分析物,以配制一系列的校正标样。标准曲线的截距即内源性分析物的浓度水平。该方法要求实际生物基质中分析物的浓度很低(可能是浓度就很低,或者通过物理化学等手段使得基质中的内源性物质降解)。该方法在实际运用中,受限很多,并不常用。

五、口服给药发挥局部作用的药物

有些药物主要在胃肠道内发挥药效,对于这类药物,其药物生物等效性一致也并不能保证

NOTE

其治疗等效性。为了保证临床用药的安全,这类药物需要根据药物特性,选用药效动力学研究或临床研究来评价药物的等效性,甚至可用适当的体外研究作为补充或替代评价方法。

六、复方制剂

对于存在多种成分的复方制剂,原则上应该对每一个有效成分进行生物等效性试验。在试验设计上应该考虑到各种成分的药物动力学特征,尽量兼顾。

本章小结

1. 生物利用度就是用于反映制剂中的药物进入体循环的速率与程度的主要参数。生物等效性是指一种药物的不同制剂或不同厂家同一剂型药物在相同试验条件下,给予相同剂量时,其吸收程度和速率的主要药物动力学参数无统计学差异。

2. 生物利用度研究是试验制剂和参比制剂间的比较性研究,生物等效性研究实际上是在生物利用度研究的基础上进行的。两者概念虽有差异,但试验方法与步骤基本一致。主要试验方法为血药浓度法,其他可用的方法还包括尿药浓度法、药理效应法、临床比较和体外研究等。

3. 影响药物生物利用度的因素包括药物本身的理化性质、剂型的影响,肝首过作用、药物相互作用、食物的影响、生理病理因素等。

4. 根据 2015 年版《中国药典》有关指导原则对生物等效性的判定标准,我国要求 AUC 或 C_{max} 几何均值比值的 90% 置信区间均必须落在 80.00%～125.00% 范围内,并且保留 2 位有效数字后下限≥80.00%、上限≤125.00%。对于治疗窗窄的药物,AUC 范围缩小至 90.00%～111.11%。在 C_{max} 对安全性、药效或药物浓度检测特别重要时,该参数也应在 90.00%～111.11% 范围内。对于高变异性药物,如果认为 C_{max} 差异较大对临床的影响不大,基于临床的充分理由,C_{max} 范围最宽可以扩大至 69.84%～143.19%。但是,无论药物变异有多大,AUC 必须落在 80.00%～125.00% 范围内。

5. 对于内源性药物,需要先估算内源性化合物在血样中的基线值,再从给药后测得的总血药浓度中减去这一基线值,依此估算药物释放的药量。若内源性化合物由机体产生,可以在给药前根据药物动力学特征多点测定基线值,用给药后的血药浓度减去相应的基线值。若内源性化合物来源于食物则需要于试验前及试验过程中严格控制该化合物自饮食摄入。受试者应在试验前即进入研究中心,统一标准化饮食。内源性化合物的体内分析方法主要可以采用:①替代基质法;②替代化合物法;③标准物质添加法。

能力检测

简答题

1. 名词解释:①绝对生物利用度;②相对生物利用度;③生物等效性;④原创药;⑤药物商品名。

2. 简述绝对生物利用度和相对生物利用度的研究目的。

3. 试述生物等效性研究在新药研究和开发中的作用。

4. 生物等效性研究中对受试者选择有哪些基本要求?

5. 为什么选择 C_{max}、AUC、t_{max} 这几个药物动力学参数来证明两种药品的生物等效性?

6. 生物等效性判断常用的标准是什么?为什么这么规定?

参 考 文 献

［1］ 魏树礼，张强.生物药剂学与药物动力学［M］.2版.北京：北京大学医学出版社，2004.

［2］ 刘建平.生物药剂学与药物动力学［M］.5版.北京：人民卫生出版社，2016.

［3］ 印晓星，杨帆.生物药剂学与药物动力学［M］.2版.北京：科学出版社，2017.

［4］ 国家药典委员会.中华人民共和国药典，2015版，四部［M］.北京：中国医药科技出版社，2015.

［5］ Shargel L，Yu A B C. Applied Biopharmaceutics & Pharmacokinetics［M］.7th ed. New York：McGraw-Hill Education Publishing Division，2016.

［6］ Damle B D，Kaul S，Behr D，et al. Bioequivalence of two formulations of didanosine，encapsulated enteric-coated beads and buffered tablets，in healthy volunteers and HIV-infected subjects［J］. Journal of Clinical Pharmacology，2002，42（7）：791-797.

［7］ Horn J R，Howden C W. Review article：similarities and differences among delayed-release proton pump inhibitor formulations［J］. Alimentary Pharmacology & Therapeutics，2005，22（S3）：20-24.

［8］ Jagdale S C，Agavekar A J，Pandya S V，et al. Formulation and evaluation of a gastroretentative drug delivery system of propranolol hydrochloride ［J］. AAPS PharmSciTech，2009，10（3）：1071-1079.

［9］ Davit B M，Conner D P. Food effects on drug bioavailability：implications for new and generic drug development［M］//Yu L，Krishna R. Biopharmaceutics applications in drug development. New York：Springer，2008.

［10］ Dehaven W I，Conner D P. The effects of food on drug bioavailability and bioequivalence ［M］//Li B V，Yu L X. FDA Bioequivalence Standards. New York：Springer，2014.

（吴彩胜）

NOTE

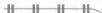

第十六章 药物动力学研究的常用软件

 学习目标

1. 掌握药物动力学主要参数的计算方法。
2. 熟悉药物动力学常用软件的使用方法。
3. 了解生物等效性试验常用软件的使用方法。

本章PPT

知识链接

　　近年来,国内外研制了很多药物动力学专用软件,有助于药物动力学的普及和在临床药物动力学中的应用。这些软件的作用有估算药物动力学参数、复杂药物动力学方程的求解、建立模型、数据处理、统计分析、数据的图形显示、实验设计、药物体内过程模拟、药物作用的预测及用药方案设计等。这与数学方法及计算机技术的发展和应用密切相关。

　　药物进入机体后,会经过吸收、分布、代谢和排泄过程,如何通过给药后的血药浓度-时间数据计算主要药物动力学参数,本章使用专业的统计软件。为便于进行临床药物动力学研究,本章介绍常用的药物动力学数据处理软件 3P87/3P97、DAS 和 WinNonlin。

一、3P87(3P97)

　　3P87(3P97)(practical pharmacokinetic program)是中国药理学会数学药理专业委员会组织专家于 1987 年集体编制,并于 1997 年对程序进行模块更新。软件操作界面为 DOS,需要3.5 寸软驱的支持,为我国的药物动力学研究领域做出了极大的贡献。

　　3P87(3P97)编制严谨,算法考究,可处理各种给药途径的药物动力学模型,给出详细的药物动力学参数及各种图表。其主要功能:①静脉注射、静脉滴注及非静脉给药下不同房室模型的药物动力学参数拟合;②自动输出房室数及权重系数判别标准,加权剩余平方和、相关系数、确定系数、AIC、拟合优度值、最大绝对误差、最大相对误差、游程检验等,方便用户选择最优的房室模型;③批处理多剂量组药物动力学数据,简化使用者操作步骤;④按照自定义房室模型、权重系数、迭代方法、收敛精度等计算药物动力学数据,便于药物动力学的科学研究和分析探讨;⑤提供 12 种药物动力学模型,包括一级速率消除的线性房室模型和 Michaelis-Menten 消除的单室非线性模型;⑥生物等效性和生物利用度计算,提供双向单侧 t 检验、方差分析结果;⑦吸收动力学参数计算,包括 Wagner-Nelson 法、Loo-Riegelman 法以及逆卷积分方法。

二、DAS

　　DAS(data analysis system)软件由国内知名的定量药理学和统计学专家孙瑞元、郑青山

NOTE

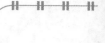

等编制,为药物动力学、药效动力学、药物相互作用、药物试验设计、药物体内外相关性分析,以及医药统计学等定量分析工具包。该软件基于 Windows 运行,针对新药申报资料的要求设计,简单易操作、易上手,功能较强大。其中,药物动力学功能模块的影响最大,用户在国内外发表研究论文超过 5 000 篇,最新版本为 DAS 3.2.2。

DAS 软件药物动力学模块具有独特的算法,在初值选择和不典型数据计算上超过许多同类软件,而且对于非静脉给药已能提供 3 室模型参数。其主要包含以下功能。

- 智能化分析(如 1～3 室模型,5 种权重系数,单次与多次给药,房室和非房室两套参数,自定义模型与权重)
- 成批数据分析(如 1～3 室模型,5 种权重系数,单次与多次给药,房室和非房室两套参数)
- 多剂量线性分析
- 多次用药蓄积分析
- 非房室模型分析
- 尿药数据分析
- 多剂量参数分析(非线性动力学判断)
- 药动-药效(PK-PD)联合模型分析
- 检测精密度与准确度分析
- 加权标准曲线

1. 药物动力学模块

(1)智能化模块:输入或贴入药物动力学实验数据后自动进行各种给药方法、1～3 室模型、1～3 种权重系数的全面分析,并自动进行房室判断、F 检验、AIC 判断,确定最佳房室数及权重值。算出各种二级药物动力学参数及统计矩参数,进行 C-t 及 $\ln C$-t 的拟合和作图。

(2)批处理模块:根据选定的房室数和权重值,进行 12～30 项数据组的批处理,给出各组的药物动力学参数的均数、标准差、拟合值及 C-t、$\ln C$-t 的拟合值并分别作图。

(3)自定义模块:药动学计算中容易出现"计算的不确定性",即同一个血药浓度数据,各软件计算结果并不完全相同。不确定的原因多样:初值对结果的影响;步长、精度、迭代次数的影响;数据越不典型,差别越大;房室数越多,差别越大。这就涉及最佳点寻找的计算方法问题,另外也可采用目测法,DAS 软件具有自定义模块功能,可根据相对误差和绝对误差最小的原则,也可根据各点总趋势,侧重合理点,或者根据群体数据的消除相斜率及统计学 F 检验差异无统计学意义。

(4)非线性药物动力学计算模块:应用米氏动力学(Michaelis-Menten kinetics)方程,计算 V_m(理论最大速率常数)和 K_m(Michaelis 常数)等参数。

(5)尿药数据的药物动力学模块:包括尿药排泄速率法、亏量法及肾清除率(Cl_r)的计算等。

(6)吸收动力学模块:包括三种方法,Loo-Riegelman 法用于双室吸收动力学分析、Wagner-Nelson 法计算基本参数、逆卷积分方法包括 Recigno-Segre 点点法和 Benet-Chiang 点面法的计算。

2. 生物利用度及生物等效性评价模块

(1)由实测各时间点的血药浓度直接进行计算,也可应用已算出的 AUC、t_{max}、C_{max} 进行批处理,给出每位受试者的生物利用度、等效性检验(双向单侧 t 检验)。

(2)可进行双交叉、三交叉、四交叉、双剂量两药物四交叉,也可进行平行组设计的生物利用度等效性分析。

(3)可进行平均生物利用度计算,也可进行群体生物利用度或个体生物利用度的计算。

(4)对 t_{max} 可进行 Wilcoxon 非参数法统计分析。

DAS 其实就是 3P87(3P97)以及 NDST 的升级版,能够同时给出多种分析结果。缺点包括模型不够多,对双峰等特殊的药物动力学曲线处理尚不理想,不能进行 PPK 计算;优点是操作简便。

NOTE

DAS 被认为是"10 分钟可学会使用的软件",简单易上手,软件操作界面见图 16-1。同时,软件的每个模块都有计算实例,只要点击"实例"即可调入数据,可仿例录入,直接运算即可。如果计算时不能确定数据的房室模型和权重系数,可以通过"智能化分析",由系统自动输出优选的结果。

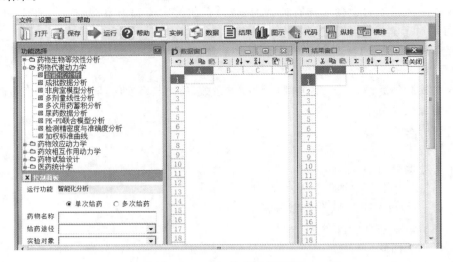

图 16-1　DAS 软件操作界面

3. 符合法规报批要求　DAS 软件输出图表精美,参数丰富,包含房室模型和非房室模型参数(统计矩),可以直接粘贴到 Excel 或 Word 文档上,便于进行新药申报的数据整理。

4. 典型范例　6 名受试者单次静脉注射给药 X 后,于给药前 0 h,给药(例如,20 mg/kg)后 0.25 h、0.33 h、0.5 h、0.67 h、1 h、1.5 h、2 h、3 h、4 h、6 h、7.7 h、18 h、24 h 采集血样,血样经测定得到相应血药浓度数据以及 PD 数据,按照 DAS 操作指引数据可进行智能化分析、成批数据分析、PK-PD 联合模型分析。

(1) 智能化分析:药物动力学分析中的每个功能都配有实例,点击"实例"按钮调出数据,然后按照仿例(6 名受试者静脉注射给药 X 的时间与血药浓度数据)输入数据或从 Excel 中拷贝粘贴数据,点击"运行"按钮即可获得结果。在控制面板选择"数据窗口"任意数据进行分析,如图 16-2 所示选择 B 列(No1),结果列入"结果窗口",也可选择直接输出至 Excel 中。

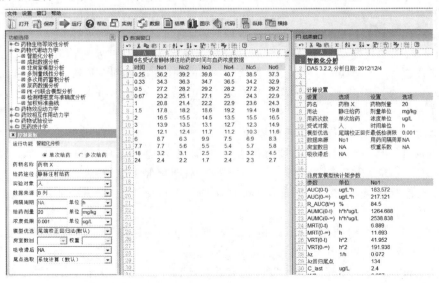

图 16-2　智能化分析界面

智能化分析提供两套药物动力学参数:统计矩参数(非房室模型参数)和房室模型参数,并给出最佳房室模型和权重系数,判断标准为拟合度和 AIC 等方法。常见图形如图 16-3 所示,范例的两套参数见表 16-1。

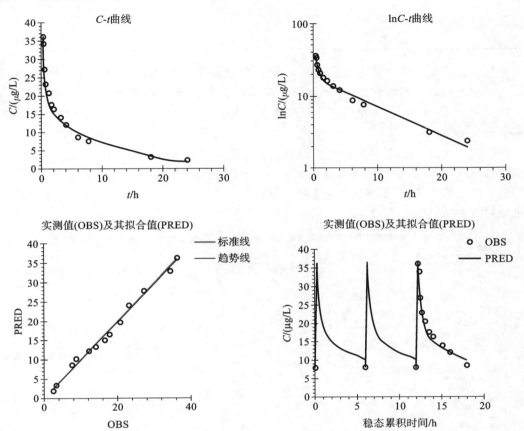

图 16-3　6 名受试者静脉注射给药后 $C\text{-}t$ 曲线、$\ln C\text{-}t$ 曲线、实测值(OBS)与拟合值(PRED)智能化分析界面

注:标准线与趋势线重合表示拟合效果好。稳态累积时间-浓度曲线图在多次用药时显示。

表 16-1　6 名受试者静脉注射给药 X 后的统计距和房室模型主要药物动力学参数

统计矩参数	单位	No1	房室模型参数	单位	No1
$AUC_{0\to t}$	$\mu g/(L \cdot h)$	183.572	$t_{1/2(\alpha)}$	h	0.315
$AUC_{0\to\infty}$	$\mu g/(L \cdot h)$	217.121	$t_{1/2(\beta)}$	h	7.553
$R\_AUC_{t\to\infty}$	%	84.5	V_1	L/kg	395.735
$AUMC_{0\to t}$	$h \cdot h \cdot \mu g/L$	1 264.688	V_2	L/kg	583.42
$AUMC_{0\to\infty}$	$h \cdot h \cdot \mu g/L$	2 538.838	Cl_1	$L \cdot kg/h$	96.521
$MRT_{0\to t}$	h	6.889	Cl_2	$L \cdot kg/h$	483.75
$MRT_{0\to\infty}$	h	11.693	$AUC_{0\to t}$	$\mu g/(L \cdot h)$	194.784
$VRT_{0\to t}$	h^2	41.952	$AUC_{0\to\infty}$	$\mu g/(L \cdot h)$	231.929
$VRT_{0\to\infty}$	h^2	191.938	$R\_AUC_{t\to\infty}$	%	84
λz	h^{-1}	0.072	k_{10}	h^{-1}	0.244
λz 回归尾点		134	k_{12}	h^{-1}	1.222
C_last	$\mu g/L$	2.4	k_{21}	h^{-1}	0.829

NOTE

续表

统计矩参数	单位	No1	房室模型参数	单位	No1
$t_{1/2z}$	h	9.687	Clz	L·kg/h	92.115
t_{max}	h	0.25	C_{max}	$\mu g/L$	36.2
Vz	L/kg	1 287.672	C_0	$\mu g/L$	42.843

采用房室模型的优点是可以进行模拟分析,但对数据要求较高,非典型数据有可能拟合不佳。另外出现双峰或多峰现象时,房室模型也难以给出合理的参数,此时一般采用统计矩参数。根据美国 FDA 要求,可提供任一套或两套参数进行新药申报,但国际上用统计矩参数更为多见。

（2）成批数据分析:实例同智能化分析。多个受试者的成批数据,一般可根据智能化分析结果,选择最佳房室模型（单室、双室或三室）及相应的权重系数,进行成批数据处理。首先点击"实例"按钮调出数据,仿照软件内存例子格式或从 Excel 中拷贝粘贴,点击"运行"即可获得成批数据分析结果（图 16-4）。

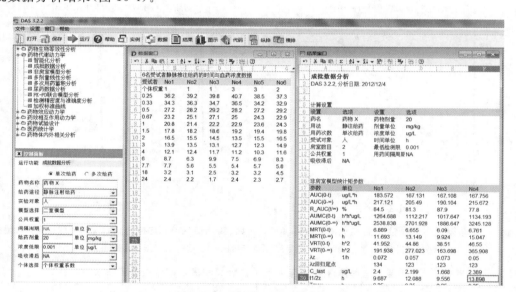

图 16-4　6 名受试者静脉注射给药后成批数据分析结果智能化分析界面

无论采用何种房室模型,其统计矩参数结果相同。数据采集信息输入中给药剂量、给药方式、受试者、时间及浓度单位的不同均会影响最终结果的输出。

输出的两套药物动力学参数,并列出其均数、标准差（表 16-2 和表 16-3）。每个受试者均可得到如图 16-3 所示的图形。

表 16-2　6 名受试者静脉注射给药后非房室模型统计矩参数

参数	单位	No1	No2	No3	No4	No5	No6	$\bar{x}$	SD
$AUC_{0\to t}$	$\mu g/(L·h)$	183.572	167.131	167.108	167.756	167.108	187.447	173.354	9.499
$AUC_{0\to\infty}$	$\mu g/(L·h)$	217.121	205.49	190.104	215.672	208.322	234.558	211.878	14.723
$R\_AUC_{t\to\infty}$	%	84.5	81.3	87.9	77.8	80.2	79.9	81.933	3.655
$AUMC_{0\to t}$	$h·h·\mu g/L$	1 264.688	1 112.217	1 017.647	1 134.193	1 130.645	1 387.838	1 174.538	130.902
$AUMC_{0\to\infty}$	$h·h·\mu g/L$	2 538.838	2 701.928	1 886.647	3 245.128	2 859.45	3 293.803	2 754.299	518.656
$MRT_{0\to t}$	h	6.889	6.655	6.09	6.761	6.766	7.404	6.761	0.422

续表

参数	单位	No1	No2	No3	No4	No5	No6	$\bar{x}$	SD
$MRT_{0\to\infty}$	h	11.693	13.149	9.924	15.047	13.726	14.043	12.93	1.842
$VRT_{0\to t}$	h^2	41.952	44.86	38.51	46.55	46.093	50.083	44.675	4.006
$VRT_{0\to\infty}$	h^2	191.938	277.023	163.698	365.908	297.122	269.779	260.911	73.323
λz	h^{-1}	0.072	0.057	0.073	0.05	0.056	0.061	0.062	0.009
λz 回归尾点		134	123	123	123	123	124	—	—
C_last	$\mu g/L$	2.4	2.199	1.668	2.389	2.296	2.863	2.303	0.386
$t_{1/2z}$	h	9.687	12.088	9.556	13.898	12.437	11.405	11.512	1.676
t_{max}	h	0.25	0.25	0.25	0.25	0.25	0.25	0.25	0
Vz	L/kg	1 287.672	1 697.692	1 450.658	1 859.708	1 723.032	1 403.238	1 570.333	221.547
Clz	$L\cdot kg/h$	92.115	97.328	105.205	92.733	96.005	85.267	94.776	6.61
C_{max}	$\mu g/L$	36.2	39.2	39.8	40.7	38.5	37.3	38.617	1.653
C_0	$\mu g/L$	42.843	49.842	61.093	57.202	55.743	55.216	53.657	6.421

表 16-3　6 名受试者静脉注射给药 X 后房室模型参数

模型参数	单位	No1	No2	No3	No4	No5	No6	$\bar{x}$	SD
$t_{1/2(\alpha)}$	h	0.252	0.228	0.355	0.952	1.143	1.12	0.675	0.442
$t_{1/2(\beta)}$	h	5.716	4.017	5.358	11.727	12.49	12.891	8.7	4.077
V_1	L/kg	368.387	328.056	385.29	504.859	541.737	541.465	444.966	95.244
V_2	L/kg	491.745	412.654	458.011	852.939	864.133	777.174	642.776	210.302
Cl_1	$L\cdot kg/h$	111.689	139.36	120.372	98.777	98.581	85.128	108.985	19.19
Cl_2	$L\cdot kg/h$	541.137	510.497	370.421	187.628	159.836	164.558	322.346	176.089
$AUC_{0\to t}$	$\mu g/(L\cdot h)$	180.158	323.724	485.117	173.639	333.333	192.238	281.368	123.127
$AUC_{0\to\infty}$	$\mu g/(L\cdot h)$	205.425	341.119	509.684	232.117	386.21	250.536	320.849	115.31
$R\_AUC_{t\to\infty}$	%	87.7	94.9	95.2	74.8	86.3	76.7	85.933	8.703
k_{10}	h^{-1}	0.303	0.425	0.312	0.196	0.182	0.157	0.263	0.102
k_{12}	h^{-1}	1.469	1.556	0.961	0.372	0.295	0.304	0.826	0.587
k_{21}	h^{-1}	1.1	1.237	0.809	0.22	0.185	0.212	0.627	0.482

（3）PK-PD 联合模型分析。

实例：1 名受试者口服给药后 0.08 h、0.17 h、0.33 h、0.5 h、1 h、1.5 h、2 h、3 h、4 h、6 h、8 h、12 h 对应的血药浓度、效应数据。点击"实例"按钮调出数据，然后仿照软件内存例子格式输入数据或从 Excel 中拷贝粘贴，点击"运行"即可获得结果（图 16-5）。输出的药动学参数见表 16-4，药效动力学参数见表 16-5，PK-PD 联合模型分析的图形输出见图 16-6。

表 16-4　PK-PD 联合模型分析的房室模型参数

模型参数	单位	参数值
$t_{1/2(\alpha)}$	h	0.858
$t_{1/2(\beta)}$	h	5.435
V_1/F	L/kg	27.564

NOTE

285

模型参数	单位	参数值
V_2/F	L/kg	30.93
Cl_1/F	L·kg/h	13.219
Cl_2/F	L·kg/h	6.646
$AUC_{0 \to t}$	$\mu g/(L·h)$	1 226.836
$AUC_{0 \to \infty}$	$\mu g/(L·h)$	1 355.25
$R\_AUC_{t \to \infty}$	%	90.5
k_{10}	h^{-1}	0.48
k_{12}	h^{-1}	0.241
k_{21}	h^{-1}	0.215
k_a	h^{-1}	5.044
$t_{1/2k_a}$	h	0.137
T_{lag}	h	0.036
t_{max}	h	0.494
C_{max}	$\mu g/L$	452.647

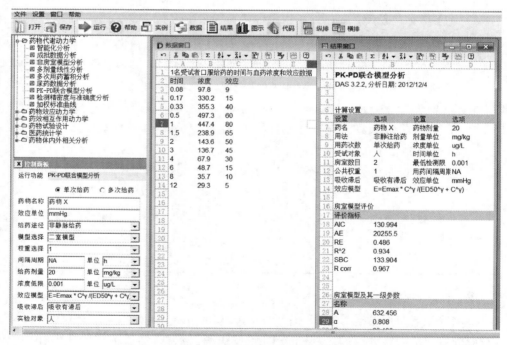

图 16-5 实例 PK-PD 联合模型分析界面

表 16-5 PK-PD 联合模型分析的药效动力学参数

参数	单位	参数值
E_{max}	mmHg	95.709
ED_{50}	$\mu g/L$	0.149
γ		1.378
K_{e0}	h^{-1}	1.228

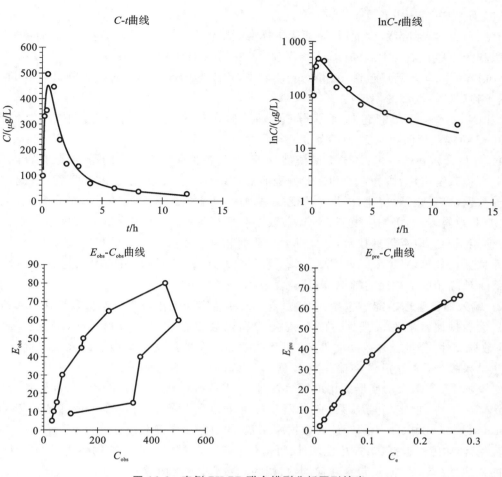

图 16-6　实例 PK-PD 联合模型分析图形输出

注：C_{obs} 为血药浓度，C_e 为效应室浓度，E_{obs} 为效应。

三、WinNonlin

WinNonlin 是美国 Pharsight 公司研发的产品，也是国外使用最为广泛的药动学、药效学数据处理软件，其 Windows 操作界面友好，数据处理功能非常强大。WinNonlin 以其方便的数据输入输出方式、优异的算法、精美的运行界面赢得了国外众多药动学研究者的青睐，在新药研究和药动学数据分析方面，受到美国 FDA 的推荐。

在功能特点上，WinNonlin 几乎囊括了 3P87（3P97）软件的所有功能，并有所超越，主要包括：①常规药动学分析，多种模型的拟合，其模型库包含药学模型多达数十种，全面、丰富；②非房室模型分析，根据多种可选的方法计算 AUC 等各种参数；③自定义模型方程解析药动学模型，拟合效率高，并支持微分方程直接求解拟合模型；④支持 PK-PD 联合模型分析；⑤生物等效性和生物利用度计算，与 Excel 等各式数据可以直接进行导入导出；⑥除包括常见统计功能外，还包括与药动学相关的统计功能，如双交叉设计、双向单侧 t 检验、置信区间估计等；⑦多剂量用药时稳态血药浓度估计；⑧交叉试验设计等。

由于 Pharsight 公司对 WinNonlin 软件的使用和销售有较为严格的管理，且软件价格较 DAS 软件昂贵，因此，其在国内并不普及，但对于药学研究者，欲与国际同行交流，提升研究水平，挖掘药动学信息，学习和掌握该软件非常必要。

（一）WinNonlin 软件功能

有三个版本：标准版、专业版、企业版。标准版中包含了药动学及药效学分析的各种工具，专业版和企业版比标准版增加了几个模块，主要用于商业用途。由 Pharsight 公司生产的 WinNonlin 的配套产品还包括 WinNonmix 软件（用于群体药动学分析）和 Trial Simulator 软件（用于临床试验设计的模拟）。

WinNonlin 软件功能包括计算分析功能、输入输出管理功能、统计功能、"工具箱"（toolbox）功能及帮助功能等，现分别进行介绍。

1. 计算分析功能　包括：①房室模型分析：处理各种非线性回归问题；参数估计问题；各种微分方程系统（包括微分方程和一般方程的混合系统）；模拟功能使用户可看到不同用药方案或参数调整后的药效变化；提供了广泛的模型库，能解决绝大多数的模型拟合问题，包括药代模型、药效模型、间接响应模型、药代-药效联合模型等；用户可用内置的程序语言来自定义模型；使用了动态内存管理技术，可处理大型数据和复杂模型。②非房室模型分析（NCA）：可由血及尿数据计算 $AUC_{0 \rightarrow t}$、$AUC_{0 \rightarrow \infty}$、$C_{max}$ 等参数；可计算稳态数据的参数；可在半对数图中选择终末消除相或由程序自动选择；计算任意终点的 AUC 等。

2. 输入输出管理功能　包括：①通过与 Excel 兼容的工作表和工作簿来管理输入输出的数据。②数据编辑能力很强大，如：可用公式和函数建立和修改数据、导入导出 ASCⅡ 和 Excel 数据文件、分类合并数据文件、剪切和粘贴等。③使用基于模板的结果输出向导，很容易产生结果报告，这些报告将输入的数据和计算结果用不同的方式显示，并可在 Word 或 Excel 中使用。④图表功能形象化地显示数据，可进行编辑修改。⑤单位定义和转换能力，包括指定输出单位、指定给药方案、在数据集内部处理剂量换算问题等。⑥可从基于 ODBC（open database connectivity，开放式数据库互联）的数据库中读取或存储数据。

3. 统计功能　包括：①描述性统计：可对输入输出的数据产生一般的概要性的统计，除了常规的描述性统计量外，还包括几何均数、调和均数、对数的均数和标准差、百分数、可信区间等；另外加权的描述性统计，如均数、标准差及标准误的加权统计量。②ANOVA/GLM 模块（专业版和企业版）提供更专业的统计功能：可统计分析来自交叉设计、平行设计甚至非均衡设计的数据；用户可自定义误差条件；生物等效性统计，包括 Anderson-Hauck 法、Westlake 可信限法、经典可信限法、双向单侧 t 检验等。

4. "工具箱"（toolbox）功能及帮助功能　"工具箱"功能提供一些便于药动学研究的工具：①非参数重叠法（nonparametric superpositon），用来预测多剂量用药后达到稳态的血药浓度。②半房室模型法（semi-compartmental modeling），用来估算给定时间效应部位的血药浓度。③交叉试验设计（crossover design）等。④WinNonlin 提供了广泛的在线帮助（on-line help）和指导课（tutorial lesson），为用户节省大量的学习和使用软件的时间。缺点：有些数据需多次选择多个模型进行比较才能得出最佳的结果。价格较高，每年收取使用费。

（二）WinNonlin 的数据分析程序

WinNonlin 功能包括非房室模型、PK 房室模型、PK-PD 联合模型、PopPK 群体模型拟合等，可以进行 PK 参数计算、BE 分析统计，下面就四个功能模块进行演示。

1. Phoenix WinNonlin 用于非房室模型拟合

（1）导入按格式整理好的非房室模型分析数据。

①新建项目，导入数据（图 16-7）。

点击"File"→"New Project"选项，新建文件夹，可改文件名。右键点击"Data"→"Import"导入数据 Excel。

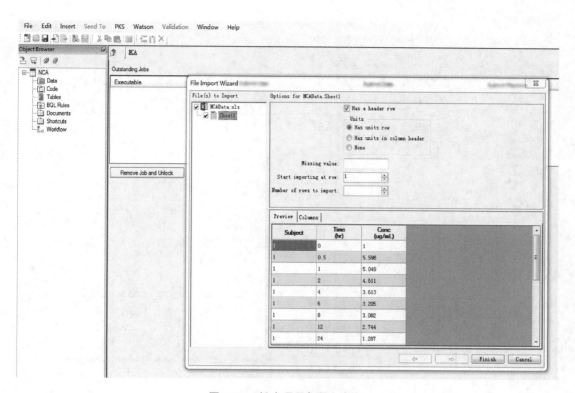

图 16-7 新建项目与导入数据

②查看并检查导入的数据,必要时可修改数据列名称、单位等(图 16-8)。

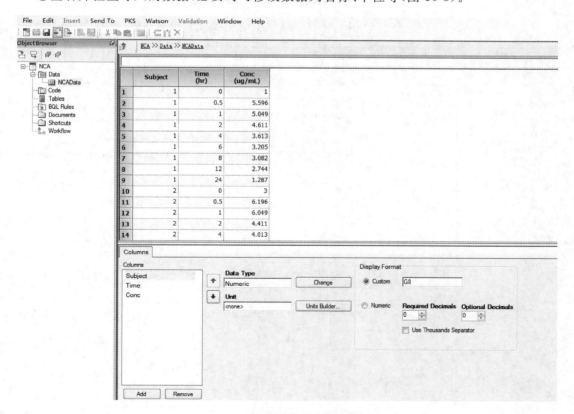

图 16-8 查看并检查导入的数据

NOTE

（2）图谱绘制。

①将数据发送至 XY Plot 模块（图 16-9）。

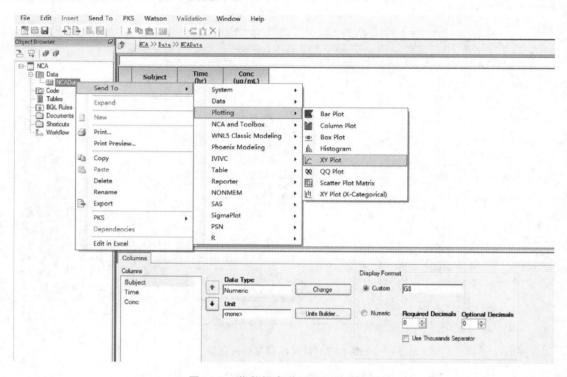

图 16-9　将数据发送至 XY Plot 模块

②设置 Mapping 映射，在 Options 项下可调整图谱相关设置参数（图 16-10）。

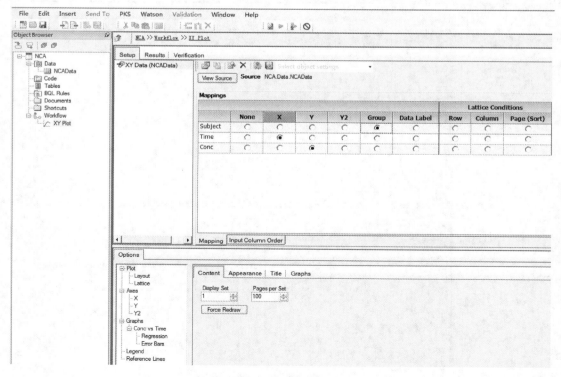

图 16-10　设置 Mapping 映射

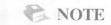

③点击"▷"图标运行,查看图谱结果(图 16-11)。

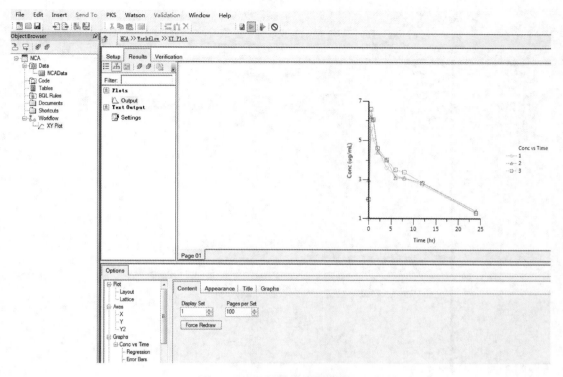

图 16-11　运行后查看图谱结果

(3)非房室模型的建立。

①将数据发送至非房室模型分析模块(图 16-12)。

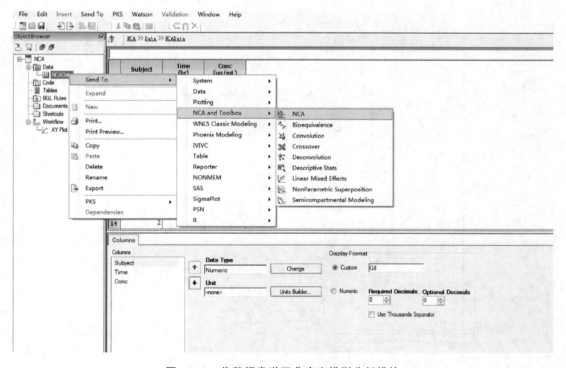

图 16-12　将数据发送至非房室模型分析模块

②设置 Mapping 映射,选择相应的模型类型、AUC 计算方法、给药途径等(图 16-13)。

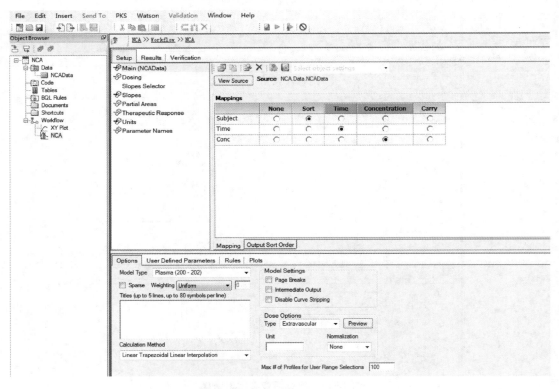

图 16-13　设置 Mapping 映射

③设置给药剂量:在 Setup 项下选择 Dosing,勾选 Use Internal Worksheet(图 16-14)。

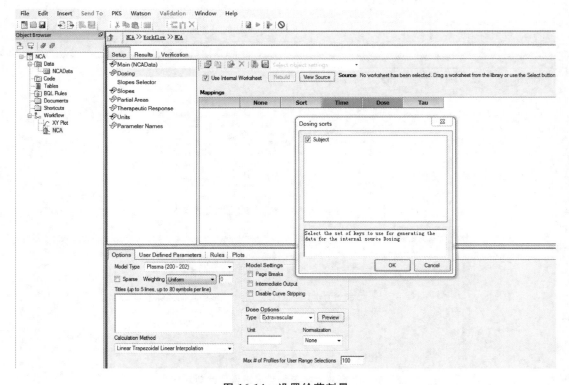

图 16-14　设置给药剂量

④输入剂量信息:时间、剂量以及剂量单位等(图 16-15)。

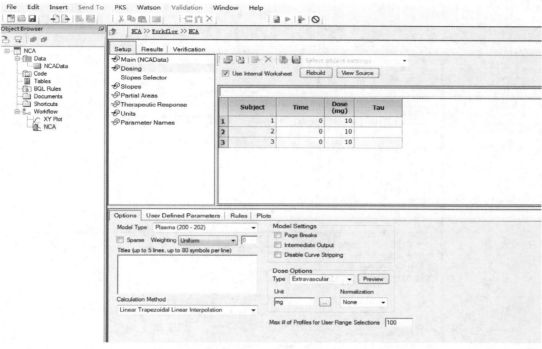

图 16-15　输入剂量信息

⑤Slopes Selector 项下可修改 Lambda Z Calculation Method 消除相计算方法(图16-16)。选择 Best Fit,则由软件选择最佳拟合点数;备选项为 Range,则为手动选择消除末端拟合点,这种情况一般是软件找不到最佳拟合点,不估算 k 值,进而在不估算半衰期的情况下使用。

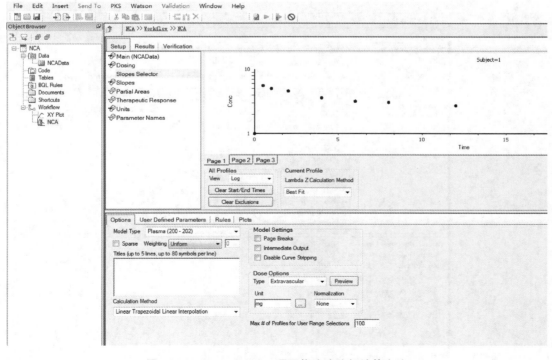

图 16-16　Slopes Selector 项下修改消除相计算方法

⑥必要时可设置 Partial Areas 部分 AUC、治疗效应、修改参数单位、参数名称等（图16-17）。

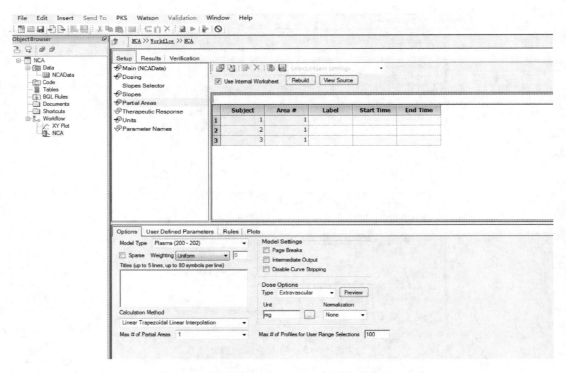

图 16-17　设置 Partial Areas 项下部分内容

⑦必要时可设置用户自定义参数、规则等（图 16-18）。

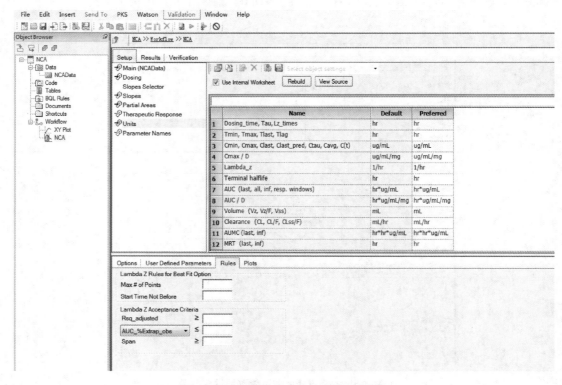

图 16-18　设置用户自定义参数、规则等

（4）点击"▷"图标运行，查看非房室模型分析运算结果（图16-19）。

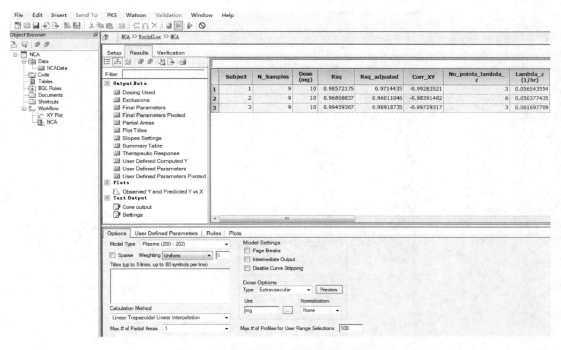

图 16-19　查看非房室模型分析运算结果

2. Phoenix WinNonlin 用于 PK 房室模型拟合

（1）导入按格式整理好的 PK 数据。

①新建项目，导入数据（图16-20）。点击"File"→"New Project"选项，新建文件夹，可改文件名。右键点击"Data"→"Import"导入数据 Excel。

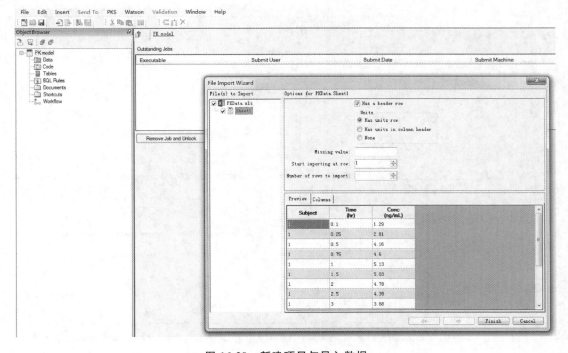

图 16-20　新建项目与导入数据

②查看并检查导入的数据,必要时可修改数据列名称、单位等(图 16-21)。

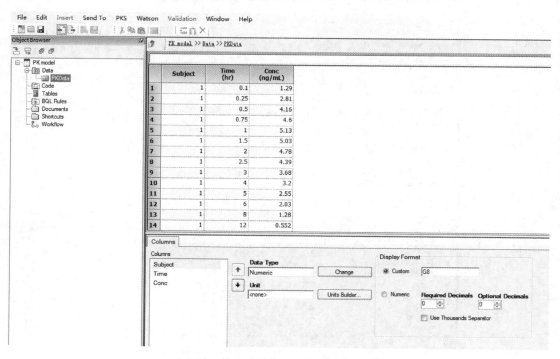

图 16-21　查看并检查导入的数据

(2)图谱绘制。

①将数据发送至 XY Plot 模块(图 16-22)。

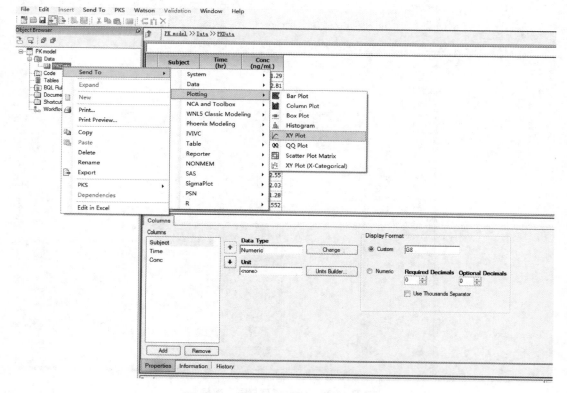

图 16-22　将数据发送至 XY Plot 模块

②设置 Mapping 映射，在 Options 项下可调整图谱相关设置参数（图 16-23）。

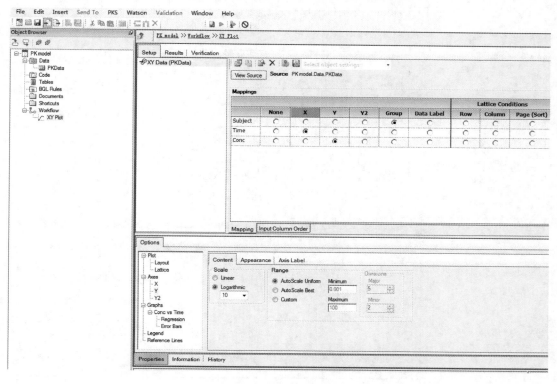

图 16-23 设置 Mapping 映射

③点击"▷"图标运行，查看图谱结果（图 16-24）。

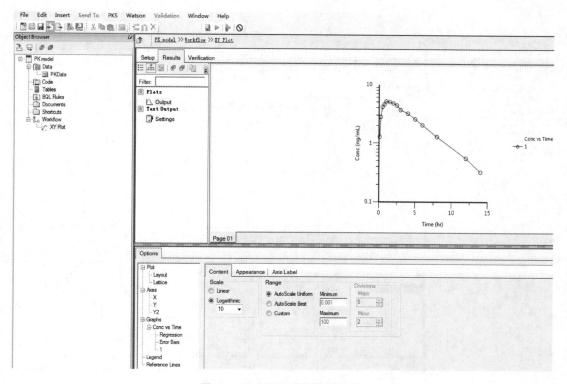

图 16-24 运行后查看图谱结果

NOTE

（3）PK 房室模型的建立。

①将数据发送至 PK Model 模块（图 16-25）。

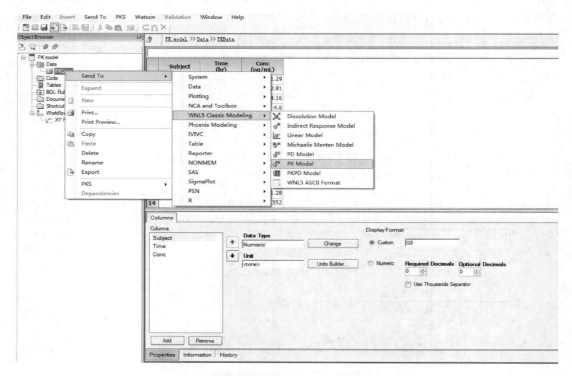

图 16-25　将数据发送至 PK Model 模块

②选择相应的房室模型，有 19 个经典的房室模型可供选择（图 16-26）。

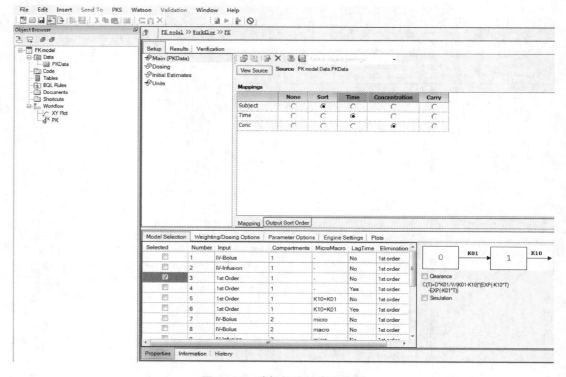

图 16-26　选择相应的房室模型

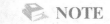

（4）设置给药剂量：在 Setup 项下选择剂量，勾选 Use Internal Worksheet（图 16-27）。

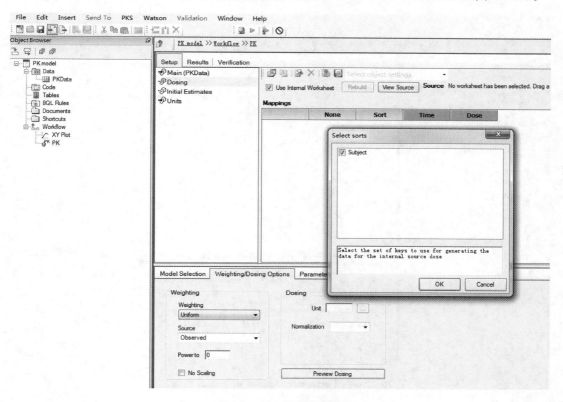

图 16-27 设置给药剂量

（5）输入剂量信息——时间、剂量以及剂量单位，Weighting 项下可调整权重（图 16-28）。

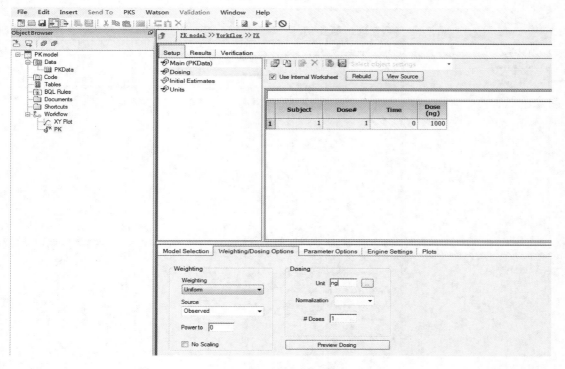

图 16-28 输入剂量信息

 NOTE

（6）必要时在 Parameter Options 项下输入模型初值（图 16-29）。

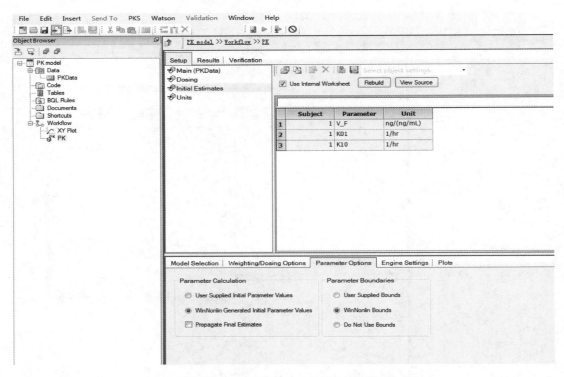

图 16-29　在 Parameter Options 项下输入模型初值

（7）必要时可修改输出参数的单位，Engine Settings 项下模型算法一般默认即可（图 16-30）。

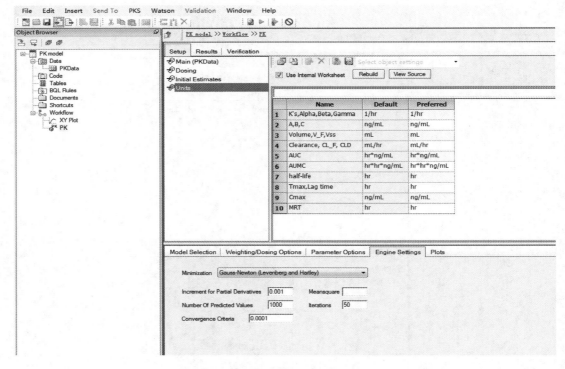

图 16-30　修改输出参数的单位

（8）点击"▶"图标运行，查看 PK Model 运算结果（图 16-31 和图 16-32）。

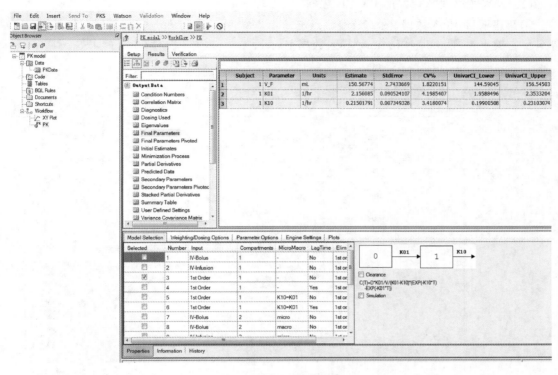

图 16-31　PK Model 运算结果一

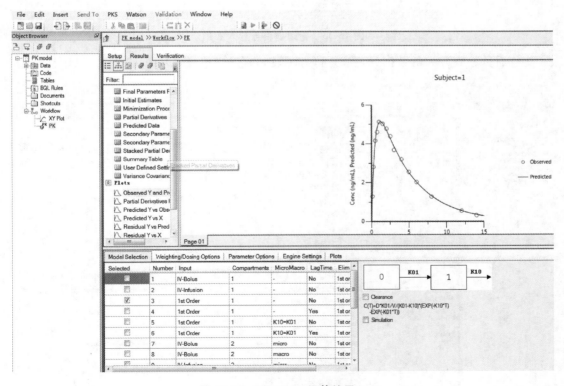

图 16-32　PK Model 运算结果二

（9）模型优化，可选择其他的房室模型和（或）修改权重进行拟合，对比模型结果，比如
AIC、参数对应 CV 等，选择最优模型。

NOTE

3. Phoenix WinNonlin 用于 PK-PD 联合模型

（1）导入按格式整理好的 PK-PD 数据。

①新建项目，导入数据（图 16-33）。点击"File"→"New Project"选项，新建文件夹，可改文件名。右键点击"Data"→"Import"导入数据 Excel。

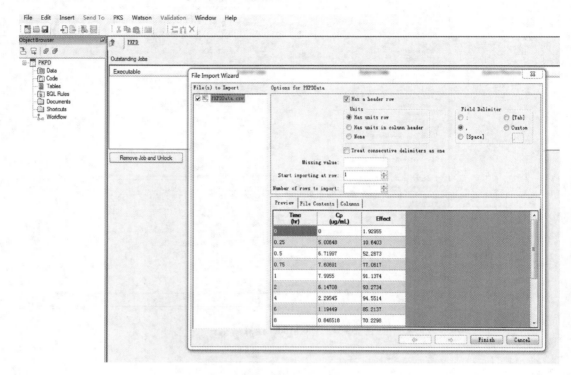

图 16-33　新建项目与导入数据

②查看并检查导入的数据（必要时可修改数据列名称、单位等）（图 16-34）。

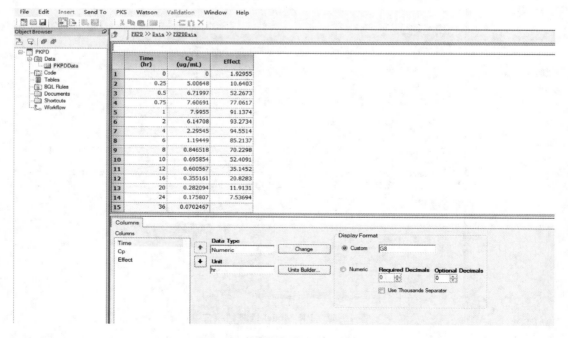

图 16-34　查看并检查导入的数据

（2）图谱绘制。

①将数据发送至 XY Plot 模块（图 16-35）。

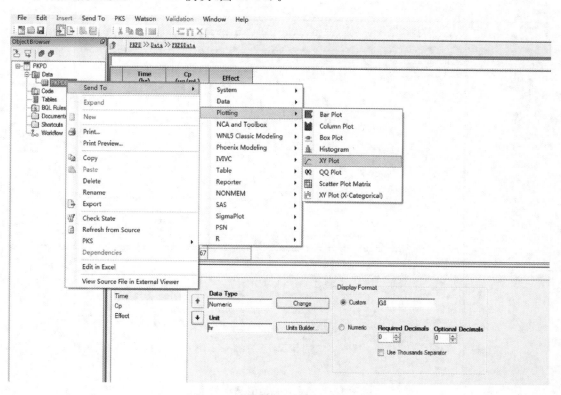

图 16-35　将数据发送至 XY Plot 模块

②设置 Mapping 映射，在 Options 项下可调整图谱相关设置参数（图 16-36）。

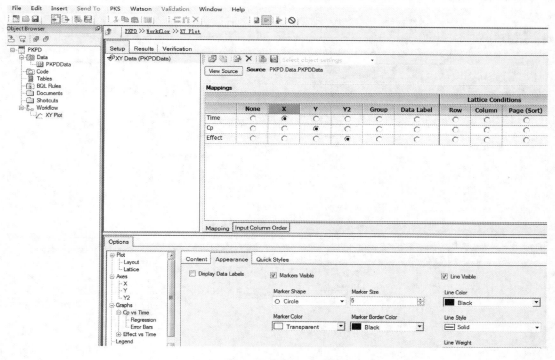

图 16-36　设置 Mapping 映射

③运行,查看图谱结果(图 16-37)。

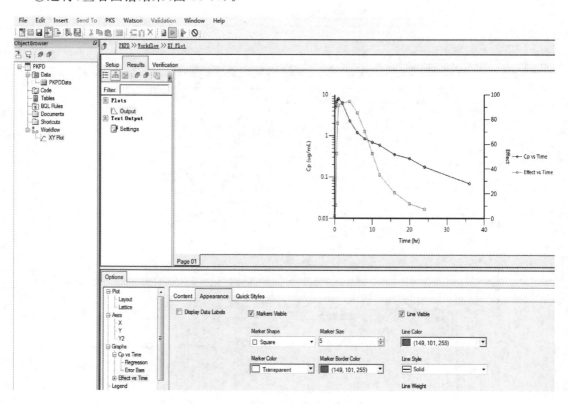

图 16-37　运行后查看图谱结果

(3) PK 模型的建立。

①将数据发送至 PK Model 模块(图 16-38)。

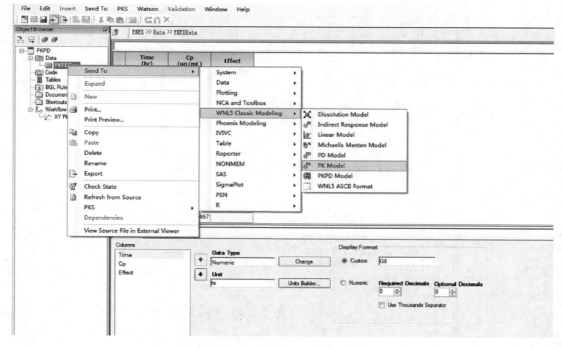

图 16-38　将数据发送至 PK Model 模块

②选择相应的房室模型,有 19 个经典的房室模型可供选择(图 16-39)。

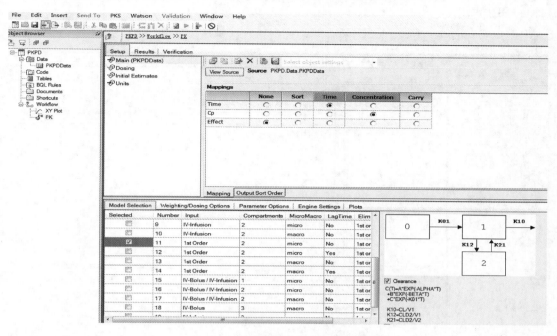

图 16-39　选择相应的房室模型

③设置给药剂量:在 Setup 项下选择剂量,勾选 Use Internal Worksheet。输入剂量信息——时间、剂量以及剂量单位,Weighting 项下可调整权重(图 16-40)。

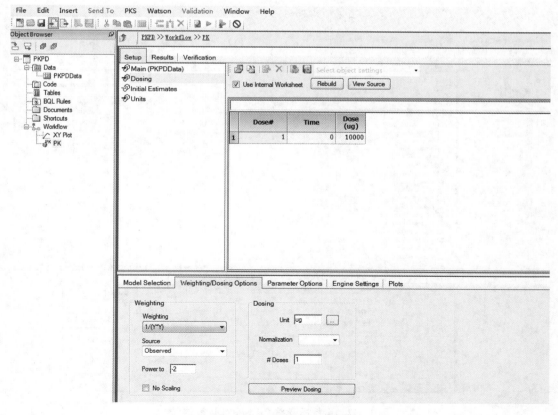

图 16-40　输入剂量信息

NOTE

④必要时在 Parameter Options 项下输入模型初值，Engine Settings 项下模型算法一般默认即可（图 16-41）。

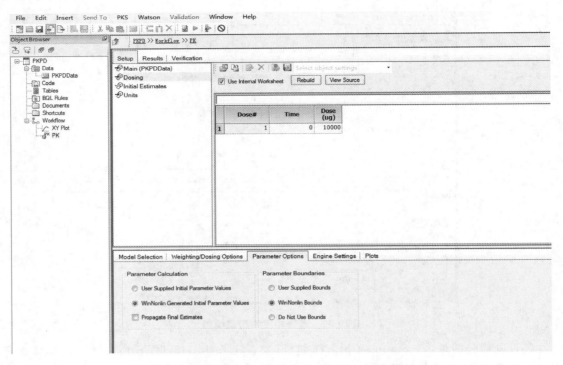

图 16-41　在 Parameter Options 项下输入模型初值

⑤运行，查看 PK Model 运算结果（图 16-42）。

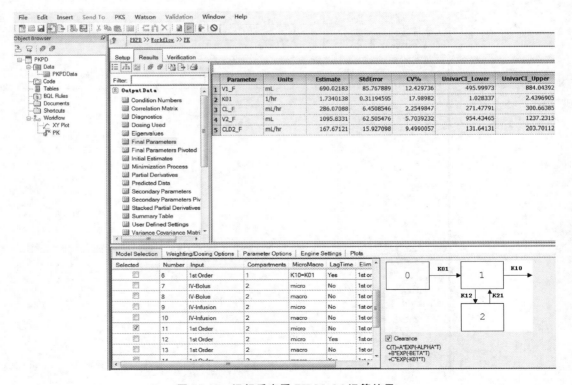

图 16-42　运行后查看 PK Model 运算结果

（4）PK-PD 模型的建立。

①将数据发送至 PKPD Model 模块（图 16-43）。

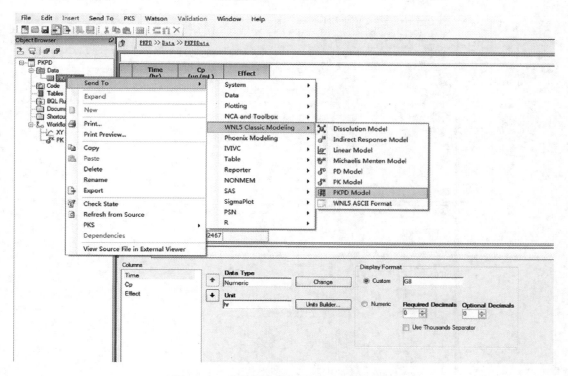

图 16-43　将数据发送至 PKPD Model 模块

②设置 Mapping 映射，选择优化好的 PK 房室模型（图 16-44）。

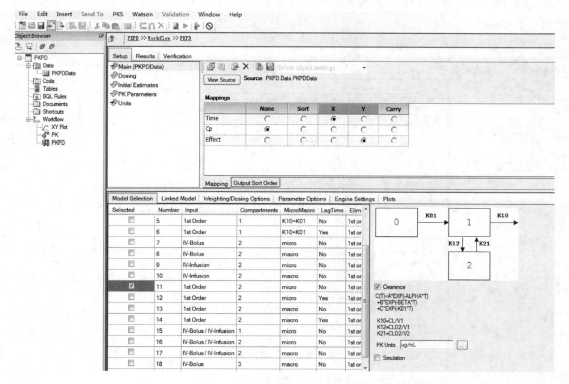

图 16-44　设置 Mapping 映射，选择优化好的 PK 房室模型

③设置给药剂量：在 Setup 项下选择剂量，勾选 Use Internal Worksheet。输入剂量信息——时间、剂量以及剂量单位，Weighting 项下可调整权重（图 16-45）。

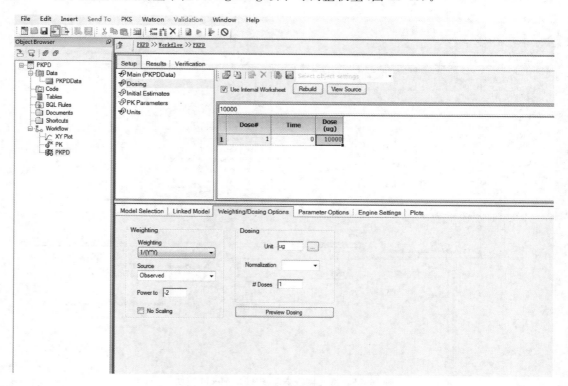

图 16-45　输入剂量信息

④在 PK Parameters 项下输入 PK 模型参数值，Engine Settings 项下模型算法一般默认即可（图 16-46）。

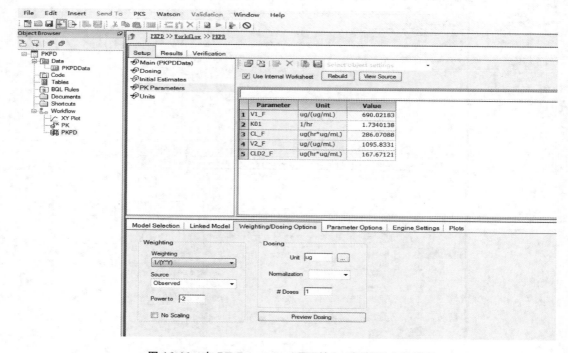

图 16-46　在 PK Parameters 项下输入 PK 模型参数值

⑤在 Linked Model 项下选择 PD 模型,有 8 种经典 PD 模型供选择(图 16-47)。

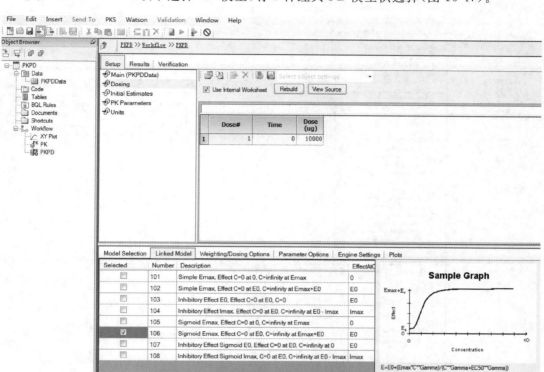

图 16-47 在 Linked Model 项下选择 PD 模型

⑥必要时在 Parameter Options 项下输入模型初值,Engine Setting 项下模型算法一般默认即可(图 16-48)。

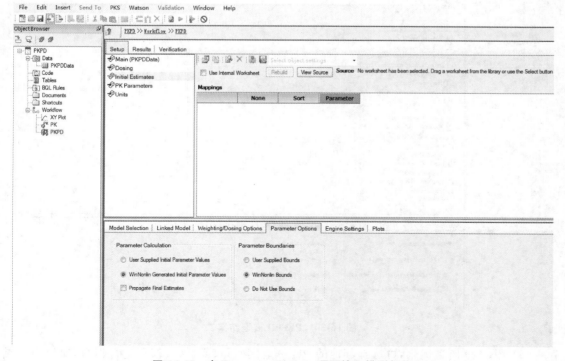

图 16-48 在 Parameter Options 项下输入模型初值

NOTE

⑦运行,查看 PK-PD 模型结果(图 16-49 和图 16-50)。

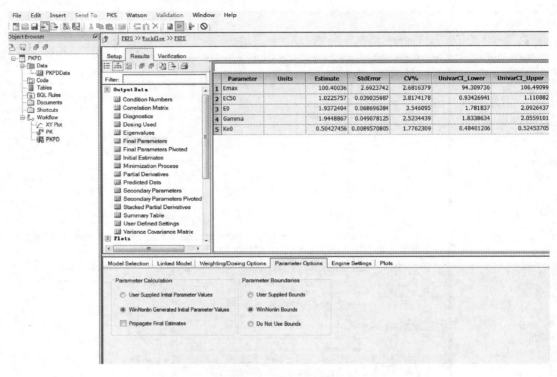

图 16-49　PK-PD 模型结果一

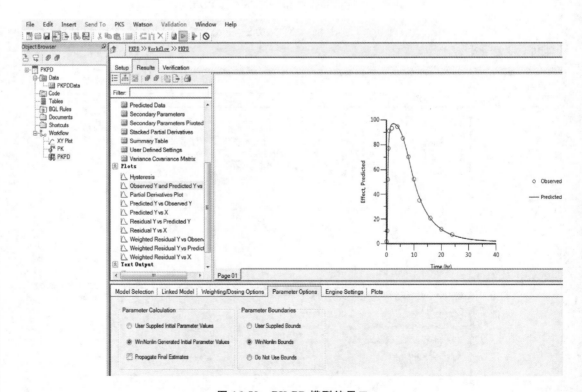

图 16-50　PK-PD 模型结果二

(5) PK-PD 模型优化,可选择其他的 PD 房室模型和(或)修改权重进行拟合,对比模型结果,比如 AIC、参数变异 CV 等,选择最优模型。

4. Phoenix WinNonlim 用于 PopPK 群体模型拟合

（1）导入按格式整理好的 PopPK 数据。

①新建项目，导入数据（图 16-51）。

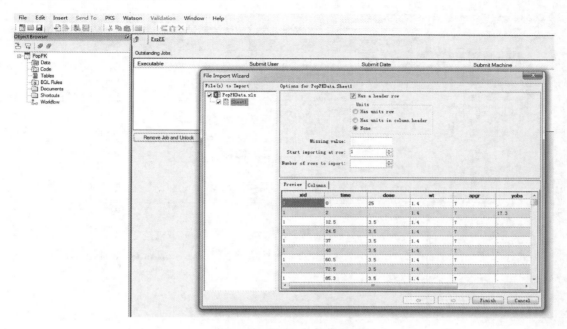

图 16-51　新建项目与导入数据

②查看并检查导入的数据，必要时可修改数据列名称、单位等（图 16-52）。

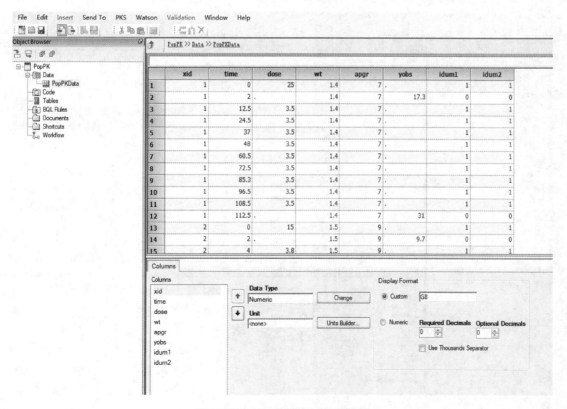

图 16-52　查看并检查导入的数据

（2）图谱绘制。

①将数据发送至 XY Plot 模块（图 16-53）。

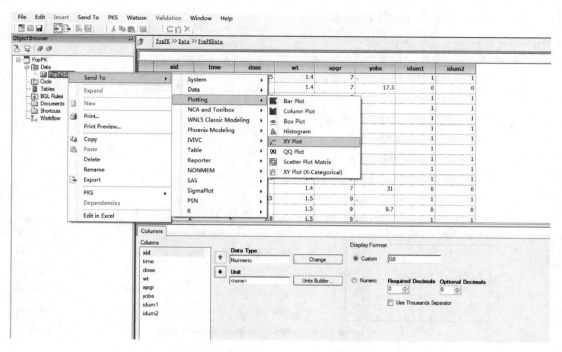

图 16-53　将数据发送至 XY Plot 模块

②设置 Mapping 映射，在 Options 项下可调整图谱相关设置参数（图 16-54）。

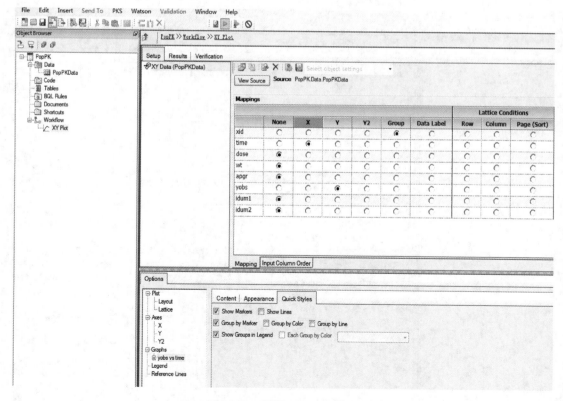

图 16-54　设置 Mapping 映射

③运行,查看图谱结果(图 16-55)。

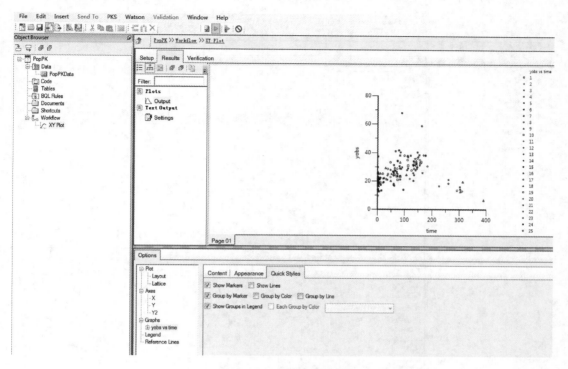

图 16-55 查看图谱结果

(3) PopPK 基础模型的建立。

①将数据发送至 Phoenix Model 模块(图 16-56)。

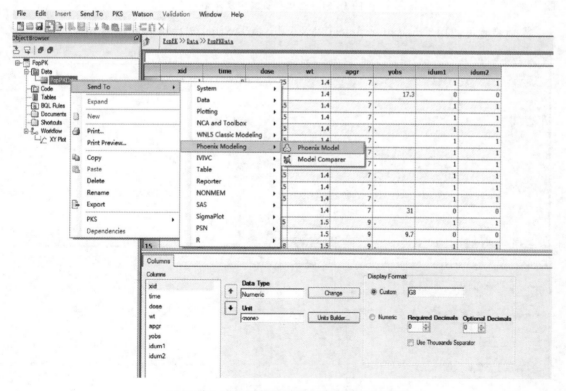

图 16-56 将数据发送至 Phoenix Model 模块

②选择相应的房室模型,可设置参数化方式、给药方式、房室数、残差模型等(图 16-57)。

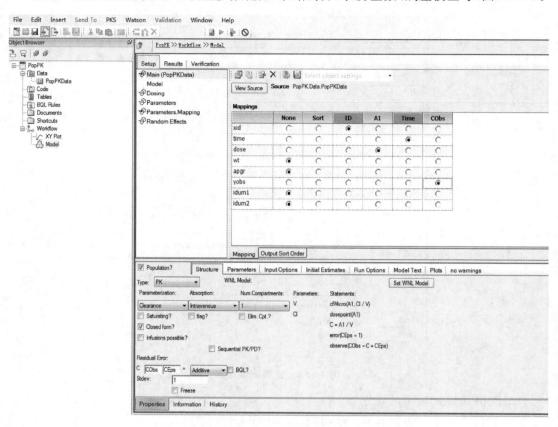

图 16-57　选择相应的房室模型

③必要时可使用 Edit as Graphical 以及 Edit as Textual 选择不同的建模方式(图 16-58)。

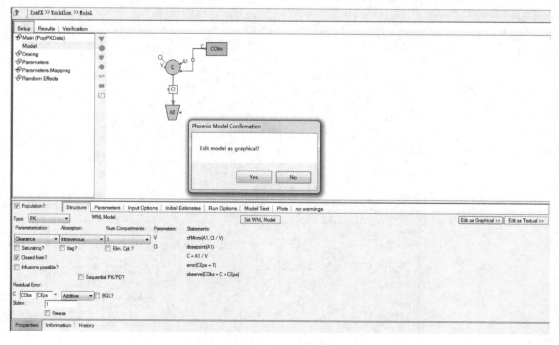

图 16-58　选择不同的建模方式

④设置参数初值:在 Parameters|Fixed Effects 项下输入参数初值及范围(图 16-59)。

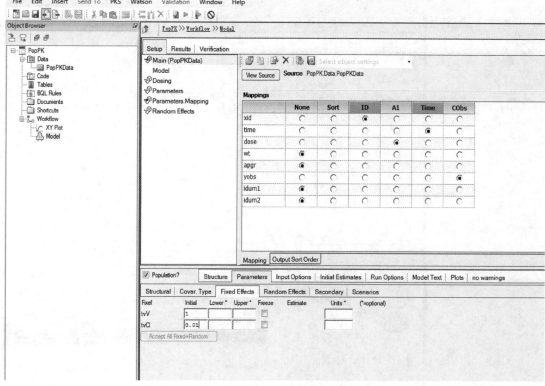

图 16-59 设置参数初值及范围

⑤Input Options 选项可根据原数据的特点进行使用,比如 Date 用于日期格式的数据输入(图 16-60)。

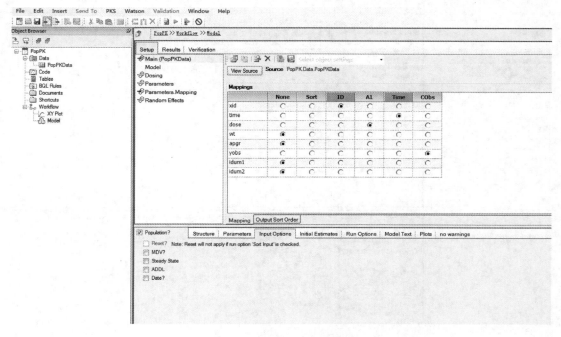

图 16-60 Input Options 选项

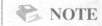

⑥Initial Estimates 选项可用于参数初值的动态估算（图 16-61）。

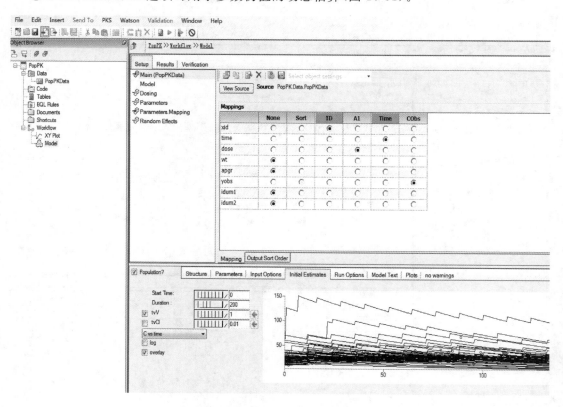

图 16-61 Initial Estimates 选项

⑦Run Options 选项可选择算法及运行模式（图 16-62）。

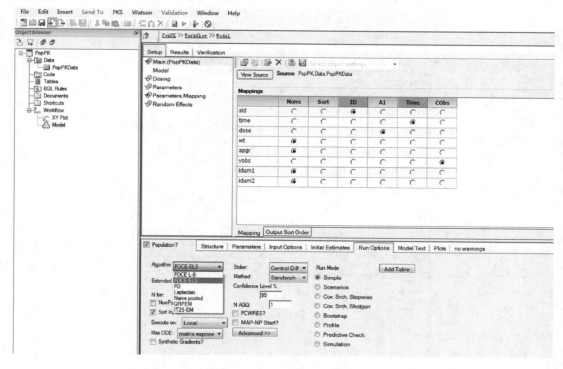

图 16-62 Run Options 选项

NOTE

⑧运行，查看模型结果：Output Data 项下 Theta 为参数群体典型值，Omega 为个体间变异，Overall 为模型诊断结果；Plots 项下为模型拟合相关图谱(图 16-63)。

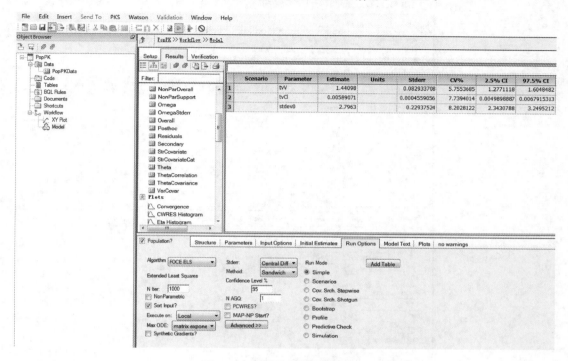

图 16-63　运行后查看模型结果

(4) 协变量模型的选择与优化。

①点击 Parameters|Structural 项下的 Add From Unused，将协变量引入模型中，必要时可在 Covar. Type 项下修改协变量类型(图 16-64 和图 16-65)。

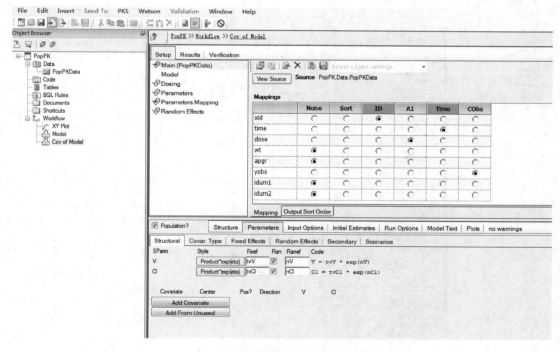

图 16-64　引入协变量一

 NOTE

生物药剂学与药物动力学

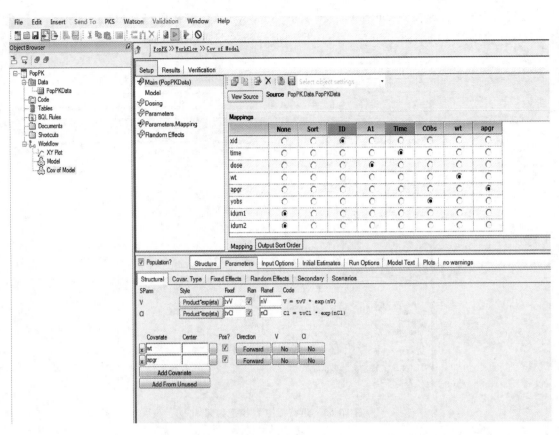

图 16-65　引入协变量二

②运行，在 Plots|Pop Covariate Plots 项下查看协变量相关性图谱(图 16-66)。

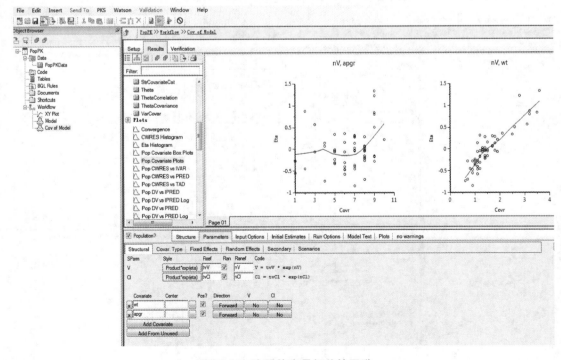

图 16-66　查看协变量相关性图谱

318

③将需要考察的协变量引入模型中：选择参数下方的 No/Yes/1＋更改协变量引入方式（图 16-67）。

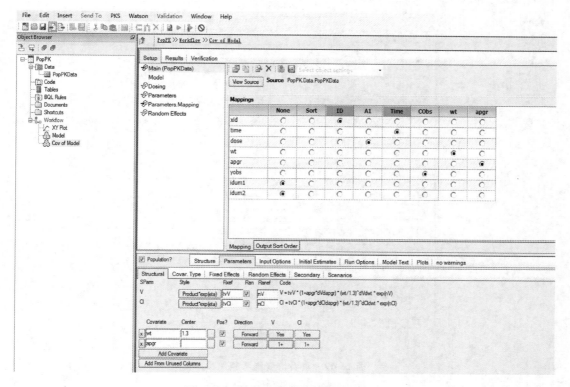

图 16-67　选择协变量引入模型的方式

④Run Options 项下选择运行模式，比如 Cov. Srch. Stepwise，可修改标准（图 16-68）。

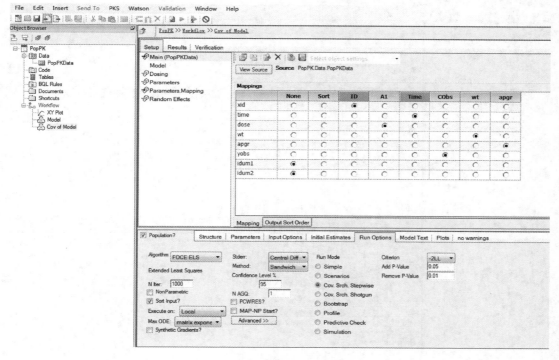

图 16-68　选择运行模式

⑤运行,在 Text Output|Stepwise Text 项下查看协变量考察结果(图 16-69)。

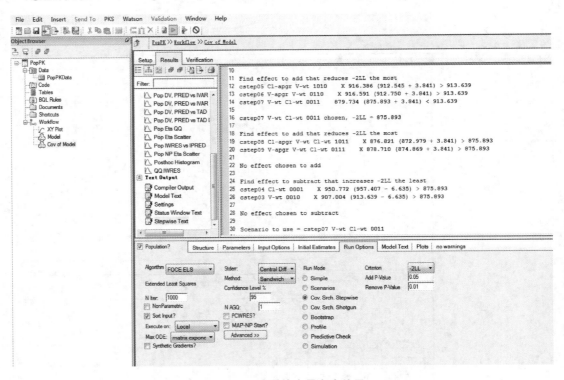

图 16-69　查看协变量考察结果

(5) 确定最终模型。

①引入考察后有显著性影响的协变量,在 Parameters|Structural 中进行修改(图 16-70)。

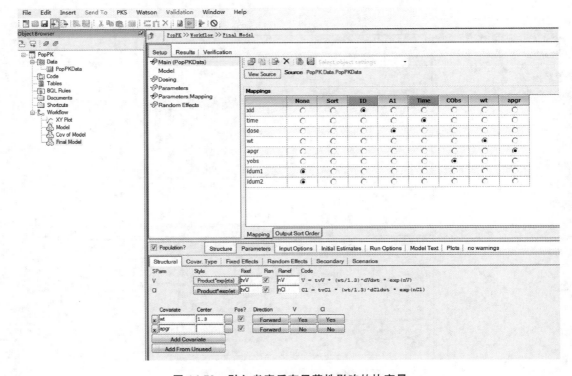

图 16-70　引入考察后有显著性影响的协变量

NOTE

②Run Options 项下选择运行模式为 Simple(图 16-71)。

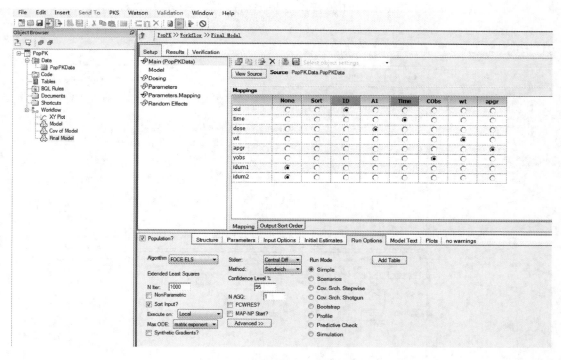

图 16-71 选择运行模式为 Simple

③运行,查看模型结果,必要时进一步优化模型(图 16-72)。

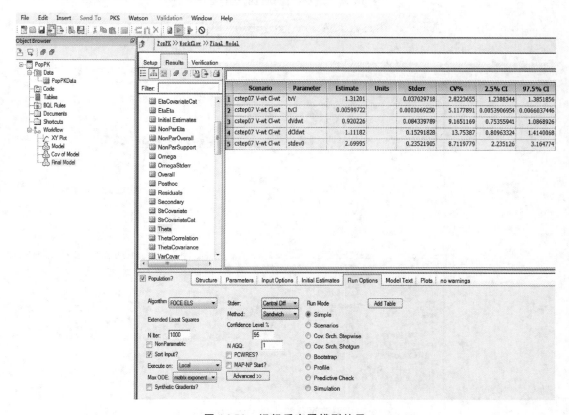

图 16-72 运行后查看模型结果

 NOTE

（6）模型验证。

①Parameters|Fixed Effects 项下选择接受模型的运行结果（图 16-73）。

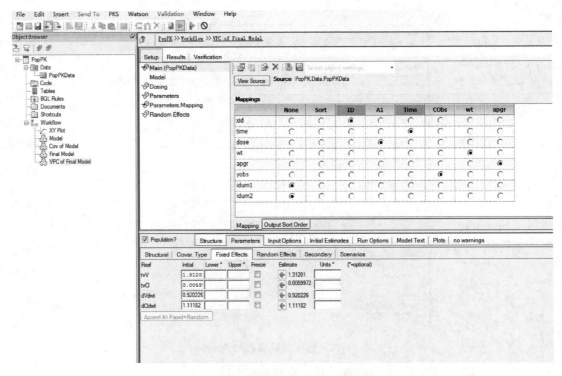

图 16-73　选择接受模型的运行结果

②Run Options 项下更改运行模式为 Predictive Check（图 16-74）。

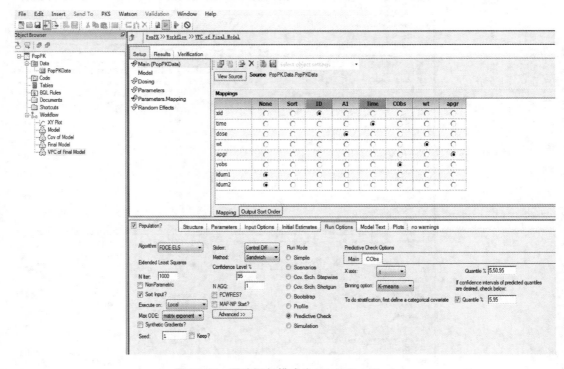

图 16-74　更改运行模式为 Predictive Check

NOTE

③运行,查看模型验证结果(图 16-75)。

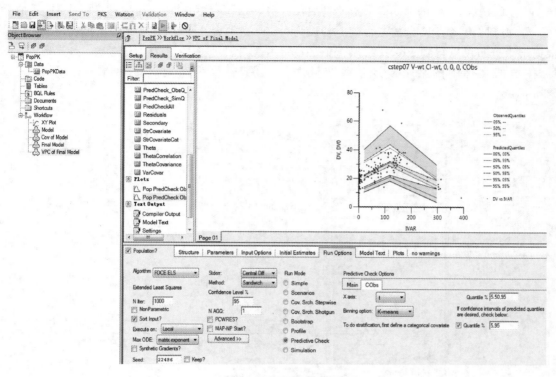

图 16-75　查看模型验证结果

(7) 模型验证 Bootstrap。

①Parameters|Fixed Effects 项下选择接受最终模型的运行结果(图 16-76)。

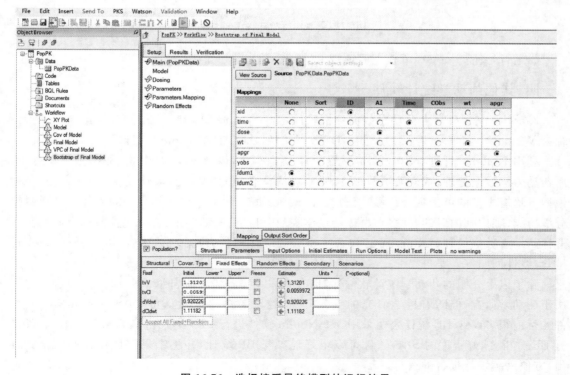

图 16-76　选择接受最终模型的运行结果

②Run Options 项下更改运行模式为 Bootstrap，可修改设置♯samples、Stratify 等（图 16-77）。Bootstrap 中的 samples 指的是抽样次数，samples 默认 100，指抽样 100 次，然后拟合 100 次，得到 100 个 PK 参数拟合值。若设为 1 000 则拟合 1 000 次，得到 1 000 个参数结果，根据结果分布可以得到 PK 参数拟合值的 95% 置信区间，一般设为 1 000 次。Stratify 指分层，按数据文件中的某个或者某些变量进行分层，若设为性别，则按照性别分层后进行 Bootstrap。

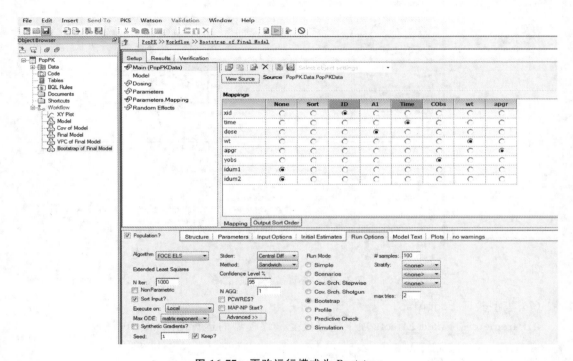

图 16-77　更改运行模式为 Bootstrap

③运行，查看 Bootstrap 模型验证结果（图 16-78）。

四、其他药动学统计软件

Kinetica 是国外著名药动学数据分析软件，是 Thermo Electron 公司的产品，操作支持系统为 Windows，与 Excel 可以方便地实现数据交换，功能与 WinNonlin 相当。

利用 Kinetica 可进行 10 多种常规药动学模型拟合，以及 PK-PD 分析、非房室模型分析、尿药动力学数据处理、双交叉试验设计、吸收动力学估算等，其运行界面简洁，操作方便，每种模型下均有丰富的可选项进行参数设定。Kinetica 最大的特色在于其强大的群体药动学数据分析功能，利用其内置的 30 多种群体药动学模块，可进行静脉注射、静脉滴注及非静脉给药的群体药动学数据处理。Kinetica 还包含了丰富的统计模块，包括均数比较、方差分析、正态性检验、线性回归等。

除了以上介绍的药动学统计软件外，也有人采用 Excel 功能自编 PK、BE 统计软件，也可用于药动学研究，但随着科学研究的深入开展，越来越多研究者认可 DAS 和 WinNonlin 软件。目前很多商业 BE 统计公司采用 WinNonlin 软件进行 PK 参数计算，再采用 SAS 软件进行 BE 分析，编好程序的 SAS 软件可以很好地参与 BE 统计，并将结果按照设计好的格式导出，方便后续统计报告的撰写。

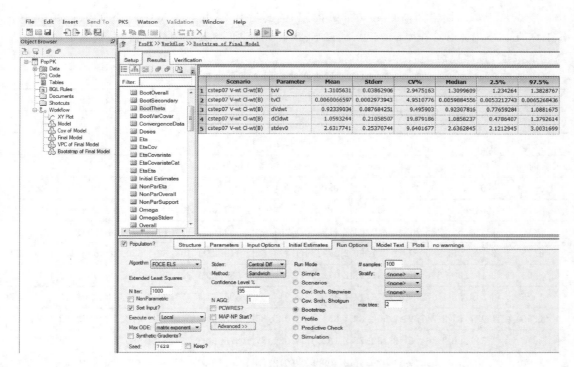

图 16-78　运行后查看 Bootstrap 模型验证结果

本章小结

　　药物动力学软件在医药学研究和临床实践中被广泛应用,一方面是医药科学向纵深发展的结果,另一方面则与数学方法及计算机技术的发展和应用密切相关。掌握药物动力学主要参数的计算方法;熟悉 DAS、WinNonlin 软件进行 PK、BE 运算,对药物动力学研究非常有意义。

能力检测

　　单中心、随机、开放、单次给药、两制剂(X 药 T 或 R)、两周期的交叉试验设计,受试者人数设定为 10 例,女性约占 1/3。每周期给药一次,健康受试者随机分为两组,每组人数相等。A 组服药顺序为第一周期空腹服用受试制剂(T),第二周期空腹服用参比制剂(R);B 组服药顺序为第一周期空腹服用参比制剂(R),第二周期空腹服用受试制剂(T),清洗期 7 天。给药顺序见表 16-6。

能力检测
参考答案

表 16-6　给药顺序表

周期	A 组	B 组
第一周期	受试制剂(T)	参比制剂(R)
第二周期	参比制剂(R)	受试制剂(T)

　　受试制剂(T):受试者禁食过夜至少 10 h 后,次日晨空腹以 240 mL 温水送服 1 片(0.15 g)T。吞服,不得嚼服。

　　参比制剂(R):受试者禁食过夜至少 10 h 后,次日晨空腹以 240 mL 温水送服 1 片(0.15 g)R。吞服,不得嚼服。

NOTE

受试者于每周期给药前 0 h(30 min 内)和给药后 0.25 h、0.5 h、0.75 h、1 h、1.25 h、1.5 h、1.75 h、2 h、2.5 h、3 h、4 h、6 h、8 h、12 h、24 h、36 h 和 48 h 采集静脉血,分别测定血浆中 X 药物的浓度,具体见表 16-7 和表 16-8。

表 16-7　10 名受试者单次口服 T 药后血药浓度数据

受试者码	1	2	3	4	5	6	7	8	9	10
药物码	T	T	T	T	T	T	T	T	T	T
周期码	1	2	1	2	1	2	1	2	1	2
采血时间/h	血药浓度/(ng/mL)									
0.00	0.00	0.00	0.00	0.00	0.00	0.00	0.00	0.00	0.00	0.00
0.25	454.64	13.87	1 065.21	210.24	583.91	1 223.60	312.94	292.25	40.21	224.82
0.50	1 528.65	386.57	1 719.04	1 419.63	1 261.10	2 339.64	1 175.71	1 276.34	507.44	1 040.69
0.75	2 175.35	585.87	1 877.30	2 012.44	1 474.69	2 449.25	1 496.82	1 670.86	856.13	1 449.54
1.00	2 481.60	696.60	1 997.98	2 072.40	1 250.54	2 656.29	1 875.92	1 738.79	957.93	1 676.22
1.25	2 246.23	1 672.90	2 276.14	1 755.83	1 211.01	2 586.31	1 973.31	1 680.84	1 268.25	1 918.07
1.50	1 937.31	2 747.91	2 558.82	1 851.00	1 085.87	2 348.94	2 016.97	1 413.75	1 673.82	1 952.82
1.75	1 611.00	2 764.57	2 189.78	2 132.14	1 021.87	1 875.90	1 754.71	1 589.50	1 702.74	2 211.17
2.00	1 406.15	2 996.04	1 979.46	2 409.92	1 012.59	1 659.07	1 372.58	1 888.76	1 542.50	1 955.01
2.50	1 076.80	2 963.66	1 997.96	1 794.32	732.80	1 289.07	1 425.21	1 897.44	1 852.14	1 640.29
3.00	682.05	3 169.32	1 872.90	1 749.52	798.36	904.43	1 076.92	1 486.62	1 451.45	1 757.65
4.00	249.50	1 696.06	1 573.72	1 337.52	1 037.48	442.41	746.32	1 439.86	694.95	1 441.97
6.00	73.68	367.29	395.99	195.18	492.14	151.78	442.10	785.96	534.01	451.31
8.00	36.38	133.77	118.16	81.76	146.27	63.69	156.52	437.13	385.86	210.14
12.00	37.00	159.14	219.70	114.73	134.08	47.91	94.64	172.54	191.30	285.39
24.00	126.95	77.94	154.89	47.21	47.73	95.62	54.92	67.47	89.98	77.23
36.00	20.56	15.35	68.19	21.91	16.74	37.95	16.56	36.12	30.78	23.91
48.00	12.04	ND	20.06	14.77	ND	10.74	ND	16.86	ND	ND

注:ND 为低于定量下限。

表 16-8　10 名受试者单次口服 R 药后血药浓度数据

受试者码	1	2	3	4	5	6	7	8	9	10
药物码	R	R	R	R	R	R	R	R	R	R
周期码	2	1	2	1	2	1	2	1	2	1
采血时间/h	血药浓度/(ng/mL)									
0.00	0.00	0.00	0.00	0.00	0.00	0.00	0.00	0.00	0.00	0.00
0.25	129.52	1 720.23	386.39	1 033.75	1 298.01	2 790.97	22.53	BLQ	1 078.10	BLQ
0.50	912.31	2 029.17	1 954.91	1 661.78	2 337.90	2 934.20	145.04	351.95	1 125.05	74.34
0.75	1 395.88	2 082.09	1 997.44	2 028.46	2 495.04	3 250.94	454.81	651.32	1 464.72	283.08
1.00	1 906.29	2 497.51	2 376.37	2 828.36	2 583.80	3 383.86	717.59	543.29	2 283.97	453.86
1.25	1 853.25	2 949.86	2 584.11	2 818.15	2 397.33	3 121.20	963.52	464.00	1 989.82	788.88

续表

受试者码	1	2	3	4	5	6	7	8	9	10
药物码	R	R	R	R	R	R	R	R	R	R
周期码	2	1	2	1	2	1	2	1	2	1
采血时间/h					血药浓度/(ng/mL)					
1.50	1 817.70	2 958.88	2 525.26	2 463.89	2 351.09	2 871.30	1 005.24	494.95	1 945.95	975.54
1.75	1 748.56	2 928.13	2 131.69	2 084.91	2 302.78	2 277.13	1 019.66	477.36	1 737.65	1 009.91
2.00	1 976.26	2 843.28	1 895.62	1 715.48	2 049.32	1 891.33	1 119.97	604.42	1 509.57	965.81
2.50	1 698.31	2 685.27	1 553.74	1 620.68	1 266.61	1 470.85	1 052.22	1 607.16	1 320.36	1 346.18
3.00	1 361.62	2 312.99	1 546.93	1 744.70	900.68	1 091.29	895.70	1 913.56	949.10	1 328.32
4.00	599.68	1 412.63	1 862.12	1 507.11	444.09	697.50	1 233.57	1 450.96	804.25	993.09
6.00	136.28	458.89	563.10	304.66	310.68	254.50	507.15	900.04	663.54	427.59
8.00	53.84	154.70	149.53	122.88	197.30	108.13	120.37	300.12	380.54	185.30
12.00	93.79	191.45	103.12	101.49	130.24	65.10	112.09	240.33	306.07	180.86
24.00	85.26	83.84	88.46	83.10	64.31	90.82	96.12	61.96	109.84	73.20
36.00	10.15	38.61	57.70	46.22	21.38	34.23	27.83	28.50	38.45	35.01
48.00	ND	ND	10.51	11.82	ND	19.37	ND	ND	ND	15.89

注:ND 为低于定量下限。

1. 使用 DAS 软件求算 T 药的主要药动学参数 $AUC_{0 \to t}$、$AUC_{0 \to \infty}$、t_{max}、C_{max}、$t_{1/2}$。

2. 使用 DAS 或 WinNonlin 软件计算受试制剂的 $AUC_{0 \to t}$、$AUC_{0 \to \infty}$、C_{max} 几何均值及 90% 置信区间。

参 考 文 献

刘克辛. 临床药物代谢动力学[M]. 3 版. 北京:科学出版社,2018.

(温预关)

在线答题

NOTE

第十七章　药物动力学的研究进展

 学习目标

1. 掌握 PK-PD 模型、PBPK 模型、群体药物动力学和时辰药物动力学的概念。
2. 熟悉 PK-PD 模型、PBPK 模型、群体药物动力学和时辰药物动力学的研究内容与临床应用。
3. 了解药物动力学研究的新理论与新技术。

第一节　药物动力学与药效动力学的关系

药物动力学(pharmacokinetic，PK)着重阐明机体对药物的处置过程，即药物在体内的吸收、分布、代谢和排泄过程；药效动力学(pharmacodynamic，PD)重点研究药物对机体的作用，主要描述药理效应随血药浓度变化的规律，分析药理效应的时间过程。药物动力学-药效动力学结合模型(PK-PD model)是通过测定不同时间的血药浓度和药物效应，将时间、浓度、效应三者进行模型分析，拟合出血药浓度及其药物效应经时变化的曲线，定量描述药物的"效应-时间"过程，研究经时过程血药浓度和效应的关系。PK-PD 模型能较客观地阐明"时间-浓度-效应"之间的三维关系，在设计新药临床试验方案、优化临床给药方案等方面具有重要的应用价值。

一、药效动力学模型

药效动力学模型将药物的药理作用和作用部位的浓度联系起来，建立数学关系式。常见的药效动力学模型包括线性模型、对数线性模型、最大效应模型、S 形最大效应模型。

(一) 线性模型

线性模型中药物效应与药物浓度呈线性关系，两者之间的关系可用下式表达：

$$E = E_0 + kC \tag{17-1}$$

式(17-1)中，E 为药物效应，E_0 为给药前的基础效应，k 为斜率，C 为药物浓度。该模型适用范围较窄，一般在药物浓度远小于 EC_{50}(产生 50% 最大药物效应所需的药物浓度)时应用。线性模型不能预测最大药效，仅适用于研究一定浓度范围内的药效作用。

(二) 对数线性模型

在较大浓度范围内，药物效应和浓度常呈曲线关系。如将浓度取对数，则在一定浓度范围内(最大效应的 20%～80%)，效应和浓度的对数呈线性关系，可用下式表示：

$$E = E_0 + k\ln(C + C_0) \tag{17-2}$$

当 $C=0$ 时，式(17-2)则变为：

$$E = E_0 + k\ln C_0 \tag{17-3}$$

式(17-3)中,C_0 为假定的内源性物质浓度。对数线性模型仅适合于中间浓度范围的药效预测,对于高或低浓度则不适用。

(三)最大效应模型

许多药物通过与受体结合而发挥药理效应,最大效应模型(E_{max} model)是基于药物受体理论的药效动力学模型。

$$E = \frac{E_{max} \cdot C}{EC_{50} + C} \tag{17-4}$$

式(17-4)中,E_{max} 为最大效应,EC_{50} 为药物产生 50% 最大效应时所需的药物浓度。当 $C \gg EC_{50}$ 时,达到药物的最大效应 E_{max}。当药物效应存在基线效应时,则可由下式表示:

$$E = E_0 + \frac{E_{max} \cdot C}{EC_{50} + C} \tag{17-5}$$

式(17-5)中,E_0 为基线效应,E_{max} 为最大效应,EC_{50} 为药物产生 50% 最大效应时所需的药物浓度。

当药物效应为抑制效应时,则可由下式表示:

$$E = E_0 - \frac{I_{max} \cdot C}{IC_{50} + C} \tag{17-6}$$

式(17-6)中,I_{max} 为最大抑制效应,IC_{50} 为药物产生 50% 最大抑制效应时所需的药物浓度。

(四)S 形最大效应模型

该模型是另一种最常用的药效动力学模型,与最大效应模型相比,增加了指数常数 n。该模型主要用于药物效应随浓度呈 S 形曲线变化的药效动力学研究。药物效应与浓度关系如下式所示:

$$E = \frac{E_{max} \cdot C^n}{EC_{50} + C^n} \tag{17-7}$$

式(17-7)中,E_{max} 为最大效应,EC_{50} 为药物产生 50% 最大效应时所需的药物浓度,n 为影响曲线斜率的一个陡度参数。当 $n=1$ 时,此模型即为最大效应模型;当 n 大于 1 时,曲线变陡,更趋向 S 形,同时最大效应增大;当 n 小于 1 时,曲线较为平坦。n 值越大,表明药物分子与受体之间越存在"协同作用"。该模型中药物效应在其最大效应的 20%~80% 时,药物效应与浓度呈近似直线关系。因此,线性模型和对数线性模型可看成 S 形最大效应模型的两个特例。

二、药物动力学-药效动力学结合模型

根据药物的作用方式以及 PK 和 PD 之间连接方式的不同,可将 PK 和 PD 的关联方式分为 4 种类型。

(一)药物动力学-药效动力学的关联方式

1. 直接连接模型和间接连接模型 在直接连接模型中,给药后血药浓度与作用部位的药物浓度很快达到平衡。此时,测得的血药浓度可作为药效动力学模型中的输入函数(即 C 可用 C_e 代替),直接将血药浓度与其效应联系起来,从而建立直接连接 PK-PD 模型。

间接连接 PK-PD 模型则是血药浓度与作用部位的药物浓度没有直接相关性,药物需要一定的时间从中央室(血液室)向效应室分布,药效滞后于血药浓度。这种类型的药物需要引入假想的效应室概念,将血药浓度与作用部位的药物浓度联系起来,建立间接连接 PK-PD 模型,以效应室的药物浓度作为效应输入函数(图 17-1),此种连接模型的 PD 模型以 S 形最大效应模型为代表。

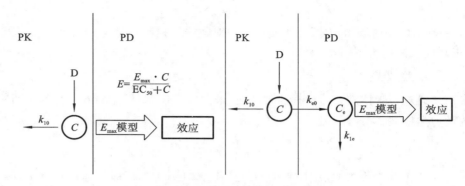

图 17-1　直接连接和间接连接示意图

2. 直接效应模型和间接效应模型　根据药物所产生的药理效应与作用部位药物浓度之间的相关性,可将 PK-PD 模型划分为直接效应模型和间接效应模型。如果药物到达作用部位后立即产生药理效应,没有药效延迟或提前现象,那么其作用方式属于直接作用,该类药物适用于直接效应模型。直接连接模型和间接连接模型均属于直接效应模型。如果药物需要通过改变某种内源性物质的含量或活性,然后通过一系列的生理生化反应产生最终的药效,药物的药效与其作用部位的浓度没有直接相关性,则这类药物的作用方式属于间接作用,适用于间接效应模型。间接效应模型的特点是药物的效应相对于药物的血浆暴露会有一定的提前或延迟,其药物的浓度-效应曲线分别呈顺时针滞后环和逆时针滞后环特征(图 17-2)。

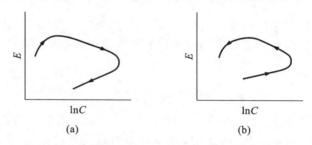

图 17-2　血药浓度对数(lnC)与药理效应(E)的相关性
(a) 顺时针滞后环曲线;(b) 逆时针滞后环曲线

3. 软连接模型和硬连接模型　软连接和硬连接是根据建立 PK-PD 模型时所采用的数据信息来区分的(图 17-3)。软连接是指利用体内的药物浓度和效应建立的 PK-PD 模型,需要借助假设的效应室将血药浓度和效应数据联系起来;硬连接利用药物动力学数据和体外药效学数据(如药物与受体的亲和力、抗菌药物的最小抑菌浓度等)建立的 PK-PD 模型,是一种基于药物作用机制的模型。

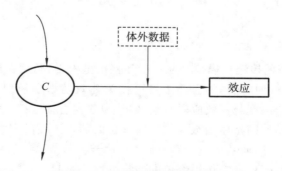

图 17-3　软连接和硬连接示意图
———:采用浓度和效应数据的软连接　-----:采用药物动力学数据和体外药效数据的硬连接

4. 时间非依赖模型和时间依赖模型 时间非依赖模型是指药物的效应不随时间而变化，其药效强度取决于作用部位的药物浓度，适用于大多数药物。某些药物的药效学参数具有时间依赖性的特点，即使作用部位的药物浓度没有改变，其药效强度仍可随时间发生变化。这类药物常常出现耐受或增敏现象，如抗菌药物。

（二）药物动力学-药效动力学模型

1. 具有效应室的 PK-PD 模型 人们在研究药物动力学和药效动力学的过程中逐渐发现，血药浓度和效应之间虽然存在一定联系，但并非一一对应关系，而是效应峰值明显滞后于血药浓度的峰值。针对上述现象，Sheiner 等人在传统房室模型中引入效应室的概念。效应室是与血液室连接的虚拟的药效动力学室。药物只从血液室转运到效应室，而基本上不从效应室逆转至血液室，只有游离的药物才能扩散进入效应室，其转运速率通常服从一级过程。药理效应取决于药物向效应室转运的速率常数（k_{e0}）和效应室药物浓度（C_e）。k_{e0} 越小，则效应越延迟，且作用时间越长。具有效应室的 PK-PD 模型通常用于解释间接或滞后的药效动力学现象（图 17-4）。该模型的特点是药效和发挥药效的时间随着给药剂量的增加而增加，但出现最大效应的时间不随给药剂量的增加而改变。

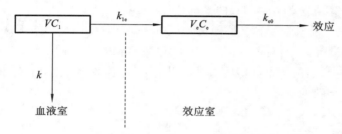

图 17-4 具有效应室的药物动力学-药效动力学模型

2. 间接效应模型 间接效应模型是指由于药物改变药物效应形成或消除所需的内源性物质的活性或含量而影响效应的产生，导致测定的药物效应与药物在作用部位的作用是间接联系的。该模型假定药理效应以零级生成和一级消除，间接效应 PK-PD 模型主要分为以下 4 种：抑制生成模型（模型Ⅰ）、抑制消除模型（模型Ⅱ）、刺激生成模型（模型Ⅲ）、刺激消除模型（模型Ⅳ）（图 17-5）。图中 k_{in} 和 k_{out} 分别表示效应（R）的零级生成和一级消除速率常数，黑框和白框分别表示抑制作用 I（C）和刺激作用 S（C）。

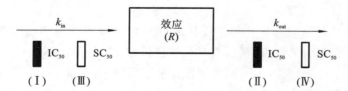

图 17-5 四种基本间接效应模型

注：Ⅰ. 抑制生成模型；Ⅱ. 抑制消除模型；Ⅲ. 刺激生成模型；Ⅳ. 刺激消除模型。

第二节 群体药物动力学

一、研究目的

群体药物动力学（population pharmacokinetics，PPK），即药物动力学群体分析法，是将经典药物动力学基本原理与统计学方法相结合而提出的一种药物动力学理论。群体药物动力学理论主要应用于研究药物动力学特征中存在的变异情况,研究药物体内过程的群体规律和某一群体药物动力学参数的分布特征及其影响因素,即群体的药物动力学参数和群体中存在的变异性。群体药物动力学将变异分为两类:确定性变异(固定效应)和随机性变异(随机效应)。确定性变异是一类可以观察并衡量的个体间因素,如年龄、性别、体重和合并用药等病理生理状态,以及实验场所和实验时间等;随机性变异包括计算误差和测定误差等不可预测的误差。

群体药物动力学参数包括以下几个。

1. 群体典型值 群体典型值描述药物在典型患者中的处置情况,常用参数的平均值(群体值)表示。典型值是指有代表性的可表征群体特性(或某一亚群特性)的药物动力学参数,通常为经典药物动力学获得的参数,如一级吸收单室模型的主要参数为 k_a、k、V、$t_{1/2}$、Cl。

2. 确定性变异 确定性变异指年龄、体重、体表面积、身高、性别、种族、肝功能、肾功能、疾病、用药史、合并用药、吸烟、饮酒、环境、遗传等对药物处置的影响。这些因素对于个体相对明确和固定,而在人群中则可能存在较大差异,又称固定效应(fixed effects),用参数 θ 表示,在回归方程中用来估算药物动力学参数的平均值。

3. 随机性变异 随机性变异又称随机效应(random effects),是指无法预测的变异,包括个体间和个体自身变异。个体间变异是指除确定性变异以外,不同个体之间的随机误差;个体自身变异又称残差变异,是指不同实验人员、不同实验方案和患者自身随时间的变异,以及由于模型设定误差所导致的变异。

二、研究方法

1. 群体药物动力学的试验设计与数据收集 用于群体药物动力学试验的数据包括两种类型:前瞻性分析(prospective analysis)数据和回顾性分析(retrospective analysis)数据。前瞻性分析数据来源于严格设计的经典药物动力学研究方法,采用给药条件受控的密集采血,为了减少误差,增加结果的可信度,应尽量采用有效的试验设计和数据收集方法。回顾性分析数据包括常规治疗药物监测(therapeutic drug monitoring,TDM)数据及其他零散数据,在回顾性分析中,很难做到全面设计以及严格控制。因此,在试验设计时应制订详细的样本采集流程及记录;同时,为满足临床需要,样本数必须足够大,有时单个实验室数据不够,需要多方联合、数据共享,统一试验方案。

数据采集是群体药物动力学研究过程中的重要环节,需根据药物动力学特点和研究需要尽可能地收集每一位患者的详细资料,并对数据进行分类和记录。

(1)数据的完整性:研究药物的试验记录信息应完整,包括剂型、剂量、给药途径、给药间隔、用药次数、采样时间和血药浓度等。此外,尽可能收集每一例患者的详细资料,包括能表征药物体内处置的各种因素如生理、病理及临床检验结果(性别、年龄、体重、身高、体表面积、肝功能、肾功能、心功能、胃肠道功能、饮酒史、吸烟史、合并用药史、环境、遗传、疾病史等)。

(2)取样点数:群体药物动力学的优势在于取样点少,一般的原则为每例患者取 2～4 个时间点,实际研究中可根据临床环境、患者意愿和具体药物的研究需要,适当地增加或减少采血次数。取样点数主要由药物动力学的模型和参数、是否达到稳态决定。

(3)样本数:即研究的总病例数,一般应不少于 50 例。样本数与群体分析时所考察的固定效应及个体的取样点数有关,固定效应参数越多或个体取样点越少,则样本数应越多。

(4)准确性与长期性:服药时间和剂量必须严格按给药方案进行,同时应准确记录取样时间,注重数据的长期积累。

（5）合理分组：数据收集时要有分组的考虑，按照考察的固定效应、剂型、给药途径、合并用药、分析方法、稳态或非稳态、生产厂家等进行分组收集数据。

（6）建立数据库：使用数据库管理软件，可以对多中心积累的群体数据进行管理分析，提高工作效率，并能获得更多信息。

2. 群体药物动力学参数的估算 估算群体药物动力学参数的方法有单纯集聚数据分析法、传统二步法、迭代二步法、非线性混合效应模型法和吉布斯取样法等，通常用非线性混合效应模型法。

（1）单纯集聚数据（naive pooled data，NPD）分析法：针对所有个体的原始数据集采用模型拟合，确定群体药物动力学参数。这种方法的优点是简单易行，但忽视了个体间的药物动力学特征差异，将数据视为来自同一个体，对参数的估算较粗略，无法获得个体间变异数据，实用价值不大。

（2）传统二步（traditional two stage，STS）法：首先，根据最小二乘原理对不同个体的原始血药浓度-时间数据分别进行曲线拟合，求得个体药物动力学参数；其次，对个体参数进行统计分析，计算群体参数的平均值以及方差、协方差，最后得到特定药物动力学参数与固定效应之间的关系。STS 法是计算群体药物动力学参数的传统方法，所需受试者人数较少，但每个受试者必须密集采样。

（3）迭代二步（iterative two stage，ITS）法：首先根据 NPD、STS 法计算获得或者使用来源于文献报道的群体药物动力学参数，初步建立模型。将这些参数作为所有患者个体化参数 Bayes 估计值，以新的个体参数重新计算得到的群体参数作为新的近似群体值，再重复 Bayes 估计步骤以得到更为准确的个体参数，如此重复。这种方法可以根据全量数据、稀疏数据或者混合数据，估算个体参数及群体参数。

（4）非线性混合效应模型（nonlinear mixed effect model，NONMEM）法：NONMEM 法又称为一步法，于 1977 年由 Sheiner 提出。该法将患者的原始血药浓度-时间数据集合在一起，同时考虑确定性变量（饮食、遗传、合并用药及生理病理等因素）对药物处置的影响，将经典药物动力学模型与各固定效应模型、个体间和个体自身变异（随机效应）的统计模型结合起来，利用扩展非线性最小二乘原理一步求算出群体药物动力学参数。

（5）吉布斯取样（Gibbs samples，GS）法：Best 等人提出了一种更为通用的分析群体数据的方法，它可以应用于较为广泛的复杂模型而同时没有 NONMEN 法中的某些限制。此法并不需要计算出确切的或者近似的参数估算值，而是通过吉布斯取样的计算方法对感兴趣的参数给出一系列模拟值，可用来重新组成每一参数的概率或进行适当简化以提供确切值或某个范围的数值。

案例导入 17-1

茶碱是临床常用的抗哮喘药，还用于治疗新生儿窒息，但其具有治疗窗窄、个体差异大、毒性大的特点，是一个需要常规进行 TDM 的药物。不同的生理、病理状况均可能影响茶碱的药物动力学。本案例药物动力学数据来源于 108 例患者（男性 58 例、女性 50 例），完整地记录了患者的年龄、性别、妊娠时间、出生时体重、目前体重、母亲吸烟史、出生时窒息史、合并用药史、营养来源等信息以及茶碱用药数据（剂量、给药途径与给药时间）。根据临床治疗药物监测常规要求采集血液标本，采用 HPLC 法检测血清中茶碱浓度。患者服用茶碱时间为 3～14 天。每例患者采集 1～12 个标本，总标本数为 391 个。108 例患者基本信息见表 17-1。

案例导入 17-1
解析

NOTE

表 17-1　108 例患者基本信息

患者信息	患者例数或均值
病例数	108
茶碱血药浓度标本数	391
年龄	8.4 周(0.5～26 周)
性别	
男	58 例
女	50 例
妊娠时间	31 周(24～42 周)
出生时体重	1.5 kg(0.6～4.2 kg)
目前体重	3.8 kg(0.8～7.6 kg)
母亲吸烟史	
阳性	35
阴性	36
中间	37
出生时窒息史	54
合并用苯巴比妥	59
营养来源	
非肠道营养	43
牛奶喂养	32
牛奶类婴儿食品	67

　　问题：一肝肾功能正常婴儿，出生时窒息，出生时体重 2.5 kg，出生后没有胃肠进食，出生 4 周，现体重 3.0 kg，母亲有吸烟史，需用茶碱治疗，理想的稳态血药浓度为 8 mg/L。请利用群体药物动力学模型知识设计该患儿的给药方案。

三、临床应用

　　1. 治疗药物监测　群体药物动力学的研究对象与 TDM 相同，获得的参数比经典药物动力学参数更有代表性，可为 TDM 提供更合理的药物动力学参数，指导 TDM 并估算其群体参数值。NONMEM 法已用于抗癫痫药、茶碱、地高辛、利多卡因、华法林、环孢素、细胞毒性药物、氨基糖苷类抗生素等药物的 TDM。

　　2. 特殊患者的群体分析　对于孕妇、老人、儿童、肝肾功能障碍者等特殊群体，应用 NONMEM 能获得较理想的群体参数。有研究报道，丙戊酸在平均年龄为 1.8 岁癫痫患儿中的 Cl/F 为 0.019 39 L/(h·kg)，高于成人的 0.008 98 L/(h·kg)。

　　3. 生物利用度研究　NONMEM 法具有能处理稀疏数据的优点，可提取较多的信息。在生物利用度研究中，其具有经典药物动力学方法不具备的优点，如可比较单次及多次给药的个体变异，比较速释及控释制剂间的差异，可直接根据血药浓度数据进行统计分析。

　　4. 合并用药　在同时或序贯应用两种或两种以上药物时，某种药物体内过程可能受到另一种或几种药物的影响，群体药物动力学可定量研究药物间的相互作用，对临床合理用药具有重要意义。

　　5. 群体药效学　PK-PD 研究使 TDM 由单纯的血药浓度上升为浓度与效应的结合，且着重考察药效学指标。应用 NONMEM 法进行群体 PK-PD 以及群体药效学研究，可以更好地指导临床个体化给药方案设计。

6. 新药临床评价 在新药 Ⅰ 期临床试验中,目前所采用的经典药物动力学研究方法,受试对象为健康志愿者或病情较稳定的患者,受试人数较少。当受试对象为患者时少有并发症,且很少合并用药,存在一定的局限性。即受试者属于匀质群体,不包括一些特殊群体(如老人、女性、儿童等),与 Ⅲ、Ⅳ 期临床试验中的群体存在较大差异。NONMEM 法很适合开展这类特殊群体的研究,对设计与修正给药方案很有意义。

7. 优化个体化给药方案 NONMEM 法可分析稀疏数据,并获得群体中有显著意义的固定效应参数和个体间及个体自身变异。应用获得的固定效应参数,根据患者实际情况设计的初剂量较常规剂量法、经验法更准确。再应用 Bayes 原理,结合群体药物动力学参数编制的 Bayesian 反馈程序,只需取 1~2 个反馈血药浓度点,就能准确获得个体药物动力学参数,从而制订合理的个体化给药方案。已有报道将群体药物动力学用于氨基糖苷类抗生素、抗癫痫药、茶碱、地高辛、环孢素等药物的个体化给药方案优化。

第三节 生理药物动力学模型

一、概述

(一) 生理药物动力学模型的发展

生理药物动力学模型(physiologically based pharmacokinetics model,PBPK 模型)最早由 Teorell 于 1937 年提出。1960 年,Bellman 等提出由细胞、细胞间隙和毛细血管构成的生理药物动力学模型。1966 年,Bischoff 和 Brown 等用血流流向网络连接各组织器官,进一步为用生理药物动力学模型预测药物在各组织中的经时变化和研究药物处置在动物间的外推功能奠定了基础。

尽管生理药物动力学模型具有突出的优势,但模型自身的规模和复杂性及其参数化问题,在很长时间内阻碍了它的广泛应用。在早期,生理药物动力学模型主要用于环境中危险性物质的安全性评价。近年来,其在药学方面的应用逐渐增加,生理药物动力学模型已然成为近代药理学和毒理学中的一项强有力的工具。

(二) 生理药物动力学模型的基本原理和特点

生理药物动力学模型是根据机体的生理学、解剖学和生物化学特性,通过模拟机体循环系统的血液流向,将与药物处置相关的组织或器官连接成一个整体,每一个组织或器官在实际血流速率、组织/血浆分配系数以及药物性质等控制因素下遵循物质平衡原理进行物质转运,并以此为基础处理药物动力学数据的方法。与传统的隔室模型相比,生理药物动力学模型是基于生理学作用机制的模型,它将复杂的药物吸收、分布、代谢、排泄过程简化为以生理学事实为基础的房室结构,可反映各器官或组织中药物浓度的经时过程,能较直观地描述药物在体内的分布特征。

生理药物动力学模型具有可预测性和不依赖某一特定药物的性质,其优势在于:①可预测药物在特定组织或器官内的经时变化过程;②可模拟不同病理、生理条件对药物体内过程的影响;③可利用动物的生理学和解剖学参数预测药物对人体的作用;④可用于临床复杂给药方案(给药剂量与间隔)的设计与调整。

但是,生理药物动力学模型也存在不足之处。首先,它采用的微分方程组通常规模庞大,多者可达十余个方程,在模拟和求近似值时难度较大,需要依靠药物动力学软件才能解决,进而限制了模型的推广和应用;其次,人体的相关资料不易获得,目前主要依靠动物实验获取足够的数据,实验工作量比较大;最后,生理药物动力学模型仍无法完全模拟机体生理条件,为简化模型或降低计算难度,建立模型时需做一些假设。

二、生理药物动力学模型的研究内容与方法

(一)生理药物动力学的模型结构

1. 药物吸收的生理模型 药物的口服吸收是一个十分复杂的过程,包括药物的崩解与溶出、胃排空、肠道传输、药物跨膜转运、肠壁代谢和肝代谢等步骤。口服给药后药物在胃肠道中被吸收部分占给药剂量的比例(f_{abs})是由药物的溶出度、溶解度、稳定性以及渗透性等基本理化性质决定的。肠道可能通过肠道内降解、外排或肠道代谢等途径对药物进行处置。如果肠道生物利用度(F_g)定义为口服给药后未被肠道首过效应清除的比例,f_{gut}定义为被吸收药物中未被肠道清除的比例,则 F_g 为 f_{abs} 与 f_{gut} 的乘积。根据药物在肝脏中代谢的程度,药物口服后还需经过肝脏首过效应才能进入系统循环。因此,药物生物利用度(F)是肠道生物利用度与未被肝脏抽提作用清除的比例(f_{hep})的乘积:

$$F = f_{abs} \times f_{gut} \times f_{hep} = F_g \times f_{hep} \tag{17-8}$$

房室吸收与转运模型(compartmental absorption and transit model,CAT)是第一个基于生理的药物吸收模型,这一模型将小肠划分成为 7 个相同的转运房室,综合引入众多化合物、剂型以及生理特征等相关因素进行预测。然而,由于 CAT 中不包括固体颗粒溶出的因素,只对溶出不影响吸收的药物模拟结果较为准确。改进后的 CAT(advanced CAT,ACAT)由 9 个隔室组成,是一种基于半生理学的转运模型,在引入了 pH 依赖的溶解度、胃与结肠处的药物吸收和吸收表面生理特征、药物转运体等因素后,药物的口服吸收情况可通过溶解度、渗透率、颗粒大小、油水分配系数、pK_a 等数据来进行预测。基于生理的吸收模型见图 17-6。

2. 药物分布的生理模型 对于除肺以外的非消除器官,组织(T)中药物浓度(C_T)的变化率(dC_T/dt)可由以下微分方程描述:

$$\frac{dC_T}{dt} = \frac{1}{V_T} \left(Q_{ART} \times C_{ART} - Q_{VEN} \times \frac{C_T \times f_{uT} \times R}{f_{up} \times K_{Tp}} \right) \tag{17-9}$$

式(17-9)中,V_T 是该组织的容积,Q_{ART} 是进入组织的血流速率,Q_{VEN} 是离开组织的血流速率,f_{uT} 是药物在不同组织中游离分数,f_{up} 是药物在血浆中游离分数,R 是药物的全血和血浆浓度比值,K_{Tp} 是组织分配系数(药物在组织中与血浆中的总浓度之比)。上述公式适用于血流速率限制(即灌注速率限制)的分布过程。但是,对于亲水性大分子药物(如蛋白质或其他大分子药物),组织分布会受到内皮屏障渗透性的限制,建议进一步划分组织房室(图 17-7)。

3. 药物代谢和排泄的生理模型 生理模型采用体外实验的结果对肝胆和肾脏排泄进行了最优化的模拟预测,进而能够预测化合物在人体靶组织中的暴露。这些模型包含了生理条件下转运体和酶介导的相互作用以及体内药物浓度变化的动态过程。

(1)原形药物和代谢产物的肝胆消除:转运体对于药物原形及其代谢产物的肝胆消除过程至关重要。转运体介导的细胞摄取和外排以及代谢过程均可用米氏方程描述其可饱和过程,而扩散过程属于线性过程。为了研究转运体介导的细胞摄取过程,肝脏被划分为获得良好灌注的胞间质(I)和细胞内(IC)(图 17-8)。

①药物原形:药物浓度(C)在胞间质(I)、肝脏(LI)房室中的变化速率见下式:

$$\frac{dC_{LI}^I}{dt} = \frac{1}{V_{LI}^I} \left(Q_{HA} \times C_{ART} + \sum \frac{Q_i \times C_i \times R}{f_{up} \times K_{i,p,u}} - \frac{Q_{LI} \times C_{LI} \times R}{f_{up} \times K_{LI,p,u}} - Cl_{int,diffusion} \times f_{ub} \times C_{LI}^I \right.$$
$$\left. + Cl_{int,diffusion} \times f_{u,LI} \times C_{LI}^I - \frac{V_{max,uptake}}{K_{m,uptake} + f_{ub} \times C_{LI}^I} \times f_{ub} \times C_{LI}^I \right) \tag{17-10}$$

式(17-10)中,V_{LI}^I 为肝脏间隙的体积;Q_{HA} 为肝动脉的血流量;Q_i 为器官 i 到肝脏的血流,i

第十七章 | 药物动力学的研究进展

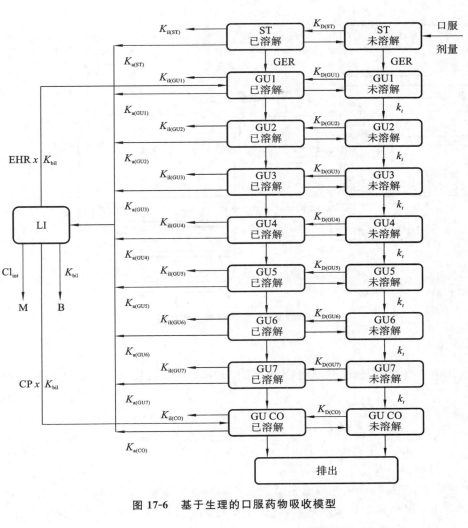

图 17-6 基于生理的口服药物吸收模型

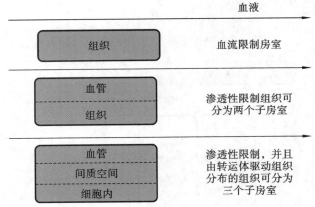

图 17-7 组织的房室划分

可指肠道、胰腺、脾脏、胃,所有器官的 Q_i 总和是门静脉血流 Q_{PV};Q_{LI} 是指肝脏流出血流量;C_{ART} 是指动脉药物浓度;C_i 指药物在任一器官 i 中的浓度;R 指药物的全血和血浆浓度比;$K_{i,p,u}$ 指器官中游离药物的组织-血浆分配系数;$\mathrm{Cl}_{int,diffusion}$ 是指药物在肝细胞和间质房室间扩散有关的固有清除率,其与渗透性表面积乘积有相同的单位;f_{up}、f_{ub}、$f_{u,LI}$ 分别指药物在血浆、全血和肝脏中的游离分数;$V_{max,uptake}$ 和 $K_{m,uptake}$ 分别指药物饱和摄取过程相关的最大速率与米氏

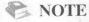

NOTE

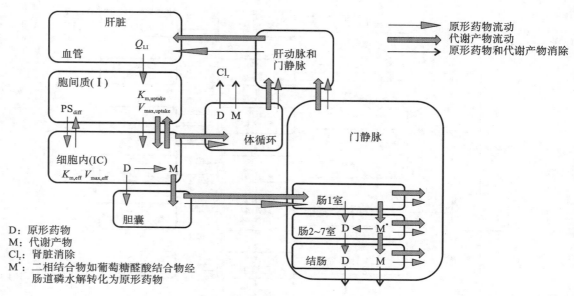

图 17-8　肝胆消除的生理模型

常数。

②代谢产物:代谢产物在肝细胞(IC)房室中的浓度(M)变化速率见以下方程:

$$\frac{\mathrm{d}M_{\mathrm{LI}}^{\mathrm{IC}}}{\mathrm{d}t} = \frac{1}{V_{\mathrm{LI}}^{\mathrm{IC}}}\left(Q_{\mathrm{PV}} \times M_{\mathrm{PV}} + Q_{\mathrm{HA}} \times M_{\mathrm{SYS}} + \frac{V_{\mathrm{max,met}}}{K_{\mathrm{m,met}} + f_{\mathrm{ub}} \times C_{\mathrm{LI}}^{\mathrm{IC}}} \times f_{\mathrm{ub}} \times C_{\mathrm{LI}}^{\mathrm{IC}} - f_{\mathrm{uM,LI}} \times M_{\mathrm{LI}}^{\mathrm{IC}}\right.$$

$$\left.\times \frac{V_{\mathrm{max,met,M}}}{K_{\mathrm{m,met,M}} + f_{\mathrm{uM,LI}} \times C_{\mathrm{LI}}^{\mathrm{IC}}} - \frac{V_{\mathrm{max,bile,M}}}{K_{\mathrm{m,bile}} + f_{\mathrm{uM,LI}} \times C_{\mathrm{LI}}^{\mathrm{IC}}} \times f_{\mathrm{uM,LI}} \times M_{\mathrm{LI}}^{\mathrm{IC}} - Q_{\mathrm{LI}} \times M_{\mathrm{LI}}^{\mathrm{IC}}\right)$$

(17-11)

（2）肾排泄:决定肾排泄的因素包括进入肾脏的血流速率、血浆蛋白结合、肾小球滤过率、近端小管主动分泌和被动重吸收过程,基于主动转运的重吸收过程仅对于内源性营养物质非常重要。基于生理的肾脏重吸收模型见图 17-9。

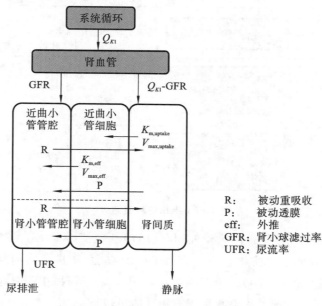

图 17-9　肾脏重吸收的生理模型

4. 全身生理药物动力学模型　全身生理药物动力学模型又称为整体生理药物动力学模型，它根据解剖学和生理结构将机体分为若干房室，分别代表各个组织和器官，每个房室都有相对应的血液流量、容积和组织分配系数，通过血液循环将这些房室串联成一个闭合的模型结构，进而从整体上来描述药物在体内的吸收、分布、代谢、排泄过程(图 17-10)。

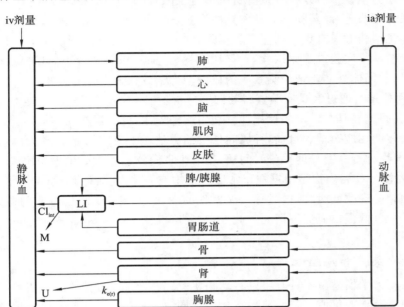

图 17-10　整体生理药物动力学模型示意图(箭头表示血液流动方向)

(二) 生理药物动力学模型的研究方法

生理药物动力学模型的建立一般需遵循如下步骤。

1. 资料的收集　通常包括实验动物或人体的生理参数(如体重、组织体积、组织灌注速率等)、生化参数(如吸收速率、最大代谢速率、米氏常数等)和药物的理化性质(如脂溶性、电荷性、分配系数等)。这些资料多数可从文献中获得，但也有一些需要通过实验得到。

2. 确定模型结构与设计循环血流图　根据机体真实的解剖和生理状况，以及药物在人或动物体内的处置过程来设计模型的结构。纳入生理模型的器官包括药理活性作用部位、药物蓄积部位及药物消除部位等，根据实际需要包含肝肠循环、肠道清除等重要的药物处置过程。模型设计的原则是突出重点，去繁存精，尽量真实地反映机体的实际情况，以满足研究的目的和要求，其他方面则应尽量简化，以利于实际运用，不应过分强调模型的复杂性和多室性。

3. 模型运算　用守恒微分方程表示各房室内物质变化，即用流入该房室的动脉血中该物质的浓度和流出该房室的静脉血中的浓度之差乘以该室的血流量，同时将该房室中该物质的生成和消除纳入计算，即可得该房室内该物质的瞬时变化量。因此，一个模型就简化为一个微分方程组，然后再利用计算机软件进行求解。

4. 模型的验证和修订　模型建立之后，还需要根据研究目的进行灵敏度分析以及检验模型结构是否需要简化等。模型的成功与否关系到实测值与预测值是否吻合以及吻合程度，即模型的验证是通过对模型的实际应用和考察实现的。一般来说，通过求解模型的物质平衡方程式，得到各器官预测的药物浓度-时间曲线，通过与动物实验所得的各器官药物浓度数据进行比较分析，即可验证模型的准确性和有效性。如果预测值与实验值不符，则需要对模型进行修订。

三、生理药物动力学模型的应用

（一）种属间外推和种属内推

生理药物动力学模型可以很好地分析机体自身因素（如年龄、种族、性别等）与其他外部条件（如饮食、联合用药等）对药物动力学参数的影响，这对于解释临床上个体间药物动力学差异以及设计个体化给药方案有重要的意义。但是，在确定某一因素对药物动力学的影响时通常需要进行大量的动物实验或临床试验，不仅耗时耗力，而且很多情况下，开展临床试验是不可行的，因此如何利用体外实验来预测真实的体内动力学过程显得尤为重要。

1. 种属间外推 通过大量实验资料的归类分析，发现不同种属间的生理生化参数虽存在差异，但是种属间差异具有一定的规律性。利用这种规律，可根据在动物体内获得的有关实验数据推算出人体的相应数据。目前，种属间外推的方法主要有基于药物动力学参数的体形变异法、基于不同物种寿命差异的等价时间法、基于生理药物动力学的生理类比法。

2. 种属内推 种属内推是根据在正常实验动物或人体内获得的药物动力学参数，推测当机体发生生理和病理改变时，体内过程可能发生的变化，如老年、小儿、体重过重、血液速率变化、肝肾功能不全、低蛋白血症等情况。此外，它还可以在不同剂量、给药途径和方案之间进行内推。

（二）药物毒性和危险性评估

生理药物动力学模型由于具有可以将动物实验结果外推到人的特点，使其在药物毒性与危险性评估中有特殊的价值。与经典房室模型不同，生理药物动力学模型的房室和绝大部分参数具有生理意义，可以预测药物在靶组织与非靶组织中的暴露程度及其代谢变化情况，这对于评价药物的治疗效果和安全性非常重要。此外，生理药物动力学模型与药效动力学模型联合应用时，不仅可从药物浓度方面，而且还可从药效方面进行危险性评估，使结果更为直接和明确。在毒理学领域，生理药物动力学模型还可用于药物毒理机制研究。

（三）评价药物间相互作用

生理药物动力学模型可以通过模拟组织中的代谢速率和浓度变化，阐明不同药物之间的相互作用。当多种药物联合应用时，首先建立每个药物的生理学模型，然后将单一模型通过二元相互作用连接起来，形成多个药物相互作用的生理模型，进而推算多个药物之间的相互作用。目前，美国FDA推荐采用生理药物动力学模型作为一种可靠方法来评价基于酶抑制或诱导的药物间相互作用。

（四）指导新药的研发

生理药物动力学模型可以分别研究药物在体内的吸收、分布、代谢、排泄过程，得到吸收速率常数、生物利用度、表观分布容积、肝清除率等参数。该模型也能在整体动物实验基础上建立，预测各器官、组织中药物浓度的经时变化过程。利用这些结果对药物在人体的药物动力学进行预测，可分析其研究开发价值。此外，在新药开发过程中，采用生理药物动力学模型与已上市的同系列药物进行比较，以评估其药物动力学异同，预测临床应用的前景。

第四节　时辰药物动力学

一、概述

近年来，随着时间生物学（chronobiology）的研究发展，时辰药理学（chronopharmacology）

应运而生。其区别于普通药理学之处在于时辰药理学重点研究在相同剂量下不同时间给药的药理效应、不良反应和代谢过程的时间节律性，亦分别称为时辰药效动力学（chronopharmacodynamics）、时辰毒理学（chronotoxicology）和时辰药物动力学（chronopharmacokinetics）。时辰药物动力学是研究药物及其代谢物在体内过程中的节律性变化及其规律和机制的科学，是介于时间生物学与药物动力学之间的一门新的分支学科。它主要研究血药浓度-时间的规律及由此得出的各种药物动力学参数，如血药峰浓度、半衰期、血药浓度-时间曲线下面积、表观分布容积、达峰时间、吸收速率常数、血浆蛋白结合率、消除速率常数、清除率、生物利用度等。

在时辰药物动力学研究中，涉及的药物主要有激素、抗哮喘药、抗菌药物、抗癌药、抗心绞痛药、抗高血压药、治疗胃肠疾病的药物、非甾体抗炎药、阿片制剂以及治疗精神疾病的药物等。时辰药物动力学研究有助于理解药物在体内的处置过程，阐明其时辰药效现象，并运用时辰药物动力学有关理论知识制订合理的给药方案，对提高药物疗效、降低不良反应、指导临床合理用药具有重要意义，同时亦能更好地指导药物新剂型的设计和开发。

二、药物体内过程的时间节律

药物在体内吸收、分布、代谢和排泄过程中均可能受到人体生理功能昼夜节律变化的影响，从而导致药物体内过程存在时辰差异。本节针对药物体内过程从药物吸收、分布、代谢和排泄四个方面介绍其时间节律性。

（一）药物吸收

吸收过程仅发生在血管外给药的情况下，主要有消化道给药和局部注射给药，其时间节律主要表现在吸收节律和吸收速率上。口服药物的吸收受药物理化性质和生理条件的影响，它们都具有昼夜节律性。吸收过程昼夜节律变化大的茶碱是研究最多的药物。鉴于哮喘患者在晚间发作较白天重而血药浓度晚间又比白天低，因此茶碱吸收过程的昼夜节律变化对调整用药剂量以达到最佳治疗效果有非常重要的临床意义。昼夜节律对吸收过程的影响可以发生在不同环节上，致使某些吸收药物动力学参数产生显著变化。在探究发生变化的原因上，认为主要因素包括以下几种：①胃液 pH 通常为 1～3；②胃排空和肠蠕动；③药物的脂溶性和水溶性；④吸收部位的血流量。

（二）药物分布

药物在组织中的分布往往取决于该组织的血流量、血浆和组织蛋白的结合率以及药物透过生物膜的能力。在药物分布过程中昼夜变化也是非常明显的。早期研究结果发现，健康男性志愿者在口服消炎痛后，血药浓度有昼夜变化，使得吸收、分布和消除方面的参数发生改变。影响药物分布过程昼夜变化的因素：①血容量和组织器官血流量；②组织细胞膜通透性；③药物的理化特性；④血浆蛋白的药物结合；⑤细胞外液 pH。

（三）药物代谢

肝脏是药物代谢的主要器官，药物代谢取决于肝药酶的活性以及肝脏的血流量。当药物转化率较高（即肝提取率 $E>0.7$）时，肝血流量的大小是限制因素，药物肝清除率变化主要依赖肝血流量的节律变化，这类药物被称为肝血流依赖药物，一般具有明显的首过效应，如硝酸甘油、普萘洛尔、水杨酸酯、维拉帕米等。健康成年人仰卧时，早晨 8:00 肝血流量最大，下午 14:00 最小。器官血流量在活动期较高、休息期较低。因此，在服用高提取率的药物如咪达唑仑、硝酸甘油时，其清除率白天较高，夜晚减少；相应地，半衰期白天较短，夜间延长。

反之，当药物转化率较低（即 $E\leqslant0.3$）时，酶的转化速率成为限制因素，药物肝清除率变化主要依赖酶转化率的节律变化，这类药物被称为肝药酶依赖药物，如地西泮、苯巴比妥、普鲁卡因酰胺、茶碱等。动物实验研究证实,肝、肾、脑中许多代谢酶的活性均存在昼夜节律变化。

(四)药物排泄

肾脏是药物及其代谢产物的重要排泄器官。肾脏的排泄过程具有昼夜节律变化,其原因主要在于肾血流量和尿液 pH。在肾排泄过程中,肾血流量对肾小球滤过和肾小管分泌有重要影响,而重吸收过程与尿液 pH 和尿量有关。肾排泄功能的变化主要体现在肾排泄速率和肾排泄量上。根据生理学研究,正常人的肾血流量、肾小球滤过率、排尿量和尿素清除率在 17:30 为峰值,5:00 为最低。尿液的 pH 通常在 4.5~8.0 之间变化。正常人尿量早晨多而睡眠时少。根据尿液 pH 的时辰变化特点,傍晚尿液 pH 较高,酸性药物如水杨酸钠的脂溶性降低,肾小管重吸收减少,药物经尿排泄快,排泄时间较短;早晨尿液的 pH 较低,则酸性药物经尿排泄较慢,排泄时间较长。而弱碱性药物苯丙胺在夜间或早晨(尿液 pH 较低)的尿排泄率高,白天(尿液 pH 较高)的排泄率则较低。

三、时辰药物动力学的数学模型

对于一些具有时辰差异的药物,给药时间的不同可导致不同的药物动力学行为,因此一般的隔室模型并不能较好地模拟这类药物的体内过程和分布速率。近年来,研究者提出了如下几种数学模型来模拟药物应答的时辰药理方式。

(一)余弦模型

余弦模型常用于生物节律的微观分析,基本数学表达式为

$$Y = M + A\cos(\omega t + \varphi) \tag{17-12}$$

式(17-12)中,Y 为生物变量;M 为该生物变量节律的调整中值(即最高值与最低值的平均值);A 为节律的振幅(即节律最大值与最小值之差的一半);ω 为节律的角频率,以一个相位周期为 $360°$、时间周期为 24 h 计,则角频率为 15$(°)$/h;φ 为节律的初始峰值相位,即峰值出现的时间点与节律周期的时间参考点之间的角度。为方便计算,常以 00:00 为周期时间的参考点,φ 的角度为 $0°$。

(二)药物动力学-药效动力学结合模型

以奥沙利铂为模型药物,对小鼠骨肉瘤细胞的抑瘤效果建立了 PK-PD 模型,以优化其临床静脉滴注的给药方式。其中药物动力学标量为血浆中铂的浓度(P)、正常组织中与核酸结合的铂浓度(C)以及肿瘤中的药物浓度(D),其一级动力学过程为

$$\frac{\mathrm{d}P}{\mathrm{d}t} = -\lambda P + \frac{i(t)}{V_{d_i}} \tag{17-13}$$

$$\frac{\mathrm{d}C}{\mathrm{d}t} = -\mu C + \xi_C P \tag{17-14}$$

$$\frac{\mathrm{d}D}{\mathrm{d}t} = -\nu D + \xi_D P \tag{17-15}$$

式中,λ、μ、ν 为衰变参数,分别代表药物因与血浆蛋白、正常细胞或肿瘤细胞中谷胱甘肽结合所致浓度降低的百分率;V_{d_i} 为常数,表示药物分布容积;$i(t)$ 为药物输注速率;ξ_C、ξ_D 分别表示药物从血液向外周室的转运速率;V_{d_i}、λ、μ 和 ν 的值可通过血浆浓度以及药物在血浆和外周组织的半衰期进行估算。

(三)其他数学模型

Gries 等提出了一种新的分析方法,即将离散事件(食物)同非参数函数(spline 函数)结合以定量研究昼夜节律和食物对尼古丁清除率的影响,他们将清除率 Cl 作为时间函数[Cl(t)],划分为三部分:基线值(θ_1)、昼夜变异和食物影响。

$$Cl(t) = [\theta_1 + \text{Cir}(t)][1 + M(t)] \qquad (17\text{-}16)$$

式(17-16)中,$\text{Cir}(t)$表示清除率的昼夜节律变化,$M(t)$表示食物对尼古丁清除率的影响。

四、时辰药物动力学的临床研究意义与应用

(一) 时辰药物动力学的临床研究意义

在临床用药中,我们已经习惯将全天药量均分成若干份,在一天内分次等间隔给药,而对不同给药时间是否对药物浓度有影响都未加考虑。实际上由于生理节律的影响,药物在一天内不同时间给予时,血中浓度及在体内存留时间长短均有差异,导致疗效出现质和量的差异,有时还会出现严重的不良反应。

时辰药物动力学研究可发现药物动力学参数的时间变化,在临床药物治疗方面具有如下意义:①时辰药物动力学研究有助于调整给药时间,使之与疾病节律相适应;②时辰药物动力学研究已发现百余种药物的体内过程具有节律性,为临床合理用药和设计给药方案提供依据;③时辰药物动力学研究为评价药物制剂的时间生物利用度提供了可能性,同时也为设计、研制和评价具有节律性给药特点的新剂型提供了依据和方法;④时辰药物动力学研究有助于探讨药物合用对主要药物体内过程的节律变化的影响;⑤时辰药物动力学研究有助于阐明药物疗效和毒性的节律变化的可能机制。

(二) 时辰药物动力学的应用

1. 指导临床合理用药

(1) 确定最佳服药时间:对于治疗具有明显昼夜节律的疾病如心绞痛、夜间哮喘、高血压等的药物,研究其时辰药物动力学很有必要。例如,无论是健康人体或是高血压患者,其血压变化均呈明显的昼夜波动性。一般来说,在凌晨 3:00—4:00 最低,早晨清醒后逐渐升高,16:00最高,因此高血压患者的给药时间通常为早晨一次给药或上、下午两次给药。

(2) 确定给药剂量:对于治疗窗狭窄的药物,在剂量调整时除进行血药浓度检测外,还应考虑药物的时辰药物动力学差异。例如,地高辛的治疗浓度与中毒浓度非常接近,而心力衰竭患者凌晨 4:00 对该药最为敏感,作用效果比其他时间高 10~20 倍。故当地高辛在晚间给药时,需要调整剂量以减少毒性反应的发生。

(3) 联合给药:在氟尿嘧啶治疗膀胱癌的研究中发现,其血药浓度在个体间及个体内的波动均很大,用不恒定速率持续输注并将其流速峰值定在凌晨 4:00,可耐受较高剂量而毒性较低。有研究者在制订二者联合化疗方案时,将氟尿嘧啶的流速峰值定在凌晨 4:00,获得了较好的疗效和较低的毒性。

2. 指导药物新剂型的开发 口服脉冲释药系统(pulsed drug delivery system),又称为定时给药系统(time controlled drug delivery system,TCDDS),是根据时辰药理学和时辰药物动力学原理,定时释放有效剂量药物的新剂型。它可以根据某些疾病的生物节律性特点,按时辰治疗学的思路,定时定量释药,提高患者治疗的顺应性。

▎第五节 药物动力学研究的新理论与新技术 ▮

近年来,随着科学技术的迅猛发展,药物动力学的研究水平日益提高,其研究内容与研究对象也实现了从宏观到微观,从单组分到多组分,从单靶点到多靶点的跨越。本节将从药物动力学研究的新理论与新技术两个方面介绍新进展。

NOTE

一、药物动力学研究的新理论

（一）细胞药物动力学

细胞药物动力学（cellular pharmacokinetics）是将细胞视为一个整体,定量研究药物在细胞内吸收、转运、分布、代谢和排泄的动力学过程,阐明药物在细胞内的处置规律,预测药物在细胞内的靶向性及 PK-PD 关系。细胞药物动力学的研究需要整合先进的现代分析技术及细胞分子生物学研究技术,通过细胞破碎以及亚细胞器的分离,联合高分辨率的质谱检测技术对细胞/亚细胞内的药物摄取、转运、代谢以及外排动力学过程进行定量研究。

基于细胞药物动力学的研究体系可反映"微观"细胞及亚细胞的药物动力学变化规律,阐明药物进入细胞的方式,胞内及亚细胞靶点处药物含量,对药物研发、筛选、临床应用等具有重要意义。通过全面研究药物在细胞内的处置过程,可有效地筛选评价新型细胞内靶向药物,提高成药性评价的准确性和效率,降低药物研发的风险;指导设计靶向前药或制剂,提高靶向性,降低毒副作用,增加新药/新制剂研发的成功率;阐明药物在细胞内的相互作用及机制,为临床合理用药提供依据。

（二）代谢组学

代谢组学（metabonomics/metabolomics）是对一个生物系统在给定的时间和条件下的所有内源性小分子代谢物进行全面的定性定量分析,进而描述生物代谢过程的动态变化规律及其对内因和外因变化应答规律的科学。外源性化学异物（如药物）在体内代谢谱的变化往往引起内源性分子的变化,进而引起体内代谢组的变化。

完整的代谢组学分析流程包括样本的制备或采集、检测前处理、数据的采集、多变量分析和标志物的识别及途径分析等。代谢组学力求分析生物体系中所有的代谢产物,整个分析过程应尽可能保留和反映总的代谢产物信息。代谢组学作为系统生物学的重要组成部分,目前在阐明药物的作用靶点、配伍机制、药效物质基础以及毒性和安全性评价等方面均有广泛的应用,对于疾病的诊断与个性化药物治疗也有重要的意义。

（三）毒代动力学

毒代动力学（toxicokinetics）是一门新兴的、涉及药物动力学和毒理学研究的边缘性分支学科。毒代动力学运用药物动力学的原理和方法,定量研究并获知受试物在毒性试验中不同剂量水平下的全身暴露程度和持续时间,进而探讨药物毒性发生和发展的规律,预测受试物在人体暴露时的潜在风险。

进行药物毒代动力学试验时应注意以下一些基本原则:①毒代动力学研究的分析方法应基于早期建立的分析物和生物基质的分析方法,且要根据代谢和种属差异而定。分析方法应具有特异性,并具有足够的准确度和精密度,检测限应满足毒代动力学研究时预期的浓度范围。分析物和生物基质分析方法的选择应排除样本中内源性物质可能引起的干扰。②毒代动力学试验的给药方案设计应完全参照毒性试验研究方案,应尽可能采用与临床研究相同的给药途径、药物剂型和给药频率等。为达到毒性反应的最大暴露,应评估高剂量水平下受试物和（或）其代谢物的暴露程度。③应该有适宜的动物数量。④原形药物和活性代谢产物都可以作为测定目标物。⑤暴露评估应考虑以下因素:血浆蛋白质结合、组织摄取、受体性质和代谢特征的种属差异、代谢物的药理活性、免疫原性和毒理学作用。在血浆药物浓度相对较低时,特殊的组织或器官也可能会有较高水平的受试物和（或）其代谢物。对于血浆蛋白结合率高的化合物,用游离（未结合）浓度来表示暴露更为合适。⑥数据和参数统计通常以平均值和变异系数（或相对标准差）或中位数表示。

二、药物动力学研究的新技术

（一）药物基因组学与生物芯片技术

药物基因组学（pharmacogenomics）是以提高药物疗效及安全性为目标，研究药物体内过程差异的基因特性，以及基因变异所致的不同患者对药物的不同反应，并由此开发新药和指导合理用药的学科。

生物芯片技术是随着人类基因组研究，在最近几年出现的一种高新技术。微阵列生物芯片是在硅片、玻璃、凝胶或尼龙膜等基体上，通过芯片点样仪自动点样或应用光引导化学合成技术固定的生物分子微阵列及其基体的总和。生物芯片根据分子间特异性相互作用的原理，将生命科学领域中不连续的分析过程集成于芯片表面，构造微流体生物化学分析系统，以实现对 DNA、细胞、蛋白质和其他生物组分准确、快速、大信息量的检测。利用生物芯片技术可进行基因功能及其多态性的研究，以确认与药物效应及药物吸收、代谢、排泄等相关的基因，并查明这些基因的多态性，从而促进药物基因组学的发展。

（二）基因转染技术与基因敲除技术

基因转染技术（gene transfection）是指将具有生物功能的核酸转移或运送到细胞内并使核酸在细胞内维持其生物功能的技术。将特定的遗传信息传递到真核细胞中，这种能力不但革新了生物学和医学中许多基本问题的研究，也推动了诊断和治疗方面的分子技术发展，并使基因治疗成为可能。

基因敲除技术（gene knockout）是指将一个结构已知的基因去除，或用其他序列相近的基因取代，然后从整体观察实验动物，推测相应基因功能的技术。通过基因敲除技术可特异性地研究目的基因的功能对动物整体药物动力学的影响。基因敲除技术目前被广泛应用于药物转运体和药物代谢酶的研究，为新药开发提供了一条与人体内环境近似而又基于整体动物水平的高通量筛选途径。

（三）微透析技术

近年来，微透析技术作为一种很有前途的方法逐渐被应用于外周组织的游离药物浓度检测，其既可用于提高对靶点部位药物处置的认识，又能为临床合理用药做出贡献。目前，微透析技术广泛用于组织间液（interstitial fluid，ISF）中游离药物浓度的测定，并且该方法已被证明是直接研究组织房室药物浓度变化的可靠方法。ISF 可通过无痛、微创的方式收集获取，其被认为是临床药物动力学监测（clinical pharmacokinetic monitoring，CPM）领域中可替代血液/血浆的相对可靠和理想的选择，这也提示 ISF 检测可成为更简化、更高通量的样品分析方法，且该方法适用于血液/血浆采集困难的儿童或老年患者。

知识链接

组织间液房室是中央脉管系统和组织之间的空间，组织间液属于细胞生活的内环境，是存在于组织间隙中的体液，作为血液与组织细胞间进行物质交换的媒介，其成分除无血浆蛋白外，组成与血浆极为相似。

在药物发现的阶段，组织切片和组织匀浆仍是研究组织中药物浓度分布的首选方法，而在药物的临床研究阶段，微透析技术则被认为是测定 ISF 中游离药物浓度的"金标准"，不过其局限性在于对细胞内液的浓度测定毫无帮助。

能力检测
参考答案

在线答题

本章小结

PK-PD 模型是通过测定不同时间的血药浓度和药物效应,将时间、浓度、效应三者进行模型分析,拟合出血药浓度及其药物效应经时变化的曲线,定量描述药物的"效应-时间"过程,阐明"时间-浓度-效应"之间的三维关系,在设计新药临床试验方案、优化临床给药方案等方面具有重要的应用价值。群体药物动力学研究群体的药物动力学参数和群体中存在的变异性,已成为临床治疗药物监测、优化个体给药以及新药临床评价的一个重要方法和手段。生理药物动力学模型基于生理学作用机制研究复杂的药物吸收、分布、代谢、排泄过程,反映各器官或组织中药物浓度的经时过程以及体内的药物动力学特征。时辰药物动力学是研究药物及其代谢物在体内过程中的节律性变化及其规律和机制的科学,在临床药物治疗以及新药研发等方面具有重要意义。近年来,随着科学技术的迅猛发展,药物动力学的研究水平日益提高,不断出现的药物动力学研究新理论与新技术进一步促进药物动力学的跨越式发展。

能力检测

简答题

1. 什么是群体药物动力学?
2. 如何建立一个 PBPK 模型?

参 考 文 献

[1] 王广基. 药物代谢动力学[M]. 北京:化学工业出版社,2005.

[2] Sheila A P. 基于生理的药物动力学(PBPK)建模与模拟:原理、方法及在医药中的应用[M]. 张振清,王晋,张文鹏,译. 北京:化学工业出版社,2018.

[3] 刘建平. 生物药剂学与药物动力学[M]. 5 版. 北京:人民卫生出版社,2016.

[4] 苏成业,韩国柱. 临床药物代谢动力学(供临床药学专业用)[M]. 北京:科学出版社,2003.

[5] 郭涛. 新编药物动力学[M]. 北京:中国科学技术出版社,2005.

[6] 蒋新国. 现代药物动力学[M]. 北京:人民卫生出版社,2011.

[7] 曾苏. 临床药物代谢动力学[M]. 北京:人民卫生出版社,2007.

[8] 陈西敬. 药物代谢动力学研究进展[M]. 北京:化学工业出版社,2008.

(黄建耿)

NOTE

附录 A 常用药物动力学符号注释

表 A-1 常用药物动力学符号注释

符号	注释
α	分布速率常数或快配置速率常数(h^{-1})
β	消除速率常数或慢配置速率常数(h^{-1})
τ	给药间隔(h)
AUC	血药浓度-时间曲线下面积;统计矩分析血药浓度-时间曲线的零阶矩[$(mg/L) \cdot h$ 或 $(\mu mol/L) \cdot h$]
$AUC_{0 \to \infty}$	时间从 0 时至无穷大时的血药浓度-时间曲线下面积[$(mg/L) \cdot h$ 或 $(\mu mol/L) \cdot h$]
$AUC_{0 \to t}$	时间从 0 时至 t 时的血药浓度-时间曲线下面积[$(mg/L) \cdot h$ 或 $(\mu mol/L) \cdot h$]
$AUC_{0 \to \tau}$	多剂量给药后从 0 时至 τ 时的血药浓度-时间曲线下面积[$(mg/L) \cdot h$ 或 $(\mu mol/L) \cdot h$]
AUMC	一阶矩-时间曲线下面积[$(mg/L) \cdot h^2$]
C	血药浓度(mg/L 或 $\mu mol/L$)
C_0	起始血药浓度(mg/L 或 $\mu mol/L$)
C_m	血浆中药物代谢物浓度(mg/L 或 $\mu mol/L$)
C_{max}	血管外给药后最大血药浓度(mg/L 或 $\mu mol/L$)
C_n	多剂量第 n 次给药后 t 时间的血药浓度(mg/L 或 $\mu mol/L$)
C_{ss}	单剂量静脉滴注给药的稳态血药浓度;多剂量给药当达到稳态时的血药浓度(mg/L 或 $\mu mol/L$)
$\overline{C}_{ss}$	多剂量给药的平均稳态血药浓度(mg/L 或 $\mu mol/L$)
C_{max}^{ss}	固定给药剂量及给药间隔,当达到稳态时,最大血药浓度(mg/L 或 $\mu mol/L$)
C_{min}^{ss}	固定给药剂量及给药间隔,当达到稳态时,最小血药浓度(mg/L 或 $\mu mol/L$)
C_r	残数浓度(mg/L 或 $\mu mol/L$)
Cl,TBCl	血浆药物总清除率(L/h)
Cl_h	血浆药物肝清除率(L/h)
Cl_r	肾清除率(L/h)
Cl_{nr}	非肾清除率(L/h)
DF	稳态时血药浓度的波动度
ER	肝抽提比
F	生物利用度;吸收分数
F_R	在肾小管重吸收的药物分数
f_r	肾排泄率
f_{ss}	单剂量静脉滴注或多剂量给药达稳态浓度的某一分数值
GFR	肾小管滤过率(mL/min)

符号	注释
k	总消除速率常数(h^{-1})
k_a	吸收速率常数(h^{-1})
k_b	生物转化速率常数(h^{-1})
k_bi	胆汁排泄速率常数(h^{-1})
k_e	肾排泄速率常数(h^{-1})
k_f	代谢物形成速率常数(h^{-1})
k_lu	肺排泄速率常数(h^{-1})
k_m	代谢物的消除速率常数(h^{-1})
K_m	非线性速率过程的米氏常数(mg/L 或 μmol/L)
k_0	静脉滴注给药速率(mg/h)
k_{10}	药物从中央室消除的一级速率常数(h^{-1})
k_{12}	药物从中央室向周边室转运的一级速率常数(h^{-1})
k_{21}	药物从周边室向中央室转运的一级速率常数(h^{-1})
MAT	平均吸收时间(h)
MDT	平均溶出时间(h)
MDIT	平均崩解时间(h)
MRT	平均滞留时间;统计矩分析血药浓度-时间曲线的一阶矩(h)
R	蓄积因子或者蓄积系数;非线性药物动力特征药物的给药速率
$t_{\max}$	血管外给药时,达到最大血药浓度的时间(h)
t_0, T_{lag}	滞后时间,即血管外给药开始至血液中开始出现药物的那段时间(h)
$t_{1/2}$	生物半衰期或者消除半衰期(h)
$t_{1/2(\text{a})}$	吸收半衰期(h)
$t_{1/2(\alpha)}$	双室模型的分布半衰期(h)
$t_{1/2(\beta)}$	双室模型的消除半衰期(h)
V	表观分布容积(L 或者 L/kg)
V_C	中央室的表观分布容积(L 或者 L/kg)
V_β	双室模型中总的表观分布容积(L 或者 L/kg)
V_m	非线性速率过程理论上的最大消除速率[mg/(L·h)或 μmol/(L·h)]
V_m'	非线性速率过程以体内药量表示的最大消除速率[mg/h 或 μmol/h]
V_ss	稳态表观分布容积
VRT	平均滞留时间的方差,统计矩分析中血药浓度-时间曲线的二阶矩
X	体内药量(mg 或 μmol)
X_0	给药药量(mg 或 μmol)
X_0^*	负荷剂量(mg)
X_a	在吸收部位有待于吸收的药量(mg 或 μmol)
X_A	吸收进入体循环的药量(mg 或 μmol)
X_C	中央室的药量(mg 或 μmol)

符号	注释
X_E	累积消除的药量（mg 或 μmol）
X_i	速释剂量（mg 或 μmol）
X_m	维持剂量（mg 或 μmol）
X_P	周边室的药量（mg 或 μmol）
X_u	尿中排泄原形药物排泄累积量（mg 或 μmol）
X_u^∞	尿中排泄所有原形药物量或总尿药量（mg 或 μmol）

NOTE

附录 B 拉普拉斯变换

拉普拉斯变换(Laplace transform,简称为拉氏变换)是一种微分方程或积分方程求解的简化方法,即把微分方程通过积分变换转换为代数方程并求解,求得代数方程的解后由逆变换(查变换表,即表 B-1)即得原方程的解。

(一)定义

函数 $f(t)$ 的拉氏变换定义为

$$L[f(t)] = \int_0^\infty f(t)\mathrm{e}^{-st}\mathrm{d}t = F(s)$$

上式中,$f(t)$ 为原函数,即给定的时间函数;$F(s)$ 是象函数,即 $f(t)$ 的拉氏变换;$L[\ ]$ 为拉普拉斯变换符号;s 为参变量或者拉氏运算子。

函数 $f(t)$ 的拉氏变换即将该函数乘以 e^{-st},然后从 $0\to\infty$ 时间内积分。e^{-st} 称为拉氏变换的核,其结果得出仅含有 s 参数的另一个函数 $F(s)$,它建立在 s 变量域上。拉氏变换的实质是将时间函数表达式转换为拉氏运算子 s 的函数表达式。

(二)拉氏变换的性质和公式

1. 常数的拉氏变换

$$L[A] = \frac{A}{s}$$

2. 常数与原函数积的拉氏变换
$$L[Af(t)] = AL[f(t)] = AF(s)$$

3. 函数和的拉氏变换
$$L[f_1(t) + f_2(t)] = L[f_1(t)] + L[f_2(t)] = F_1(s) + F_2(s)$$

4. 原函数导数的拉氏变换

$$L\left[\frac{\mathrm{d}f(t)}{\mathrm{d}t}\right] = sL[f(t)] - f(0)$$

5. 指数函数的拉氏变换

$$L[\mathrm{e}^{-at}] = \frac{1}{s+a}$$

(三)拉氏变换解常微分方程

采用拉普拉斯积分导出函数表达式的拉氏变换,然而通过查拉普拉斯变换表(表 B-1)可省出积分步骤。常数线性微分方程的解分三步进行。

(1) 将方程中的每一项取拉氏变换。

(2) 解所得拉氏变换的代数方程。

(3) 求出代数方程解的逆变换(查表)。

为方便起见,常数 $L[X] = \overline{X}$,可以使式子简化。

【例 B-1】 求微分方程 $\dfrac{\mathrm{d}X}{\mathrm{d}t} = k_0 - kX$ 的解(当 $t=0$,$X=0$)。

 NOTE

解:两边取拉氏变换 $L\left[\dfrac{\mathrm{d}X}{\mathrm{d}t}\right] = L[k_0] - L[kX]$,当 $t=0$ 时,$X=0$

$$sL[X] - f(0) = \frac{k_0}{s} - kL[X], \quad s\overline{X} = \frac{k_0}{s} - k\overline{X}$$

$$\overline{X} = \frac{k_0}{s(s+k)}$$

查表求代数方程的逆变换得

$$X = \frac{k_0}{k}(1 - e^{-kt})$$

表 B-1　常用拉普拉斯变换表

原函数	象函数 $F(s)$
A	$\dfrac{A}{s}$
t	$\dfrac{1}{s^2}$
t^m	$\dfrac{m!}{s^{m+1}}$
Ae^{-at}	$\dfrac{A}{s+a}$
$At\,e^{-at}$	$\dfrac{A}{(a+s)^2}$
$\dfrac{A}{a}(1 - e^{-at})$	$\dfrac{A}{s(s+a)}$
$\dfrac{(B-Aa)e^{-at} - (B-Ab)e^{-bt}}{b-a}(b \neq a)$	$\dfrac{As+B}{(s+a)(s+b)}$
$\dfrac{A}{b-a}(e^{-at} - e^{-bt})$	$\dfrac{A}{(s+a)(s+b)}$
$e^{-at}[A + (B-Aa)t]$	$\dfrac{As+B}{(s+a)^2}$
$-\dfrac{Aa^2 - Ba + C}{(c-a)(a-b)}e^{-at} - \dfrac{Ab^2 - Bb + C}{(b-c)(a-b)}e^{-bt} - \dfrac{Ac^2 - Bc + C}{(b-c)(c-a)}e^{-ct}$	$\dfrac{As^2 + Bs + C}{(s+a)(s+b)(s+c)}$
$A\left[\dfrac{1}{ab} + \dfrac{1}{a(a-b)}e^{-at} - \dfrac{1}{b(a-b)}e^{-bt}\right]$	$\dfrac{A}{s(s+a)(s+b)}$
$\dfrac{B}{ab} - \dfrac{Aa-B}{a(a-b)}e^{-at} + \dfrac{Ab-B}{b(a-b)}e^{-bt}$	$\dfrac{As+B}{s(s+a)(s+b)}$
$\dfrac{B}{ab} - \dfrac{a^2 - Aa + b}{a(b-a)}e^{-at} + \dfrac{b^2 - Ab + B}{b(b-a)}e^{-bt}$	$\dfrac{s^2 + As + B}{s(s+a)(s+b)}$

NOTE